पशु चिकित्सा दर्शन

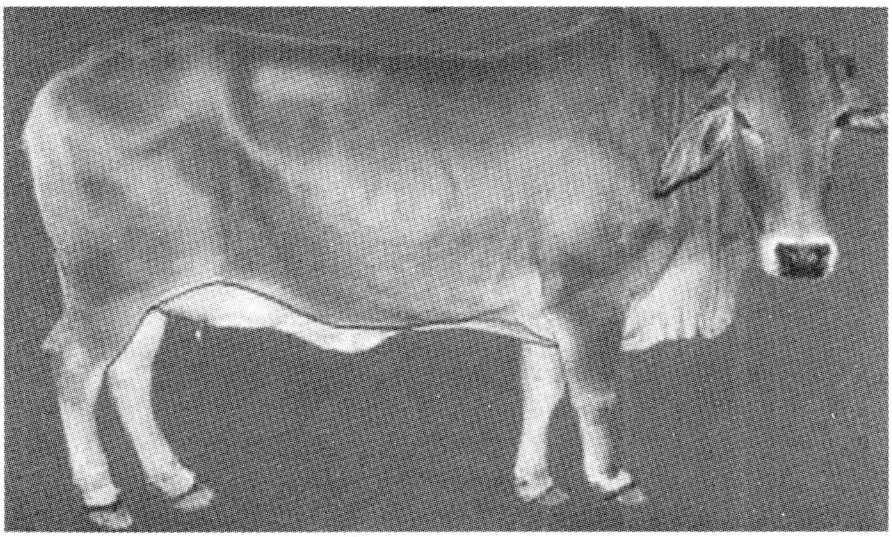

स्याम सुरभि पय बिसद अति, गुनद करहिं सब पान।
गिरा ग्राम्य सिय राम जस, गावहिं सुनहिं सुजान ।।

पशु चिकित्सा दर्शन

डा० आर.पी. सिन्हा

सतीश सिरियल पब्लिशिंग हाउस
दिल्ली—110033

Published by :

SATISH SERIAL PUBLISHING HOUSE
403, Express Tower, Commercial Complex, Azadpur, Delhi-110033 (INDIA)
Phone : 011-27672852 Fax : 91-11-27672046
E-mail : info@satishserial.com, hkjain1975@yahoo.com

ISBN 978-93-81226-11-7

Typeset at: Harminder Singh Kharb *for* Laxmi Art Creation
Printed at: Salasar Imaging Systems, Delhi-35

Dr. Jai Narain Singh
B.V. Sc. & A.H. (Hons.)
M.V.Sc. (Medicine)

Residence : Plot No. 6
Phase-I, Ashiana Nagar
Patna-800 025
Mob. : 9835096240

अभिमत

''पशु चिकित्सा दर्शन'' नामक पुस्तक आदि–अंत पढ़ा। बिहार पशुपालन सेवा के विभिन्न पदों के अपने कार्य अनुभव के आलोक में पुस्तक में समाविष्ट विषयों का स्व आंतरिक विश्लेशण किया। ठेठ गवई तथा शुद्ध तकनीकी हिन्दी शब्दों के सम्मिश्रण से लिखित ऐसी पुस्तक चिर–आकांक्षित थी। पशु चिकित्सा विज्ञान की आधारभूत जानकारियों से लेकर बहुआयामी व्यावहारिक चिकित्सीय पहलूओं को स्पर्श करती यह पुस्तक पशु चिकित्सा की दृष्टिकोण से, बहुउपयोगी है। इसमें विषय जनित जानकारियों की भरमार है। पशु चिकित्सकों के दैनिक व्यावहारिक क्रिया–कलाप में अध्ययन के दौरान अर्जित ज्ञान के नवीकरण में यह पुस्तक सहायक होगी, मेरा विश्वास है। जहां तहां क्लिष्ट हिन्दी शब्दों का उपयोग चिकित्सा विज्ञान में विशुद्ध हिन्दी शब्दों के प्रतिस्थापन में सहायक होगा।

आशा है पशु चिकित्सकों के बीच यह पुस्तक काफी लोकप्रिय सिद्ध होगी। पशु चिकित्साकों के बीच इस पुस्तक की ग्राह्‌यता तथा इनके लिए ढेर सारी शुभकामनाओं के साथ।

(डा॰ जय नारायण सिंह)

प्राक्कथन

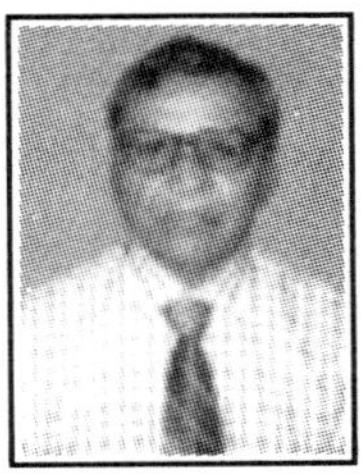

हिन्दी में पशु चिकित्सा विज्ञान की पुस्तकों का अभाव खटकता है, जिससे मैं यह सोचने को बाध्य हुआ कि क्यों नहीं पशुओं की रोजमर्रे की व्याधियों के कारण, लक्षण, निदान, उपचार एवं बचाव के तरीकों को आम लोगों की भाषा में पहुँचाया जाय, जिसमें कि वे अपने पशुधन को उन बीमारियों से महफूज रख सकें। कारण था, मैं तीन दशक से अधिक पशु चिकित्सा शास्त्र के अध्यापन एवं अनुसंधान तथा पाँच वर्षों तक गाँवों की समस्याओं से रूबरू होते रहा था। तीन पुस्तकें पशु चिकित्सा शास्त्र में छात्रों के लिए अध्यापन करते लिखा था। 1994 में सेवानिवृत्त होकर अँग्रेजी में दो पुस्तके Veterinarians Companion और Veterinary Internal Medicine लिखा।

पशु चिकित्सा विज्ञान के लिये हिन्दी की वैज्ञानिक पुस्तकों की उपलब्धि की अपेक्षा छात्र, चिकित्सक एवं बुद्धिजीवी रखते हैं, किन्तु ऐसी पुस्तकों का सर्वथा अभाव रहा है। अँग्रेजी भाषा की मौलिक तकनीक पुस्तकों का हिन्दी रूपान्तरण भी नगण्य है। समाचार पत्रों में यदा–कदा हिन्दी में प्रकाशित आलेख, पशु चिकित्सा संबंधित तकनीकी, महाविद्यालयों और शिक्षण संस्थाओं में पठन–पाठन और शिक्षण की समग्रता का पूरक नहीं हैं। दूरदर्शन पर प्रतिदिन दर्शाये गये कार्यक्रम की व्यवस्था और इंटरनेट के माध्यम से उपलब्ध ज्ञानवर्द्धक वैज्ञानिक सामग्री सराहनीय कदम है, लेकिन तकनीकी विषयों में शिक्षण–प्रशिक्षण के लिये पूर्ण स्थान लेने में अभी समय लगेगा।

क्षेत्रीय भाषाओं में प्रकाशित पठन–पाठन की पुस्तकें शिक्षण संस्थाओं के लिए पर्याप्त, उपयुक्त और व्यावहारिक नहीं है। वहीं दूसरी ओर कृषि विश्वविद्यालयों के अन्तर्गत तकनीकी महाविद्यालयों और संबंधित शिक्षण संस्थाओं में पठन–पाठन का मुख्य माध्यम अँग्रेजी ही है।

इन्हीं भावनाओं से प्रेरित होकर मैंने सरल हिन्दी में ''पशु चिकित्सा दर्शन'' लिखा है। आशा है हिन्दी भाषा–भाषी छात्रों को पशु चिकित्सा शास्त्र की बारीकी में जानने का मौका मिलेगा,

क्योंकि वे अँग्रेजी पुस्तकों का अध्ययन तो करते हैं लेकिन सारी बातें ग्राह्य नहीं हो पाती है, यद्यपि उन पुस्तकों में सारी बातें पूर्ण विस्तार में लिखी होती हैं।

मैं आशान्वित हूँ कि पुस्तक पशु चिकित्सकों, पशु चिकित्सा विज्ञान के शिक्षकों, छात्रों तथा पशुपालन से संलग्न किसान भाइयों के लिए उपयोगी सिद्ध होगी, तभी मेरी मेहनत सफल मानी जायेगी।

सर्वप्रथम मैं पूर्ण सहयोग देने के लिये अपने शिष्य डा॰ जयनारायण सिंह, पशु चिकित्सा शास्त्र में एम॰भी॰एससी (प्रतिष्ठा), योजना पदाधिकारी, बिहार पशु एवं मत्स्य संसाधन विभाग, पटना को धन्यवाद देना चाहता हूँ, जिन्होंने पूरी लगन के साथ इस पुस्तक की हस्तलिपि को पढ़ने एवं गलतियों को सुधारने का कार्य किया है। मैं उनके प्रयास की सराहना करता हूँ जिन्होंने अपना समय निकाल कर आद्योपान्त ''पशु चिकित्सा दर्शन'' को लिखने में मदद की है। साथ ही साथ मैं डा॰ कुबेर राम मौर्य, पूर्व कुलपति राजेन्द्र कृषि विश्वविद्यालय, पूसा, बिहार का आभारी हूँ जिन्होंने अपना अनुभव पुस्तक लिखने के दरम्यान प्रदान किया है। मैं डा॰ चन्द्रभूषण प्रसाद, से॰नि॰ प्राध्यापक एवं विभागाध्यक्ष, सूक्ष्म जीव–विज्ञान, राजेन्द्र कृषि विश्वविद्यालय, पूसा, बिहार पटना को पुस्तक लिखने में अमूल्य सहयोग के लिये धन्यवाद प्रदान करता हूँ। इसके साथ ही मैं डा॰ राजेन्द्र प्रसाद सिन्हा, वरीष्ठ वैज्ञानिक एवं पौधा अभिजनक को उनके सतत प्रोत्साहन एवं सहयोग के लिये धन्यवाद देता हूँ।

मैं अपनी कृतज्ञता अपने स्व॰ माता–पिता तथा अग्रज स्व॰ मुनीश्वर प्रसाद सिंह, स्वतंत्रता सेनानी को समर्पित करता हूँ जिनकी प्रेरणा से हिन्दी में पशु चिकित्सा शास्त्र पुस्तक को लिखा। साथ ही अग्रज श्री रामप्रसाद सिन्हा, अधिवक्ता, उच्च न्यायालय, पटना को उनके सदैव उत्साह करने वास्ते कृतज्ञता समर्पित करता हूँ।

इस पुस्तक को तैयार करने में अगर मेरी पत्नी, श्रीमति गिरिजा कुमारी सिन्हा नहीं मदद करती तो शायद यह पुस्तक नहीं लिखी जाती, अतएव मैं उनके धैर्य और घर का कार्य संचालन के लिये दिल से स्नेह प्रदान करता हूँ। साथ ही अपने पुत्र राकेश कुमार, पुत्रवधु श्रीमति अनुपमा भारती को धन्यवाद देता हूँ तथा प्यारी पौत्री इशानवी को उसके चुलबुलापन के लिये शुभ प्यार देता हूँ।

R.P. Sinha

(रघुनन्दन प्रसाद सिन्हा)

C/45, इन्दिरापुरी, पटना–800 014

संकेताक्षर

बड़ा जानवर	ब०जा०	माइक्रोलीटर	μl
बोलस	बोल	मिलीग्राम	मिग्रा॰
किलो शरीर भार	किशभा	मिनट	मि॰
सेंटीमीटर	cm	माइकोग्राम	μg
क्यूबीक सेंटीमीटर	cm^3	माइक्रोन	μ
सेंटीग्रेड डिग्री	°C	(माइक्रोमीलीमीटर)	
डेसीलीटर	dl	मीलीमाइक्रोन	mμ
कुक्कुर	कु॰	दिन में एक बार	d
ग्राम	ग्रा०	पार्टस पर मिलियन	ppm
आवर	घंटे	प्रतिशत	%
अश्व	अ॰	पीकोग्राम	pg
इंजेक्शन	inj	सेकेंड	से॰
इन्ट्रामसकुलर	IM	स्कवायर सेंटीमीटर	cm^2
इन्ट्राभेनस	IV	सब कुटैनियस	SC
इन्ट्रापेरीटोनियल	IP	छोटा जानवर	छो०जा०
इंच	in	एक खुराक	SD
किलोग्राम	किलो	प्रतिदिन तीन बार	tid
लीटर	L	प्रतिदिन दो बार	bid
मीटर	m	टेबलेट	Tab

Teaspoonful	tsf	मर्कशार्प एंड डोम	एमएसडी
Year	yr	राकेश फार्मा लि०	आरपीएल
अलवेड	अल	वाक हार्ड	डब्ल्यू०एच
इन्टरवेट	आईएन	एग्रीभेट फा॰ केयर	एएफसी
रनवैक्सी	आरबी	आयुर्वेद लि॰	एवी
मे एंड बेकर	एम एवं बी	ब्रिहाना लैव	वीएल
नेचुरल रेमीडीज	ने0रे0	व्रिपंस बूटीभवन	बीबीबी
एएनआर	ए एन आर0	कनसेप्ट फार्मा लि०	सीपीएल
नोभारटीस इंडिया लि॰	नो0ई0लि0	कैटल रेमेडीज	सीआर
साराभाई जावडल	एसजेड	कैडील भेट	सीबी
कर्नाटिका फार्मा लि०	केएपी	कैडीला हेल्थ के	सीएचसी
लाइका इक्सपोर्ट लि०	एलइएल	डोरा एनि हेल्थ	डीएएच
इथीकेयर	इथी	हिमा॰ एनी॰ हेल्थ	एचएएच
मार्क	एमसी	इन्टास फार्म लि॰	आई पी एल

अनुक्रमणिका

अध्याय 1

ऐतिहासिक पृष्ठभूमि
(Historical Background)

मनुष्य व्याधियों के उपचार में सदैव प्रयत्नशील रहा है। उपचार–प्रक्रिया निरन्तर परिवर्त्तनशील रहा है। चिकित्सा का इतिहास अंधविश्वास एवं पहेलीमय रहा है, जिसमें कभी जादूगिरी भी देखा गया था। गुथरी (Gutherie) ने चिकत्सा के इतिहास में लिखा है, ''आदि मानव, आज भी दुनियाँ के कहीं किसी भाग में रहतें हों, विश्वास नहीं करते कि बीमारी का कोई प्राकृतिक कारण है, उसे तो उसका पाप और आस्था का अवज्ञा ही ग्रसित कर रहा है''। आदिकाल में गुप्त बात (Mystery), तंत्रमंत्र (Magic) और चिकित्सा (Medicine) एक ही था। मेडीसीन कभी मात्र धर्म था, लेकिन आज यह पूर्णतया विज्ञान के साथ कला भी है। इसका प्रमुख साधक (Chief Instrument) मानव दक्षता (Human ingenuity) है।

पशु चिकित्सा का विकास प्राचीन में आयुर्वेद के साथ हुआ था। पशु चिकित्सा के जानकार सालिहोत्र कहलाते थे। सालिहोत्र से ही सालुत्री शब्द बना जिसका अर्थ अश्व चिकित्सक है। बेषमपय्यन, पालकप्य, नकुल आदि ने पशु चिकित्सा की पुस्तकें संस्कृत में लिखीं। पांडवों के चतुर्थ भाई नकुल पशु चिकित्सा में निपुण थे। उन दिनों पशु उपचार में जड़ी–बूटियों का प्रयोग होता था। चरक–संहिता (1000 बी॰सी॰) में 340 जड़ी–बूटी एवं औषधीय पौधों का उल्लेख है। कलिंग विजय के बाद सम्राट अशोक के हृदय में मानव एवं पशु के प्रति दया का भाव बहुत बढ़ा। उसने मानव

औषधालय के साथ पशु औषधालय का निर्माण भारत में करीब 300 ई॰पू॰ वर्ष किया था। यह शायद विश्व में प्रथम पशु औषधालय था। अशोक के हृदय में पशुओं के प्रति इतनी श्रद्धा थी कि बौद्ध धर्म प्रचार के लिये बनाये गये पत्थर के खम्भों के शीर्ष पर साँढ़ की मूर्त्ति बनायी थी। पुरातत्वविदों का मानना है कि पत्थर पर गढ़े साँढ़ की मूर्त्ति का महत्व जीवन को सजीव रूप में दर्शाता है। साँढ़ की मूर्त्ति न केवल सफलता का प्रतीक थी, बल्कि वह शक्ति और उर्वरता का रूप मानी जाती थी। हाल ही में भारत सरकार ने जड़ी–बूटी के उत्पादन एवं प्रसंस्करण पर जोर दिया है। इन औषधियों से पशुओं का इलाज सहज एवं सुलभ हो जाएगी।

कहा जाता है हिपोक्रेट्स, अरस्तु, गैलन आदि को पशु चिकित्सा में रूचि थी। उस समय तक मानव चिकित्सा एवं पशु चिकित्सा एक ही साथ था, किन्तु सुकरात और प्लेटो काल से पशु चिकित्सा की पहचान मानव चिकित्सा से अलग होने लगी। अठारहवीं शताब्दी तक पशु चिकित्सा मुख्यतः अश्व की ही होती रही।

क्लाउद् बुर्जला (Claude Burgelat, 1712-1789), एक फ्रेंच ने तूलूस विश्वविद्यालय से विधिशास्त्र में उपाधि ली थी। फ्रांस के कानून के अनुसार प्रत्येक पुरूष उपाधिकर्त्ता को सैनिक सेवा अनिवार्य था, जो आज भी लागू है। बुर्जला फ्रांस के राजा लुई XI का अश्वरोही नियुक्त हुआ। उसने सर्जरी के साथ अश्व एवं अन्य पशुओं के रोग की चिकित्सा भी की। लियों (Lyon) शहर में अपने पिता के ही घर उसने 1 जनवरी 1762 को पशु चिकित्सा विज्ञान का स्कूल खोल दिया, जो विश्व में आज के ढंग का प्रथम पशु चिकित्सा विज्ञान का स्कूल हुआ। उस स्कूल में कुल 38 छात्र थे। बुर्जला ने पशु चिकित्सा पर कई पुस्तकें भी लिखीं। उसने दूसरा पशु चिकित्सा विज्ञान का स्कूल 1765 ई॰ में पेरिस के समीप मेंजों आलफोर्ट (Maisons d'Alfort) में खोला। ये दोनों स्कूल आज भी विश्व में इने गुने स्कूलों में हैं।

उन्नीसवीं सदी के मध्य में अनुमान लगाया गया था, कि खुरहा तथा चेचक (FMD & Rinderpest) के प्रकोप से भारत में प्रतिवर्ष करीब 40,000 करोड़ के पशुओं की और केवल भारवाही पशुओं (Draught power) की 10,000 करोड़ की क्षति होती है। तब भारत सरकार ने एक व्यवस्थित पशु चिकित्सा सेवा की आवश्यकता महसूस की। देश में सर्वप्रथम असैनिक पशु चिकित्सा विभाग (Civil Veterinary Department) की स्थापना 1889 ई॰ में की गई।

भारतीय उपमहाद्वीप में सर्वप्रथम पशु चिकित्सा महाविद्यालय की स्थापना 1882 में लाहौर में हुई, यद्यपि पूणे में 1827 ई॰ में एक पशु चिकित्सा चिकित्सालय अनौपचारिक रूप से खुल चुका था।

चिकित्सा जगत के इतिहास से ज्ञात होता है, कि चिकित्सा शास्त्र हमेशा परिवर्त्तनशील रहा है। इसमें वैज्ञानिक के अलावे सन्त, महात्मा, दार्शनिक, कलाकार एवं धार्मिक पुरूषों का भी उल्लेखनीय योग रहा है। साथ ही जैविक, रसायनिक, भौतिक विद्वानों के साथ बायोकेमिस्ट, इंजीनियर आदि का अद्वितीय सहायोग देखने को मिला है। प्राणायाम एवं योगाभ्यास भी आज चिकित्सा से जुड़ गया है।

जैसे–जैसे नये आविष्कार एवं अनुसंधान हो रहा है, रोग निदान एवं उपचार में भी निरन्तर वशद्धि हो रही है। हमें ध्यान में रखना होगा कि मेडीसिन कभी वृद्ध होने वाला नहीं है (We must heed a concept of medicine, that is ageless)। ऐसा भी समय आयेगा, जब हमारे संचित ज्ञान की उपयोगिता नहीं रह जायेगी, लेकिन जिन्दगी तो चलती ही रहेगी तथा नये–नये विधायों का सृजन होता ही रहेगा।

पशु चिकित्सा विज्ञान में भी आधुनिक अन्वेषणों से प्राप्त निष्कर्षों का निरंतर समावेश किया जा रहा है। पशुपालन की बढ़ती प्रवृति ने पशु चिकित्सा को नयी उपलब्धियों की आवश्यकताओं का सृजन किया है। वर्त्तमान संदर्भ में सरल, सहज, सुगम तथा सस्ती पशु चिकित्सा की आवश्यकता है। यद्यपि इस क्लिष्ट विज्ञान के लिये अनेक विश्वविद्यालय, महाविद्यालय, संस्थान आदि क्रियाशली हैं, सामान्य पशुपालक के लिये इसके विभिन्न पहलूओं की जानकारी आवश्यक है।

—•—

अध्याय 2

प्रस्तुति
(Introduction)

विज्ञान का वह अंग, जो रोग का कारण, व्याधिकी, लक्षण, जाँच, निदान, चिकित्सा तथा नियंत्रण का अध्ययन करता है, आयुर्विज्ञान कहलाता है। पशुओं की व्याधियों का अध्ययन पशु आयुर्विज्ञान कहलाता है।

आर्युविज्ञान केवल विज्ञान ही नहीं, अपितु एक विशेष वृति (Learned profession) भी है, जिसकी पैठ अनेकानेक विज्ञानों में है। इसमें पशु कल्याणार्थ दायित्व सन्निहित है।

पशु आयुर्विज्ञान को दो भागों में बाँटा गया है : रोग विषयक आयुर्विज्ञान (Veterinary Clinical Medicine) तथा पशु व्याधि नियंत्रण आयुर्विज्ञान (Veterinary Preventive Medicine)

स्वास्थ्य (Health)

स्वस्थ वातावरण, स्वस्थ परिवार एवं स्वस्थ शरीर में ही स्वस्थ चित्त का वास होता है। विश्व स्वास्थ्य संगठन (WHO) के अनुसार सेहत वह अवस्था है, जिसमें शारीरिक, मानसिक एवं सामाजिक स्थिति सकुशल हों और जिसमें न केवल रोग और दुर्बलता की अनुपस्थिति रहे बल्कि सारी शारीरिक क्रियायें सामान्यतया चलती रहें।

सेहत की अवधारणा सापेक्षिक है, इसका कोई निश्चित मापदंड नहीं है। देखा गया है कोई अंग या शरीर सामान्य है तो वही दूसरों में असामान्य भी हो सकता है, फिर भी दोनों की सेहत ठीक ही है। जैसे जन्म के समय किसी गाय का बछड़ा दूसरी गाय के बछड़े से तौल में ज्यादा या कम हो सकता है फिर भी दोनों बछड़े स्वस्थ हैं।

सेहत कभी स्थिर नहीं रहता है। यह घड़ी के दोलन की भांति है, जिसका एक सिरा सबसे अधिक तो दूसरा किनारा सबसे कम बताता है।

व्याधि (Disease)

व्याधि वह अवस्था है, जिसमें सामान्य शारीरिक क्रियायें अंशतः या पूर्णतः वाधित हो, बेचैनी हो और शारीरिक अंग भलीभांति कार्य नहीं कर रहा होता हो। इस परिभाषा से यह ज्ञात नहीं होता कि व्याधि कब प्रारम्भ हुआ और कब समाप्त हुआ? व्याधि नाटकीय एवं कपटी ढंग से शरीर को प्रताड़ित करता है। यह अल्प या लम्बे समय तक चलने वाली प्रक्रिया है, जिसके कारण जीव या तो शरीर त्याग देता है या चंगा हो जाता है या निर्बल होकर जीता है। पारिस्थितिकी दृष्टि कोण से (Ecological point of view) शरीर का वातावरण में दुःसमायोजन ही व्याधि है।

व्याधि की किस्में

उत्पत्ति के विचार से

(i) वंशावली – जब रोग माता या पिता से बच्चों में वंशाक्रम में होता है जैसे पौरफाइरिया, रक्त कण के दोष आदि।

(ii) जन्मजात – जब रोग माता के गर्भ से बच्चों में आता है, जैसे टुबरकुलोसिस, विटामिल ए की अल्पता, जन्म से ही बछड़ों में अन्धापन एवं रीकेट्स आदि।

(iii) अर्जित – जब रोग छूत, संक्रमण या विटामिन की कमी से उत्पन्न होता है तथा वातावरणीय होता है जैसे कौलरा, प्लेग, खुर–मुहँ पक्का रोग आदि।

रोग के कारण के विचार से

(i) विशिष्ट (Specific) : जो विशिष्ट वजह मसलन जीवाणु, विषाणु, रीकेट्सीया, प्रोटोजोआ, फफुन्दी कृमि आदि से होता है।

(ii) गैर–विशिष्ट (Non-specific) : वैसी बीमारियाँ जिनके कारण अनेक हैं या अनिश्चित हैं, जैसे संग्रहणी, अपच, निमोनिया आदि।

(iii) सांसर्गिक व्याधि (Contagious) : जो छूत से या जल, खाद्य पदार्थ, हवा आदि के सहारे फैलता है, तथा जिसकी प्रवृति विशिष्ट बीमारी जैसी होती है जैसे ऐंथ्रेक्स, खुरहा, गलघोंटू, बर्डफलू आदि।

(iv) संक्रामक रोग (Infectious) : वैसे रोग जो जीवाणुओं के संक्रमण से संचालित होते हैं जैसे टुबरकुलोसिसे, जोन्स रोग, आदि। सभी संसर्गी रोग संक्रामक है, लेकिन सभी संक्रामक रोग संसर्गी नहीं हैं।

रोग की प्रकृति के दृष्टिकोण से

- संचारी रोग (Communicable disease) : वैसा रोग, जो जीवाणु, विषाणु, कीटाणु या उनसे उत्पन्न विष द्वारा संचारित होते हैं, संचारी रोग कहलाते हैं। रोग का बाहक (Agent) मेजमान से संवेदनशील मेहमान में सीधे या किसी माध्यम से संचारित होता है, मसलन रेबीज, टेटनस, चेचक, खुजली आदि। इस प्रकार के अनेक रोग मनुष्य से पशु और पशु से मनुष्य में फैलते हैं।
- गैर संचारी रोग (Non communicable disease) : ऐसे रोगों का संचार एक पशु या मनुष्य से दूसरों में नहीं होता है, मसलन कर्कट (Cancer), मधुमेह, हृदय रोग, पोषक तत्वों की कमी आदि।

  संक्रमण होने की विधि के अनुसार रोग प्रारंभिक (Primary), सहकारी (Secondary) और सहवर्त्ती (Intercurrent) होते हैं।

  (i) प्रारंभिक रोग या मौलिक रोग स्वतः उत्पन्न होते हैं और दूसरे रोग से प्रभावित नहीं होते हैं। जैसे रीकेट्स, रेबीज, कुत्तों में डिस्टेंपर आदि।

  (ii) सहकारी रोग, जो अक्समात् पूर्व से बीमार पशु पर टूट पड़ता है, सहकारी रोग कहलता है। मसलन सेकेन्ड्री निमोनिया, सेकेन्ड्री फॉस्फोरस अल्पता, सेकेन्ड्री कैलसियम अल्पता आदि।

  (iii) सहवर्त्ती रोग प्रारंभिक रोग होने के फलस्वरूप अन्य प्रकार के रोग उत्पन्न करते हैं। मसलन खुरहा रोग में गर्भपात होना, कुत्तों में डिस्टेंपर के बाद कोरिया होना आदि।

- रोग प्रचण्डता के आधार पर : रोग अतितीव्र (Peracute), तीव्र (Acute), अनुतीव्र (Subacute), जीर्ण (Chronic) होते हैं।

  (i) अतितीव्र रोग के कारण ग्रसित पशु की मौत देखते–देखते ही हो जाती है और रोग का पूर्ण लक्षण भी किसान को नहीं दीख पड़ता है। जैसे ऐंथ्रक्स रोग होने पर एवं संकर गायों में खुर–मुँह पक्का रोग होने पर कभी–कभी मुँह में छाला और खुरों में घाव भी नहीं होता है और गायें अक्समात् मर जाती हैं।

  (ii) तीव्र स्थिति में रोग कम ही समय में प्रचण्ड होकर लक्षण प्रकट करता है। इन रोगों में रोग के लक्षण परिलक्षित होने का समय मिल जाता है। जैसे गलघोंटू, कृष्णजंघा आदि।

  (iii) अनुतीव्र स्थिति में रोग कम गंभीर, लेकिन अधिक दिनों तक रूग्ण पशु में रोग मौजूद रहता है।

  (iv) जीर्ण की स्थिति में रोग की गति धीमी होती है लेकिन रोग अधिक दिनों तक व्याप्त रहता है मसलन टुबरकुलोसिस, जोन्स रोग आदि।

- रोग के वाहक के आधार पर : ये अक्सर वाह्य कारक (External factor) होता है, लेकिन कभी–कभी पशुओं के शरीर में ही मौजूद रहता है जिन्हें बाहक (Carrier) कहते हैं।

  (i) रोग बाहक (Carrier) उसे कहते हैं जब रोग का कारक शरीर में ही बिना लक्षण प्रकट किये मौजूद रहता है, मसलन सर्रा रोग में परजीवी शरीर में कहीं न कहीं वास करता है, जबकि रोग का लक्षण दीख नहीं पड़ता है। उसी प्रकार बर्ड फलू का विषाणु जंगली पक्षियों के आँत में बिना रोग का लक्षण प्रकट किये रहता है। गलघोंटू रोग का जीवाणु टौंसील एवं नासा ग्रसनी के श्लेष्माओं पर जमे (Persist) रहते हैं। ऐसे पशु बाहक का कार्य करते हैं।

  (ii) जीर्ण बाहक (Chronic carrier) रोग का जीवाणु अधिक दिनों तक बिना लक्षण प्रकट किये शरीर में मौजूद रहता है, जैसे मुर्गियों में पुलोरम रोग।

- घटना क्रम के अनुसार (According to periodicity of occurrence) :
  - (i) इपीजुटिक या इपीडेमीक (Epidemic) : ऐसी बीमारियाँ है जो किसी खास इलाके में किसी ग्रुप के पशु में एक ही समय में अनेक पशुओं को ग्रसित करते हैं, जैसे अढ़ैया, गलघोंटू, कृष्णजंघा आदि।
  - (ii) इनजूटिक या इंडेमिक (Endemic) : ऐसी बीमारियाँ है जो किसी इलाके में हमेशा उत्पन्न होते रहती हैं, जैसे कौलेरा, सर्रा, बबेसियोसीस, लीवर फ्लूक, जन्तुबाधा आदि।
  - (iii) स्पोरोडिक (Sporadic) : वैसे रोग, जो छिट–पुट ढंग से, कुछ ही पशुओं को ग्रसित करते हैं, जैसे ऐंथ्रेक्स, रेवीज, जोन्स रोग आदि।
  - (iv) जुनोटिक (Zoonotic) : वैसे रोग, जो मनुष्यों से पशुओं में और पशुओं से मनुष्यों में फैलते हैं, मसलन टी॰बी॰, खुजली, ऐंथ्रेक्स आदि। इस प्रकार के रोगों की संख्या बढ़ते ही जा रही है।
  - (v) पैनजुटिक (Panzootic) : ऐसी बीमारियाँ है जो कम ही समय में दूर–दूर तक फैल जाती हैं, पैनजुटिक या पैनडिमिक कहलाती है; मसलन बर्ड फ्लू, इनफ्लूऐंजा, अफ्रीकन हार्स सीकनेस आदि।
  - (vi) एकजोटिक (Exotic) : वैसे रोग जो अन्य देश में होते है; लेकिन अपने देश के पशुओं में भी हो जाते हैं जैसे अफ्रीकन हार्स सीकनेस, पेस्ट द पती रूमीना (P.P.R.) आदि।
  - (vii) उभरने वाली या इमरजींग रोग (Emerging disease) : ऐसी बीमारियाँ जो आमतौर पर देशी पशुओं में नही के बराबर होती हैं, लेकिन प्रतिरोधी क्षमता घटने या कुपोषण के कारण रोग प्रचण्ड रूप में हो जाता है जैसे थेलिरियासीस, बर्डफ्लू आदि।

पशुओं में रोग का कारण (Causes of diseases in animals)

- पशुओं के रोग के कारणों को मोटे तौर पर पाँच भागों में रखते हैं। ये जीवित या निर्जीव दोनों होते हैं।
  - (i) जैविक घटक में जीवाणु (Bacteria), बिषाणु (Virus), रीकेटसिया (Rickettsia), कीटाणु (Insects), कवक (Fungi), प्रोटोजोआ (Protozoa) और परजीवियाँ (Parasites) हैं।

(ii) पोषक तत्वों की अल्पता (Deficiency) या अधिकता (Excess) : कार्बोहाइड्रेट, फैट, प्रोटिन, विटामिन, धातु, इलेक्ट्रोलाइट्स और जल।

(iii) रसायनिक तत्व – धातु, गैस, धूलकण। कुछ रसायन शरीर में ही पैदा होते हैं, जो सेहत के लिये हानिकारक हैं, मसलन मधुमेह में ग्लूकोज, इसी प्रकार यूरमिया में ब्लड यूरिया नाईट्रोजन, एसीडोसीस में लैक्टीक एसीड, बूटाइरिक एसीड आदि।

(iv) स्थूल घटक – ताप, आर्द्रता, प्रकाश किरण आदि।

(v) यांत्रिक घटक – घर्षण, अंग का टूटना, दुर्घटना आदि।

(क) जीवाणु (Bacteria) : इस पुस्तक में बैक्ट्रीया को जीवाणु कहेंगे। इसे सूक्ष्म दर्शक यंत्र (Microscope) से देख सकते हैं। बैक्ट्रीया में स्पष्ट केन्द्रक (Nucleus) मौजूद नहीं होता है। डीएनए (डिऑक्सी राइबोन्यूक्लीक एसीड) बिना झिल्ली वाला एक गोलीय क्रोमोजोम में रहता है। इसके अतिरिक्त जीवाणु के अन्दर साइटोप्लाज्म में छोटे–छोटे प्लाजमीड में भी डीएनए रहता है। माइटोकौंड्रिया, इन्डोप्लाजमिक रेटीकुलम, गोल्गी एपाराट्स, लाइसोम्स जीवाणु के साइटोप्लाज्म में मौजूद नहीं है। बैक्ट्रीया में मोटी कोशिका दीवार (Cell wall) होती है। ग्राम पोजीटिव बैक्ट्रीया में यह दीवार पेप्टीग्लाइकोडेन का बना होता है जबकि ग्राम निगेटिव बैक्ट्रीया में लीपोपोलीसकाराइड रहता है। जीवाणु को प्रयोगशाला में संवर्धन (Culture) किया जाता है।

बैक्ट्रीया का आकार गोलीय, छड़ी सी लम्बी, बेलनदार, टेढ़ा–मेढ़ा और सूत्रीय होता है। ये रोगजनक जीवाणु हैं। शरीर में प्रवेश कर रोग उत्पन्न करते हैं। रूग्नावस्था में जीवाणु रक्त, त्वचा, तरल (Fluid), घाव एवं विक्षति (Lesion) में रहते हैं। जीवाणु का आकार 2 से 10 माइक्रोन (μ) का होता है। इन्हें माइक्रोन अर्थात् माइक्रोमीलीमीटर में मापते हैं। एक मीटर (m) का 1/1000,000 वाँ भाग अर्थात 10^{-6} को माइक्रोमीलीमीटर कहते हैं, इसे माइक्रोन (μ) से दिखाया जाता है। (देखें चित्र – 2.1)

(ख) विषाणु (Virus) : इस पुस्तक में वायरस को विषाणु कहेंगे। ये विषाणु निस्पंदनीय (Filtrable) हैं। इन्हें केवल इलेक्ट्रोन माइक्रोस्कोप से देख सकते हैं। इन्हें मिली माइक्रोन में मापते हैं। एक mμ एक μ का 1/1000 वाँ भाग

होता है। विषाणु कोशिका नहीं हैं (Viruses are not cell)। उनमें आनुवंशिक वस्तु डी॰एन॰ए॰ या आर॰एन॰ए॰ (डिऑक्सीराइबो न्यूकलीक एसीड या राइबो न्यूकलीक एसीडं) हैं, लेकिन उनमें कोशिका झिल्ली नहीं है। परम्परागत विषाणु के आनुवंशिक वस्तु कैपसुल में भरे हैं। विषाणु में डी॰एन॰ए॰ अनेक क्रोमोजोम पर एक केन्द्रक (Nucleus) के अंदर रहता है। विषाणु के साइटोप्लाज्म में माइटोकौन्ड्रिया रेटीकुलम, गोल्गी एपारेट्स एवे लाइसोजोम मौजूद रहते हैं, ये सब जीवाणु में नहीं रहते हैं।

PROCARYOTES AND EUCARYOTES

Procaryote (जीवाणु)

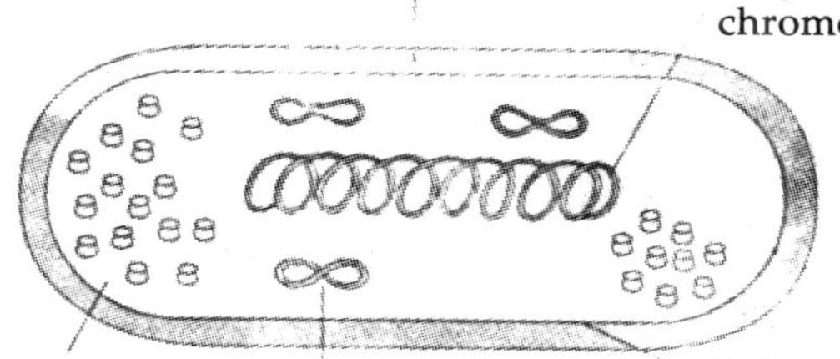

Eucaryote (विषाणु एवं अन्य सूक्ष्म जीव)

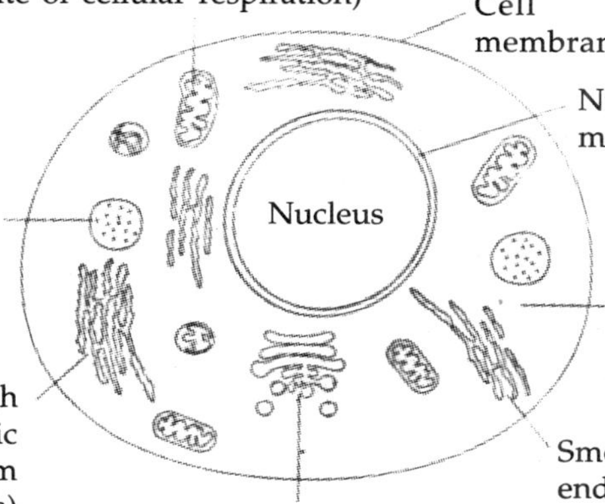

चित्र – 2.1

विषाणुओं का आकार 8 से 12 mμ का होता है, लेकिन किसी विषाणु का आकार 300 mμ का होता है। विषाणु द्वारा पशुओं एवं मनुष्यों में जानलेवा रोग भी होता है। विषाणु पर एन्टीवायोटिक का असर नहीं होता है, जबकि जीवाणु पर इसका असर पड़ता है। विषाणु को प्रयोगशाला में किसी जीवित टिशु पर संवर्धन कर सकते हैं।

(ग) रीकेट्सीया (Rickettsia) : यह जीवाणु और विषाणु के बीच वाला जीव है। इसका आकार गोलीय या छड़ी के सदश्श्य होता है। इसका आकार 0.3 से 0. 5 μ का होता है। इन्हें माइक्रोस्कोप से देख सकते हैं। जीवाणु की भांति इसे भी प्रयोगशाला में संवर्धन कर सकते हैं। मनुष्य और पशु दोनों में ये रोग उत्पन्न करते हैं। इन पर एन्टीबायोटिक का असर पड़ता है।

(घ) कवक (Fungus) : यह वनस्पति कषाय वर्ग का जीव है। इनमें पर्णहरित (Chlorophyll) नहीं होता है। इनमें केवल जाल (Mycellium) होता है और बीजाणु (Spore) भी होता है। रोग उत्पन्न करने वाले कुछ कवक है : माइक्रोस्पोरम, ट्राइकोफाइटन, एसपरजीलस आदि। इन्हें प्रयोगशाला में संवर्धन कर सकते हैं। इन्हें माइक्रोस्कोप से देख सकते हैं। मनुष्य एवं पशु दोनों में कवक से रोग होता है। (देखें चित्र – 2.2)

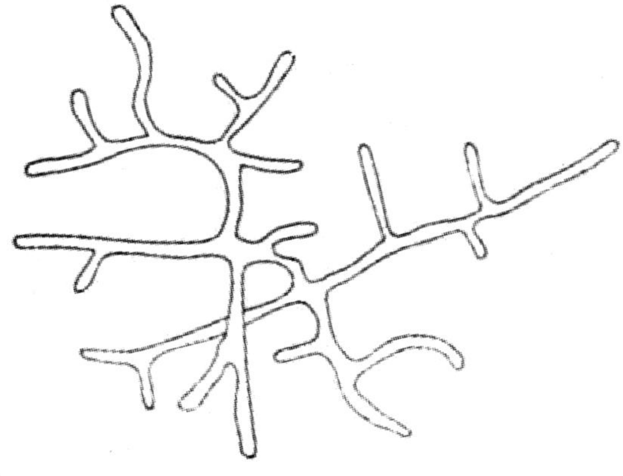

चित्र – 2.2 : कवक का फिलामेंट वृद्धि बहुकेन्द्रक हाइफे जाली बनाते हुये

(ड.) प्रोटोजोआ (Protozoa) : पशु जाति का यह सरलतम रूप है। यह एक कोषीय जीव है, इसमें कोशिका द्रव्य एवं केन्द्रक होते हैं। इसे खुर्दबीन से देख सकते हैं। ये मनुष्य तथा पशु दोनों के रक्त और आँत में वास करते हैं। ये मानव और

पशु के कोशिका के अंदर और बाहर रहकर रोग उत्पन्न करते हैं। प्रोटोजोआ मस्तिष्क, यकृत, आँत, त्वचा आदि पर देखे जा सकते हैं। प्रोटोजोआ को 4 भागों में बाँटते हैं : स्पोरोजोआ, फलेजिलेट, एमीबा और सिलीयेट। स्पोरोजोआ अंतःकोषीय प्रोटोजोआ है जैसे प्लाजमोडियम लाल रक्त कण का। फलेजिलेट जैसे ट्रीपनोजोमा रक्त में रहता है। अमीबा आँत में ज्से इन्टामीवा, आँत की झिल्ली में और सीलीयेट जैसे बैलेनटीडियम पशुओं के आँत में। (देखें चित्र – 2.3).

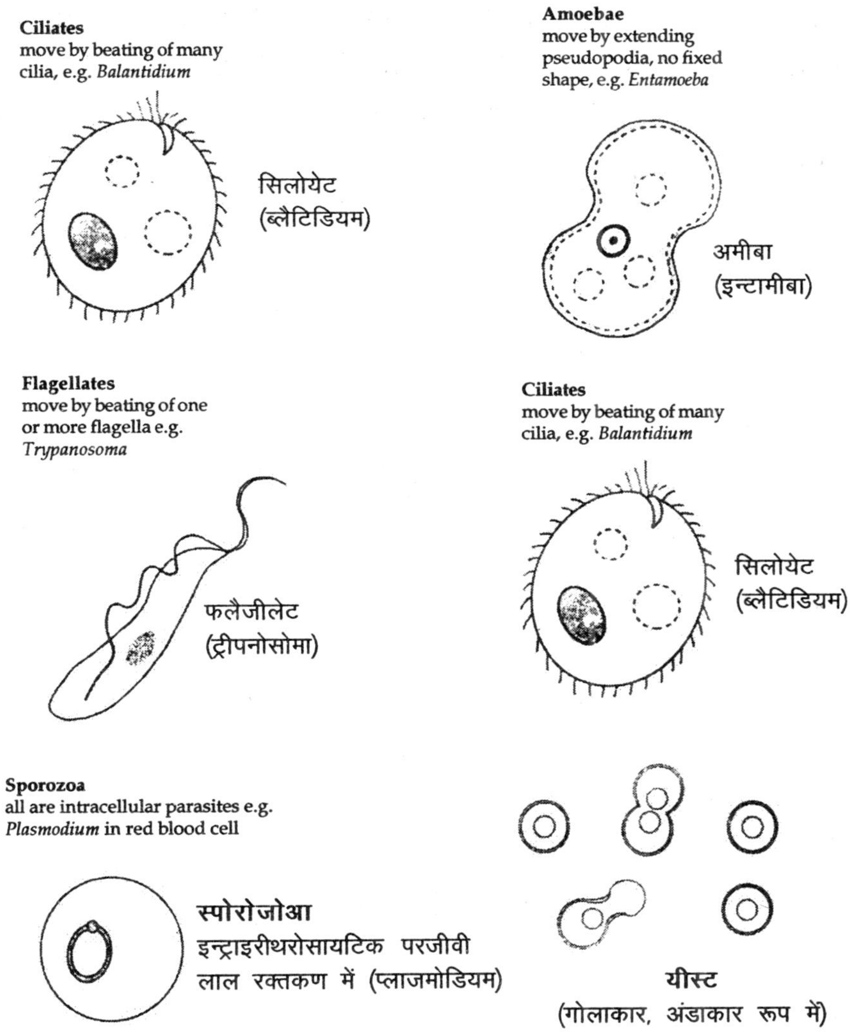

चित्र – 2.3

(च) परजीवी (Parasite) : एक जीव जब दूसरे जीव (व्यक्ति या पशु) के शरीर पर या अंदर रहकर जीता है तो उसे साथ रहना सहजीवता (Symbiosis) कहते हैं। परजीवीपन से मेजबान (Host) को हानि होती है। परजीवीपन का विकास क्रमिक आविर्भाव से प्रारम्भ हुआ होगा। कुछ परजीवीपन मेजबान एवं परजीवी के आकस्मिक संपर्क से हुआ। इसी क्रम में कृमि मेजबान के शरीर में प्रवेश कर गये, जो व्याधि के कारण बने। कृमि शब्द से सभी कृमियों का बोध होता है। इन परजीवियों को मुख्यतः तीन ग्रुप में बाँटते हैं : फीता कृमि (Tape worm), पर्ण कृमि (Flukes) और गोल कृमि (Round worm)। इन कृमियों (Helminths) को आँखों से देखा जाता है लेकिन कुछ को देखने के लिये खुर्दबीन की आवश्यकता होती है। इनके लार्वा (Larva) की लम्बाई 100 से 200 μ की होती है। बड़े कृमि की लम्बाई कुछ सेन्टीमीटर से मीटर में होती है। (देखें चित्र – 2.4).

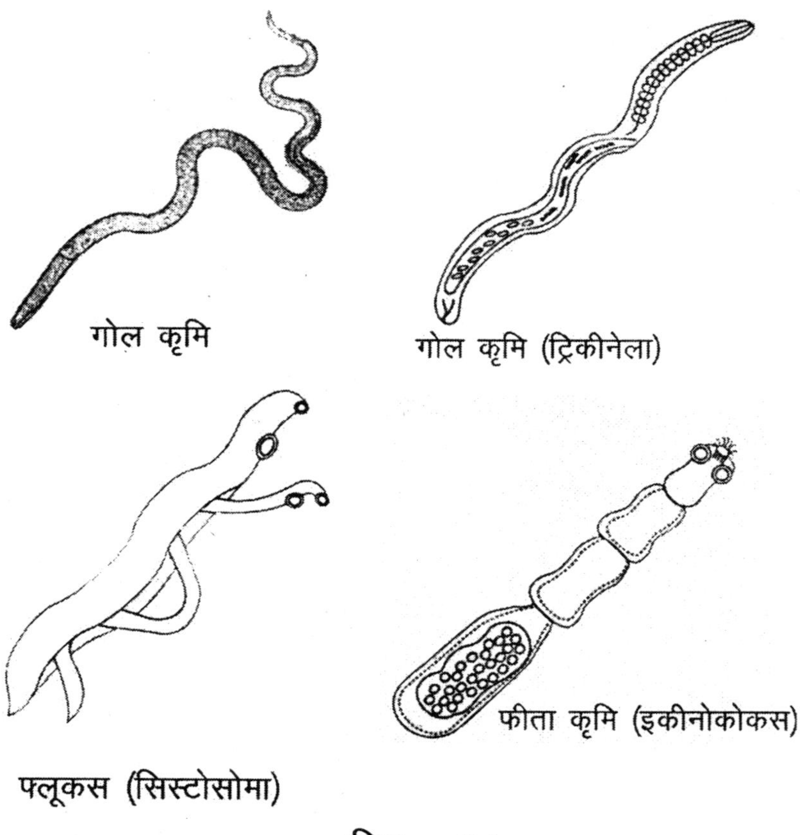

चित्र – 2.4

(छ) आर्थोपोडा (Arthropoda) : मनुष्य और पशु दोनों विभिन्न प्रकार के आर्थोपोडा से आक्रमणित होते हैं। इनमें प्रमुख हैं चमोकन, किलनी, चीचड़ी, मच्छर, खटमल, पिसु (Fleas) आदि। किलनी (Ticks) इनमें अधिक रक्त चूसने वाले हैं। ये त्वचा पर बालों के अंदर चिपके रह कर रक्त चूसते रहते हैं। चीचड़ियाँ (Mites) भी मनुष्यों के रक्त को चूसते हैं। खुजली वाली चीचड़ी (Scabies mite) तो मनुष्य के शरीर पर घर बनाकर रहती हैं। मनुष्य और पशु के त्वचा के उपरी सतह (Epidermis) में प्रवेश कर रक्त खाते हैं और अण्डे भी वहाँ देती है। उनमें बेचैनी और संताप के अलावे इन परजीवियों के सहारे घातक बीमारियों का प्रवेश पशु या मनुष्य के शरीर में होता है। (देखें चित्र – 2.5)

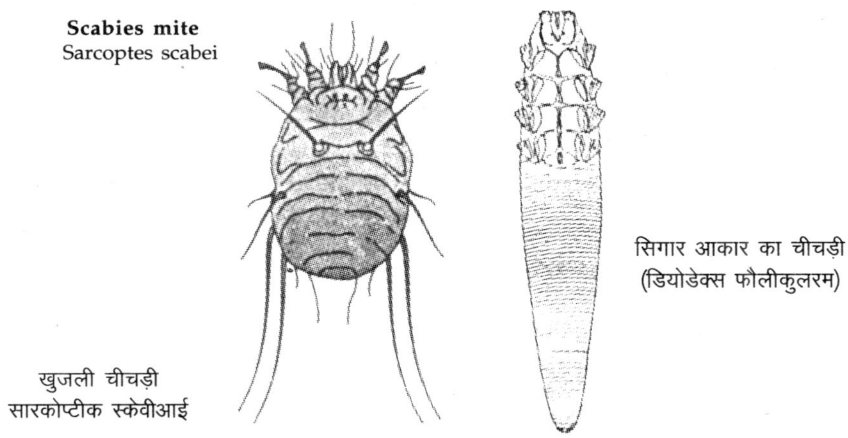

चित्र – 2.5

व्याधि चक्र (Disease cycle)

(i) व्याधि के अभिकर्त्ता का शरीर में प्रवेश और रोग के लक्षण प्रकट होने की अवधि को उद्‌भवन अवधि (Incubation period) कहते हैं।

(ii) व्याधि आक्रमण का संकेत अल्प समय के लिये होता है। इस अवधि में बेचैनी एवं ज्वर भी होता है। इसे पूर्व रूप काल (Prodromal period) कहते हैं।

(iii) व्याधि आक्रमण के बाद शरीर इस आक्रमण को दूर करने के लिए क्रियाशिल हो जाता है जिससे अस्वस्थ्य शरीर का गर्म होना, सूजन तथा दर्द के लक्षण दिखायी पड़ते हैं। शरीर की यह क्रिया शारीरिक प्रतिरोधात्मक क्रिया का घोतक है।

(iv) रोग आक्रमण होने पर पशु रून्ग हो जाता है। रोग का लक्षण पशुपालक देखता एवं समझता है। (Period of manifestation)

(v) रोग से बचाव के समय शरीर की रोग प्रतिरोधात्मक क्षमता व्याधि आक्रमण से उपर हो जाता है और रोगी अच्छा अनुभव करता है। (Period of defervescence)

(vi) रोगी चंगा हो जाता है, फिर भी व्याधि का कारक शरीर में मौजूद रहता है। (Convalescence)

(vii) रोगी पूर्णरूपेण चंगा हो जाता है। (Recovery stage)

(viii) चंगा होने के बाद कभी रोगी किसी अन्य रोग से पीड़ित हो जाता है (Relapse) जैसे पशुओं में खुरहा के बाद हँफनी रोग

व्याधि का दृश्याभास
(Spectrum of disease)

शरीर में व्याधि की प्रक्रिया का दर्पण ही व्याधि का दृश्याभास है। यह प्रकाश के दृश्याभास की भांति है, जब प्रकाश का रंग एक छोर से दूसरे छोर में बदलता रहता है। एक छोर पर अस्पष्ट संक्रमण रहता है जो आसानी से जाना नहीं जा सकता है, तो दूसरे छोर पर घातक रोग दीख पड़ता है। मध्य में व्याधि मृदु से उग्र रूप में रहता है। उदाहरण के लिये बहता हुआ हिमखण्ड (Ice berg) को लें। हिमखंड का उपरी छोर तो दीख पड़ता है, चिकित्सक भी उसी प्रकार रोग का केवल उपरी भाग देखता है और अंदर के रोग का पता जाँच से ज्ञात होता है। जो भाग अदृश्य है उसकी खोज एवं रोग नियंत्रण ही चुनौती है। इसमें नित नये अनुसंधान किये जा रहे हैं जो व्याधि चिकित्सा ज्ञान का सफल से सफलतम बनाये जा रहे हैं। (देखें चित्र – 2.6).

निदान एवं पूर्वानुमान
(Diagnosis and Prognosis)

निदान – रोग की पहचान, भविष्य की संभावना एवं उसके प्रकशति का मूल्यांकन करने की कला को निदान कहते हैं। रोगी का भौतिक परीक्षण के बाद प्रयोगशाला में रोगी के मल मूत्र रक्तादि जाँच के उपरांत निदान होता है।

विभेदी निदान – उसी प्रकार के लक्षण वाले रोगों का तुलनात्मक विवेचन ही विभेदी निदान है।

पूर्वानुमान – व्याधि की संभावना के बारे में कहना ही अनुमान लगाना है। चिकित्सक को सोच विचार कर ही किसान को रोग की संभावना के बारे में बताना चाहिये। इसके लिये नीचे शब्दों का प्रयोग किया जाता है :

(i) शुभ संकेत (Favourable) – साधारण रोग जैसे अपच, निमोनिया आदि रोगों में इस शब्द का प्रयोग होता है।

(ii) सन्देहात्मक (Doubtful) – वैसी हालत वाले रोग में कहा जाता है जब चिकित्सा के असर होने पर संदेह हो जैसे जुगाली करने वाले पशुओं के रोमंथिका कार्बोहाइड्रेट खाने से ठसाठस भरा रहने की स्थिति में रहती है।

(iii) उदासी का संकेत (Poor) – जब पशु के मल का रंग काला हो।

(iv) गंभीर (Grave) – जब पशु को बचने की संभावना नहीं होने का संदेह हो। पशु काँटी या लोहा खा लिया हो।

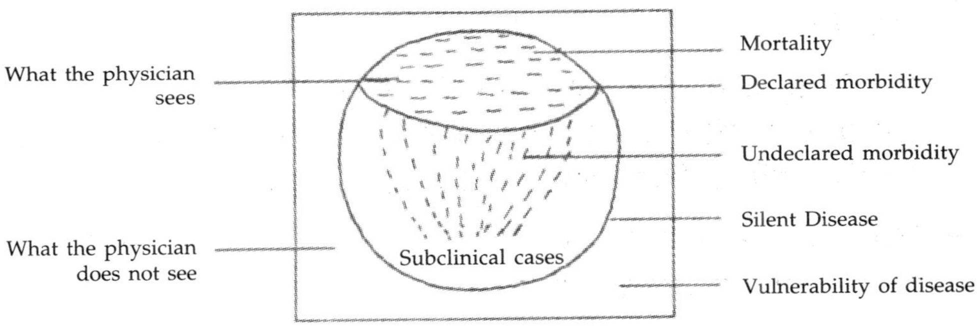

चित्र – 2.6

लाक्षणिकी (Symptomatology)

रोग के विभिन्न लक्षणों का अध्ययन ही लाक्षणिकी है।

- रोगी के शरीर में जो परिवर्त्तन होता है, लक्षण कहलाता है। इसे पशुपालक व किसान पशु को देखकर बताते हैं।
- नैदानिक संकेत – चिकित्सक जिस साक्ष्य के द्वारा व्याधि की पहचान करता है उसे नैदानिक चिन्ह या संकेत कहते हैं।
- नैदानिक पहचान – संकेत और लक्षण का निरूपण ही नैदानिक (Clinical finding) पहचान है।

- पशुनिष्ठ लक्षण (Subjective symptoms shown by the animal) – पशु रोग ग्रस्त होने पर अपनी व्यथा को कुछ इशारों से प्रदर्शित करता है। उदाहरण जब घोड़ा अपने कोंख की ओर देखता है तो समझ जाता है उसे पेट में दर्द है। ऐसे ही लक्षण को पशुनिष्ठ लक्षण कहते हैं।
- प्रयोजनात्मक लक्षण वह है जिसे पशुपालक या चिकित्सक देखता है।
- पूर्व सूचक लक्षण (Premonitory symptoms) – वे लक्षण जो रोग के आक्रमण की सूचना देते हैं। उदाहरण – पशुओं का जुगाली करना बंद करना पशु को रोगग्रस्त होने का संकेत करता है।
- शकुन बतानेवाला लक्षण (Prognostic symptoms) – जिसके आधार पर चिकित्सक व्याधि की प्रगति या अंत का निर्धारण करता है। उदाहरण : रक्त में यूरिया की मात्रा अधिक हो जाना यूरेमिया का सूचक है। फ्लूड थेरापी के बावजूद अगर कान और पैर शीत की भांति ठंडा हो तो समझें कि मृत्यु होने वाला है।
- संलक्षण (Syndrome) – कई लक्षणों का संग्रहण को संलक्षण कहते हैं। इसमें रोगी के लक्षण की ही प्रधानता हो जाती है और वास्तविक व्याधि लुप्त हो जाती है। जैसे यूरेमिया, विकृत क्षुधा, हँफनी आदि।
- विक्षति (Lesion) – जब किसी अंग या अवयव में रचनात्मक परिवर्त्तन दीख पड़ता है तो उसे विक्षति कहते हैं।

उपचार (Therapeutics)

वह चिकित्सा विज्ञान या कला, जिसे चिकित्सक व्याधि से चंगा होने के लिये प्रयोग में लाता है, उपचार कहलाता है। उदाहरण पेट दर्द में ऐंठन नाशक औषधि का उपयोग।

- लाक्षणिक चिकित्सा – वैसी चिकित्सा जब लक्षणों के आधार पर दवा दी जाती है। इस पद्धति में व्याधि के कारणों पर ध्यान नहीं दिया जाता है।
- विशिष्ट चिकित्सा जब व्याधि के कारणों से होने वाली हानियों की चिकित्सा की जाती है।
- शक्ति देनेवाली चिकित्सा वह है जब कुछ देर के लिये रोगी को व्यथा से बचाने के लिए औषधि का प्रयोग किया जाता है।

- प्रयोग के आधार पर चिकित्सा किसी व्यक्ति के अनुभव पर आधारित होती है। यह पूर्णतः Trial and Error वाली पद्धति है।
- विवेकानुसार चिकित्सा जो रोग के निदान पर आधारित होती है।
- परम्परागत चिकित्सा : जिसका कोई वैज्ञानिक आधार नहीं होता है बल्कि बाप दादों के नुस्खे पर जो चिकित्सा होती है।

व्याधि नियंत्रण (Disease control)

विशिष्ट कारणों से होनेवाली व्याधियों की रोकथाम उस हद तक की जाती है, जिसमें कि पुनः उसकी पुनरावशत्ति नहीं या बहुत ही कम स्तर पर हो सके।

व्याधि उन्मूलन (Eradication of disease)

यह वह प्रक्रिया है, जिसमें योजना–बद्ध तरीके से सभी ग्रसित होने वाले या संवेदनशील पशुओं का टीकाकरण उस हद तक करते हैं; जब पुनः काफी दिनों तक उस रोग का प्रकोप इलाके या देश में न देखा जाय। उदाहरण अपने देश में पशुओं में होने वाली बीमारी चेचक (रींडरपेस्ट) का उन्मूलन कर दिया गया है। पुनः यह रोग कब उभड़कर (Re-emerge) प्रकट होगा, इसे कोई नहीं जानता है।

जानपदिक–रोग विज्ञान (Epidemiology)

यह विज्ञान सर्वप्रथम बीमारियों के कारणों की जानकारी लेता है, इन कारणों का शरीर में क्रियाशील होने का आकलन करता है तथा इन कारणों से निपटने के लिये उत्तम से उत्तम साधनों का ज्ञान कराता है जिसमें कि बीमारी का समाधान या निवारण हो सके। इस हेतु जानपदिक वैज्ञानिक पाँच प्रश्नों के हल की ओर समर्पित करता है। ये प्रश्न है : (i) व्याधि कब हुई ? (ii) कहाँ हुई ? (iii) कौन लोग या पशु ग्रसित हुये ? (iv) व्याधि क्यों हुई ? और (v) अंत में उसके नियंत्रण या निवारण के लियें क्या करना है?

—•—

अध्याय 3

पशुओं में सेहत के संकेत
(Signs of Health in Animals)

दिखावट (Appearance)

सेहत–मंद पशुओं की आँखें चमकीली, कान खड़े, शरीरं चंचल, त्वचा चिकनी तथा बालें कांतिमय दिखाई देती हैं। उनकी चिपटी थूथन में हमेशा नमी तथा ओस सदृश जल की छोटी–छोटी बूंदें नजर आती हैं। शरीर पर जीभ से चाटने का चिन्ह भी रहता है। थोड़ा भी ज्वर रहने पर थूथन सूखा एवं गरम रहता है।

चाल–ढाल (Behaviour)

स्वस्थ पशु वातावरण के प्रति सजग रहता है। अस्वस्थ होने पर सुस्ती, मन मारे हुये एवं किसी पशु या मनुष्य के प्रति अरूचि दिखाता है।

स्थिति (Condition)

स्वभावतः सेहत–मंद पशु न ज्यादा दुबला, न ज्यादा मोटा और न ही सूखा दीखता है। आवाज में बदलाव नहीं रहता है। दर्द एवं तकलीफ रहने पर आवाज में परिवर्त्तन हो जाता है। खाना के बाद जुगाली करना स्वस्थ पशु की पहचान है। मल–मूत्र त्यागने में कठिनाई नहीं होती है। पैरों पर खड़ा रहना, बैठना एवं जरूरत होने पर दौड़ना आदि स्वस्थ होने के संकेत हैं।

शारीरिक तापमान (Temperature)

जो थर्मामीटर मनुष्य के प्रयोग में आता है, उसी को पशुओं के लिये भी उपयोग में लाते हैं। उसे साफ कर हाथ के झटके से पारा को उतार कर पशुओं के मलाशयी में इस प्रकार लगाते हैं कि थर्मामीटर का बल्ब मलाशयी की झिल्ली से सम्पर्क में आये। थर्मामीटर को गोबर के बीच रखने से गलत सूचना मिलेगी। इस स्थिति में थर्मामीटर को दो मिनट तक रखना चाहिए। थर्मामीटर को घुमाते हुए मलाशयी में डालना एवं सावधानी से निकालना चाहिए। नस्ल, उम्र, लिंग, दाना–पानी, दिन का समय, दर्द, पीड़ा, उत्तेजना, भय, रोग, गर्भावस्था आदि के कारण तापमान में अंतर मिलेगा। गर्भावस्था के अंतिम दिनों में तापमान बढ़ा रहता है। विभिन्न पशुओं के सामान्य (Normal) तापमान सारिणी–1 में देखें।

श्वास (Respiration)

श्वास की गति वक्ष को गौर से देखने से ज्ञात होता है। श्वास की गति वक्ष एवं उदर के फैलने और दबने से की जाती है। करतल (Palm) के पीछे वाला भाग को नासा द्वार (Nostrils) के नजदीक रखने से भी श्वास की गति की गिनती कर सकते हैं। विभिन्न पशुओं के सामान्य श्वास की गति के लिये सारिणी–1 देखें। एक डिग्री फारेनहाइट बढ़ने पर श्वास 2 से 3 प्रति सेकेण्ड बढ़ जाता है।

नाड़ी (Pulse)

नाड़ी की गति से हृदय की गति का ज्ञान होता है। नाड़ी धमनी (Artery) के वेग तीव्रता से मालूम होता है। अँगुलियों (तर्जनी, मध्यमा और अनामिका) के सहारे धमनी को दबाने से नाड़ी की गिनती कर सकते हैं। गोधन (Cattle) और भैंस में नाड़ी का तीन स्थानों पर परिस्पर्शण कर सकते हैं (i) पूँछ के जड़ से 12–16 से॰मी॰ नीचे तल (Ventral aspect) के मध्य पूँछ धमनी में (ii) बाहरी जबड़े की धमनी और (iii) अगले पैर के पिछली ओर (Posterior aspect) मेडियन धमनी में। अश्व में जबड़े के भीतर वाली धमनी में अवि और अजा में जंघा के भीतर फिमोरल धमनी (Femoral artery) में। कुत्ता में भी अवि एवं अजा के सदृश्य नाड़ी का अनुभव करें। सूकर में मध्य अनुत्रिका धमनी (Middle coccygeal artery) या हृदय स्थल पर हाथ रखकर अनुभव कर सकते हैं।

नाड़ी की तीव्र गति ज्वर का घोतक है, लेकिन अधिक ज्वर में नाड़ी मंद भी पड़ सकती है। लू, रक्तहीनता, दर्द, चोट, जोड़ों में दर्द, लाल पेशाब रोग, पेट फूलना,

रक्तस्राव तथा विषाणु–जीवाणु संक्रमण के कारण नाड़ी की गति तीव्र हो जाती है। यकृत रोग, आर्गेनोफोस्फेटिक विषाक्तता, शरीर तापमान का कम होना, मस्तिष्कज्वर जैसी बीमारियों में नाड़ी की गति धीमी हो जाती है।

विभिन्न पशुओं में श्वास, नाड़ी एवं तापमान

सारणी–1 :

पशु	श्वास प्रति मिनट	नाड़ी प्रति मिनट	तापमान °F	अभियुक्ति
गाय	12–16	42–60	100–102	(i) °F को °C में बदलने के लिये 32 घटाकर 5/9 से गुणा करें। (ii) श्वास की गति तापमान और आद्रता बढ़ने पर बढ़ता है, उँचाई पर श्वास की गति तीव्र होती है।
भैंस	20–30	42–60	99–100	
अश्व	8–18	32–42	99–100	
अवि एवं अजा	18–30	60–70	102–103	
सूकर	20–30	60–90	100.5–102	
कुक्कुर	15–30	80–90	101–101.5	
बिल्ली	20–24	100–130	100–102	
उँट	5–12	32–50	99.5–100	
मुँर्गी	15–20	130–160	105–107	
मनुष्य	18–20	72	96–97	
महिला	18–20	78	96–97	
जन्म के समय		130		

—•—

अध्याय 4

जाँच के तरीके

(Methods of Examination)

रोगी को ग्रसित करने वाली व्याधि की प्रकृति के बारे में चिकित्सक को पहले जानकारी हासिल करना चाहिये; अर्थात् रोग का निदान करने का प्रयत्न सर्वप्रथम करें। निदान वैज्ञानिक तथ्यों पर आधारित है इसके लिये :

(i) अतीत की जानकारी प्राप्त करना,

(ii) रूग्ण पशु की भौतिक जाँच,

(iii) वातावरण का आकलन और

(iv) प्रयोगशाला में रूग्ण पशु से प्राप्त रक्त, मल, मूत्र, दूध की जाँच होनी चाहिये।

(i) अतीत की जानकारी प्राप्त करना (History taking)

पशु अपने दुःख तकलीफ को स्वतः उजागर नहीं कर सकते, क्योंकि हम उनकी भाषा को समझ नहीं पाते है। वे अपने तकलीफ को इशारा कर, साधारण आवाज न कर कराहने, चिल्लाने या गुर्राने की आवाज से करते हैं। अतः पशुपालक या उनके घर वालों से बीती बातों की जानकारी अवश्य लें। खान–पान, रख–रखाव के तरीके, उसमें बदलाव तथा वातावरण की पूरी जानकारी प्राप्त करें। अगल–बगल में हो रहे पशुओं की बीमारी एवं चिकित्सा अगर किसी प्रकार की गयी है, तो इन सब तथ्यों की जानकारी लें। पशुपालक से चिकित्सक को मित्र की भांति बातें करने से बीती

घटना की अच्छी जानकारी मिलती है। आप किसान से पूछें, ''कैसे मैं आपकी मदद कर सकता हूँ''? इस प्रकार के प्रश्न पर किसान स्वतः सारी बातें कहेंगे।

(ii) भौतिक जाँच (Physical examination of the patient)

यह रोग जाँच का सबसे बढ़िया तरीका है और ज्यादातर बीमारियों का पता इसी से हो जाता है। प्रयोगशाला में जाने की भी जरूरत नहीं होती है। भौतिक जाँच के अंदर निरीक्षण (Inspection), परिस्पर्शन (Palpation), परिताड़न (Percussion) और परिश्रवण (Auscultation) हैं।

निरीक्षण – दवा लिखने के पूर्व पशु को अवश्य देखने का प्रयत्न करें। कुछ चिकित्सक बिना रोगी को देखे हालात पर दवा लिख डालते हैं, ऐसे में भारी भूल होने की संभावना रहती है। पशु को बिना छेड़े पहले दूर से देखें। उसके बाद अगर रूग्न पशु की मानसिक स्थिति अच्छी है तो उसके नजदीक जाकर हाथ से थपथपायें और उसकी प्रतिक्रिया समझने का प्रयत्न करें। पशु को चारों ओर घूम कर भी देंखे। पशु के शरीर पर हाथ चलाकर अवश्य देखें। कभी–कभी कीटाणु मसलन किलनी, चीचड़ी आदि, जो बाहर से नहीं दीख पड़ती हैं, हाथ चलाने पर पकड़ में आ जाते हैं।

परिस्पर्शन – हाथ की अँगुलियों, अंगुली का छोर (Tip) या मूठी से शरीर के किसी अंग या सतह को दबाने से शरीर के अंदर की तंतुओं की अनुकूलता (Consistency) एवं प्रकृति का पता चलता है। इस तरह की जाँच के पूर्व पशु को पकड़ कर रखें। परिस्पर्शन पशु के खड़ा रहने पर करें, तो बेहतर है, लेकिन उसे लेटाकर भी शरीर के विभिन्न भागों का परिस्पर्शन कर सकते हैं। कुक्कुर में परिस्पर्शन टेबुल पर लेटाकर ही करते हैं। कुक्कुर को परिस्पर्शन के पूर्व मुँह बाँधना अत्यावश्यक है। परिस्पर्शन शरीर के सभी अंगों का कर सकते हैं, खासकर जहाँ बीमारी का शक हो।

परिस्पर्शन करने पर अगर अँगुलियों को हटाने पर गड्ढा (Pit) बनता है, तो समझना चाहिये कि वहाँ सना हुआ आँटा की भांति तंतु ठसाठस भरा है। अगर दबाव हटाने पर रचना (Structure) पुनः पूर्व की स्थिति में आ जाती है तो समझना चाहिये कि अंदर की वस्तु उछलने वाला है जैसा कि जलोदर (Asciles) या रोमंथिका में गैस भरा रहने पर मिलता है। अगर दबाया हुआ भाग ठोस महसूस होता है तो समझें कि वहाँ ट्यूमर आदि है। दबाने पर अगर तंतु कड़ा (Hard) रहे, तो उस स्थान पर हड्डी होने का शक है। जब दबाया हुआ भाग इधर–उधर जाता है, तो तंतु के अंदर

तरल पदार्थ या पीव हो सकता है और जब कड़कड़ाहट की आवाज सुनाई पड़ती है, तो वहाँ गैस हो सकता है।

परिताड़न – बायें हाथ की तर्जनी अंगुली पशु के शरीर पर जहाँ जाँच करना है, रखें, उसके नख पर दायें हाथ की तर्जनी अंगुली से परिताड़न करें। परिताड़न सहज प्रकृति से करें; जिसमें कि ध्वनि एक रूप में निकले। जाँचक को परिताड़न की आवाज सुनाई पड़ेगी। वक्ष पर परिताड़न करने पर प्रतिध्वनि आवाज अनुनाद (Resonance) सुनाई पड़ेगा। बाँये परिकोटि खाता (Left paralumbar fossa) पर परिताड़न करने से आध्यानी (Tympanitic) आवाज सुनाई पड़ेगा, क्योंकि उस स्थान के नीचे रोमंथिका है और वहाँ हमेशा गैस रहता है। रोमंथिका ठसाठस भरा रहने पर (In impaction of rumen) मंद (Dull) आवाज आती है। अस्थि पर परिताड़न करने पर नीरस (Flat) आवाज आती है।

परिश्रवण – स्टेथोस्कोप (Stethoscope) से शरीर के अंदर के अवयवों में वजूद गति की आवाज कानों में सुनायी पड़ती है। शरीर के प्रत्येक अवयव यथा फेफड़ा, हृदय, उदर, आँत आदि में गति है। सेहत अच्छा रहने तथा रूग्न रहने पर प्रतिध्वनित आवाज में भिन्नता होती है। जाँचक अनुभव के आधार पर विभिन्न आवाजों की पहचान करते हैं तथा रूग्णता की दशा का आकलन करते हैं। भौतिक जाँच का यह सबसे अच्छा तरीका है, जिसे अनुभव पर ही हासिल किया जा सकता है।

(iii) वातावरण की जानकारी

यह आवश्यक है। देखा गया है, कही की मिट्टी में किसी खास धातु की कमी है या ज्यादा है। मिट्टी से ही पौधों का पोषण होता है जिसे पशु ग्रहण करते हैं। अपने देश या राज्य के अनेक भागों में फास्फोरस की अल्पता है, जिससे वहाँ के पशुओं में फास्फोरस अल्पता की बीमारी अक्सर होती है। उसी प्रकार पहाड़ी स्थलों के पशु, गाय, भैंस, भेड़ बकरी में खुर एवं पैर की बीमारी अधिक होती है। खाने की सामग्री में धान के पुवाल पर जाड़े के मौसम में अनेक कवक उग आते है जिसे लगातार दो–तीन महीना खाने से भैंस तथा गाय जाति के पशुओं में डेगनाला या गैंग्रीनस सिंड्रोम होता है। फैक्ट्री से निकले पदार्थ से चारागाह में जबरदस्त प्रदुषण होता है, जिससे इलाके के पशुओं में विभिन्न चर्म रोग होता है। घरों के अंदर कुक्कुर के बच्चों को पालने से जल्दी ही रिकेट्स होता है क्योंकि उन्हें सूर्य की रोशनी नहीं मिल पाती है, जिससे उनकी त्वचा में विटामिन डी का सृजन नहीं हो पाता है। कहने

का तात्पर्य है कि पशुओं की बीमारी का अध्ययन करते समय वातावरण पर भी ध्यान देने की आवश्यकता है।

(iv) प्रयोगशाला में रूग्ण पशु से प्राप्त रक्त, मल, मूत्र, दूध की जाँच होनी चाहिये।

रोग की पहचान के लिये प्रयोगशाला में कई विधियाँ उपयोग में लायी जाती हैं। इनमें प्रमुख है – एक्सरे, इलेक्ट्रोकार्डियोग्राफी, अल्ट्रासाउन्ड, इन्डोस्कोपी आदि। ये सारी जाँचें काफी खर्चीली हैं और आम किसान के पहुँच के बाहर हैं। हाँ, मल, मूत्र, रक्त एवं दूध की जाँच मवेशी हॉस्पीटल अथवा पटना में स्थित पशु स्वास्थ्य एवं उत्पादन संस्थान से जाकर करा सकते हैं। लेकिन रोगी पशुओं की भौतिक जाँच ही सबसे बढ़िया है। जो नवयुवक थोड़ा पशु चिकित्सा के बारे में जानने की इच्छा रखते हैं, वे भौतिक जाँच के तरीकों को बेहतर ढंग से सीखें तो अच्छा होगा। साथ ही ऐसे युवकों को हमारा सलाह है कि किसी पैथोलोजिकल लेबोरेट्री से सम्पर्क स्थापित कर मल, मूत्र, रूधिर और दूध की जाँच सीख लें तो उन्हें जीविका का सहारा अवश्य मिलेगा।

—•—

अध्याय 5

रूग्ण पशुओं की नैदानिक जाँच (Clinical Examination of Sick Animals)

निरीक्षण

- शिकायत कर्त्ता से जानकारी प्राप्त करने के बाद उसके बताये गये तथ्यों की ओर जाते हुये जाँच के उन तरीकों को अपनायें, जिसे इसके पूर्व के अध्याय में बताया गया है।
- रोगी मोटा, पतला, दुबला और क्षीण (Cachetic) हो सकता है।
- व्यवहार में रोगी चंचल, मंद, सुस्त, बेचैन, चेतना–शून्य उन्मादी हो सकता है।
- उसकी बोली मधुर, कड़ी, कमजोर और जम्हाई भरी हो सकती है।
- पशु को खाने की प्रतिक्रिया उसे खाना देकर देखें। जब खाद्य पदार्थ नाद में पड़ा रहे तो हो सकता है पशु को खाने, चबाने या निगलने में तकलीफ है।
- मुँह में जब खाना रहे और पशु चबा नही पाता है तो समझना चाहिये कि मस्तिष्क में किसी प्रकार का ट्यूमर है।
- ग्रसनी (Pharynx) में तकलीफ रहने पर खाना को निगलने में दर्द होता है।
- प्रत्यावही (Regurgitated) खाना को पुनः निगलने का प्रयास अक्सर ही ग्रसनी के अवरोध (Obstruction) के वजह से होता है।

- ग्रासनली (Oesophagus) में अधूरा रूकावट के कारण पशु बार–बार खाना निगलने का प्रयास करता है।
- डकार (Eructation) की विसंगति भी ग्रासनली के अवरोध में भी होता है।
- जुगाली करते समय जब खाद्य पदार्थ जमीन पर गिर जाता है (Cud-dropping) तो इस प्रकार का लक्षण मुँह में दर्द, कैल्शियम की कमी एवं मांसपेशियों की दुर्बलता से होता है।
- पशुओं में सपीड–कुंचन (Tenesmus) का लक्षण मलाशयी के सिकुड़न (Stenosis) और लकवा (Paralysis) होने पर होता है। इस प्रकार का लक्षण बड़ी आँत (Colon) में सूजन होने पर भी होता है।
- मूत्र त्यागने में कठिनाई, मूत्र नली में रूकावट या सूजन के वजह से होता है।

हावभाव (Posture)

- पशु के खड़ा होने में असमर्थ होना और शरीर का भार मनिबंध (Carpal joints) पर रखना कुपोषण के वजह कैलसियमता (Calcinosis) का द्योतक है।
- दोनों पैरों को एक दूसरे पर चढ़ाकर खड़ा होने की स्थिति तीसरी अंगुली में पीड़ा का घोतक है।
- कुल्हा के जोड़ों (Hip joints) का संधिअंश (Luxation) में बांयी ओर की कमर की हड्डी दबी हुई दिखायी पड़ती है।
- खुर वाली हड्डियों में सूजन (Laminitis) के कारण घोड़ा अपना भार कभी एक पैर पर और कभी दूसरे पैर पर रखता है।
- अगर पशु पीठ को उपर उठा कर (Kyphosis) खड़ा होता है तो पेट में मीठा दर्द या गुर्दा में प्रदाह रहता है।
- पीठ को नीचे की ओर दबाकर (Lardosis) खड़ा होने का लक्षण पशु के पेट में तीव्र दर्द का घोतक है। ऐसी स्थिति में पीछले पैरों को फैलाकर खड़ा होता है।
- पेट में तीव्र दर्द रहने पर उठना बैठना पशु बार–बार करता है साथ ही चिघाड़ने की आवाज करता है।

- छाती दर्द में पशु दोनों कोहनी (Elbows) को साधारण स्थिति में न रख कर बाहर निकाल कर खड़ा होता है। इस प्रकार का लक्षण (Traumatic Pericarditis or Reticulitis) में मिलता है।
- टेटनस होने पर पशु के कान कड़े एवं खड़े रहते हैं और पैरों में कड़ापन भी रहता है।
- पशु ज्यादा देर तक उस ओर दीवार के सहारे खड़ा रहता है, जिसके विपरीत दिशा में उसे उदर (Abdomen) में दर्द रहता है। उदाहरण के तौर पर यकृत (Liver) में सूजन या दर्द रहने पर पशु बाँयी ओर का सहारा लेकर खड़ा होता है।
- मिल्क फीवर के रोग होने पर गाय सिर को कोंख की ओर घुमाकर बैठी रहती है।
- पशु को उठने की असमर्थता मांसपेशियों की कमजोरी एवं दर्द में रहती है।
- दोनों कुल्हों (Hips) के जोड़ों में दर्द रहने पर पशु छाती (Sternum) के सहारे पिछले पैरों को पसार कर बैठता है।

चाल (Gait)

- अनुमस्तिकी गति भ्रंश (Cerebellar ataxia) के वजह से पशु को चलने में दिशा, बल, गति एवं दूरी में बाधा आती है।
- भेड़ में लुपिंगइल की बीमारी के कारण पैरों को उठाकर लम्बी छलांग मारता है और उसकी चाल बंधी होती है।
- जोड़ों में दर्द और सूजन वश पशु की गति धीमी होती है।
- सर्रा (Surra) रोग में पशु सिर मोड़ कर चक्कर लगाता है।
- शरीर में कमजोरी के कारण कम्पन होता है, पशु चल नहीं पाता है फलतः वह गिर जाता है और पैरों को फेंकता है।
- बकरी के मस्तिश्क में सीस्ट (Coenurus cerebralis] tape worm-embryos) रहने पर बकरी उसी दिशा से चक्कर लगाती है जिस ओर मस्तिश्क में सीस्ट रहता है साथ ही उस ओर की आँख की रोशनी गुम हो जाती है।

- सूकर में हंस की भाति चाल पैन्टोथेनिक एसीड की कमी का लक्षण है।
- पशु की चाल अंधे की भांति यकृत अपूर्णता (Insufficiency of liver) में होता है।
- कुत्ता और बिल्ली में एचोलीस टेन्डन के विदार (Rupture) होने पर ठेहुना सरका हुआ (Dropped hock) दीख पड़ता है।
- टखनों का रगड़ना (Knuckling of fetlocks) तंत्रिका शोथ (Neuritis) और लकवा (Paralysis) का लक्षण है।
- पशुओं में चमड़–सटका (Hide-bound) चिरकारी दुर्बल रोग (Chronic debilitating disease) का लक्षण है। इस हालत में त्वचा सूखा, ऐश्वर्यहीन एवं चमड़े की भांति (Dry, lusterless & leathery) हो जाता है। इस प्रकार की अवस्था ज्यादातर विटामिन, प्रोटीन और धातु की कमी के कारण होता है।

रूग्णावस्था में सिर की स्थिति (Position of head in diseases)

- रेबीज में पशु के चेहरे की स्थिति उन्माद भरी (Maniacal) दीख पड़ती है।
- टेटनस में सिर जकड़ा (Rigid) रहता है।
- सिर में पानी के कारण नवजात बछड़ा का सिर गुबन्ध (Hydrocephalus) जैसा दीख पड़ता है।
- घोड़ा में ओस्टीओ डिस्ट्रोफा फाइब्रोसिस होने पर जबड़े की हड्डियाँ फैल जाती हैं।
- कुत्ता के कान में रक्त जमा (Hematoma) होने पर ग्रसित कान की ओर सिर नवा कर कुत्ता चक्कर लगाता है।
- घोड़ा के टेटनस रोग में कानों में कड़ापन, नासा (Nostrils) का फैलना और आँख की निमेशक कला (Nictitating membrane) दिखायी पड़ती है।
- काला मोतियाबिंद (Glaucoma) में नेत्र गोलक (Eye-balls) बाहर की ओर उन्नतोदर दीख पड़ता है।
- मुँह से अधिक लार गिरना अस्वाभाविक है। इस प्रकार का लक्षण या तो मुँह में वाहय वस्तु के अटकने, घाव होने या जीवाणु, कीटाणु व विशाणु जनित रोग होने पर होता है।

- कृमि से यकृत रोगग्रस्त होने पर अधोहनु स्थान (Mandibular space) में पानी भर जाता है, जिसे बोतल जॉ (Bottle jaw) कहते हैं।
- ग्रास नली (Oesophagus) में वाह्य वस्तु अटक जाने से गले में सूजन दीख पड़ता है।

आँखे (Eyes)

- एक ही आँख में आघात, कीड़ा या वाह्य कण पड़ने से उस आँख में सूजन होता है दोनों आँखों में स्राव कृमि रोग या जीवाणु, विषाणु व कीटाणु संक्रमण का घोतक है।
- आँखों में पीड़ा या संताप होने पर पलकें बंद हो जाती हैं।
- रक्तहीनता (Anaemia) में आँखों की झिल्ली (Conjunctiva) उदास से सफेद (Pale to white), पाण्डु रोग में पीला (Yellow) तथा ज्वर में लाल (Red) हो जाती है।
- एक आँख या कभी–कभी दोनों आँखों के नेत्र गोलक (Eye-balls) बाहरी और उन्नतोदर काला मोतियाबिंद (Glaucoma) में होता है।
- भूखे रहने, निर्जलीकरण (Dehydration) एवं दुर्बलता में नेत्र गोलक धंसी (Sunken Eye ball) दीख पड़ती है।

श्वास (Respiration)

- नासिका नली के झिल्ली में संताप या बाह्य पदार्थ के घुस जाने से छींक (Sneezing) होता है।
- नसिका नली में सिकुड़न के वजह से हवीजिंग (wheezing) होती है।
- ग्रसनी (Pharynx) में सिकुड़न या स्राव जमा होने पर घर्राटे की आवाज (Snoring) होती है। पशुओं को नकड़े की बीमारी (Nasal granuloma) में भी इसी प्रकार की आवाज होती है।
- कंठ के पक्षाघात (Paralysis of the throat) में गुर्राने (Roaring) की आवाज होती है।

- श्वासनली (Respiratory tree) में संताप या बलगम या वाह्य वस्तु रहने पर खाँसी होती है। खाँसी एक बार भी या लगातार कई बार हो सकती है।
- श्वास में दुर्गंध नली के हड्डी के सड़ने से या गैंग्रीनस निमोनिया में रहती है।
- मीठा गंध कीटोनता (Ketosis) में, खट्टा गंध अजीर्ण में तथा बछड़ा में दुर्गंध श्वास मुँह में बैक्ट्रीया के संक्रमण से होता है।
- एक नासिका नली से स्राव उसी नली में संक्रमण रहने से तथा दोनों नली में स्राव का रहना टेटुआ, श्वसनी और फेफड़े को बीमारी का घोतक है।

मुँह की बीमारी (Mouth Diseases)

- कभी–कभी जिह्वा (tongue) पर दाने दीखते है जिसका कारण हैं आहार में रूक्षांस (Roughage) की कमी।
- खुर–मुँह पक्का रोग (Foot and Mouth disease) में जिह्वा पर व्रण (Ulcer) हो जाता है। एकटीनोवेसीलोसीस (Actinobaciliosis) में शोफ (Oedema) के कारण जिह्वा फूला (Swollen) रहता है और तंत्रिका शोष (Nervous atrophy) में जिह्वा सिकुड़ा रहता है।

कंठ और गला (Throat & Neck)

- स्वर यंत्र (Larynx) को अंगुलियों से दबाने पर सूजन की अवस्था में खांसी अवश्य होती है।
- श्वास नली में संताप या प्रदाह रहने पर इसे दबाने से खाँसी होती है।
- ग्रास नली में रूकावट रहने पर खाद्य पदार्थ अमाशय तक नहीं पहुँच पाता है तब रूकावट को दबाने पर बाह्य वस्तु का अनुभव होता है।

छाती (Thorax)

हृदय (Heart) व फेफड़ा (Lungs) छाती के दो प्रमुख अंग हैं। हृदय के क्षेत्र को हृदय क्षेत्र (Cardiac area) और फेफड़ा के क्षेत्र को फेफड़ा क्षेत्र (Lung area) कहते हैं।

(i) हृदय क्षेत्र (Area of cardiac dullness)

- पशु में बायें अग्रबाहु (Left forearm) को आगे बढ़ाने पर पुरोहृद (Precordium) दीखता है। इस स्थल को तलहथी से स्पर्श करने पर हृदय आवेश (Cardiac impulse) का अनुभव होता है। छोटे पशुओं एवं बछड़ों में यह आवेश धड़कन (Thumps) के रूप में रहता है जिसे Cardiac thumps कहते है।

  रोगावस्था में यह धड़कन हृदय तरंग (Cardiac thrill) में बदल जाता है। हृदय की अति वृद्धि (Hypertrophy), विस्तार (Dilatation), अपर्याप्तता (Insufficiency), रक्तहीनता (Anaemia), हृदयावरण वितान (Distention of pericardial sac) आदि में हृदय तरंग (Cardiac thrill) का अनुभव स्टेथोस्कोप से परिश्रवण द्वारा होगा।
- हृदय–मंदता (Cardiac dullness) का क्षेत्र हृदय वृद्धि और हृदय विस्तार बड़ा हो जाता है। इसकी जाँच परिताड़न से करें।
- फेफड़ा में अधिक गैस रहने पर, जैसे पलमोनरी इम्फाइजमा (Pulmonary emphysema) में, हृदय–मंदता का क्षेत्र कम जाता है।
- साधारण अवस्था में परिश्रवण द्वारा हृदय की दो ध्वनि लव (LUBB) और डप (DUPP) सुनाई पड़ता है। बक्ष की बांयी ओर चौथा और पाँचवां अंतरापर्शुका स्थल (Intercostal space) में ये ध्वनियाँ सुनाई देगी। परिश्रवण द्वारा हृदय की गति (Rate) ताल (Rhythm), तीव्रता (Intensity), मर्मर (Murmur) और असामान्य (Abnormal) ध्वनि सुनते हैं। रक्तहीनता और वाह्य वस्तु रोग (Foreign body syndrome) में मर्मर अवश्य रहता है।
- हृदय से उत्पन्न मर्मर को जानने के लिये प्रशिक्षण की आवश्यकता है।

(ii) फेफड़ा क्षेत्र (Lung area)

- इस क्षेत्र की जाँच परिस्पर्शन, परिताड़न और परिश्रवण से करें।
- परिस्पर्शन के द्वारा फुफ्फुसावरण शोथ (Pleurisy) के कारण पशु को दर्द का अनुभव होता है।
- परिताड़न के द्वारा फेफड़े का विस्तार, सामान्य फेफड़ा अनुनाद (Normal lung resonance) असामान्य मंदता (Abnormal lung dullness) का आकलन हो सकता है।

- ट्यूमर, फेफड़ा के घनीभवन (Consolidation of lungs) और फेफड़ा के शोथ (Pneumonia) में फेफड़ा की मंदता (Dullness) बढ़ जाती है। परिताड़न से ही ज्ञात होगा कि अनुनाद (Resonance) में कमी हुई या वृद्धि। अनुनाद की वृद्धि वातस्फीति (Emphysema) और वायुवक्ष (Pneumothorax) में अवश्य होती है।
- परिश्रवण का मुख्य उद्देश्य श्वास ध्वनि की प्रवृत्ति (Quality) एवं विकृत ध्वनि (Abnormal sound) की पहचान करना है।
- सामान्य (Normal) ध्वनि में श्वसनी (Bronchial) और कोष्टकी (Vesicular) दोनो ध्वनियाँ हैं। श्वसनी ध्वनि हवा से किसी नली को फूँकने की प्रकृति की होती है जबकि कोष्टकी ध्वनि मुलायम (Soft) प्रकृति की होती है। यह उसी प्रकार की होती है जब हम 'एफ--एफ' का उच्चारण करते हैं। कोष्टकी ध्वनि कूपिया (Alveolus) से हवा आने–जाने के कारण उत्पन्न होती है।
- असामान्य ध्वनि : परिश्रवण द्वारा कानों में खड़खड़ाहट (Crackles) की ध्वनि सुनाई पड़ती है। इसी प्रकार हवीजेज और फुस्फसावरण से उत्पन्न घर्षण ध्वनि (Friction sound) सुनाई पड़ता है। खड़खड़ाहट होने का कारण हवा मार्ग (Airways) में श्वसन की प्रक्रिया कभी बंद हो जाती है और पुनः एकाएक खुल जाती है। हवा मार्ग में स्राव (Secretion) जमा हो जाने से ऐसा होता है। इस प्रकार की आवाज पशु में अन्तरालीय फेफड़ा निमोनिया (Interstitial Pneumonia) में भी सुनाई पड़ता है। ह्वीजिंग असामान्य ध्वनि है। इस प्रकार के आवाज में लगातार सीटी बजाने की ध्वनि सुनाई पड़ती है। इसका कारण संकीर्ण मार्ग में हवा का कम्पन। अन्तर्श्वसनी ह्वीगिंग (Inspiratory wheezing) से तात्पर्य है, श्वास नली के उपरी भाग में अवरोध। निश्वसनी हवीजींग (Expiratory wheezing) श्वास मार्ग के नीचले भाग में अवरोध के कारण होता है। इस प्रकार की ध्वनियाँ Chronic Pulmonary Disease में सुनाई पड़ती हैं।

उदर (Abdomen) : उदर की जाँच की निम्न विधियाँ है :

- निरीक्षण – इससे उदर का वितान (distension) या सिकुड़न या धंसने (Gaunt up) की स्थिति मालूम होती है। अधिक उफानने वाला कार्बोहाइड्रेट के एक–ब–एक खाने से (sudden engorgement of highly fermentable carbohydrate) होता है। गैस जमा होने के कारण उदर बाँयी ओर फैला रहता

है। जलोदर (Ascites) में उदर के फैलने का झुकाव नीचे की ओर रहता है। कई दिनों तक दुर्भिक्ष या बाढ़ की स्थिति में भूखा रहने के कारण पशु क्षीण दीख पड़ता है, जिससे उदर सिुकड़ा हुआ या धंसा हुआ रहता है।

- परिस्पर्शन से जुगाली करने वाला पशु की बाँयी परिकोटि खाता (Left paralumbar fossa) में रोमंथिका की स्थिति का जायजा लेते हैं। ज्ञात हो कि रोमंथिका (Rumen) जुगाली करने वाले पशु के आमाशय (stomach) का 80 प्रतिशत अकेले है और यह आमाशय का प्रथम भाग है। इसीलिये इसके जाँच की अहमियत बहुत अधिक है। परिस्पर्शन से ज्ञात होता है कि रोमंथिका खाली है, गैस से भरा है या उफानने वाला कार्बोहाइड्रेट से ठसाठस भरा है। (देखें चित्र – 5.1)

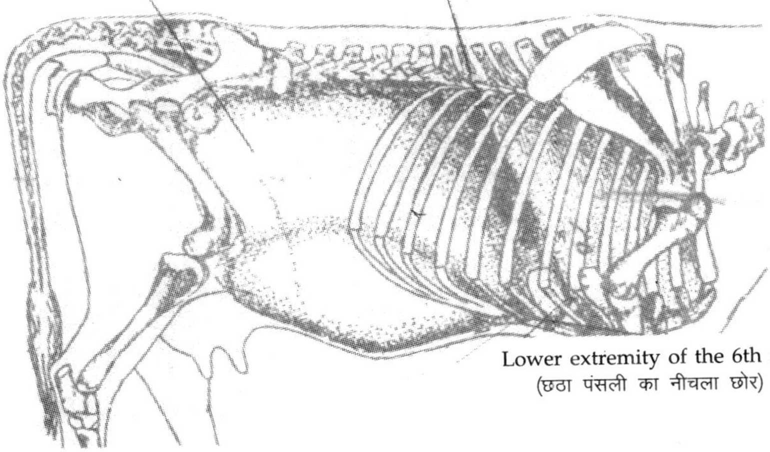

गाय का वक्ष और उदर का बाँया दृश्य

चित्र – 5.1

- परिताड़न से रोमंथिका में गैस या खाद्य पदार्थ के बीच दोनों में कौन ज्यादा है का अहसास होता है।
- दाँयी पसली बृत खण्ड (Right costal arch) के पीछे परिस्पर्शन करने पर अगर यकृत बढ़ा हुआ (Enlarged liver) होता है, तो इसका अहसास इससे होता है।

- दाँयी परिकोटि में परिस्पर्शन एवं परिताड़न करने से नीचे लिखे रोगों के निदान में मदद मिलता है :

  (i) चतुर्थ आमाशय का फैलाव या सिकुड़न

  (ii) चतुर्थ आमाशय का अन्तर्घटटन (Impaction of abomasum)

  (iii) अधाँत्र (Caecum) का फैलाव या सिकुड़न

  (iv) आँत में अवरोध (Obstruction) और बश्हदांत्र (Colon) में सिकुड़न

- उदर–बक्ष के नीचे एक बांस लगाकर दोनों तरफ से एक–एक आदमी के उठाने से दर्द रहने की अवस्था में पशु गुर्राने (Grunt) की आवाज करता है, जो ट्रामेटिक रेटीकुलाइटीस और पेरीकार्डाइटीस की स्थिति में मिलता है।

- विसरित पर्युदर्या शोथ (Diffuse Peritonitis) और यकृत शोथ (Hepatitis) की स्थिति में दाँयी पंसली वृत खंड में गहरा परिस्पर्शन (Deep palpation) करने से पशु दर्द का अनुभव गुर्रा कर करता है।

मलाशयी परिस्पर्शन (Rectal palpation)

- हाथ में दस्ताना लगाकर गोबर थोड़ा–थोड़ा निकालना चाहिये। किसी सहायक द्वारा पशु के पीठ पर दबाव बनाने से मलाशयी परिस्पर्शन आसान हो जाता है और आंतरिक अंग आसानी से पकड़ में आ जाते हैं।

- मलाशयी परिस्पर्शन से नीचे लिखे विसंगतियां का अहसास होता है :

  (i) आँत में गैस से फैलाव

  (ii) लकवा ग्रस्त मलाशयी

  (iii) रोमंथिका के पीछे वाला भाग की गति की स्थिति

  (iv) उदर की दाँयी ओर एवोमेजम की स्थिति

  (v) मध्य में बांया बृक्क (Left kidney)

  (vi) जल बृक्कता (Hydronephrosis) और गोणिका वृक्क शोथ (Pyelonephritis)

  (vii) श्रोणि गुहा (Pelvic cavity) के आगे मूत्र मार्ग का फैलाव (Distended urethra) और मूत्राशय (Urinary bladder)

- परिश्रवण से उदर के अवयवों की स्थिति का जायजा लेते हैं
  - (i) बाँयी परिकोटि खाता (Left para lumbar fossa) में रोमंथिका
  - (ii) बाँयी कोहनी (Left elbow) के करीब 4 इंच आगे रेटीकुलम
  - (iii) उदर की दांयी ओर 8 वां से 10 वां पसली के दो–तिहायी भाग नीचे ओमेजम
  - (iv) छोटे पशुओं में एवोमेजम और आँत
- आमाशय और आँत की ध्वनि के क्या संकेत हैं?
  - (i) आमाशय और आँत के घनपरिमाण (contents) का अभाव
  - (ii) इन अंगों के संकुचन फैलाव से उत्पन्न ध्वनि की तीव्रता एवं स्थिरता
  - (iii) आमाशय में सिकुड़न (contractions) और आँत की गति की पुनरावृति एवं विस्तार

रोमंथिका (Rumen) की गतियाँ (Movements)

- रोमंथिका की गतियाँ को सिकुड़न (contractions) कहते हैं।
- आमतौर पर एक या दो प्रारंभिक सिकुड़न प्रति मिनट (Primary contractions) होते हैं जो रेटीकुलम और रोमंथिका की उपरी ओर एवं अधर कोष (Dorsal and Ventral sac of the rumen) से संबंधित है। ये सिकुड़न खाना खाने के समय और आहार के प्रकार पर निर्भर करते हैं। इन प्रारंभिक सिकुड़नों को मंथन गति (churning movement) भी कहते हैं क्योंकि इसी के द्वारा रोमंथिका के घनपरिमाण (contents) एक दूसरे से मिलते है और उनका मंथन होता है।
- रोमंथिका का उपरी और अधर कोष का सहायक (secondary) सिकुड़न भी प्रति मिनट एक बार होता है जिससे रोमंथिका का गैस डकार (Eructation) के रूप में बाहर आता है।
- बाँयी परिकाटि खाता का परिश्रवण करने पर कोंख (Flank) को उपर उठते ही तरल पदार्थ की गलगल (liquid gurgling) की ध्वनि के शीघ्र बाद दूसरी बार अधिक कोंख उठती है जिसके साथ भनभनाते हुये गैस की ध्वनि आती है।

- बाँयी ओर पसलियों के नीचे परिश्रवण करने पर रेटीकुलम का सिकुड़न रोमंथिका के उपरी और अधर कोश के सिकुड़न के ठीक पूर्व मिलता है। सेहत ठीक रहने पर रेटीकुलम के सिकुड़न की ध्वनी अवश्य परिश्रवण करने पर सुनाई पड़ती है। (देखें चित्र – 5.2)

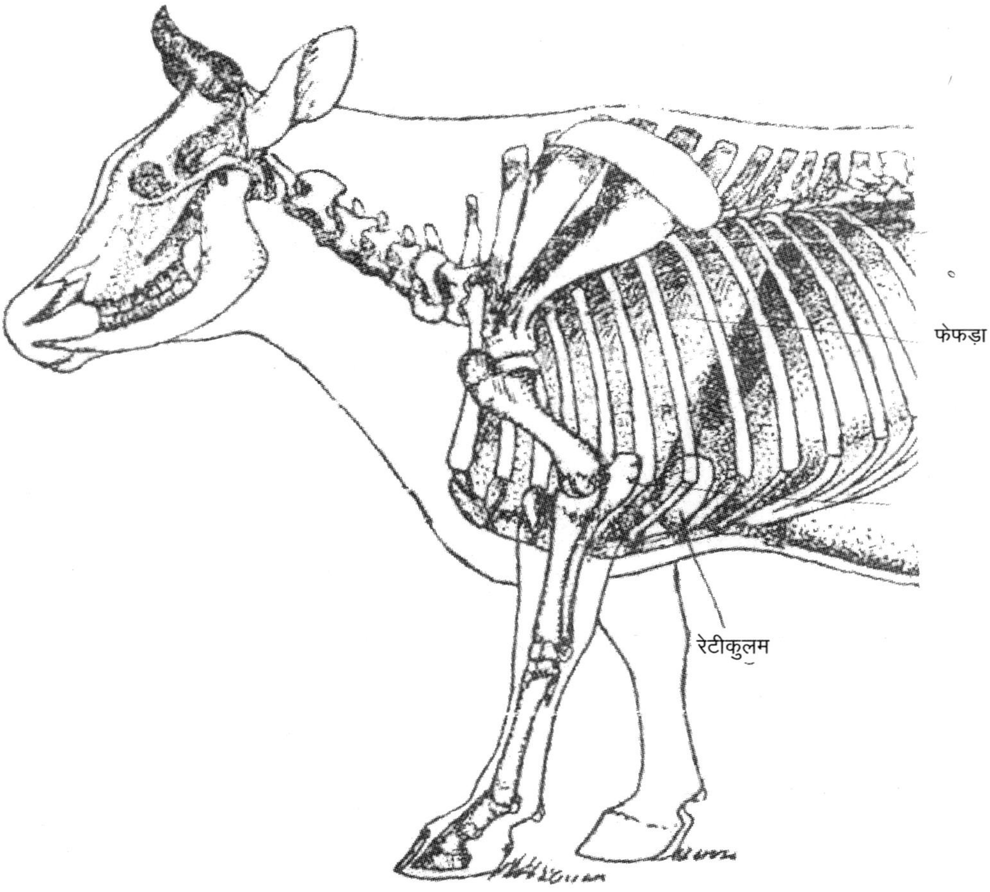

गाय का बायें ओर का वक्ष और उदर

चित्र – 5.2

- आँत की गति (Movements) की ध्वनि कैसी हैं?

  (i) दाँया परिकोटि में परिश्रवण की विधि से आँतों से गरगलिंग ध्वनि सुनाई पड़ती है।

(ii) एवोमेजम और आँत के सिकुड़न की ध्वनि मिली रहती है और दोनों की अलग–अलग पहचान कठिन है।

(iii) अश्व में दाँयी अधर उदर (Right ventral abdomen) पर परिश्रवण करने से जोर से ब्रुमींग ध्वनि "गुड़गुड़ाहट" की आवाज मिलती है। इसे Borborygmi कहते हैं जो बृहदाँत्र (Colon) और अंधात्र (Caeum) की ध्वनि है। यह ध्वनि प्रत्येक 15–20 सेकेंड पर बहुत जोर से उठती है।

(iv) आँत के शोथ (Enteritis) में आँत की ध्वनि काफी जोर से और जल्दी–जल्दी मिलती है।

(v) स्पाजमोडीक पेट दर्द में आँत से ध्वनि जोरों से कड़कड़ाहट के साथ सुनाई पड़ती है।

(vi) बड़ी आँत में अंतर्घटटन (Impaction) रहने पर ये ध्वनियाँ क्षीण हो जाती हैं।

—•—

अध्याय 6

शारीरिक अवस्था (आविश रक्तता)

(Toxaemia)

आविश रक्तता क्या है?

तंतु कोशिकाओं का आविश (Toxin) और जीवाणु (Bacteria) द्वारा कोशकीय क्षति की प्रति रक्षात्मक सुदृढ़ीकरण के फलस्वरूप रोग विषयक (Clinical) स्थिति ही आविशरक्तता है, जबकि साधारण रूप से आविशरक्तता का अर्थ है रक्त में आविश की मौजूदगी। शरीर के सभी संस्थानों की विषमता इस संलक्षण (Syndrome) की विशेशता है। ग्राम निगेटीव जीवाणु मसलन ई॰ कोलाई, सालमोनेला, पास्टुयुरेला और हिमोफीलस के द्वारा आविश रक्तता अंतः आविशरक्तता (Endogenous toxaemia) कहलाता है।

कारण – आविशरक्तता करने वाले आविश प्रतिजनी (Antigenic) एवं चयापचीय (Metabolic) दोनों हैं।

प्रतिजनी आविश – ये जीवाणु द्वारा उत्पन्न होते हैं। वाह्य आविश (Exotoxins) और अंतः–आविश (Endotoxins) दोनों उत्पन्न होते हैं।

कलौस्ट्रीडियम जाति के जीवाणु वाह्य आविश आँत में छोड़ते हैं। ऐसी स्थिति में आँत की श्लेश्मा (Mucosa) क्षतिग्रस्त होती है जिसके कारण वहाँ स्राव बहुत ज्यादा होता है और नवजात में दस्त होता है। जब वाह्य आविश शरीर के बाहर खाद्य पदार्थ को विशाक्त करता है, फूड प्वाइजनींग होता है।

ग्राम निगेटिभ जीवाणु द्वारा उत्पन्न अंतः आविश लीपोपोलीसकाराइड है; जो जीवाणु की बाहरी दीवार में रहता है और जीवाणु की दीवार क्षति होने के बाद ही निकलते हैं। ये आविश कोशकीय दीवारों से निकल कर रक्त में प्रवेश करते हैं। सामान्यतः यकृत द्वारा ये अंतः आविश निराविशकश्त (Detoxified) होते हैं।

चयापचीय आविश

आँत में रूकावट के कारण फिनौल, क्रीसोल और एमाइन्स आदि का अवशोशण (Absorpotion) होता है जो ऑटो इन टॉक्सीकरण का कारण है। विषम चयापचीय (Metabolism) में क्षतिग्रस्त तंतु से हिस्टामिन उत्पन्न होता है। कीटोनता, यूरेमीया, लैक्टीक एसीडेमिया इसके उदाहरण हैं।

लक्षण

(i) शक्तिहीनता, सुस्ती और मांसपेशियों की कमजोरी, चिरकारी हालत में आलस्य, भूख की कमी, वृद्धि अवरूद्ध, दुबलापन एवं कब्जियत आम तौर पर रहता है। ह्रदय की गति में वृद्धि होती है, जो बाद में मंद हो जाती है। तापमान में वृद्धि जो पुनः घटती है। अंत में कमजोरी, कौमा एवं मृत्यु होती है।

(ii) अंतः आविशरक्तता – जब आविश का बनना अत्यधिक होता है, आविशालु शॉक होता है। अधिक परिसरीय रक्त वाहिका बिस्फार के कारण रक्त चाप गिर जाता है। अल्प ताप, मांसपेशियों में कमजोरी और ह्रदय की गति तीव्र हो जाती है। इस प्रकार का संलक्षण ग्राम निगेटिव जीवाणु के संक्रमण में देखा जाता है।

उपचार : उपयुक्त एण्टीबायोटिक रोगी में देकर संक्रमण को दूर करें। तरल चिकित्सा यथा डेक्ट्रोज नार्मल सलाइन से अंतः वाहिका राशि का विस्तार होता है। आविश रक्तता के लिये उत्तरदायी प्राथमिक रोग की चिकित्सा आवश्यक है। विटामिन एवं यकृत टौनिक को देकर ह्रदय तथा रक्त वाहिनी प्रणाली को मजबूत बनाने का प्रयास करें।

अतिताप
(Hyperthermia)

अधिक गरमी और आर्द्रता के समय जब परिश्रम अधिक झेलना पड़ता है तो लू की आशंका रहती है। इस अवस्था में निर्जलीकरण (Dehydration) से तापमान और बढ़ जाता है।

अतिताप होने पर चयापचयी (Metabolism) की गति में लगभग 50 प्रतिशत की वृद्धि होती है। मुँह सूखता है, प्यास बढ़ती है, रक्त में ग्लूकोज निम्न स्तर पर आ जाता है। क्षुधा का न होना और अमूत्रता आम बात है।

लक्षण – शरीर का तापक्रम 107°F, नाड़ी कमजोर, हृदय और श्वास की गति तेज। आरम्भ में लालास्राव (salivation) तथा पसीना। पशु को चलने में डगमगाहट रहता है और गिरता भी है। इसके बाद निपात (Collapse) एवं मृत्यु होती है। गर्भवती पशुओं में गर्भपात भी होता है।

उपचार

(i) नार्मल सलाइन या ग्लूकोज 5 प्रतिशत 20 मिली॰ प्रति किलो शरीर भार के अनुसार iv दें। 24 घंटा में 2–3 बार चढ़ायें।

(ii) मलाशय (Rectum) में ठंढा जल डूश (Douche) द्वारा चढ़ायें।

(iii) प्रेडनीसोलोन या डेक्सा मेथाजोन एक मिगा॰/किशभा 24 घंटें में एक बार दें।

(iv) एमोक्सीसीलिन 3–5 मिगा॰/किशभा दें।

अल्पताप
(Hypothermia)

शरीर से जब अधिक ताप निकल जाता है और थोड़ी ही गर्मी शरीर में बन पाती है तो उस स्थिति को अल्प ताप कहते हैं। इस प्रकार की स्थिति दुग्ध ज्वर (Milk fever), रोमंथिका का ठसाठस भरा रहना (Impaction of Rumen), पतला दस्त एवं उल्टी में होता है। ठंढ लगने से अल्प ताप होता है लेकिन केवल ठंढ लगना ही नवजात बछड़ों की मृत्यु का कारण नहीं है। जन्म के समय शरीर भार की कमी, खीस का नहीं मिलना और जन्म के समय आघात या चोट (Trauma) मृत्यु का कारण है। इस अवस्था में परिसरीय रक्त वाहिका विस्फार (Peripheral vasodilatation) से शॉक (Shock) होता है।

उपचार

(i) शरीर को गर्म रखने के लिये कपड़ा से ढकें

(ii) 20 प्रतिशत ग्लूकोज घोल 102.5 पर गर्म कर 20–25 मिली॰ नवजात पशु का IV दें।

(iii) गर्म कोठरी में रखें और हीटर की व्यवस्था भी करें; बोरसी भी काम करेगा।

(iv) गर्म स्थान से हटाकर नवजात को शीघ्र खीस पिलायें।

(v) बड़े पशु को DNS (डेक्ट्रोज नॉर्मल सलाइन) 20 मिली०/प्रति किशभा IV प्रतिदिन तीन बार दें।

ज्वर
(Fever)

चयापचयी (Metabolism) क्रिया के अस्त–व्यस्त होने के कारण जब शरीर का तापक्रम (Temperature) साधारण से अधिक हो जाता है तो उस स्थिति को ज्वर कहते हैं। इस हालात में आविशरक्तता (Toxaemia) सदैव रहता है। बिना तापक्रम वृद्धि के भी ज्वर होता है जैसे मादा पशुओं में प्रसव के बाद दुग्ध–ज्वर, निमोनिया, गलघोंटू, आदि मे।

ज्वर के फायदे क्या हैं?

शरीर का तापमान बढ़ते ही शारीरिक रक्षात्मक प्रारम्भ हो जाती है तथा अंतः जनित पाइरोजन निकलते हैं। इसके बाद शारीरिक सुरक्षात्मक क्रिया का मुख्य घटक लिम्फोसाइट क्रियाशील हो जाता है। इस प्रकार मेजबान (Host) की सुरक्षा होती है। ज्वर से जीर्ण, गठिया, जोड़ों के दर्द आदि में लाभ मिलता है।

ज्वर का नैदानिक पहचान क्या हैं?

(i) शरीर तापमान में मामूली वृद्धि

(ii) नाड़ी कमजोर निम्न विस्तार के साथ; पर गति तीव्र के साथ

(iii) श्वास क्रिया बढ़ी रहती है।

(iv) क्षुधा हीनता के साथ प्यास लगती है।

(v) पशु शक्तिहीन होकर सुस्त हो जाता है तथा उसकी अवस्था कम दिनों में ही गिर जाती है

(vi) कब्ज के साथ पेशाब का न होना या रूक रूक कर अल्प मात्रा में होना।

संक्रमण के आधार पर ज्वर अस्थिर (Transient), लगातार (Continuous), उतार–चढ़ाव (Remiltent) हो सकता है। दिन भर में ही तापक्रम का भारी चढ़ाव–उतार।

सविरामी ज्वर (Intermiltent) उसे कहते हैं जब ज्वर दो दिनों तक चरम सीमा पर होकर पुनः साधारण पर आ जाता है। तब तापक्रम का अंतर काफी विषम (Irregular) हो जाता है तो उसे एटीपीकल ज्वर कहते हैं। बाईफेजीक ज्वर उसे कहते हैं, जब ज्वर दो–तीन दिनों तक काफी उपर रहता है, पुनः साधरण (Normal) होकर उपर उठता है। इस प्रकार का ज्वर कुक्कुर में डिस्टेम्पर की बीमारी में होता है। कभी–कभी ज्वर का कारण पता नहीं चलता है तो मल मूत्र जाँच, एक्सरे, आदि जाँच करवाना चाहिये।

नैदानिक विकृति (Clinical Pathology)

मल, मूत्र का रूटीन जाँच के अलावे बैक्ट्रीया के लिये जाँच द्वारा बीमारी के बारे में विस्तृत जानकारी प्राप्त की जा सकती है।

निदान (Diagnosis)

अतीत की घटना का विश्लेशण से ज्ञात होगा कि ज्वर पूर्त्ति ज्वर (septic fever) है या अपूर्विक (Aseptic fever)। मल मूत्र का कलचरल जाँच भी करायें।

उपचार

- प्रति जीवाणु (Antibacterial) – पेनीसीलिन, एम्पीसीलिन, क्लोक्सासीलिन, टेटरासाइकालीन, सीपराफ्लोकसासीन, मेट्रोनाइडाजोल आदि का उपयोग। एक ही दवा का उपयोग आवश्यकतानुसार हो। तीव्रवस्था में किसी एक की सूई IM दें। सल्फा ग्रुप की दवा जैसे सल्फामेजाथीन आदि को खिलाकर प्रयोग में भी लायें। परिस्थिति के अनुसार आधुनिक एंटिबायोटिक्स का भी उपयोग किया जाता है।
- अविशिष्ट उपचार (Non-specific treatment) – ग्लूकोकार्टीकोआइड जैसे डेक्सा कौर्टीजोन, प्रेडनीसोलोन आदि को गोली या सूई के रूप में प्रति जीवाणु औशधि के साथ दें, लेकिन इसका प्रयोग पशु की गर्भावस्था, दूध देने की हालत में न करें।
- जवर रोधी (Antipyretics) – एनालजीन, नोभालजीन, पारासीटामोल भी खिला सकते हैं। रोग की तीव्रता रहने पर IM या IV भी दें।

- बोलीन की सूई और बड़ी गोली। बड़े पशु को 20–25 मिली दें।
- औक्सालजीन एनपी भी बोलीन की भांति दें।
- मेलोनेक्स या मैलीक्सीकम एक मिली/किशभा IM दें।
- सोडियम सैलीसीलेट प्रोस्टाग्लैडीन की रचना का सहायक है। अतः इसे बड़े पशु को 10–20 मि॰ली॰ 20 प्रतिशत घोल IM या IV प्रतिदिन 3–4 दिनों तक दें।

पीड़ा अर्थात् दर्द
(Pain)

पशु शरीर पीड़ा का अनुभव चिल्लाकर, गर्जन कर, गुर्रा कर, उठ–बैठ कर या जमीन पर बार–बार लोट–पोट कर आदि इशारों से बताता है। हल्की पीड़ा का वह इशारा नहीं कर पाता है या हम समझ हीं नहीं पाते हैं, पशुओं के इशारों को।

कारण

- उद्गम स्थान के अनुसार पीड़ा, त्वचीय, अंतरंग (Visceral) एवं पेशी–अस्थिक (Musculo skeletal) होता है।
- त्वचीय पीड़ा–जलने, कटने, चूड़ाने, रगड़ने आदि से होता है। खुरशोथ, चर्मशोथ, खुर–पाद विगलन (Foor rot) से भी उन्हें पीड़ा होता है।
- अंतरंग पीड़ा (Visceral pain) विभिन्न अंगों के शोथ, प्रदाह एवं संताप से होता है।
- पेशी अस्थिक पीड़ा हड्डी टूटने, दुर्घटना, जोड़ो के शोथ से होता है, जब पशु चल नहीं पाता है।

लक्षण

- पीड़ा वश श्वास एवं ह्रदय की गति बढ़ जाती है। अति ताप भी होता है। अत्यधिक पीड़ा से ह्रद–वाहिकामय अनुभूति (Cardio-Vascular Response) से मृत्यु भी होती है।
- असाधारण हाव–भाव और चाल दीखता है, जब पीड़ा दैहिक (Somatic) होती है।

- साथ ही लंगड़ापन, भार में परिवर्त्तन करते रहना और चलने में पैर को खींचने की स्थिति रहती है।
- लोट–पोट करना और पंगे मारना।
- पेट दर्द में अश्व का कोंख (Flank) की ओर देखना।
- हल्का अंतरंग पीड़ा में दर्द वाला स्थान दबाने पर छोटा या बड़ा जानवर गुर्राता है।

विभेदी निदान

(i) दर्द के स्थान को पहचानने में कठिनाई नहीं होती है। पशु की चाल, हाव–भाव से दर्द का स्थान एवं स्थिति का ज्ञान होता है।

(ii) पशु की सुस्ती एवं क्षुधा की कमी दर्द से अगर रहता है, तो पीड़ानाशक दवा देने से लाभ मिलता है।

(iii) विभेदी निदान के लिये इसका भी पता होना चाहिये कि कान में किलनी (ticks) तो नहीं है। इसके रहने से पशुओं में खासकर कुत्तों में बेचैनी होती है। सर्प दंश से भी बेचैनी बेहद अधिक होती है। सर्प दंश में आँखों के तारा (Pupils) का फैलाव (Dilatation), झागनूमा लालास्राव (Salivation), मांसपेशियों में कंपन, मांसपेशियों की कमजोरी, जिह्वा का लकवा (Tongue paralysis) एवं अनुतानता (Recumbency) होती है। रोयां रहित स्थान वाले चमड़ी, आँखों की श्लेश्मा झिल्ली तथा मुख श्लेश्मा का रंग नीलानुमा दीख पड़ता है।

चिकित्सा (Treatment)

पीड़ा का निराकरण ही उचित चिकित्सा है। इसके लिये तंत्रिकोच्छेदन से लेकर स्थानीय संज्ञाहरण (Local anaestheha) और सार्व दैहिक संज्ञाहरण (General anasthetic) का प्रयोग किया गया है। Local anaesthetic के लिये Lignocaine Hcl दर्द के उपर 3 से 4 मि॰ली॰ SC / सर्जरी के जगह के चारो ओर डालें। छोटे जानवर कुत्ता आदि के लिए Xylazine Hcl 2 से 3 मि॰ली॰ SC दें। बड़े जानवरों में जेनरल एनेसथेसिया के लिये थाओपन्टोन सोडियम 2.5 से 5 प्रतिशत, बड़ा जानवर के लिये एक ग्रा॰ प्रत्येक 90 किशभा, छोटे जानवरों के लिये 30 मि॰ग्रा॰ प्रत्येक किशभा IM दें।

- एनालजीन ग्रुप की दवा जैसे नोभालजीन IM or IV दें।
- ओपियम का दर्दनाशक दवा कीटोरोलाक (Ketorolac) या Ketanov 10 मिग्रा गोली और 15 से 30 मिग्रा सूई में मिलता है।
- मेफेनीक एसीड (Meftal) मांसपेशियों और हड्डी के दर्द के लिये बहुत सुरक्षित दवा है। यह 100 मि॰ग्रा॰ और 500 मि॰ग्रा॰ गोली के रूप में मिलता है।
- घोड़ा के लिये इरगापायरीन (फिनाइलब्यूटाजोन) खिलाये या IV सुई दें। पशु के लिये 10–20 मि॰ग्रा॰ प्रति किशभा दें।
- फिनायल बूटाजोन 200 मिग्रा और सोडियम सलीसायलेट 20 मिगा प्रति मिली (आर्टीजोन–S), बड़े जानवर 10–20 मिली IM 3 से 5 दिनों तक दें। मेलोक्सीकाम बड़ा जानवर के लिये 15–30 मि॰ली॰ IM या IV or SC दें।
- पेट दर्द आदि के लिये साइकिलोपाम Dicyclomine के गोली या सूई भी उपलब्ध है।
- एट्रोपिन सल्फेट की सूई आँत के ऐंठन में अच्छा काम करता है। कुत्ता के लिए एक एम्पूल IM या SC दें।

तनाव
(Stress)

मनुश्यों की तरह पशुओं में भी तनाव उत्पन्न होता है, जिसके चलते उत्पादन में क्षति, कार्य में बाधा तथा संक्रमण की संभावना होती है। पशुओं में पीड़ा भय एवं सुस्ती रहती है। लम्बी दूरी तक चलने, मौसम में अचानक उतार–चढ़ाव, शारीरिक कार्य एवं चाल ढाल की प्रतिक्रियाओं में तनाव के कारण काफी अंतर आ जाता है।

तनाव के कारण

- एक स्थान से दूसरे स्थान पर ले जाने में स्थान की कमी के कारण एक साथ अनेक पशुओं को रेल या ट्रक में बंधे रहना।
- जलवायु के उतार–चढ़ाव में पशुओं को रखने, कभी तो काफी गर्म, कभी काफी ठंढ़ी जलवायु और कभी आँधी–तूफान।
- बिना आराम दिये काफी देर तक कार्य लेना जैसे हल जोतना, गाड़ी खींचना।

- बहुत भीड़–भाड़ के माहौल में उन्हें रखना, जब उन्हें उठने बैठने में कठिनाई होता है।
- दुधारू पशुओं को जाड़े के दिनों में उचित बिछावन की कमी।

लक्षणों का विकृतिजनन (Patogenesis of symptoms)

तनावग्रस्त पशुओं में निर्जलीकरण (Dehydration) के कारण हेमैटोक्रीट बढ़ जाता है। तनाव के कारण एड्रीनलीन, नौरएड्रोलीन, कौर्टीजोन, लीपीड, ग्लूकोज का स्तर बढ़ा रहता है। श्वेत रक्त कण में वृद्धि रहती है, लेकिन टी–लिम्फोसाइट की कमी के कारण इन पशुओं में प्रतिरक्षा की भारी कमी रहती है। चूहा और सूकर में लगातार शॉक देने पर देखा गया है कि उनके आमाशय में व्रण हुआ है। उसी प्रकार रोग ग्रस्त पशुओं में गम्भीर अल्प रक्तकैलसियमतता (Acute Hypocalcemia), कीटोनता (Acetonemia) और सगर्भता आविशरक्तता (Pregnancy toxaemia) रहता है। उन गोधनों में जो दूर से कई दिनों तक रेल या ट्रक से यात्रा किये है, बवेसियोसीस की बीमारी पायी गयी है।

उपचार

- तनाव की स्थिति दूर करने का प्रयत्न करना आवश्यक है यदि वे उनसे लाभ लेना चाहते हैं।
- निर्वासन (Transport) के पूर्व पशुओं का तनाव कम करने के लिये दवा जैसे कलोरप्रोमाजीन (लारगैक्टील) एक मिग्रा प्रति किलो शरीर भार के दर से IM दें।
- दूध निकालने के पूर्व उन्हें पीटें नहीं, बल्कि उन्हें प्यार से खिलायें तथा मनभावन वातावरण बनाकर रखें।

प्रसवोत्तरपूति गर्भाशय शोथ
(Postpartum septic metritis)

दुधारू गायों में प्रसव के कुछ ही दिन बाद यह रोग होता है। रोमंथिका के गतिहीन होने के साथ ही क्षुधा में कमी, दुग्ध उत्पादन में भी कमी, सुस्ती और ज्वर के अलावे गर्भाशय से अत्यन्त दुर्गंधित स्राव इस रोग की विशेषता है।

कारण

गर्भाशय प्रत्यावर्त्तन (Involution) नहीं होने से जेर नहीं निकल पाता है, फलस्वरूप वहाँ स्राव अधिक जमा हो जाता है। तत्पश्चात् कोरानी बैक्टेरियम ई॰ कोलाई, स्टाफाइलोकोकस एवं स्ट्रेप्टोकोकस का संक्रमण होता है। जेर धारण (Retention of placenta), कष्ट प्रसव (Dystocia), संकर गायों के रख–रखाव में कुप्रबंधन, गर्भावास्था में गायों को एक स्थान से दूर तक गाड़ी से ढोने आदि के कारण यह बीमारी होने का अधिक डर रहता है। इस हालात में गर्भाशय पेशीशोथ के कारण आविशरक्तता जोरों की होती है।

लक्षण

- ग्रस्त गाय में क्षुधाहीनता।
- दुग्ध उत्पादन में कमी।
- शरीर तापमान 105 से 106°F ।
- श्वसन के समय जोरों की आवाज एवं श्वसन गति तीव्र (60–70 प्रति मिनट)।
- गर्भाशय से जेर निकालने पर प्रचुर मात्रा में दुर्गंध के साथ भूरा एंव लाल स्राव।
- मलाशयी जाँच पर (On rectal examination) गर्भाशय का आकार सामान्य से बहुत बड़ा होना। शिथिल (Flaccid) गर्भाशय श्रोणि (Pelvis) के किनारे से उदर के नीचले भाग तक फैला रहता है, जिसे परिस्पर्शन भी नहीं कर पाते हैं। यह अहम मुद्दा है, क्योंकि जेर का गर्भाशय में मौजूद रहने के बावजूद उसे गर्भाशय में रहने का पता योनि (Vagina) एवं गर्भाशय ग्रीवा (Cervix) जाँच से ज्ञात नहीं हो पाता है।
- योनि में संताप (Irritation) के कारण सपीड़–कुंचन (Tenesmus) भी होते रहता है।
- आविशरक्तता, जबतक जेर नहीं निकाला जाता है, बना रहता है।
- रक्त जाँच पर ल्युकोमिनिया (श्वेत रक्त कणों की संख्या सामान्य से कम होना), न्यूट्रोपिनिया (न्यूट्रोफिल की संख्या भी सामान्य से कम) के साथ डिजिनिरेटिम लेफ्ट शीफ्ट रहता है। इसका मतलब है श्वेत रक्त कणों की संख्या की कमी के कारण अप्रौढ़कणों (Immature cells) की बहुलता अर्थात् न्यूट्रोफिल कण

रक्त में ज्यादा नश्ट हो रहे हैं और उसकी पूर्ति के लिये अस्थिमज्जा से जल्दी–लज्दी बिना प्रौढ़ हुये कण रक्त में प्रवेश कर रहे हैं।

उपचार

- जेर (Placenta) को सावधानीपूर्वक निकालें।
- गर्भाशय में एन्टीबायोटिक्स की गोली या तरल रूप में जेर निकालने के बाद अवश्य डालें। इसे IM या IV भी दें।
- शिरा से तरल चिकित्सा DNS के साथ करें। ऐसा करने से गाय में तनाव घटेगा तथा आविश (Toxin) भी शरीर से निकलेगा।
- प्रोस्टागलैंडिन का उपयोग गर्भाशय से जेर की गंदगी को निकालने के लिये अवश्य दें। उस वास्ते लुटालाइज (Lutalyse) 5 मिली IM एक ही बार दें। उसके बाद रूग्न गाय का उत्पादन अवश्य बढ़ेगा।

—•—

अध्याय 7

नवजात की व्याधियाँ
(Neonatal Diseases)

जन्म के समय बछड़ों को कई मुश्किलों का सामना करना पड़ता है। उनमें प्रमुख हैं – खीस का सेवन नहीं कर पाना, प्रतिरक्षात्मक असमर्थता एवं नार्मल शरीर तापमान का निर्वहन।

जन्म के 48 घंटे के अंदर

क्षीण मातृत्व के कारण बछड़ों में अल्पग्लूकासरक्तता (Hypoglycemia) और कुपोषण (Malnutrition) होता है। इसी समय अगर धूप का अभाव रहा और साथ ही हवा के झोंको में बछड़ों को रहना पड़ा तो अनावरण (Exposure) से उनमें अल्पताप (Hypothermia) हो जाता है, जिससे उनमें शक्ति क्षीण हो जाती है। इसी समय जन्मजात विसंगतियाँ और अंधता भी दीख पड़ती हैं। अगर संक्रमण हुआ तो नाभी रूग्णता (Navel ill), पूतिजीवरक्तता (Septicemia) एवं आँत आविशरक्तता (Entertoxaemia) की संभावना होती है।

जन्म के दो दिनों के बाद

कभी कुछ नवजात भूखे रह जाते हैं। गायें बीमारी के कारण बछड़ों को दूध नहीं पिला पाती हैं। कभी थनैल के कारण भी यह समस्या होती है। बछड़ों को खीस से जो प्रतिरक्षा मिलनी चाहिये वह नहीं हो पाती है। फलस्वरूप बछड़ों में अनेक संधि शोथ और विषाणु आँत्र शोथ भी होता है।

जन्म के एक सप्ताह बाद

नवजातों में इमुनोग्लोविन का स्तर कम रहने के कारण आँत एवं श्वसन संबंधी रोग अक्सर होता है। इसी समय आंत्र आविशरक्तता (Enterotoxaemia) विटामिन ए की न्यूनता (Avitaminosis A) भी होने का डर रहता है। सेलेनियम (Selenium) की न्यूनता के कारण श्वेतपेशी रोग (White muscle disease) भी होता है।

नवजातों में रोग होने का प्रमुख कारण

गर्भवती गायों का प्रबंधन और प्रभरण जो वांछित है, नहीं हो पाता है। समय–पूर्व प्रसव होने से अधिकांश बच्चों की मश्त्यु हो जाती है। सगर्भता काल (Pregnancy period) प्रत्येक पशु में विभिन्न है और प्रसव उसी समय होने से बच्चे स्वस्थ रहते हैं :

गोधन	–	280 दिन
भैंस	–	300 दिन
अश्व	–	330 दिन
भेड़ एवं बकरी	–	150 दिन
सूकर	–	114 दिन
कुक्कुर	–	60 दिन
बिल्ली	–	57 दिन

नवजातों के रोगों का निदान

नीचे अंकित बिन्दुओं पर ध्यान देने से निदान संभ़व है :

- सगर्भता का काल और जन्म का समय का ध्यान रखें।
- प्रसव देनेवाली गाय या अन्य पशु का सिरम (Serum) का नमूना उपलब्ध करने से बेहतर होगा।
- व्याधि कब हुई, कैसे हुई एवं कौन–कौन अन्य पशु रूग्ण थे की जानकारी रखें।
- शव परीक्षण, मृत्यु के समय बछड़े का तौल और सगर्भता काल का ठीक पता क्राउन रम्प की लम्बाई से होता है।

- प्रसव के पूर्व, समय या बाद में बछड़े की मश्त्यु कब हुई?
- क्या बच्चा जन्म के समय मरा था या बाद में हाइपोग्लाइसेमिया या भूख से मर गया आदि का विवरण रखने से निदान में सहायता मिलती है।

जन्म–जात दोष
(Congenital Defects)

भ्रूण या गर्भस्थ शिशु (Embryonic or foetal life) के समय आनुवंशिक और पर्यावरण गुणों के असाधरण संयोग से जन्मजात दोष होता है। हानिकारक घटक कब आक्रमण करेंगे गर्भस्थ शिशु के उम्र के अनुसार बदलता है। गर्भस्थ शिशु पर प्रारम्भ में अर्थात् गर्भाधान के कुछ ही सप्ताह बाद हुये प्रहार का असर बाद में हुई घटना के बनिस्पत ज्यादा तीव्र होता है।

कारण

भ्रूण या गर्भस्थ शिशु के विकास काल में आनुवंशिक और पर्यावरण गुणों के असाधारण कुसंयोग से जन्मजात दोष उत्पन्न होता है। इसी कारण गर्भस्थ शिशु की मृत्यु के साथ गर्भपात होता है अर्थात पैदा हुये बछड़ा में किसी न किसी अंग की विकृति (Abnormality) से कुरूपता होती है।

जन्मजात दोष को प्रभावित करने वाले घटक

- वंशागति के कारण अनिष्ट प्रभाव
- विषाणु संक्रमण
- पोषक दोष उदाहरण स्वरूप कुछ ट्रेस तत्व (Trace elements) और विटामिन की न्यूनता से
- माताओं द्वारा विष एवं रसायन का पान
- भौतिक कारण जैसे एक्सरे, रेडियोथिरापी और पर्यावरण संबंधी

लक्षण

- जन्मजात दोष पाये जाने वाले ज्यादा बच्चे मृत पाये जाते हैं।
- दोष जन्म के समय ही दिखाई देने लगता है।

- गति संबंधी दोष जैसे पैर एवं जोड़ के दोष स्पष्ट दीख पड़ते है।
- कुछ जानवरों में जन्मजात दोष इस प्रकार पाया गया है। सूकर में अस्थि एवं जोड़ दोष–23 प्रतिशत, पाचन एवं श्वास संस्थान–27 प्रतिशत, केन्द्रीय तंत्रिका प्रणाली–7 प्रतिशत।
- गौ जाति में मांसपेशी–35 प्रतिशत, अस्थि प्रणाली–24 प्रतिशत, पाचन एवं श्वास प्रणाली 13 प्रतिशत एवं केन्द्रीय तंतु प्रणाली–22 प्रतिशत

निदान

लक्षण देखकर दोषों की पहचान की जा सकती है, जानपदिक अध्ययन दोषों का पता लेने के लिये आवश्यक है।

नवजात बछड़ों में प्रवाहिका
(Calf Diarrhoea)

जन्म लेने के कुछ ही दिन बाद बछड़ों के समय पर खीस नहीं मिलने के कारण वे आविषरक्तता (Toxaemia) तथा जीवपूतिरक्तता (Septicemia) के शिकार हो जाते है; जिससे उनमें ज्वर, सुस्ती, उदासीनता, निर्जलीकरण एवं पाचन तथा श्वसन प्रणाली की बीमारी होती है।

कारण

- याद रहे खीस में विटामिन ए की मात्रा दूध की अपेक्षा 27.18 गुणा अधिक तथा इमुनोग्लोबिन की मात्रा खीस में दूध की अपेक्षा 82.09 गुणा अधिक रहता है। दूसरी बात जो जानने की है कि नवजातों में विटामिन ए तथा इमुनोग्लोविलिन का आँत से रक्त में अवशोषण (Absorption) जन्म के दो ही घंटा बाद तक सबसे अधिक रहती है, जबकि 8 घंटे में इनका अवशोषण 50 प्रतिशत ही होता है एवं 24 घंटे में अवशोषण बिल्कुल समाप्त हो जाता है।
- विटामिन ए और इमुनोग्लोविन नवजातों में व्याधियों के विरूद्ध प्रतिरक्षा करती है, और इनकी कमी से पाचन एवं श्वसन प्रणालियों की बीमारी शीघ्र होती है।
- अज्ञानतावश अधिक किसान और पशुपालक पशुओं के बियाने के बाद दो घंटे के अंदर खीस नहीं पिलाते है और वे इंतजार करते हैं कि जबतक बियाने वाले पशु जेर (Placenta) नहीं गिरायेगी, खीस पीने नहीं देंगे। यही भारी भूल है।

- बाड़ा में बछड़ों को एक साथ रखने तथा गदंगी से संक्रमण बढ़ता है। यदि बछड़ों को खीस नहीं मिला तो वे शीघ्र संक्रमण से ग्रसित हो जाते हैं।
- इसरेसिया कोलाई और सालमोनेला के कारण आँत्रशोध होता है, जिसके वजह से बछड़ों में डायरिया एवं ज्वर होता है।

लक्षण

- क्षुधा को कमी, ज्वर, सुस्ती, उदासीपन एवं अवसाद प्रमुख रूप से दीख पड़ते हैं।
- पतला दस्त होने के कारण निर्जलीकरण से बछड़ों में ताकत नहीं रह जाता है। वे चल नहीं पाते हैं तथा माँ के दूध पीने से भी लाचार हो जाते हैं।
- शक्तिहीनता, अवसन्नता, कौमा और मृत्युशीघ्र होती है।

उपचार

- आँत में काम करने वाली औषधि मसलन ट्राइमोकसाजोल का घोल या गोली दें।
- सीपरोफ्लोक्सासीन + टीनीडाजोल या नौरफ्लोक्सासीन टीनीडाजोल दोनों में एक को दो दिनों तक दें।
- निर्जलीकरण से निपटने के लिये डी॰एन॰एस॰ बछड़े को उसके तौल का अनुमान लगाकर चढ़ायें। अगर IV दवा नहीं दे पा सकते हैं तो ओ॰आर॰एस॰ (ORS) मुख द्वार से बछड़ों को बोतल से प्रत्येक चार घंटे पर पिलायें।

बचाव

- गाय के बियाने के दो घंटा के अंदर ही अवश्य बछड़े को खीस पिलायें।
- बछड़ों के बाड़ा (Ward) की सफाई प्रतिदिन आवश्यक है।
- उन्हें सूखा स्थान एवं धूप में रखने की कोशिश करें।

इम्युनोग्लोब्युलिन (1gG) का सामान्य संचार
(Normal transfer of immunoglobulins (1gG))

ब्यान के 4 से 6 महीना पहले से ही माँ के रक्त से आई॰जी॰जी॰$_1$ स्तन स्रावी उपकला (Mammary secretory epithelium) से गमन कर खीस (colostrum) में

जमा होता है। प्रथम दूध अर्थात् खीस में आई .जी.जी.$_1$ की साँन्द्रता माँ के रक्त की अपेक्षा अधिक हो जाती है। जन्म के कुछ घंटे के अंदर खीस पीने से आई.जी.जी.$_1$ छोटी आँत की श्लेष्मा पार कर लसिका (Lymph) होते हुये बच्चे के रक्त में आता है। यही आई.जी.जी. बच्चा को संक्रमण से प्रतिरक्षा (Immunity) प्रदान करता है। आई.जी.जी.$_1$ का वह भाग जो आँत से अवशोषित नहीं होता है, आँत की बीमारी से बच्चा को महफूज करता है। फेनूस से श्वसन प्रणाली के रोग का भी बचाव होता है।

खीस से कितना निश्चेष्ट प्रतिरक्षा (Passive immunity) बच्चा को मिलता है?

यह दो बातों पर निर्भर करता है : खीस पीने पर कितना आई.जी.जी. पिंड (Mass) बच्चा को प्राप्त होता है और बछड़े और उसके द्वारा आई.जी.जी. की अवशोषण क्षमता कितना है?

आई.जी.जी. पिण्ड क्या है?

यह पीने वाला खीस की राशि (Volume) और उसमें आई.जी.जी. की साँन्द्रता है। 45 किलोग्राम के बछड़े को कम से कम 100 ग्रा. आई.जी.जी. का पिण्ड चाहिये। फेनूस या खीस में आई.जी.जी. की साँन्द्रता गाय में इस प्रकार है :

पशु	आई.जी.जी.	साँन्द्रता मिग्रा प्रति मिली		
		सीरम	खीस	दूध
गाय	आई.जी.जी.$_1$	11.0	47.6	0.59
	अन्य आई.जी. जैसे जी$_2$, एम एवं ए	9.5	11.0	0.21

बछड़ों को खीस आई.जी.जी. के संचार में घट–बढ़ क्यों होता है?

आई.जी.जी. के स्थानान्तरण में अंतर होने के नीचे लिखे कारण है :

- प्रथम दुहान वाला ही खीस बछड़ा में आई.जी.जी. संचार के लिये सर्वोत्तम है। दूसरा दुहान में आई.जी.जी. की साँन्द्रता आधी हो जाती है और पाँचवा दुहान वाला खीस दूध की भांति हो जाता है।

- खीस का आई॰जी॰जी॰ बच्चा होने के बाद कम जाता है और बच्चा देने के आठ घंटे के भीतर दुहान के खीस और दूध के आई॰जी॰जी॰ साँन्द्रता में कोई अंतर नहीं पड़ता है।
- गाय और भैंस अगर 30 दिन से कम ही बेसूखी रहती है तो खीस में आई॰जी॰जी॰ बहुत कम हो जाती है।
- कालपूर्व वियान में भी यही होता है।
- तीसरी बियान के बाद गाय के खीस में आई॰जी॰जी॰ की साँन्द्रता ज्यादा हो जाती है।
- खीस ज्यादा होने से भी आई॰जी॰जी॰ की साँन्द्रता कम हो जाती है।
- देशी गायों के खीस में आई॰जी॰जी॰ को साँन्द्रता ज्यादा होती है।
- रोग मसलन थनैला, गर्भाशय पेशी शोथ (Metritis), ज्वर के कारण जब अस्तन्यता (Agalactia) होती है आई॰जी॰जी॰ की साँन्द्रता पर असर डालती है।

नवजात बछड़ा को कितना खीस पीने देना चाहिये?

औसतन नवजात संकर बछड़े को 24 घंटे में 2–4 लीटर खीस देना चाहिये। आम तौर पर 2 लीटर खीस बछड़ा को दिया जाता है। देशी गायों के बछड़ा को देहात में स्वतः खीस पीने के लिये छोड़ दिया जाता है।

फेनूस अथवा खीस का बछड़े के आँत में कितना जल्दी अवशोषण होता है?

फेनूस का आई॰जी॰जी॰ 80 से 120 मिनट में आँत से अवशोषित हो जाता है। आई॰जी॰जी॰ का अवशोषण 24 से 36 घंटे के बाद बिल्कुल बंद हो जाता है। 8 से 12 घंटे में केवल 50.0 प्रतिशत ही आई॰जी॰जी॰ अवशोषित हो पाता है। अतः जन्म के बाद खीस पिलाने का समय बहुत अहम है और इस पर किसान को ध्यान देना है नहीं तो बछड़े से शीघ्र हाथ धो बैठेंगे।

आई॰जी॰जी॰ अवशोषण में त्रुटि क्यों होती है?

- प्रसवकालीन दम घूटने से खीस का अवशोषण नहीं हो पाता है।
- जाड़े के मौसम में अवशोषण कम और बसंत तथा ग्रष्म के प्रारंभ में अधिक होता है।

- पूर्वकालीन प्रसव में भी अवशोषण कम होता है।
- प्रसव के पूर्व गायों की लम्बी यात्रा से खीस में आई॰जी॰जी॰ बहुत कम हो जाता है।

नवजात बछड़ों में निश्चेष्ट प्रतिरक्षा (Passive immunity) कब तक रह पाती है?

फेनूस पिलाने के बाद प्रतिपिंड (Antibody) धीरे–धीरे लुप्त हो जाता है और प्रायः छः मास में सब प्रतिपिंड लुप्त हो जाता है। बछड़ा में आई॰जी॰जी॰ स्तर धीरे–धीरे कमता है और 60 दिनों में सबसे नीचे चला जाता है। आई॰जी॰जी॰1, आई॰जी॰एम॰ और आई॰जी॰ए॰ का हाफ लाइफ (Half life) करीब 20, 4 और 2 दिन है।

खीस पिलाने के और कौन–कौन से फायदे हैं?

खीस में प्रतिपिंड (Antibody) अर्थात् आई॰जी॰जी॰1 आई॰जी॰जी॰2 आई॰एम॰$_1$ आई॰जी॰ए॰ के अलावे वसा, प्रोटिन, विटामिन खासकर ए॰ और धातु मिश्रण दूध की अपेक्षा ज्यादा रहता है।

अगर बछड़ों को खीस नहीं प्राप्त हो सके तो क्या विकल्प है?

- अगर कोई गाय दो दिनों के अंदर बच्चा जन्म दी है तो उसका रक्त लेकर नवजात को IV,10–20 मिली प्रति किशभा की दर से दें।
- शोधित (Purified) इम्युनोग्लोबुलिन IV बछड़े को दे सकते हैं।
- गाय का खीस दूसरे पशु के बच्चे मसलन बकरी और घोड़े के बच्चों को दिया जा सकता है, लेकिन इनके खीस को गाय के बच्चों को नहीं देते हैं।
- गाय के खीस का सामान्यतः घनत्व 1.048 रहता है।
- तीन अण्डों तथा 30 मिली अंडी तेल को मिलाकर कृत्रिम खीस बनाया जा सकता है परन्तु इसमें एंटीबाड़ी की अभाव रहता है।

नवजातों के संक्रामक रोगों का नियंत्रण एवं बचाव कैसे करना चाहिये?

रोग होने के कारणों से छुटकारा पाना

वातावरण को साफ, सूखा, हवादार और खुशनुमा रहे, जिसमें कि जन्म के बाद नवजात स्वच्छन्द टहल सकें, माँ का फेनूस पीये और बैठने के लिये सूखा स्थान रहे। प्रसव जहाँ होता है उसे संक्रमण से मुक्त और कीटनाशक दवा का छिड़काव कर करें। नाभि पर से रूई का फाहा (Swab) के जरिये पोवीडोन आयोडिन लगायें। किसान को चौकन्ना रहना चाहिये कि प्रसव के समय गाय या बछड़े को अधिक क्षति नहीं हो।

संक्रमित स्थानों से नवजात को दूर करना

किसी महामारी के प्रकोप के समय नवजातों को झुंड में न रखें। उसे अकेले घर में रखें, जो एक–दूसरे बछड़े को चाटने, चूसने और सीधा संपर्क न हो।

नवजातों में अविशिष्ट प्रतिरोध कैसे बढ़ायें ?

खीस को जितना जल्दी हो पिलायें। देशी गायों में बछड़ों को स्वतः फेनूस पीने दें। संकर बछड़ों को भी स्वतः पीने दें। बछड़ों को कैसे खीस दिया जाय? यह फार्म की नीति एवं रिवाज पर निर्भर करता है। यानि खीस पिलाने के तरीके का निर्धारण इस आधार पर किया जाएगा कि नवजात बछड़े को माँ के साथ रखना है या अलग।

टीकाकरण के द्वारा विशिष्ट प्रतिरोध को बढ़ाने का प्रयत्न हो

गाय और भैंस के बछड़ों में जन्मजात एसकेरीस भीट्युलोरम की जन्तु पायी जाती है, अतः गर्भावस्था में ही एसकेरियासीस के लिये कृमिनाशी पीपराजीन हेक्साहाइड्रेट उचित मात्रा में गाय एवं भैंस को अवश्य एक खुराक दें। नवजात को कृमिनाशक दवा जन्म के 15 दिन बाद दें।

नाभि रोग
(Navel ill)

बछड़ों में नाभि नाल (Umbilical cord) एमनियोन झिली, नाभि शिरा एवं धमनी और यूरेकेस से मिलकर बनता है। जन्म के समय एमनियोन झिल्ली फट जाती है और नाभि शिरा एवं धमनी बंद हो जाते है। सामान्यतः नाल जन्म के एक सप्ताह बाद सूख जाता है।

जन्म के बाद असावधानी से नाभि का संक्रमण होता है। फलतः नाभिशोथ, नाभि शिराशोथ और यूरेकस शोथ होता है। यूरेकस का शोथ मूत्राशय तक जाता है जिसके कारण मूत्राशय शोथ होता है। इ॰कोलाई, प्रोटियस, स्टेफाइलोकोकाई और कोरीनो वैक्टेरियम का संक्रमण हो जाता है। जोड़, हड्डी और मस्तिष्कावरण में शोथ होता है।

नाभिशोथ 2–5 दिन के बछड़ों में होता है। नाभिशोथ सूज कर बड़ा हो जाता है और परिस्पर्शन करने पर पीड़ा होती है। इससे आविशरक्तता भी होता है। बछड़ा दूध पीना बंद कर देता है। वह उदास एवं सुस्त रहता है।

उपचार के रूप में प्रतिदिन दो तीन बार गर्म जल एवं नमक से सूजन को सेंक करे और चीरा लगाकर रीम को साफ करें। पीवोडीन आयोडिन से ड्रेस कर पट्टी बाँधे।

नाभि शिराशोथ – यह नाभि से यकृत तक रहता है। शिरा के रास्ते फोड़ा होता है, यकृत में भी फोड़ा (Abscess) होता है। इस तरह का रोग एक से तीन महीने के उम्र के बछड़ों में होता है। वे आविश रक्तता के कारण ऐश्वर्यहीन दीख पड़ते हैं। यूरेकस स्पूय पदार्थों के कारण सूजन से बड़ा हो जाता है। बछड़ा को पीठ के सहारे लेटाकर देखने से ज्ञात होता है कि कोई बड़ा पिंड अंदर में है। रोगी बछड़ा में क्षुधाहीनता, आलस्य एवं ज्वर रहता है। पेट खोलकर आपरेशन ही एक मात्र उपाय है। यकृत का बड़ा फोड़ा निरूपाय (Incurable) है। यूरेकस का शोथ नाभि से मूत्राशय तक होता है। उसमें सूपय दुर्गन्ध के साथ गंदा पदार्थ भरा रहता है जिसे चीरा लगाकर घाव की सफाई एवं दवा करें।

बछड़ों में नाभि का हरनिया
(Naval Hernia in Calves)

नाभि पर अंदर की झिल्ली फट जाने से आँत का भाग वहाँ आ जाता है। इस वजह से नाभि पर सूजन दीख पड़ता है। नाभि पर आघात या नाभि रोग से नाभि बंद नहीं होने के कारण यह रोग होता है।

लक्षण

नाभि पर का सूजन का घटते–बढ़ते रहना। बछड़े को पीठ के बल लेटा कर सूजन को अँगुलियों से दबाने पर आँत का भाग भीतर चला जाता है। दबाने पर गढ़ा महसूस होता है जो हरनिया का रींग है।

उपचार

भूलकर भी वहाँ चीरा न लगायें। एक मजबूत 20 से 30 से॰मी॰ चौड़ा कपड़ा को दोहराकर नाभि पर आँत के निकले भाग को दबाकर पट्टी बाँधे। एक महीने तक इस पट्टी को सुरक्षित रखें। हरनिया स्वतः ठीक हो जायगा। पट्टी के बीच में लकड़ी का एक पतला चिकना टुकड़ा देकर पट्टी बाँधने से ज्यादा फायदा मिलता है।

—•—

अध्याय 8

तरल चिकित्सा
(Fluid Therapy)

मानव चिकित्सा हो या पशु चिकित्सा, तरल चिकित्सा के बिना चिकित्सा अधूरा रह जाता है। आप जहाँ जाते हैं, देखते हैं, बेड किनारे बोतल टंगा है और पाइप के सहारे बूंद–बूंद कुछ तरल पदार्थ शरीर में जा रहा है। आखिर बात कया है? बात यही है कि "जल ही जीवन है"। जल बिना मनुष्य या पशु चैन से नहीं रह सकता। तरल चिकित्सा की अहमियत, नयी नहीं, पुरानी है। इसकी उपयोगिता किसानों/पशु चिकित्सा से जुड़े व्यक्ति तक पहुँचाने का प्रयत्न इस पुस्तक के सहारे किया जाता है।

विषय प्रवेश के पूर्व समतानी घोल अर्थात् आइसोटौनिक सोलुसन (Isotonic solution), निर्जलीकरण (Dehydration) तरल एवं एलोक्ट्रोलाइट चिकित्सा (Fluid and electrolyte therapy) के बारे में चर्चा की जाती है। आँत्तेतर (Parenteral) एवं मुख (Oral) चिकित्सा की भी जानकारी दी जायगी।

समतानी घोल अथवा आइसोटौनिक सोलुसन क्या है?

एक घोल या विलयन, जिसका परासरण दाब (Osmotic Pressure) प्लाज्मा (Plasma) के समतुल्य है, समतानी या आइसोटौनिक घोल कहलाता है। कुछ आइसोटौनिक घोल के उदाहरण नीचे दिये जाते हैं :

(i) खाने का नमक (Sodium Chloride, NaCl) 0.9 ग्राम 100 मिली लीटर डिस्टील्ड जल में जब घोला जाता हे, तो यह समतानी घोल बनता है। इस नार्मल सलाइन भी कहते हैं।

(ii) सोडियम बाई कार्बोनेट ($NaHCO_3$) 1.3 ग्रा॰ जब 100 मिली॰ जल में घुलता है आइसोटौनिक घोल बनता है।

(iii) 1.1 ग्रा॰ पोटासियम क्लोराइड 100 मिली जल में, उसी प्रकार 5 ग्रा॰ डेक्ट्रोज या ग्लूकोज 100 मिली जल में आइसोटौनिक सोलुसन बनाता है।

(iv) डेक्सट्रोज नार्मल सलाइन (DNS) में 5 ग्रा॰ डेक्सट्रोज और 0.9 ग्रा॰ सोडियम क्लोराइट 100 मिली जल में मिला कर बनाते हैं।

(v) रींगर सोलुसन में 0.86 ग्रा॰ सोडियम क्लोराइड, 0.03 ग्रा॰ पोटासियम क्लाराइड और 0.048 ग्रा॰ कैल्शियम क्लोराइड 100 मि॰ली॰ जल में घुला रहता है।

(vi) रींगर लैक्टेट में सोडियम लैक्टेट 0.32 ग्रा॰, सोडियम क्लोराइड 0.62 ग्रा॰, पोटासियम क्लोराइड 0.04 ग्रा॰ और कैलशियम क्लोराइड 0.02 ग्रा॰ 100 मिली जल में हैं।

उपयोग

- नार्मल सलाइन रक्त की राशि (Volume) बढ़ाने के लिये देते हैं।
- सोडियम बाई कार्बोनेट घोल को अम्लमयता (Acidosis) के उपचार में देते हैं।
- डेक्सट्रोज नार्मल सलाइन भी साधारण अम्लमयता के निवारण के लिये देते हैं।
- 5 प्रतिशत सोडियम बाई कार्बोनेट घोल अत्यधिक अम्लमयता में देते हैं।
- नार्मल सलाइन और सोडियम बाई कार्बोनेट घोल बराबर भागों में अम्लमयता और निर्जलीकरण के लिये प्रयोग में आता है।
- रींगर लैक्टेट का प्रयोग अम्लमयता में करते हैं।
- रींगर सोलुसन का प्रयोग क्षारमयता (Alkalosis) के उपचार में करते हैं।

इन घोलों को ट्रान्सफ्यूजन बोतल से शरीर के तापमान पर ट्रान्सफ्यूजन सेट के सहारे शिरा (Vein) में धीरे–धीरे या बूंद–बूंद देते हैं। बड़े पशु में IV देने के लिये

जुगुलर शिरा (Jugular vein) गले की बाँयी ओर सबसे अच्छा है। ऐसे कान के शिरा से भी दवा दी जाती है। जानवर को ट्रेभिस में रखकर या पकड़कर या गिरा कर भी ट्रान्सफ्यूजन करते हैं। छोटे जानवर कुक्कुर को हमेशा टेबुल पर लेटा कर टार्सल शिरा या मेटा कार्पल शिरा में IV दिया जाता है। भेड़ और बकरी में भी जुगुलर शिरा के द्वारा IV दिया जाता है।

बड़े जानवरों के लिये घोलों की ज्यादा राशि की आवश्यकता है। ऐसे हालात में बाजार से खरीदने में किसान को काफी महंगा पड़ेगा। अतः इन घोलों को चिकित्सक स्वतः बना सकते हैं। घोल बनाने के लिये डिस्टील्ड जल या टैप के जल को गर्म कर फील्टर पेपर के सहारे छान कर प्रयोग में लायें। उसे स्टीराइल (Sterile) करने की आवश्यकता नहीं है।

निर्जलीकरण
(Dehydration)

शरीर से जल और या सोडियम की हानि (Loss) को निर्जलीकरण कहते हैं। (Loss of sodium and/or water from the body is dehydration)

कारण

- कभी पशु बंचन (Deprivation) के कारण पानी पीने में असफल रहता है।
- आविश रक्तता (Toxaemia) से प्यास बुझ जाती है।
- ग्रास नली में रूकावट या अनुत्तानता (Recumbency) वश पशु पानी पीने में असमर्थ रहता है।
- कै, दस्त, जयादा पेशाब, अधिक जलन (Burn) और त्वचा रोग से शरीर से अत्यधिक तरल की क्षति होती है।
- जुगाली करने वाले पशुओं द्वारा एक ही बार में ज्यादा मात्रा में कार्बोहाइड्रेट मसलन गेहूँ, चावल, नाद में दिया हुआ भात, ब्रियानी आदि खा लेने से रोमंथिका में एसीड लैक्टीक बनता है, जो शरीर के जल को खींच कर रोमंथिका में लाता है जिसके कारण शरीर के तंतुओं एवं कोशिकाओं में जल की कमी हो जाती है।
- चौथा आमाशय अर्थात् एवोमेजम के विस्तार और मरोड़ से भी निर्जलीकरण होता है।

लक्षण

- वाह्य आकृति सिकुड़झ हुआ (Face is drawn)
- आँखे धंसी हुई
- थूथन सूखा हुआ, होठें झुलसी हुई
- जिह्वा सूखी हुई एवं उस पर परत, त्वचा में झुरी एवं सूखी
- त्वचा को जब अँगूठा और तर्जनी (Index finger) से उठाते हैं और उठाकर छोड़ते हैं तो निर्जलीकरण की स्थिति में मेड़ (Ridge) बन जाता है, जो धीरे–धीरे अपने स्थान पर आता है पर स्वस्थ हालात में त्वचा शीध्र अपने स्थान पर लौट जाता है। मेड़ बनने से ज्ञात होता है कि त्वचा के लचीलेपन में निर्जलीकरण के कारण गिरावट आयी है।
- नाड़ी की गति कमजोर और पेशाब कम तथा गाढ़ा हो जाता है।
- पूँछ, कान और पैर ठंढा और शीतल रहता है।
- प्राथमिक (Primary) जल की कमी में पशु ज्यादा प्यासा, लेकिन सहकारी (Secondary) निर्जलीकरण मसलन रोमंथिका ठसाठस भरा रहने पर प्यास बुझ जाती है, क्योंकि इस हालात में आविश–रक्तता (Toxaemia) रहता है।

निदान

रोगी की बीती कहानी, स्थिरता, लक्षण और पी॰सी॰भी॰ से एलोक्ट्रोलाइट एवं अम्ल–क्षार अंसतुलन की प्रकृति एवं स्थिति की जानकारी में मदद मिलती है। रोग का नतीजा पहले से व्याप्त बीमारी और उसके बाद जल एवं एलोक्ट्रोलाइट के उपद्रव से हानि पर निर्भर करता है। अतः प्रयोगशाला का डाटा तरल चिकित्सा के लिये आवश्यक है और डाटा के आधार पर ही तरल चिकित्सा प्लान किया जाता है।

सारिणी–1 से ज्ञात होता है कि पी॰सी॰भी॰ 40 से जब 60 हो जाता है, निर्जलीकरण की स्थिति भयावह अर्थात् शॉक की हालात हो जाती है।

तरल एवं एलौक्ट्रोलाइट चिकित्सा

(Fluid & Electrolyte Therapy)

तरल एवं एलोक्ट्रोलाइट की क्षति की पूर्त्ति शीघ्र होना चाहिये। विसंगतियों को हटाना एवं जीविका निर्वहन चिकित्सा का लक्ष्य होना चाहिये। विसंगतियों के सुधार

में 4 से 6 घंटे और जीविका निर्वहन में 2 से 4 दिन का समय लगता है। मुख्यतः 4 प्रकार की विसंगतियाँ है : राशि (Volume) की कमी, प्लाज्मा में परासरण दाब की कमी, एलोक्ट्रोलाइट और अम्ल–क्षार का अंसतुलन (Electrolyte and acid base imbalance)

सारिणी–1 : निर्जलीकरण की स्थिति, मेड़ की पहचान (Ridge) और तरल की आवश्यकता

तौल की क्षति प्रतिशत में (निर्जलीकरण की स्थिति)	मेड़ (Ridge) का गिरना सेकेंड में	पी॰सी॰भी॰ प्रतिशत	तरल की जरूरत मिली/किशभा
4–6 (हल्का)	–	40–45	20–25
6–8 (मध्यम)	2–4	50	30–40
8–10 (कष्टदायक)	6–10	55	45–75
10–13 (शॉक)	20–25	60	80–100

सारिणी–2 : जल, एलोक्ट्रोलाइट एवं अम्ल–क्षार की हालात में तरल की आवश्यकता

रोग	विसंगतियाँ और कमियां	तरल एवं ऐलोक्ट्रोलाइटस
छोटे पशु में लगातार वमन	क्षारमयता (Alkalosis)	रींगर सोलुसन IV
जठर शोथ	अम्लमयता (Acidosis)	रींगर सोलुसन IV
नवजात एवं बड़े पशु में दस्त (Diarrhoea)	HCO_3 की कमी, Na^+ और K^+ की क्षति, कष्टदायक निर्जलीकरण	आइसोटौनिक सलाइन और आइसोटौनिक सोडियम बाई कार्बोनेट, 5 प्रतिशत डेक्ट्रोज घोल IV
रोमंथिका का ठसाठस भरा होना (Lacticidaemia)	अम्लमयता, प्लाज्मा HCO_3 में का स्तर नीचे आना, कष्टदायक निर्जलीकरण	आरम्भ में 5 प्रतिशत सोडियम बाई कार्बोनेट घोल आधे घंटे में IV उसके बाद नार्मल सलाइन डेक्ट्रोज के साथ
आँत में घोर रूकावट (Acute Intestinal Obstruction)	क्षारमयता अगर अवरोध आँत की उपरी भाग में है और अम्लमयता अगर अवरोध आँत के नीचली भाग में है।	(i) रींगर सोलुसन (ii) आइसोटौनिक सोडियम बाई कार्बोनेट सोलुसन IV उसके बाद DNS
जल बंचन (Deprivation of Water)	मध्यम निर्जलीकरण	(i) केवल जल (ii) संतुलित एलोक्ट्रोलाइट IV

सारिणी–2 में पशुओं की आम बीमारी, उनमें तरल एवं एलोक्ट्रोलाइट असंतुलन तथा उनमें तरल चिकित्सा की आवश्यकता दिखायी गयी है।

निर्जलीकरण की चिकित्सा के लिये कौन सा तरल (Fluids) विभिन्न निर्जलीकरण की स्थिति में कितना देना चाहिये की जानकारी आवश्यक है। यह निर्भर करता है निर्जलीकरण किस डिग्री का है तथा पशु के तौल में कितने प्रतिशत की क्षति हुई है? उसी आधार पर सारिणी–2 से ज्ञात होगा कौन सा तरल देना है सारिणी–1 से ज्ञात होगा कितना तरल की आवश्यकता है?

आँत्रेतर तरल चिकित्सा
(Parenteral fluid therapy)

पशु को परिसंचरण पात (Circulatory failure) और शॉक से बचाने के लिये शिरा के द्वारा तरल देना आवश्यक है। नवजात में जब शिरा से तरल नहीं दिया जा सकता है तो तरल इन्ट्रापेरीटोनियम (IP) देते हैं। सूकर के बच्चों की जान डेक्सट्रोज घोल IP देकर बच्चा सकते हैं। तरल देने का दर रोग की तीव्रता, पशु का आकार और तरल पदार्थ के किस्म पर निर्भर करता है। बछड़ों को आइसोटौनिक डेक्सट्रोज सोलुसन दो से तीन लीटर एक घंटा में देना चहिये, जबकि गायों में 8 लीटर प्रति घंटा भी दिया जाता है। बड़े जानवर में 5 प्रतिशत सोडियम बाई कार्बोनेट 3 से 5 लीटर एक घंटा में दे सकते है। इसके बाद 8–10 लीटर सलाइन एक घंटा में दे सकते है। रोमंथिका का ठसाठस भरा रहने पर आइसोटौनिक घोल 10+2 लीटर एक घंटा में दे सकते हैं।

मुख तरल चिकित्सा
(Oral fluid therapy)

मुख से तरल पदार्थ उसी हालात में दिया जाता है, जब आमाशय का कार्य ठीक ठाक है। जब युवा पशु में तरल की क्षति तीव्र नहीं हो तो मुख से तरल दें। इन हालतों में मुख से तरल चिकित्सा बहुत लाभकारी होता है। जब दस्त पुरानी (Chronic) हो तो मुख से ही तरल देने में फायदा है। मुख से देने वाला तरल का आकलन 24 घंटा के लिये करें और उसे 4 बार दिन भर में दें। मुख से तरल देने में ख्याल रखना चाहिये कि तरल हमेशा ताजा बना रहे। मुख से तरल किसी बोतल के द्वारा ही दें।

मुख से देने वाले तरल पदार्थ में निम्न पदार्थों की आवश्यकता है। सोडियम क्लोराइड 11.64 ग्रा०; कैल्शियम ग्लूकोनेट 2.20 ग्रा० मैगनेशियम सल्फेट 0.61 ग्रा०, पोटाशियम डाईहाड्रोजन फास्फेट 8.68 ग्रा० ग्लाइसीन (Glycine) 21.20 ग्रा० और डेक्सड्रोज 55.67 ग्रा० कुल 100 ग्रा० इसे 2 लीटर जल में घोल कर दें। अगर एक बार में 100 मिली घोल देना है तो 5 ग्राम ही पावडर एक बार में जल में घोल कर दें। बाजार में ORS या एलेक्ट्राल पावडर उपलब्ध है; उन्हें भी घोल कर मुख द्वारा प्रति दिन चार–पाँच बार युवा पशुओं को या अवि एवं अजा को दे सकते हैं।

—•—

अध्याय 9

पाचन प्रणाली की व्याधियाँ

भाग – १

Diseases of the Digestive System
Part - I

इस प्रणाली के रोगों के प्रमुख लक्षण

1. क्षुधा–हीनता (Anorexia)

आहार की इच्छा ही क्षुधा है। अपूर्ण क्षति अल्प क्षुधा (Inappetance), पूर्ण क्षति क्षुधा–हीनता (Anorexia), ज्यादा क्षुधा (Hyperoxia) एवं कलुषित क्षुधा को विकृत क्षुधा (Pica) कहते हैं। क्षुधा–हीनता सेहत का शुभ संकेत नहीं है। आमाशय के अति सिकुड़न से उत्पन्न अनुभव को भूख (Hunger) कहते हैं। जल की अति इच्छा प्यास (Thirst) है।

2. आहार निगलने में कष्ट (Dysphagia)

ग्रसनी, जिह्वा, मुलायम तालु एवं दाँतों में पीड़ा से आहार निगलने में कष्ट होता है। पशु गला को लम्बा कर आहार निगलने का प्रयत्न करता है। ग्रसनी में तकलीफ रहने पर चारा नासिका से बाहर आता है। मुँह में बाह्य वस्तु के अटकने से भी निगलने में तकलीफ होती है।

3. अधिक लालास्राव (Excessive salivation)

लाला स्राव के स्थानीय कारणों में मुँह में वाह्य वस्तु का अटकना, मुँह की झिल्ली में व्रण (Ulcer), जल विस्फोट, ग्रासनली में अवरोध, संतापी औषध को पिला

देना या खिलाना है। दैहिक कारणों में विषैला पौधे के खाने, कवक आविश एवं जीवाणु और विषाणु जनित रोग प्रमुख हैं।

4. मचली व वमन (Nausea and Vomition)

जी का मचलना (Nausea) और ओकाई (Retehing) आमाशय एवं आँत की गड़बड़ी के कारण होता है। वमन शरीर की रक्षात्मक घटना है। जी का मचलना आमतौर पर मनुष्य में होता है। उल्टी अक्सर कुक्कुर एवं बिल्ली में होता है।

वमन दो किस्म के हैं – प्रेक्षक और वास्तविक। प्रक्षेक (Projectile) वमन में ओकाई नहीं होता है। अधिक आहार खा लेने से कुक्कुर बिना प्रयत्न खाया पदार्थ को बाहर निकाल देता है। वास्तविक उल्टी में जी मचलाहट और ओकाई के बाद, उदर एवं गले की मांसपेशियों में सिकुड़न के साथ सिर को आगे फैलाकर उल्टी होती है। उदर, गला एवं सिर की गति ज्यादा देर तक रहती है और पशु अवांछनीय वस्तु को पेट से बार–बार निकालने का प्रयत्न करता है। उल्टी वाला पदार्थ में खट्टापन एवं अम्लमयता रहती है। गाय, भैंस, भेंड़, बकरी में शायद ही उल्टी करते हैं। इन पशुओं में उल्टी गंभीर पूर्वानुमान का लक्षण है।

उल्टी परिसरीय और केन्द्रीय कारणों से होता है। परिसरीय का कारण जठर शोथ, वाह्य वस्तु आदि का खा लेने से, जठर निर्गम संकीर्णता (Pyloric stenosis) आदि।

उल्टी का केन्द्र, जो मस्तिष्क के मेडूला (Medulla) में स्थित है, के उकसाव (Stimulation) से वमन होता है। यही वजह है कि सगर्भता (Pregnancy), गर्भाशय में सूजन, गर्भाशय में पीव (Pyometra), यकृत शोथ, वृक्क शोथ आदि में होता है। अस्थिर (Transient) वमन सड़ा गला और अपचनीय पदार्थ के खाने से, लेकिन स्थिर (Persistent) उल्टी कुक्कुर में स्पाइरोसरकोसिस, ट्यूमर, ग्रासनली का फैलाव, जठर निर्गम की संकीर्णता, आँत में अवरोध एवं जीर्ण जठर शोथ में होता है। वमन पदार्थ में कभी–कभी रक्त भी रहता है, जिसे रक्त वमन (Haematemesis) कहते हैं।

5. प्रत्यावहन (Regurgitation)

जब खायी हुई वस्तु बिना पेट में पहुँचे मुँह या नाक से बाहर आता है, तो उसे प्रत्यावहन कहते हैं। इस प्रकार का लक्षण गाय या भैंस में देखा जाता है। ग्रास नली के दीवारों की कमजोरी, शोथ और ग्रसनी के शोथ में ऐसा लक्षण दिखायी पड़ता है।

6. अपावशोषण (Malabsorption)

आँत में अंकुरी शोथ (Villus atrophy), आँत की स्रावी एवं अवशोषी कार्य की क्षति (Loss of secretory and absorptive function) एवं जीर्ण आँत शोथ में अपाव शोषण होता है। जैसे गाय एवं भैस के जोन्स रोग में।

7. प्रवाहिका (Diarrhoea)

आँत में जल की मात्रा अधिक होने से दस्त बार–बार होता है। इस स्थिति में आँत की परिरेखिक (Peristaltic) और खंडीय (Segmental) गति तीव्र होने से शोषण कम होता है, जिससे मल में जल की मात्रा अधिक हो जाती है। प्रवाहिका का मूल कारण है आँत्र शोथ जो जीवाणु एवं विषाणु तथा परोपजीवी के संक्रमण से होता है।

8. उदरीय वितान (Abdominal distension)

जुगाली करने वाले पशुओं के रोमंथिका और रेटीकुलम में गैस जमा होने (Bloat) और फर्मेन्टेबुल कार्बोहाइड्रेट (Fermentable carbohydrate) के ठसाठस भरे रहने (Impaction) से उदरीय वितान होता है।

9. आँत्रावरोध (Ileus)

क्रियात्मक आँत्रावरोध (Functional obstruction of intestine) या परिरेखिक पात (Failure of Peristalsis) की स्थिति आँत्रावरोध है। आँत के यांत्रिक (Mechanical) अवरोध में भी आँत्रावरोध होता है। इस स्थिति में आँत के दीवारों की गति बंद हो जाती है और उनकी तान (Tone) विलुप्त हो जाती है।

10. पाचन नली में रक्तस्राव के मुख्य कारण व्रण, कृमि एवं आँत्राँत्र (Intussusception) हैं।

11. उदर पीड़ा (Abdominal pain) – आँतों में गड़बड़ी के कारण तंत्रिका जनित यह लक्षण है।

12. सपीड़कुंचन (Tenesmus)

13. कब्ज (Constipation)

आँतों के संकुचनशीलता की कमी के कारण कब्ज होता है।

14. शॉक और निर्जलीकरण (Shock and Dehydration)

मुख शोथ
(Stomatitis)

मुँह में जीभ, तालु एवं मंसूढ़ा भी हैं अतः मुख शोथ के साथ इनका भी शोथ होता है। तालु श्लेष्मा शोथ को Palatitis or Lampas कहते हैं।

कारण

- भौतिक एवं रासायनिक आदि वाह्य वस्तु से आघात, तारपीन तेल जब क्लोरल हाइड्रस के साथ बिना मृदु तेल मिला दिया जाता है। अम्ल या क्षार और फ्यूरजोलीडोन आदि से भी मुँह में संताप (Irritation) होता है।
- जीवाणु – गाय एवं भैंस में एक्टीनोवेसीलोसीनस से मुँह में जहरीला घाव होता है।
- विषाणु – खुर–मुँह पक्का रोग में मुँह में छाले पड़ जाते हैं।
- रींडर पेस्ट, ब्लू टंग, बोमाइन वायरस डायरिया आदि में मुँह में जहरीला घाव होता है।

कुक्कुर एवं बिल्ली में : विटामीन बी काम्पलेक्स की कमी, राइबोफलेबिन और नायसीन की अल्पता से जीभ काला दीख पड़ता है। बिल्ली में फ्यूसीफार्म जीवाणु और स्पाइरोकीट्स के कारण मुँह में विक्षति होती है, जिसे गहरा मुँह (Trench Mouth) कहते हैं।

लक्षण

- मुँह में पीड़ा से अपूर्ण क्षुधा एवं क्षुधाहीनता होती है।
- मुँह में झाग एवं दुर्गंध रहता है और कभी–कभी चेहरे पर सूजन होता है।
- मुँह में प्रदाह एवं जलन के कारण प्यास रहने पर भी पशु पानी नहीं पीता है।
- कवकीय मुखशोथ (Mycotic dermatites) में मुँह की झिल्ली पर छालेदार श्वेत एवं चमकीला परत दिखायी पड़ता है। इसमें प्रदाह नहीं होता है।

- जिह्वा के आगे भाग पर तंतु ह्रास होने से चबाने एवं निगलने में बाधा होती है और खायी हुई वस्तु मुँह से बाहर गिर जाती है।

उपचार

- रोग ग्रस्त पशु को अन्य पशुओं से अलग करें।
- उन्हें मुलायम आहार मसलन भींगा चोकर और दाना मिश्रण फूला कर खिलायें।
- अगर 24 घंटे तक पशु नहीं खाता है तो उसे 10 प्रतिशत डेक्ट्रोज सोलुसन प्रतिदिन दो बार IV 10–15 मिली/किशभा के दर से दें।
- मुँह में रूई के फाहा से पोभीडोन आयोडीन का घोल लगायें।
- बोरोग्लीसरीन (बोरीक एसीड) 3 ग्रा॰ ग्लसरीन 100 मिली॰ में मिलाकर लगायें।
- सुहागा 25 ग्रा॰ ग्लसरीन 100 मिली॰ यह बोरोग्लसरीन से बेहतर है।
- कवकीय शोथ में निस्टैंटीन या माइकोस्टैंटीन की एक गोली 100 मिली ग्लीसरीन में मिलाकर प्रतिदिन दो बार लगायें।
- अगर बछड़ों एवं कुक्कुर के मुँह में व्रण हो तो प्रोडनीसोलोन या वेटनीसोल ग्लसरीन के साथ मुँह में डाले।
- विटामिन बी काम्पलेक्स की सुई भी दें।
- दैहिक प्रताड़ना (Systemic involvement) रहने पर सेफाजोलीन 1 M 250 मिग्रा छोटे पशु में और एक ग्राम 1 M बड़े पशु को दें।
- अगर मुँह में पीड़ा के साथ तापमान ज्यादा रहे तो नीमुसलाइड की एक गोली प्रति दिन दो बार दें।

ग्रसनी शोथ
(Pharyngitis)

ग्रसनी शोथ में कफ, खाद्य पदार्थ को निगलने में कष्ट, जिह्वा का मुँह से बाहर लटकने के साथ सिर एवं गला में खिचाव रहता है।

कारण

भौतिक घटक : वाह्य वस्तु से ग्रसनी का आघात और कभी गर्म एवं ठंढा वस्तु खाने से।

संक्रामक घटक

गाय एवं भैंस

- मुँह में नेकरोबैसीलोसीस और एक्टीनो बेसीलोसीस का संक्रमण
- संक्रामक नासा श्वास प्रणाल शोथ (Rhinotracheitis)
- अधोधनु में कोशिका शोथ के कारण ग्रसनी में बलगम
- फयूसो बैक्ट्रीया नेकोफोरम का संक्रमण
- जीवाणु संक्रमण – पास्टुरेला, माइकोबैक्टेरियम टुवरकुलोसिस कुक्कुर में – केनल कफ एवं अन्य जीवाणु या विषाणु का संक्रमण

लक्षण

- खाने पीने की अनिक्षा।
- पशु खायी हुई वस्तु को निगलने का प्रयत्न तो करता है, लेकिन निगल नहीं पाता है और उसी क्रम में गला को आगे की ओर खींचना, जीभ की प्रतिकुल गति एवं मुँह से लटकाना।
- ग्रसनी को बाहर से परिस्पर्शन करने पर खाँसी।
- नाक से सपूयश्लेष्मा का निकलना (Mucopurulent nasal discharge) और कभी–कभी श्लेष्मा के साथ रक्त भी रहता है।
- तीव्रावस्था में अचानक कफ और नाक से खायी हुई वस्तु का निकलना।
- पशु को सिर तान कर खड़ा होना।
- मुँह से अधिक लालास्राव (Excessive salivation)।
- नेक्रोवैसीलोसीस होने पर तीव्र आविश रक्तता (Toxaemia)।
- अश्व में ग्रसनी के पीछे की लसिका ग्रंथि में सूजन
- ग्रसनी के भीतरी भाग में जीवाणु के संक्रमण से पीव जमा होता है जिसे फलेग्मोनी ग्रसनी शोथ (Phlegmonous pharyngitis) कहते हैं। गोधन में तापक्रम 107°F तक होता है। ह्रदय की गति बढ़ जाती है और तालु में तीव्र सूजन होता है। ऐसी अवस्था में कष्ट पूर्ण श्वसन रहता है। जिसके कारण पशु की मृत्यु 36–48 घंटे में होती है।

उपचार

- ग्रस्त पशु को गर्म स्थान पर रखें।
- सेफैलोस्प्रीन या सेफोस्पार 200–400 मिग्रा॰ एक बार में दें।
- इरीथरोमायसीन 1 ग्राम प्रतिदिन दो बार – 4 ग्राम तक दे सकते हैं।
- फलेगमोनी ग्रसनी शोथ कभी कभी जानलेवा होता है। अतः ब्रौडस्पेक्ट्रम एन्टीबायोटिक की सुई प्रतिदिन दो बार दें।
- गाय में

  एमोनियम क्लोराइड – 15 ग्रा॰

  एमोनियम कार्बोनेट – 3 ग्रा॰

  पोटासियम आयोडझइड – 10 ग्रा॰

  गलीसराइजा पावडर – 10 ग्रा॰

  तीसी चूर्ण – 300 ग्रा॰

  गुड़ के साथ प्रतिदिन दो बार दें।

टींक्चर वेनजोइन को॰ से उनाह करायें। गाय को कुछ पिलाने में सतर्क रहें क्योंकि सरकने का भय रहता है।

ग्रसनी में रूकावट
(Pharyngeal Obstruction)

इसके होने पर जोरों की खाँसी, निगलने में कठिनाई और घर्राटे पूर्ण श्वसन होता है।

कारण – वाह्य वस्तु मसलन हड्डी, हड्डी का टुकड़ा या अन्य कोई वस्तु का अटकना। गाय में टी॰बी॰ के कारण भी फोड़ा होता है।

लक्षण – यद्यपि पशु अधिक भूखा रहता है, किन्तु खाने की वस्तु निगल नहीं पाता है। खाद्य वस्तु मुँह से बाहर आता है। नाकों से खाये पदार्थ का प्रत्यावहन नहीं होता है। पशु केवल पानी पीता है।, पशु घर्राटा लेता है। ग्रसनी पर परिश्रवण करने से जोरों का अंतर्श्वसन आवाज (Inspiratory noise) सुनाई पड़ता है। जीभ पर घाव हो जाता है।

उपचार – मुँह से वाह्य वस्तु को निकालने का प्रयत्न करें। एक्टीनो वेसीलोसीस में लुगौल की सई्इ 30 मिली IV प्रत्येक दूसरा दिन तीन दिनों तक दें। सोडियम आयोडइड 30 ग्रा॰ 300 मिली सुष्म डिस्टील्ड जल में घोलकर धीरे–धीरे IV दें।

ग्रसनी का लकवा
(Pharyngeal Paralysis)

जब पशु खाद्य पदार्थ बिना दर्द और श्वसन रूकावट के निगलने में असमर्थ रहे तो समझना चाहिये कि ग्रसनी का लकवा है।

कारण

किसी वस्तु को निगलने और प्रत्यावहन में असमर्थ होता है ऐसा स्वर यंत्र (Larynx) का लकवा ग्रस्त होने पर भी होता है, लेकिन ऐसी अवस्था में गुर्राहट होता है। अर्द्ध–ग्रसनी लकवा में पशु जुगाली करते समय खाद्य पदार्थ को जमीन पर गिराता है।

लक्षण

पशु भूखा रहता है, वह खाना चाहता है। खाद्य पदार्थ को पशु मुँह में लेता भी है, लेकिन आहार मुँह से गिर जाता है। खाँसी और लालास्राव भी होता है। सिवाय कि प्रत्यावहित पदार्थ मुँह से गिर जाता है पशु सामान्य अवस्था में रहता है। ग्रसनी का पूर्ण लकवा ग्रस्त होना सांघातिक (Fatal) है।

उपचार

नासिका नली द्वारा खिलाना या IV डेक्ट्रोज द्वारा पशु को जिन्दा रखना चाहिये। जबतक उसे न्यूरोक्सीन–12 और कैलसियम की सुई दें। इन्हें प्रत्येक दिन इस दवा का अधिक खुराक में देने की आवश्यकता है।

ग्रासनली शोथ
(Oesophagitis)

आहार को निगलते वक्त जब गले में पीड़ा रहे और प्रत्यावहित खायी वस्तु रक्त रंजित और लार से सना हो तो समझना चाहिये कि ग्रास नली में शोथ है। परिस्पर्शन करने पर गले में पीड़ा होती है जिसे पशु अनुभव करता है।

कारण

- रासायनिक या भौतिक संतापक (Irritating) वस्तु को खाने से मुख शोथ एवं ग्रसनी शोथ भी होता है।
- वाह्य वस्तु द्वारा ग्रास नली के श्लेष्मा का विदारण या नासा–जठर ट्यूव (Tube) लगाने से विदारण
- ग्रासनली के अंतः श्लेष्मा में हाइपोडरमा लीनियेटम के लार्वा की मृत्यु।

लक्षण

- लालास्राव और पशु द्वारा गला को खींचकर आहार को निगलने का प्रयत्न
- ओकाई के साथ प्रत्यावहन, ग्रीवा (Cervical) एवं उदर के मांसपेशियों का जोरों का ऐंठन। प्रत्यावहित पदार्थ में श्लेष्मा और कभी रक्त भी रहता है।
- दाँतों को जोरों से पीसना, खाँसी, नाकों से जोरों से स्राव।
- ग्रास नली में छिद्र होने पर पीड़ा, सूजन और कभी कड़कड़ाहट
- ग्रीवा में छिद्र होने पर जुगुलर शिरा के मार्ग को परिस्पर्शन करने पर पीड़ा एवं ग्रासनली के अगल–बगल शोफ का अनुभव। वक्ष स्थल के ग्रास नली वाले भाग में छिद्र होने पर पल्युरीसी एवं पशु की मौत।
- इन्डोस्कोपी द्वारा विक्षति वाले स्थान का पता हो सकता है।
- ग्रीवा का पार्श्व रेडीओग्राफी (Lateral cervical radiography) करने पर ग्रासनली में वाह्य वस्तु का पता हो सकता है।

विभेदी निदान

- ग्रासनली शोथ की अपेक्षा ग्रसनी शोथ में निगलने का प्रयत्न कम रहता है और खाँसी जोरों की रहती है।
- ग्रासनली के पूर्ण अवरोध की अवस्था में पशुधन में अफरा होता है।
- अगर वाह्य वस्तु ग्रासनली में रहे तो आमाशय नली (Stomach tube) को डालने पर रूकावट का पता आसानी से होता है।

- ग्रासनली में छिद्र होना असामान्य नहीं है। ऐसी स्थिति में आविश रक्तता, ज्वर एवं श्वेत रक्त कणों की संख्या में भारी वृद्धि होगी।

उपचार

- दो–तीन दिनों तक आहार न खिलायें।
- जब तक रूकावट दूर नहीं हो पशु को IV से तरल चिकित्सा देते रहें। तरल में ड्रेक्ट्रोज नार्मल सलाइन (DNS) और लैकटेड रींगर घोल समभाग में रहना चाहिये।
- एन्टीमाइक्रोवियल यथा एम्पीसीलीन 2 से 7 मिग्रा॰ प्रति किशभा IM या IV 5 दिनों तक दें।
- अगर कुक्कुर के मल में स्पाइरोसरकालुपी का अंडा रहे तो उसके लिये कृमिनाशक यथा फेनबेंडाजोल दें। अगर रक्त फिल्म (Film) में बवेसिया रहे तो डाईएमाईनोएसिचुरेट की सूई दें।
- पशु को मुलायम आहार दें।

ग्रासनली अवरोध
(Oesophageal choke)

ग्रास नली अवरोध का मुख्य लक्षण लार का हमेशा गिरते रहना, निगलने में असमर्थता के कारण जल के साथ आहार का प्रत्यावहन और अफरा है। स्थिति तीव्र एवं चिरकारी भी हो सकती है। तीव्रता में पशु की अचानक बेचैनी होती है।

कारण

ज्यादातर अवरोध स्वर यंत्र के उपर ग्रास नली के ग्रीवा वाला भाग होता है, जब रूकावट ग्रासनली के भीतर रहता है, स्थिति हमेशा तीव्र रहती है और जब रूकावट ग्रास नली पर बाहर से दबाव के कारण होता है तो स्थिति जीर्ण होती है।

अंतःनली अवरोध

- खाते वक्त बिना चबाये आम की बड़ी गुठली, आलू, सलगम, चुकन्दर, सेब, बन्धगोबी, शिखामूल आदि निगलने से ये वस्तु ग्रासनली में जाकर फंस सकते हैं।

- वाह्य वस्तु मसलन पत्थर, लकड़ी का टुकड़ा, धातु का टुकड़ा आदि भी ग्रास नली में रूक सकता है।
- कुक्कुर में मेरूदंड की हड्डी, मछली का काँटा, रबर का खिलौना, अँगूठी आदि आसानी से फँसते हैं।

बाह्य नली अवरोध

- ये सभी अवरोधक नली के बाहर से दबाव डालते हैं जो धीरे–धीरे बढ़ता है और चिरकारी होते हैं।
- ग्रीवा में मेडीस्टाइम में फोड़ा, ट्युमर या टी॰बी॰ से लसिका ग्रंथि का सूजन जिसके कारण ग्रास नली सिकुड़ जाता है। कुक्कुर में स्पाइरोसरकालुपी ट्यूमर स्वरूप गोला बनाता है।

ग्रासनली का लकवाग्रस्त होना

- ग्रासनली का लकवाग्रस्त होना जन्मजात या बाद में भी होता है। अवरोध होने से निगलने में कठिनाई होती है।

महाग्रासनली
(Megaoesophagus)

इस हालात में ग्रासनली की अतानता (Atony) और वितान इतना ज्यादा होता है कि ग्रास नली के कार्य और और इसके आमाशय की ओर के अवरोधिनी (Sphincter) में समन्वय (Coordination) नहीं रहता है। ग्रास नली की यही सामंजस्य नहीं रहने के कारण आहार का प्रत्यावहन होता है, जिससे कभी–कभी निमोनिया भी हो जाता है। इस तरह की स्थिति गोधन एवं घोड़ा में होता है।

ग्रासनली अवरोध कभी कभी नली में घाव या इसके श्लेष्मा की क्षति होने से भी होता है।

अवरोध के दूसरे कारण : ट्यूमर, आमाशय का कैंसर, ग्रासनली हियाटस हरनिया, टेटुआ और ग्रासनली पर सिस्ट, बाहर से चोट या आघात।

लक्षण–गोधन

- अचानक खाना छोड़ देना साथ ही बेचैनी एवं उदासी।
- प्रत्यावहन, लालास्राव एवं खाँसी के साथ निगलने का जोरों से प्रयत्न करना।

- अफरा विभिन्न कारण से भी होता है।
- अधिक देर या दिनों तक अवरोध रहने के कारण नली में छेदन एवं गलन।
- आहार के कारण कभी अवरोध ग्रास नली के लम्बे भाग में रहता है। ऐसी अवस्था में नाकों से पानी, लार और खाना प्रतिवाह (Reflux) आने के साथ निगरण में कष्ट (Dysphagia) रहता है। परिस्पर्शन करने से लम्बा गोलाकार सूजन गले में चिकित्सक को ज्ञात होता है। जाँच करते समय अश्व हिंसात्मक हो जाता है। कभी–कभी जोरों से निगलने या ओकाई करने का प्रयास पशु करता है। अगले दोनों पैरों को उठाकर टॉप मारने का प्रयास करता है। इस समय अश्व में बहुत पसीना चलता है और हृदय गति तीव्र हो जाती है।

निदान

- नासिका द्वारा आमाशय नली डाल कर निदान कर सकते हैं। कुक्कुर एवं बिल्ली में अक्सर वमन होता है। वमन किया पदार्थ नाक से निकलता है।

जीर्ण अवरोध
(Chronic obstruction)

- गोधन में चिरकारी पेट फूलने की शिकायत
- ग्रासनली का फैलाव गले के निरीक्षण से ज्ञात होता है।
- खायी हुई वस्तु का सीधे बाहर आना, लेकिन पानी का रूक जाना आम बात।
- चिरकारी अवरोध में स्टौमेक टयूब कठिनाई से आमाशय में जाता है।

विभेदी निदान

- ग्रासनली शोथ में मुँह एवं ग्रसनी में शोथ नहीं रहता है। शोथ रहने पर ग्रासनली में पीड़ा रहती है, लेकिन पीड़ा अचानक नहीं होता है जैसा कि अवरोध होने पर होता है।
- पशुओं का उतावलापन होना एवं पसीना उदर सूल का सूचक है लेकिन स्टौमैक टयूब पेट में जाता है।
- चिरकारी रोमथिंका अफरा रोमंथिका की अतानता (Atony) की स्थिति में होता है। डायफ्रेगमेटिक हरनिया और भेगस इनडाइजेसन में भी अफरा होता है,

लेकिन पीछे दोनों हालतो में हृदय के सिकुड़न के समय मरमर (Systolic Murmur) रहता है।

उपचार

- अनेक हालतों में ग्रास नली अवरोध स्वतः ठीक हो जाता है।
- जब तकलीफ ज्यादा रहे तो विशिष्ट चिकित्सा के पूर्व पशु को शांत (Sedate) करने की कोशिश की जानी चाहिये। सीडेसन मात्र से कभी–कभी ग्रास नली का ऐंठन में सुधार होता है। नीचे लिखे औषधियों का प्रयोग इस वास्ते करें :
  (i) सिक्वील (ट्राइफ्लूमेराजीन) ब॰जा॰ 0.5 से 2.2 मि॰ग्रा॰ (5 प्रतिशत घोल) प्रति किशमा, छो॰जा॰ 0.5 से 1.5 मिगा॰ (2.5 प्रतिशत घोल) प्रति किशभा IM या IV

  (ii) छो॰ जा॰ 0.5 से 1 मि॰ग्रा॰ प्रति किशमा IM या IV

  (iii) क्लोरपोमाजीन या लारजैक्टोल 0.5 से 2.2 मि॰ग्रा॰ प्रति किशभा

  (iv) शान्तिप्रद औषधि जो दर्दनाशक हो तथा प्रदाह का शमन करे।
- फ्लूनीक्सीन मेगलूभाइन (फ्लूनीकसीन) 0.25 से 1.0 मि॰ग्रा॰ प्रति किशभा IM या IV 8–8 घंटे पर दें।
- नियोप्रोफेन 0.22 मि॰ग्रा॰ प्रति किशभा प्रत्येक 12 घंटा पर IM या IV दें।
- नाक से होते हुये पेट में एक ट्यूब डाले जो अवरोध को नीचे की ओर ढ़केल सकता है।
- वाह्य वस्तु को हाथ से भी निकाला जा सकता है। मुँह में स्पेकुलम डाल लें जिसमें कि पशु हाथ पर दाँत नहीं डाले। हाथ को ग्रसनी से होते हुये आगे बढ़ाये, साथ ही किसी को गला दबाते हुये वाह्य वस्तु को मुँह की ओर ठेलने के लिये बतायें। एक गोल चक्कर (Loop) वाह्य वस्तु पर चढ़ा कर मुँह की ओर खींचने का प्रयास करें।
- रोमंथिका को ट्रोकराइज कर गैस निकालते रहें।
- शल्य प्रक्रिया द्वारा अवरोधक निकालने के लिये चिकित्सक से संपर्क करें।

जठर शोथ
(Gastritis)

एक पेट वाला पशु (अश्व, कुक्कुर व सूकर) के आमाशय (Stomach) और जुगाली करने वाला पशु (गाय, भैंस, बकरी एवं भेंड़) के चतुर्थ पेट (Abomasum) की श्लेष्मा (Mucosa) के शोथ (Inflammation) को जठर शोथ कहते हैं। अक्सरहाँ पेट व आँत के श्लेष्मा का शोथ एक साथ होता है, इसीलिये इसे जठराँत्र शोथ (Gastro enteritis) कहते हैं।

कारण : वाह्य तत्व

(i) पाला ग्रस्त (Frosted) आहार केवल रोमंथिका (Rumen) को ग्रसित करता है।

(ii) वाह्य पदार्थ जैसे अस्थि, अलुमुनियम, काँटी, सूई, खिलौना, ब्रूस, रींग आदि पेट को हानि पहुँचाता है।

(iii) सड़ा, गला चारा, विस्तर, बालू मिला दाना, नाला का पानी, फैक्ट्री का पानी, बदबूदार दूध, सड़ा–गड़ा माँस आदि अमाशय में शोथ पैदा करता है।

(iv) विषाक्त पौधा (Poisonous plants) भी हानिकारक है।

रासायनिक तत्व

(i) कवक आविष (Fungal toxin)

(ii) आर्सेनिक, पारा, कौपर, फिनायल, क्लोरल हाइड्रस, स्टीरोआइड, ग्लाइकोल सब पेट के लिये हानिकारक हैं।

जीवाणु : ई॰ कोलाई, सालमेनेला, लेप्टोस्पाइरा आदि शोथ जनक हैं।

कवक : एसपरजीलस, म्यूकर, कैनडीडा आदि

विषाणु : कोरोना भायरस, ट्रान्समीसीवुल गेस्टोइन्ट्राइटीस

परजीवि : गोलकशमि हेमोंकस, गेस्ट्रोफीलस, हेब्रोनमा, पाराम्फीस्टोम के लार्वा आदि।

लक्षण : मांसाहारी पशुओं में

- मतली (Nausea), वमन से बेचैनी, ओकाई (Retching), उल्टी में श्लेष्मा, रक्त एवं अपच के कारण अनाज, उल्टी किये पदार्थ का रंग हरा, पीला, लाल और भूरा रहता है।

- प्यास का अहसास अधिक, पेशाब का रंग कलाउडी, तापमान साधारण से कम
- मांसपेशियों में कमजोरी, कुत्ता पेट के सहारे जमीन पर रहता है। दबाव देने पर पेट में दर्द का अहसास। बारबार वमन (Incessant vomitting) में निर्जलीकरण (Dehydration), श्वास छिछला एवं पैरों में कम्पन।

शाकाहारी पशुओं में

- सुस्ती, कलुषित क्षुधा (Depraved appetite), गोबर में दुर्गंध, गोबर का रंग काला।
- घोड़ा में मचली, वमन एवं लाल स्राव, जिह्वा का रंग मिट्टी के जैसा, कब्ज के साथ प्रवाहिका (Diarrhoea), अमूत्रतता (Anuria) पेट–दर्द एवं बेचैनी।
- कलुषित क्षुधा, खाने के बाद कभी--कभी उलटी, दुर्बलापन, उलटी किये पदार्थ में खट्टापन, हल्का पेट दर्द, त्वचा सूखा एवं रूखड़ा और रक्तहीनता जीर्ण जठर शोथ में होता है।

उपचार

- प्रारंभिक रोग का उपचार।
- 12 से 24 घंटे तक न तो पानी और न ही आहार दें।
- छोटे पशुओं को बर्फ के टुकड़े या बर्फ का पानी चाटने या पीने वास्ते दें।
- उलटी रोकने वास्ते पेरीनौर्म 5 मि॰ग्रा॰ प्रति मिली को सुई दें।
- निर्जलीकरण वास्ते तरल चिकित्सा – रींगर सोलुसन 10–15 मि॰ग्रा॰ प्रति किशभा IV, साथ ही रानीटीडीन 50--100 मि॰ग्रा॰ 1 M या IV दें।
- उलटी थमने पर मुँह से दवा – एलमुनियम हाइड्रोक्साइड, मैंगनेशियम हाइड्रोक्साइड, मैंगनेशियम कार्बोनेट सम भाग 10–15 मिनट खाने के पूर्व प्रतिदिन तीन बार दें।
- अलावे डोमपेरीडोन, रानीटीडीन या रेगलान की गोली में से किसी एक को दें।
- ओ आर एस भी दे सकते हैं।
- पेट दर्द वास्ते डाईसाईकलोमीन की गोली प्रति दिन दो बार दें।

- पथ्य में हल्का पचने योग्य पदार्थ दें। गाय–भैंस को हरा घास को सूखा कर दें और छोटे जानवरों को दूध में पानी मिलाकर दें।

जठर व्रण
(Gastric Ulcer)

जठर व्रण छोटे एवं बड़े दोनों पशुओं में होता है। ज्यादातर व्रण आमाशय के बिना ग्रंथि वाले भाग (Non-glandular area) में होता है। रक्त स्राव, रक्त हीनता, काला मल एवं पाखाना में अप्रत्यक्ष रक्त जठर व्रण की विशेषता है।

कारण

आमाशय के रस का जीर्ण रोग के कारण ढेर अथवा जमा होते रहना। इसका कम pH पेट के श्लेष्मा को क्षति होने से बचा नहीं पाता है। व्रण होने में लगातार तनाव अहम कारण है। लेखक ने एक अध्ययन में पाया है कि विभिन्न उम्र के सूकर एवं चूहों के जिन समूहों को 10 से 15 दिनों तक लगातार प्रति दिन दो बार बिजली से शॉक दिया गया, उनमें पेट में व्रण हो गया जबकि नियंत्रित वर्ग (Controlled group) के किसी सुकर या चूहों में ऐसा नहीं हुआ। साथ ही यह भी देखा कि युवा वर्ग बड़े वर्ग की अपेक्षा ज्यादा ग्रसित हुये। देर से आमाशय रिक्त होना, आमाशय का वितान एवं ग्रासनली का शोथ, पीड़ा तथा तनाव से व्रण जोरों का होता है।

लक्षण

भूख की स्थिति में बदलाव होते रहता है। कुक्कुर एवं सुकर में उल्टी बार–बार होता है। उल्टी में रक्त, साथ ही पेट दर्द, एवं काले रंग का मल होता है जो मश्त्यु का कारण होता है। पाखाने की जाँच अप्रत्यक्ष रक्त (Occult blood) के लिये कराना चाहिये।

उपचार

रानीटीडीन की सूई कुक्कुर एवं सूकर को दें। पेरीनौर्म की सूई भी दिया जा सकता है। इस दवा से आमाशय जल्दी ही खाया हुआ आहार से रिक्त होता है, जो शीघ्र ही आँत से निकल जाता है। रानीटीडीन – गोधन, भैंस और भेंड, बकरी में 0. 3 मिग्रा प्रति किशभा IV या SC दें। छोटा जानवर में 0.5 मि॰ग्रा॰ प्रति किशभा IV ड्रीप में मिलाकर दें। शिरा में रींगर सोलुसन चढ़ायें।

पेप्टीक व्रण
(Peptic Ulcer)

जठर निर्गम स्थान (Pyloric region) में अपरदन (Erosion) उस समय होता है, जब जठर रस (Gastric juice) में पेपसीन एसीड का स्राव अधिक होता है।

कारण

- भेगस स्नायु की उत्तेजना, साथ ही एसीटाइलकोलीन, गास्ट्रीन और हिस्टामिन का स्राव भी।
- कुक्कुर और सूकर की कुछ प्रजातियाँ ज्यादा संवेदनशील होती हैं।
- तनाव
- व्रण पैदा करने वाली औषधियाँ जैसे एस्प्रीन, फिनायल फूराजोन इन्डोमेथासीन, स्टीरोयड और धातु वाली औषधि।

लक्षण

- ओकाई एवं वमन
- कलुषित क्षुधा
- गैस का होना
- खाली पेट में दर्द
- उलटी के साथ रक्त
- मल का रंग काला
- रक्तहीनता एवं शॉक की स्थिति

उपचार

- सादा खाना, मसाला आदि नहीं
- जठर व्रण में बताये गयी औषधियों का प्रयोग करें।

शूल या कौलिक
(Colic)

कौलिक का शाब्दिक अर्थ है कोलन (Colon) में दर्द या शूल, लेकिन चिकित्सा जगत में उदर में होने वाले किसी दर्द को कौलिक कहा जाता है। यह मिश्रित लक्षण है, जो उदर के किसी अवयव की पीड़ा को दर्शाता है।

कारण : पाचन नली (Digestive tube) से पैदा होने वाला शूल को वास्तविक शूल या कौलिक कहते हैं, लेकिन पाचन नली के बाहर स्थित अवयव मसलन यकृत, वृक्क, गर्भाशय और आँत्रयोयनी (Mesentery) से उत्पन्न शूल को मिथ्या शूल कहते हैं।

- शूल का मूल कारण हैं आहार में विकृति, अन्न एवं रूक्ष–अंश (Roughage) की विषम स्थिति, कीचड़, बालू, मिश्रित दाना, सड़े–गले चारा एवं पुवाल तथा आहार में विषाक्त पौधा आदि।
- आहार लेने के तुरंत बाद घोड़ा को दौड़ाना, थकावट आदि।

(क) ऐंठन युक्त शूल (Spasmodic colic)

इस प्रकार का शूल अचानक होता है। शूल से उद्धिग्न होकर पशु जल्दी–जल्दी बैठता–उठता तथा जमीन पर लोटता है। रूक–रूक कर मूत्र त्याग करता है।

कारण

विकश्त चारा दाना विशेषकर बालू मिला दाना, आँत की नली में खरोंच पड़ने, अधिक कार्य करने, थकान, खाने के बाद पानी पीने से दर्द अचानक उठता है। किसी कारणवश भयभीत होने तथा आहार में बदलाव होने से भी अचानक दर्द उठता है।

लक्षण

- बिना उदर के फूले हुये रूक–रूक कर दर्द उठना।
- सामान्य तापमान का रहना।
- श्वसन एवं नाड़ी की गति में तीव्रता एवं पसीना का चलना।
- पशु बेचैन एवं शोकाकूल दीखता है।
- पशु अपने पेट (Belly) में लात मारता है और बार–बार कोंख की ओर देखता है।
- पेशाब थोड़ी मात्रा में बार–बार
- आँत की गुड़गुड़ाहट दूर से ही सुनाई पड़ती है।
- परिश्रवण से आँत से निकली आवाज साफ सुनाई पड़ता है।

निदान

आंत के अवरोध रहने पर मल नहीं होता है। यकृत में दर्द रहने पर आँखों की झिल्ली में पीलापन, ज्यादा सुस्ती, कब्ज के बाद प्रवाहिका (Diarrhoea)।

उपचार

- बारालगन बड़ा जानवर 20–40 मि॰ग्रा॰ 1 M, भेड, बकीर – 2–8 मि॰ग्रा॰, छोटा जानवर 1–1.5 मि॰ग्रा॰
- डाइसाक्लोमीन (साइकलोपाम) मुँह से गोली और सुई भी
- एट्रोपीन सल्फेट 0.1 से 0.4 मि॰ग्रा॰ प्रति किशभा
- पाराफीन 10–15 मि॰ग्रा॰ प्रति 100 किशभा
- तीसी तेल 1/2 ली॰ + 15 मि॰ली॰ तारपीन तेल मिलाकर दिन में दो बार पिलायें।

(ख) अफरा के साथ शूल (Tympanitic colic)

जब आमाशय या बड़ी आँत गैस से भरकर अत्यधिक फैल जाता है, दर्द अचानक उठता है।

कारण

जल से भींगा हरा घास अत्यधिक खा लेने के बाद स्थिति अधिकतर होती है। आहार में अचनाक बदलाव एवं सड़ा–गला आहार रोग का कारण है। आहार में उफानने योग्य कार्बोहाइड्रेट अधिक रहने से आमाशय एवं आँत में गैस तेजी से अधिक बनता है, जिससे पाचन नली का वितान (Distension) होता है। पाचन नली के तंतु में उसकाव होते ही पुरःसरण (Peristalsis) जोरों का होता है, जो पीड़ा का कारण है।

लक्षण

- दाँयी ओर के कोंख के अत्यधिक फूलना से आभास होता है कि बड़ी आँत में गैस ज्यादा है।
- दर्द का लगातार बना रहना, पशु अपने पीठ को सदैव ऐंठते रहना और नहीं बैठना इस रोग का लक्षण है।

- मलद्धार खुला रहता है, जिससे कभी–कभी गैस (Flatus) और थोड़ा–थोड़ा गोबर भी निकलता है।
- पशु पेशाब करने की स्थिति में देर तक रहता है।
- नाड़ी, तापमान एवं श्वास बढ़ा रहता है।
- दाँयी ओर के कोंख के परिश्रवण करने पर टींकलींग की ध्वनि सुनाई पड़ती है। क्षुधा हीनता, निर्जलीकरण, अमूत्रता का लक्षण दीख पड़ता है। मृत्यु श्वास रूकने (Suffocation) से होती है।

उपचार

- तीसी तेल या बादाम तेल 1/2 लीटर के साथ 10 ग्रा॰ हींग और 15 मि॰ली॰ तारपीन तेल मिलकार एक दिन में दो बार पिलायें।
- अगर स्थिति नाजुक हो तो दाँये कोंख को ट्रोकराइज करें।
- एन्टीहिस्टामिनिक फिनरगन 5 प्रतिशत 15 से 20 मि॰ली॰ 1 M दें।

(ग) अन्तर्घटटन शूल (Impactive colic)

जब घोड़ा उफानने वाला कार्बोहाइड्रेट अधिक मात्रा में खा लेता है, तो आमाशय, शेष अधाँत्र कपाट (Ileo caecal valve) और बड़ी आँत (large intestive) में आहार ठसाठस भर जाता है।

कारण

रूक्ष–अंश (Roughage), अनाज और सूखा घास खा लेने से घोड़ा में जब आमाशय भरपूर भर जाता है, आमाशय की दीवार की गति मंद पड़ जाती है, जिससे पेट फूल जाता है।

लक्षण

- पशु अनुत्पाति दर्द (Subacute pain) का अहसास करता है।
- नासिका से खाया हुआ आहार एवं जल का प्रत्यावहन (regurgitation) होता है।
- क्षुधाहीनता के साथ सुस्ती और थोड़ा–थोड़ा मल भी होता हैं।

उपचार

- मुँह से स्टोमैक टयूब द्वारा नार्मल सलाइन डालें, जिसमें कि ठसाठस भरा आहार मुलायम हो।
- निर्जलीकरण इस हालात में शीघ्र होता है अतः उसके बचाव वास्ते DNS, IV चढ़ायें।
- एन्टी हिस्टामिनिक जैसे फिनरगन 15 से 30 मि॰ली॰ IM दें। साथ ही दर्द निवारण के लिये एट्रोपीन सल्फेट भी दें।
- अगर इलियो सीकल भाल्भ ठसाठस भरा है तो पाराफीन 10–15 मि॰ली॰ प्रति किशभा स्टौमैक ट्यूब से दें।
- अगर बड़ी आँत ठसाठस भरा है तो सर्वप्रथम दर्दनाशक दवा कीटोप्रोफेन 2.2 मि॰ग्रा॰ प्रति किश्भा IV प्रत्येक 12 घंटे पर दें।
- फ्लूनीक्सीन मेगलूमीन 0.25 से 1.0 मि॰ग्रा॰ प्रति किशभा प्रत्येक 8 से 24 घंटा पर दें।
- रूमिनल फ्लूड का pH जांच करायें तथा निष्कर्ष के अनुसार हाइपर टौनिक सोडियम बाईकार्बोनेट का घोल 5 प्रतिशत 3 लीटर IV दें। उसके बाद DNS 10–15 मि॰ली॰ प्रति किशभा IV दें। कम से कम घोड़ा की चिकित्सा 6 दिनों तक लगातार चलते रहना चाहिये। यदि pH क्षारीय हो तो 1–2 ली॰ तक सिरका पिलायें।

(घ) अवरोधक शूल (Obstructive colic)

इस प्रकार का शूल लगातार बना रहता है, क्योंकि यह बोलवुलस (Volvulus), आंत्राँत्र प्रवेश (Intussusception), विपाशन (Strangulation) और मेसेन्ट्री के चर्बी गलन (Fat necrosis) के कारण होता है।

कारण

वोलवुलस में आँत का फन्दा ऐंठ जाता है। विपाशन हरनिया या मेसेन्ट्री के टूटने से होता है। आंत्रांत्र में आँत का पीछे वाला भाग आँत के आगे वाला भाग पर चढ़ जाता है।

लक्षण

तीव्र दर्द लगातार बना रहता है, रक्त मलाशय से निकलता है। उदर का वितान अत्यधिक रहता है। मल लसलसा कालानुमा (अलकतरा जैसा) निकलता है।

उपचार

केवल शल्य चिकित्सा से संभव है।

आँत्र शोथ अथवा अपावशोषण
(Enteritis or Malabsorption)

आमाशय से मलद्वार तक आँत्र के निम्न भाग है :

पक्वाशय (Duodenum), क्षुदाँत्र (Colon), मध्याँत्र (Jejunum), अंधात्र (Caecum) बृहदाँत्र (Colon) और मलाशय (Rectum)। इन सबों में होने वाली प्रमुख रोग आँत्र–शोथ, प्रवाहिका या डायरिया, शूल, संग्रहरणी, कब्ज आदि हैं।

ऐसा भी उदाहरण है जब प्रवाहिका एवं निर्जलीकरण तो है, किन्तु आँत्र शोथ नहीं है, जैसे नवजातों में इन्ट्रोटौक्सीजेनिक इ॰ कोलाई का संक्रमण

कारण

जीवाणु, विषाणु, कवक, प्रोटोजोआ और परजीवी। नवजात बछड़े और सूकरी के बच्चों में इमुनोग्लोबिन को न्यूनता से डायरिया होता है। पशुओं को एक जगह से दूसरे जगह ले जाने (Transport) एवं पीने के लिये पानी नहीं देने से सालमोनेलोसिस उभरता है जिसके कारण आँत्र शोथ होता है। ज्यादा खिलाने जैसे बछड़ों को ज्यादा दूध पिलाने से डायरिया होता है। इसके अतिरिक्त आहार में अचानक बदलाव, सड़ा गला चारा, बालू मिश्रित दाना, रूक्षांस की कमी, विषाक्त पौधा एवं रसायनिक पदार्थ जैसे आर्सेनिक, फ्लोरिन, कॉपर, पारा, मोलीबडेनम, नाइट्रेट आदि के वजह से आँत्रशोथ होता है।

रोगजनन (Pathogenesis)

आहार के सारे पदार्थ तरल (Fluid) रूप में परिणत होते हैं, जो 75 से 80 प्रतिशत छोटी आँत द्वारा शोषित होता है। आँत्र के अंकुर उपकला कोशिकायों (Villous epithelial cells of the intestine) के ब्रश रूपी किनारा (Brush border) ही

सारे पदार्थ एवं पाषक तत्व के शोषण के लिये उत्तरदायी हैं। इन्हीं अंकुर उपकला की अपुष्टि (Atrophy) और शोथ (Inflammation) होने से शोषण (Absorption) नहीं होता है। यही स्थिति आँत्र शोथ में होता है।

डायरिया कैसे होता है?

आँत्र अपावशोषण में चार प्रक्रियायें हैं, परासरण (Osmosisi), निःस्रावी (Exudative), स्रावी (Secretory) और असाधारण आँत्र हरकतें (Abnormal intestinal mobility)

आँत्र नलिका में बढ़ी परासरण दाब के कारण अधिक तरल आँत में जमा हो जाता है, तरल का पुनः शोषण नहीं हो पाता है, फलतः डायरिया होता है। ठीक यही स्थिति सलाइन परगेंटिव में होता है। उपकला को क्षति पहुँचाने वाले विषाणु (Epitheliotrophic viruses) डाइसक्राइड अल्पता पैदा करते हैं जिससे अंकुर उपकला की अपुष्टि होती है। जो पाचन एवं शोषण शक्ति को ह्रास करता है।

आँत्र के श्लेषमल (Mucosa) में शोथ और गलन (Necrosis) होने से निःस्वासी वस्तु आँत की नलिका में भर जाता है, जो दबाव बनाता है और अंत में डायरिया करता है।

स्रावी–अवशोषण असंतुलन (Secretory-absorptive imbalance) के वजह से तरल वस्तु का स्राव आँत्र नलिका में जमा हो जाता है, जबकि श्लेषमल (Mucosa) में परिवर्त्तन नाम मात्र का ही होता है। ई॰ कोलाई अतिस्राव करता है जो डायरिया का कारण है। उत्तेजना और तनाव से भी आँत में हरकतें तीव्र होती है और इस हालात में भी डायरिया या प्रवाहिका होती है

निर्जलीकरण, एलेक्ट्रोलाइट एवं अम्ल–क्षार असंतुलन

डायरिया के कारण मेटाबोलिक एसीडोसीस की स्थिति उत्पन्न होती है निर्जलीकरण दो प्रकार से होता है : मल में जल के निकलने और आँत नलिका में अधिक जल जमा होने से। बाई कार्बोनेट की क्षति से एसीडोसीस होता है।

जीर्ण आँत्र शोथ

ऐसी अवस्था में आँत की दीवारें मोटी हो जाती है, फलस्वरूप पोषक तत्वों का आँत से शोषण नहीं होता है। पशु कुपोषण का शिकार होता है। शरीर क्षीण हो जाता

है, फिर भी पशु पानी पीते रहता है, जिसके कारण शरीर में जल की कमी नहीं दीख पड़ती है।

लक्षण

- दस्त अर्थात डायरिया या प्रवाहिका या अतिसार, उदरशूल, पूती जीव रक्तता (Septiemia) एवं आविष रक्तता (Toxaemia) आँत्र शोथ के प्रमुख लक्षण है। ज्वर भी रहता है।
- तीव्र आँत्र शोथ में मल पतला पानी के जैसा दुर्गंध के साथ होता है। कभी–कभी मल में रक्त भी रहता है।
- पाखाने का रंग फीका (Pale), पीला तथा कभी रक्त मिला कमी कोयला जैसा पूरा काला (Melena) रहता है।
- ज्वर, सुस्ती और तापमान बढ़ा होता है।
- उदर शूल कम या ज्यादा सभी पशुओं में रहता है।
- उदर के परिश्रवण से पुरःसरण (Peristalsis) एवं तरल की हरकतें सुनाई कानों में पड़ती है।
- बछड़ों में मूलाधार (Perineum) में मल पोता हुआ रहने का मतलब है कि बछड़ा को कोकसिडिया की बीमारी है। जब पाखाना दस्त कशमि जन्तुबाधा (Parasitic infestation) से होता है तो पीन बोन में गोबर लगा न होकर टखने के भीतर लगा होता है।
- छोटा पशु में दर्द होने पर वे पेट के बल सतह पर लेटे रहते हैं।
- संग्रहरणी अधिक केसों में होता है जिससे पशु की अचानक मृत्यु होती है। कई व्याधियाँ है जिसमें संग्रहरणी होती है।
- जठर–व्रण में कुत्ते के मल का रंग काला होता है।
- पूतिजीवरक्तता, आविश रक्तता और ज्वर संक्रमण में रहता है। ऐसे हालात में पशुओं की मश्त्यु हो जाती है।
- निर्जलीकरण 4–6 प्रतिश से 10–12 प्रतिशत तक होता है। 10–12 घंटा में निर्जलकरण का लक्षण दीखता है और 18–24 घंटे में लक्षण तीव्र हो जाता है।

- तीव्रावस्था में परिसंचरण निपात (Circultory collapse) अर्थात शॉक (Shock) हृद–क्षिप्रता (Teachy cardia) के साथ होता है।

जीर्ण आँत्र शोथ

- गोबर या मल अक्सरहाँ मुलायम और पतला श्लेष्मा के साथ रहता है।
- धीरे–धीरे दुबलापन बढ़ता है।
- एम्फीस्टोम और लीवर फल्युक कृमि में क्रमशः आमाशय एवं आँत्र शोथ होता है। साथ ही प्रोटिन की कमी (Hypo proteinemia) शरीर में ज्यादा होता है, जिससे अधोधनु स्थान (Sub mandibular area) में शोफ होता है।

आहार एवं आविषलुता डायरिया
(Dietary and Toxicities Diarrhoea)

- आहार से डायरिया में गोबर या मल ज्यादा और मुलायम होता है।
- आर्सेनिक आविश में मल में रक्त एवं तंत्रिका ग्रस्त होने का लक्षण रहता है।
- कृमि से ज्यादा पतला गोबर होता है, साथ ही शरीर का वजन भी क्षीण होता है।

उपचार

- पतला दस्त रहने पर 24 घंटे तक खाना न दें।
- पहले से जो आहार खा रहा था उसे बदल दें।
- जीवाणु, विषाणु, कृमि एवं अन्य कारणों के लिये चिकित्सा की जानी चाहिये।

  (क) मुँह से दी जाने वाली जीवाणु संक्रमण में चिकित्सक से पूछ कर किसी एक दवा का प्रयोग करें।

  (i) सल्फाडीमीडीन–200 मि॰ग्रा॰ प्रति किशभा तीन बराबर खुराक में तीन दिनों तक

  (ii) सीपरोफ्लोक्सासीन–500 मि॰ग्रा॰ की गोली प्रतिदिन दो बार तीन दिनों तक टीनीडाजोल के साथ

  (iii) मेट्रोनाइडाजोल–200 से 400 मि॰ग्रा॰ प्रतिदिन तीन बार तीन दिनों तक टीनीडाजोल के साथ

(ख) इंजेक्शन – इसे भी चिकित्सक से पूछ कर किसी एक दवा का प्रयोग ,

(i) सल्फाडीमीडीन सोडियम–4 मि॰ली॰ प्रति 20 किशभा प्रत्येक 8 घंटा पर SC या IV

(ii) क्लोरमफेनीकोल–50 मि॰ग्रा॰ प्रति किशभा 4 बराबर भागों में 5 दिनों तक

(iii) इनरोफलोक्सासीन–1 मि॰ग्रा॰ प्रति 20 किशभा प्रति दिन दो बार 3 दिनों तक

- कृमिनाशक दवा मल जाँच के बाद दें।
- विषाणु संक्रमण – पारभो और कोरोना वायरस, कुककुर के बच्चों को ग्रसित करता है – उन्हें DNS प्रति दिन 4 बार शिरा से चढ़ायें। बछड़ों से रोटा भायरस होने पर DNS या रींगर सोलुसन IV चढ़ायें। बछड़ों को अधिक दूध नहीं पीने दें और आहार में बदलाव करें।
- तरल चिकित्सा – जब डायरिया साधारण हो तो मुख से ORS या एलेक्ट्राल या दवा बनाकर प्रतिदिन 4 बार दें।
- बड़े पशुओं में दस्त रोकने वास्ते औषधि : क्रीटा–15 ग्रा॰, केवलीन–15 ग्रा॰, कटेचू पावडर–40 ग्रा॰, ओपीयम चूर्ण–4 ग्रा॰, इसे एक खुराक बनावें। इस प्रकार चार खुराक प्रत्येक दो बार चावल की माड़ी के साथ खिलायें।

पेरीटोनाइटीस (पर्युदर्या शोथ)
(Peritonitis)

इस रोग की विशिष्टता ज्वर, आविष रक्तता और उदर शूल है।

कारण

पशु में यह रोग आमाशय से लोहे की काँटी, नुकीली सूई की भांति वस्तु पेरीटोनियम को छेद करता है जो पेरीटोनियम के शोथ का कारण बनता है।

- उदर के दीवार का विदार (Rupture) एवं परिगलन (Necrosis) ठसाठस कार्बोहाइड्रेट रोमंथिका में भर लेने पर रूमेनाइटीस और बाद में पेरोटोनाइटीस।
- प्रसव के साथ स्वतः गर्भाशय का विदार।
- मलाशय एवं योनि का विदार।
- टुबरकुलोसिस में भी पेरीटोनियम का विदार होता है।

लक्षण

- पशु पीठ को उदर शूल के कारण उपर उठाकर रखता है। पशु सुस्त एवं उसकी अवस्था गिरी रहती है।
- नाड़ी एवं तापमान सदैव बढ़ी होती है, पशु चलना नहीं चाहता है।
- पशु शिथिल हो जाता है और पैरों को शरीर के भीतर रखकर घंटो–घंटो खड़ा रहता है।
- उदर को दबाने पर पशु को दर्द का अहसास होता है।
- प्रसव के तुरंत बाद कमजोरी, सुस्ती और परिसंचरण पात (Circulatory failure) पशु को बैठने के बाद उठने में बहुत कठिनाई होती है। वह कोमा में चला जाता है। तापमान साधारण से नीचे गिर जाता है, नाड़ी की गति तीव्र हो जाती है। हृदय की गति 110 से 120 प्र॰मि॰ हो जाती है।

नैदानिक विकृति

रक्त की जाँच में टी॰सी॰, डी॰सी॰ कराने पर ज्ञात होता है कि रक्त में श्वेत रक्त कण की संख्या अत्यधिक बढ़ी रहती है, साथ ही न्यूट्रोफिल की संख्या भी बढ़ी रहती है।

उपचार

- 24 घंटे तक आहार न दें और प्रवर्तन पूर्ण (Predisposing) कारणों जैसे, वाह्य वस्तु एवं प्रसव के वजह घाव का खोज करें।
- एमोक्सीसीलिन के साथ क्लौक्सासीलीन 1 M प्रति दिन एक सप्ताह तक दें।
- पशु में आविशरक्तता के लिये फ्लूइड एवं एलेक्ट्रोलाइट चिकित्सा का उपयोग अवश्य होना चाहिये।
- फ्लूनीक्सीन मेगलूभाइन 0.25 से 1.1 मि॰ग्रा॰ प्रति किशभा के दर से IV प्रति दिन दो बार तीन दिनों तक दें।

जलोदर (Ascites)

इस रोग के लक्षण दीखने पर पैरीटोनियल कैभीटी (पर्युदर्या गुहा) में जलशोष (Dropsical fluid) जमा होता है। जलोदर हृदय और वृक्क की बीमारी के कारण अधिक होता है, लेकिन यकृत में रक्त संचालन के अवरोध के वजह से भी होता है।

कारण

- वृक्क अपर्याप्तता से प्रोटिन की क्षति एवं सोडियम का धारण (Retention) शरीर में ज्यादा होता है।
- हृदय की अपर्याप्तता (Insufficiency) और रक्ताधिक्यज हृद पात (Congestive heart failure) से शिराओं में रक्ताधिक्य उत्पन्न होता है जिसके फलस्वरूप जलोदर पैदा होता है।
- यकृत में सिरोसीस से अलबुमिन (Albumin) बहुत कम मात्रा में बन पाता है साथ ही यकृत में रक्त संचारण का अवरोध होता है।
- ट्यूमर, सीस्ट और बढ़ा हुआ लसिका ग्रंथि यकश्त और मेसेंट्री के रक्त संचरण को रोकता है, जिससे प्रतिहारी रक्त दाब (Portal hypertension) होता है, जिसके कारण तरल का जमाव बढ़ता है।

लक्षण

- पशु के दुबले शरीर रहने के बावजूद उदर का आकार बड़ा दीख पड़ता है।
- इस तरह की हालात अधिकतर उमरदराज कुत्तों में मिलता है।
- कोंखों का स्थान खोखला दीखता है, लेकिन पसलियाँ निकली रहती हैं।
- वितान अधिक (Extensive distention) रहने पर कुक्कुर का शक्ल पीपे (Barrel) के ढंग का दीख पड़ता है।
- पशु की स्थिति दयनीय, रक्तहीन (Anaemic) और पसंलिया स्पष्ट दूर से दृष्टिगोचर होती हैं। कुत्ते दौड़ नहीं पाते हैं। तापमान सामान्य, लेकिन श्वास तीव्र रहता है।

नैदानिक विकृति

- उदर की एक ओर अंगुलियों से जलोदर वाला स्थान पर परिताड़न करने पर अगर दूसरी ओर करतल (Palm) समतल (Flat) को रखें तो द्रव्य का तरंग करतल पर टक्कर देता है। इस प्रकार जलोदर ज्ञात होता है।
- जलोदर का तरल जल सदृश्य उज्जवल, पीले रंग का गदला (Turbid) या लाल लिये हो सकता है।

उपचार

- नीडल के द्वारा जलोदर का द्रव्य निकालें।
- आहार में उच्च शक्ति का प्रोटिन एवं कम मात्रा में नमक आहार में दें।
- हृदय एवं वृक्क और यकृत की बीमारियों का इजाल अवश्य करना चाहिये। फ्रूसामाइड अथवा लेसीक्स मुख से तथा IM भी दें। इसके प्रयोग से पोटैशियम की क्षति होती है अतः लेसीक्स के साथ स्पाइरोनो लैक्टोन भी दें। एक कुत्ते को 50 मि॰ग्रा॰ फ्रूसामाइड के साथ 20 मि॰ग्रा॰ स्पाइरोनो लैक्टोन की सूई एक सप्ताह तक दें।

कब्ज (Constipation)

कारण

आमाशय की बीमारियाँ, रोमंथिका (Rumen) में अतानता (Atony) और निर्जलीकरण।

- बड़ी आँत का ठसाठस भरा रहना।
- आहार में राशि (Bulk) की न्यूनता।
- जीर्ण निर्जलीकरण।
- आँत्र का आंशिक रूकावट।
- घाती आँत्रावरोध (Paralytic ileus)
- गर्भ के अन्तिम दिनों में।
- कमजोरी एवं दुर्बलता।

उपचार

- कुत्ता में बहुत दिनों के कब्ज में डॉक्टर अँगुलियों में ग्लोभ लगाकर मलाशय से मल को निकालें। अगर कोई वाह्य वस्तु होगा तो वह भी निकल आयगा।
- गोधन एवं भैंस को भी ग्लोभ लगाकर मलाशय से मल को निकालें।

गाय एवं भैंस	कुक्कुर
1. मैगनसियम सल्फेट – 250 ग्रा॰ सोडियम क्लोराइड – 250 ग्रा॰ नक्स भौभिका पावडर – 10 ग्रा॰ जल – 500 मि॰ली॰ एक ही बार में धीरे–धीरे पिलायें।	मैगसल्फ – 10 ग्रा॰ मैग कार्ब – 4 ग्रा॰ जल – 20 मि॰ली॰ एक ही बार में पिलायें।
2. तीसी तेल – 400 मिली॰ अमोन कार्व – 30 ग्रा॰ एक ही बार में धीरे–धीरे पिलायें।	तरल पाराफीन – 10 मि॰ली॰ रेड़ी तेल – 10 मि॰ली॰ एक ही बार में पिलायें।

- क्रीमाफीन पिंक कुक्कुर में आधा से एक चम्मच एक ही बार दें।
- अश्व के लिये

  मुसब्बर–120 ग्रा॰, गर्म जल–600 मि॰ली॰, अदरख का अर्क–30 मि॰ली॰ एक ही बार में पिलायें।
- गोधन–जल के साथ साबुन का डूस (Enema) दें।
- अश्व में गलसरीन–300 मि॰ली॰, कुत्ता को 15 मि॰ली॰, दोनों पशुओं में एक तिहाई जल मिलाकर डूस करें।

— • —

अध्याय 10

पाचन प्रणाली की व्याधियाँ भाग – २

(Diseases of the Digestive System Part - II)

जुगाली करने वाले पशुओं में पेट के चार हिस्से है : रोमंथिका (Rumen), रेटीकुलम (Reticulum), ओमेजम (Omasum) और एबोमेजम (Abomasum) या वास्तविक (True) आमाशय। रोमंथिका करीब 80 प्रतिशत, रेटीकुलम करीब 5 प्रतिशत, ओमेजम 7 प्रतिशत और एबोमेजम करीब 8 प्रतिशत का क्षेत्र ग्रहण करते हैं। रोमंथिका, रेटीकुलम एवं ओमेजम (करीब 92 प्रतिशत) एक उफान (Fermentation) भांड (Vat) का कार्य संपादन करता है। रोमंथिका की गति (Motility) सम्पूर्ण पाचन कार्य का सूचक है। इनकी गति को प्रोत्साहन (Stimulus) देने के लिये भेगस स्नायु (Vagus nerve) के द्वारा परानुकंपी (Parasympathetic) तंत्रिका वितरण (Innervation) जवाबदेह होता है। इन तीनों आमाशय की चार प्रकार की गतियाँ हैं (i) मिश्रित या प्राथमिक रेटीकुलो रूमनिल चक्र (Reticulo-ruminal cycle) (ii) डकार चक्र या सहकारी रोमंथिका चक्र (Eructation or secondary ruminal cycle) (iii) जुगाली या रोमंथन चक्र (Rumination cycle) और (iv) ग्रास नली का नाली बंद (Oesophageal groove closure) (देखें चित्र – 10.1).

मिश्रित चक्र

इस चक्र से खायी हुई पदार्थों का मिश्रण होता है। यह रेटीकुलम के द्विप्रावस्थिक संकुचन (Biphasic contraction) से प्रारंभ होता है। प्रथम रेटीकुलम संकुचन खाद्य

पदार्थ को रोमंथिक के उपरी और पिछली कोष (Sac) में ठेलता है। तब उपरी रोमंथिक कोष, जैसे ही नीचला कोष ढ़ीला पड़ता है, सिकुड़न करना प्रारम्भ करता है। उससे उपरी कोष का पदार्थ भीतरी नीचली कोष में आता है। रेटीकुलम का द्वितीय संकुचन प्रथम संकुचन से बहुत ज्यादा तेज रहता है और प्रथम रेटीकुलम के चक्र में शीघ्रता लाता है। महीन रेशेदार पदार्थ तरल के उपर छहला जाता है और ठोस पदार्थ रोमंथिका में ही रह जाता है। रोमंथिका और रेटीकुलम के पदार्थों को आपस में ज्यादा मिलावट (Mixing) रोमंथिका की गतियों के द्वारा होती है, जो प्रति मिनट 1 से 3 की होती है। **खाने के बाद इन गतियों में तेजी आती है।**

एबोमेजम, जो रोमंथिका रेटीकुलम से करीब दो गुणा बड़ा कुछ दिनों के बछड़े का

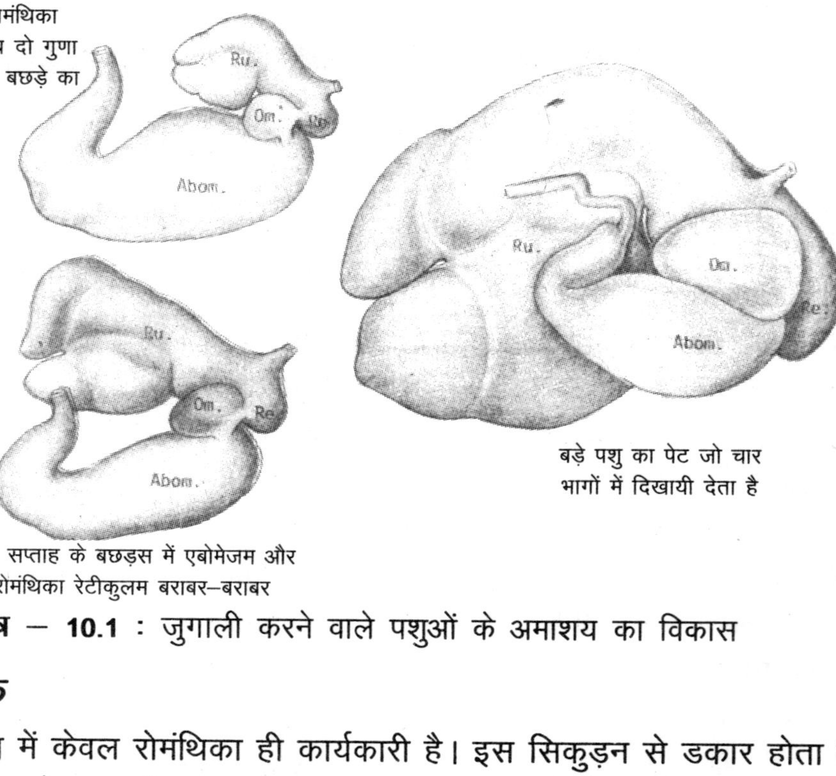

बड़े पशु का पेट जो चार भागों में दिखायी देता है

एक सप्ताह के बछड़स में एबोमेजम और रोमंथिका रेटीकुलम बराबर–बराबर

चित्र – 10.1 : जुगाली करने वाले पशुओं के अमाशय का विकास

डकार चक्र

इस गति में केवल रोमंथिका ही कार्यकारी है। इस सिकुड़न से डकार होता है अर्थात् गैस पेट से बाहर निकलता है। सामान्यतः यह चक्र दो मिनट में एक बार होता है। रोमंथिका के उपरी कोष में गैस जमा रहता है जिसमें कार्बन डाइऑक्साइड (CO_2), नाईट्रोजन (N_2) और मिथेन (CH_4) होते हैं। गैस सामान्यतः एक मिनट में एक लीटर पेदा होता है। गैस का उत्पादन खाद्य पदार्थ के सूक्ष्मजीवी पाचन (microbial digestion) पर निर्भर करता है। डकार दोनों प्रारंभिक और सहकारी संकुचन में होता है लेकिन ज्यादा गैस सहकारी संकुचन के साथ ही निकलता है।

डकार के लिए रोमंथिका का संकुचन आवश्यक (Essential) है। तरल (Fluid) या झाग (Foam) जब जठरागम (Cardia) पर मौजूद रहता है, जठरागम कस कर बंद रहता है, क्योंकि जठरागम स्थान पर के ग्राही (Receptors) गैस की मौजूदगी का पता (Detect) लेते हैं और वहाँ गैस रहने पर ही डकार से गैस बाहर निकल सकता है। जब पशु लेटा रहता है जठरागम पर तरल भरा रहता है तो रोमंथिका में अफरा रहने के बावजूद जठरागम नहीं खुलता है। डकार उस समय होता है जब पशु छाती के बल बैठा रहता है या खड़ा होता है। केवल परिश्रवण (Auscultation) द्वारा रोमंथिका का प्रारंभिक संकुचन सहकारी संकुचन से पृथक पहचान नहीं कर सकते हैं। यह तभी संभव है जब उस समय होने वाला डकार (Belch) सुनाई पड़ता है।

रोमंथन या जुगाली चक्र

खाना खाने के 30 से 90 मिनट के बाद ही रोमंथन शुरू होता है। यह एक बार में 10 से 60 मिनट तक चलता है और करीब सात घंटे तक जुगाली या रोमंथन (Rumination) एक दिन में होते रहता है। रोमंथन में (i) प्रत्यावहन (Regurgitation) (ii) चबान या चर्वण (iii) लालास्राव से मिलावट और (iv) निगलना होता है। रोमंथन के लिये रेटीकुलम के अतिरिक्त संकुचन की आवश्यकता नहीं होती है क्योंकि रेटीकुलम को स्थिर कर देने या निकाल देने से भी रोमंथन बंद नहीं होता ह। रोमंथन रोमंथिका के अतिरिक्त संकुचन पर ही निर्भर करता है। यह संकुचन रोमंथिका के सामान्य संकुचनों के बीच होता है। ये विशेष संकुचन के समय जठरागम पर तरल भरा रहता है। ऐक्षिक गति (Voluntary movement) द्वारा कंठ द्वार (Glottis) को बंद करके पशु अंर्तश्वसन (Inspiratory) प्रयास करता है जिससे छाती में ऋण दाब बढ़ जाता है और उसी समय रेटीकुलम का तरल छहलाते हुये खाद्य (Ingesta) पदार्थ को ग्रसनी तक पहुँचाता है।

प्रत्यावहन में कमी का कारण : रेटीकुलम रोमंथिका की गति में ह्रास, केन्द्रीय तंत्रिका प्रणाली का अवसाद (Depression), पीड़ा या उत्तेजना दोनों, आहार में ज्यादा दाना और कम रूक्षांश, एवं रेटीकुलम की क्षति है। (देखें चित्र – 10.2).

ग्रास–नली का नाली बंद (Oesophageal groove closure)

एवोमेजम के व्रण की चिकित्सा के लिये इस नाली को बंद किया जाता है। इसे बंद करने के लिये सोडियम बाई कार्बोनेट घोल 10 प्रतिशत 100 से 250 मि॰ली॰

पिलाने पर 93 प्रतिशत गाय–भैंस में ग्रास नली का नाली बंद हो जाती है और इसके बाद पशु को! मैगनेशियम हाइड्रोक्साइड, केवलीन और पेकटीन का घोल पिलाते हैं।

पाचन संस्थान की जाँच के बारे में मोटामोटी अध्याय 5 में बताया गया है।

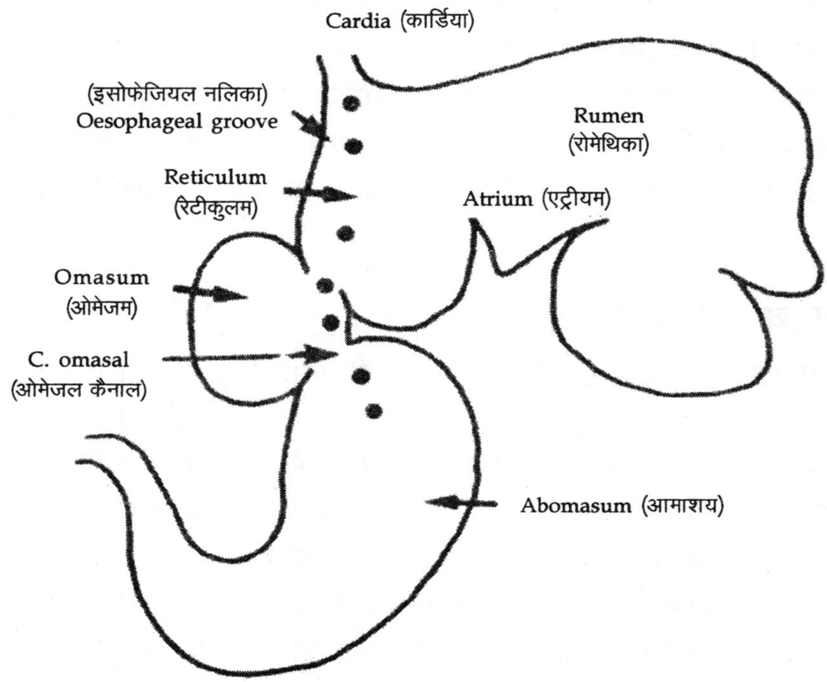

चित्र – 10.2

गोबर या मल की मोटा–मोटी (Gross) जाँच

गोबर का दिखावट (Appearance) केवल पाचन नली की बीमारी का सूचक नही, बल्कि शरीर की अन्य बीमारियों के निदान में भी इससे मदद मिलती है।

मात्रा

जुगाली करने वाले पशु को खाये पदार्थ को पाचन के बाद निकालने में 1.5 से 4 दिन लगाता है। प्रौढ़ पशु 1.5 से 2 दिन में मल निकालता है। गोबर की मात्रा प्रौढ़ पशु में 30–50 किलोग्राम एक दिन में होता है। मल की मात्रा कम मात्रा में खाने एवं कम जल पीने से होता है। डायरिया में मल बार–बार होता है और मल में जल की

मात्रा ज्यादा रहती है। पाचन नली में अवरोध के कारण मल की मात्रा में कमी रहती है और रोमंथिका तथा रेटीकुलम की गति कम जाने से भी होती है। पर्युदर्या शोथ (Peritonitis) के कारण लकवा वाला आँत्रावरोध (Paralytic ileus) होता है। मल अवरोध के कारणों को नीचे दिखाया गया है।

मल अवरोध

मल का रंग

घास खाने पर ओलीभ हरा, सूखा घास से गोबर ज्यादा भूरा, ज्यादा अनाज खाने से ज्यादा भूरा या धूसर रंग का गोबर होता है। अगर पाचन नली में मल ज्यादा देर तक रूका रह जाता है उसका रंग काला रंग का होता है। श्लेष्मा मिला रहने पर गोबर गोलाकार और काला भूरा रहता है ओर देखने पर चमकता है। डायरिया में गोबर उदास तथा रक्तलायी रक्तहीनता (Hemolytic anaemia) में गोबर काला ओलीभ हरा तथा अवरोधी पीलिया में गोबर का रंग मिट्टी की भांति होता है। छोटी आँत में रक्त स्राव होने पर गोबर या मल का रंग कोयले की भांति काला होता है और इसकी जाँच के लिये अप्रत्यक्ष रूधिर (Occult blood) जाँच करना पड़ता है।

गंध

गोबर या मल में दुर्गंध खाद्य पदार्थ के सड़ने से होता है। अनुकूलता (Consistency) : दूध पीने वाले बछड़े का मल हल्का गीला, जबकि सामान्य गाय–भैंस का गोबर थोड़ा गीला और निर्जलीकरण में गोबर कड़ा हो जाता है। लसलसा गोबर एवोमेजम के बाँयी ओर हट जाने पर होता है। गोबर की ऐसी स्थिति Vagus indigestion और Peritonitis में भी होती है।

श्लेष्मा भरा गोबर रहना पारालयटीक इलीयस का लक्षण है। आँत्रशोथ में भी गोबर में श्लेष्मा भरा रहता है। फाईब्रीनस आँत्रशोथ (Fibrinous enteritis) में आँत की नली के जैसा गोबर का कास्ट (Intestinal fibrinous cast) रहता है।

अपच (Indigestion)

साधारण अपच उस अवस्था को कहा जाता है, जब न तो ज्यादा गैस का पैदा होना (स्वतंत्र या झाग) और न ही कार्बोहाइड्रेट का ठसाठस भरा होना है, फिर भी अपच अवश्य रहता है। ऐसी अवस्था में खाने में अरूचि, क्षुधाहीनता, रोमंथिका की अतानता, कभी–कभी दस्त एवं कब्ज भी रहता है।

कारण

- निकृष्ट रूक्षांश जो अपचनीय होता है के खाने से यथा पका ज्वार
- आहार में प्रोटिन एवं यूरिया की अधिक मात्रा
- कीचड़दार, ज्यादा गर्म या पाला ग्रस्त आहार
- जब जानवरों को अत्यधिक दाना या अनाज खिला देते हैं, साथ ही पीने के पानी की कमी रहती है, अपच होता है।
- पशुओं को बिना विराम दिये प्रति दिन कार्य लेते रहना मसलन हल जोतते रहना, गाड़ी खींचते रहना या घोड़े को टमटम में लगातार चलाते रहना।

लक्षण

- दुग्ध उत्पादन में कमी के साथ अल्प क्षुधा और क्षुधाहीनता
- थोड़ी सुस्ती
- जुगाली प्रक्रिया में कमी या कभी नहीं जुगाली करना
- ज्यादा हालातों में अपच 8 घंटों में ही स्वतः सामान्य हो जाता है, लेकिन ठीक नहीं होने पर उपचार की आवश्यकता होती है।

उपचार

- स्वतः चंगा होने वाले पशु का सूखा घास खाने के लिये दें।
- रोमंथिका में गति प्रदान करने वाली औषधि : गाय–भैंस के लिय नक्स भौमिका चूर्ण – 4 ग्रा॰, अदरक चूर्ण – 15 ग्रा॰, टारटर इमेटीक – 2 ग्रा॰ इसे एक खुराक बनायें, इस प्रकार दो खुाक प्रतिदिन एक खुराक दो दिनों तक
- अगर पशु गाभिन नहीं है तो रूमेन तास, रूमेनटोन, बोभीरम – 2 गोली प्रतिदिन दो तीन दिनों तक
- अगर अपच हरा चारा खाने से हुआ हो तो सिरका (Vinegar) एक बोतल प्रतिदिन दो बार पिलायें।
- अगर आहार में अनाज ज्यादा हो तो मैग कार्व – 200 ग्रा॰, खाने का सोडा – 30 ग्रा॰, जल – 30 मि॰ली॰ प्रतिदिन दो बार दो दिनों तक खिलायें।

- मैगसल्फ या जुलाब का नमक – 180 ग्रा॰, खाने का नमक – 180 ग्रा॰, अदरख चूर्ण – 15 ग्रा॰, छोबा – 300 ग्रा॰, जल – 1 लीटर एक ही बार में पिलायें।
- विटामीन बी कम्पलेक्स की सूई भी प्रतिदिन एक बार तीन–चार दिनों तक दें।

बछड़ों में अपच (Indigestion in Calves)

एक से डेढ़ महीनों के बछड़ों में कभी पुनरावर्त्ती अफरा (Recurrent tympany) देखा गया है। ऐसे बछड़े ऐश्वर्यहीन एवं दुबले रहते हैं। उनका मल मिट्टी के रंग (Clay coloured) का रहता है।

ग्रासनली की नाली का अपर्याप्त बंद रहना रोग का कारण है। दुग्ध एवोमेजम अर्थात् वास्तविक आमाशय में न जाकर सीधे रोमंथिका में जाता है, जहाँ दूध से लैक्टीक अम्ल बनता है।

बछड़ें की नाड़ी, साँस और तापमान तो सामान्य रहता है, लेकिन बाँयी ओर के उदर का वितान (Distension) अधिक रहता है। मुड़ी हुई नलिका के द्वारा रोमंथिका से खट्टापन लिये भूरे रंग का तरल पदार्थ अधिक मात्रा में निकाला जा सकता है।

रोग ग्रस्त बछड़े दुबले अवश्य दीखते है, लेकिन वे दूध पीते रहते हैं। अगर उन्हें घास या दाना दिया जाता है तो वे शीघ्र चंगा हो जाते हैं। इन बछड़ों को बनाया गया दूध (Milk replacer) नहीं देना चाहिये, बल्कि उन्हें माँ का दूध पीने देते रहना चाहिये।

ठसाठस रोमंथिका या अम्लीय अपच (Impaction of the rumen)

अधिक उफान वाला कार्बोहाइड्रेट खाने से क्षुधा–हीनता, शक्ति हीनता श्लेष्मायुक्त नाकों से स्राव, बाँयी ओर के उदर का विस्तार, रोमंथिका की अतानता (Atony), निर्जलीकरण के लक्षण, कमजोरी, चलने में लड़खड़ाहट और अंत में पशु की धराशयी स्थिति मुख्य लक्षण हैं। इस रोग में कभी सख्त गोबर, लेकिन कभी मीठे गंध के साथ डायरिया भी होता है।

कारण

- पशुधन खाने में लालची होता है और मौका मिलने पर चावल, गेहूँ, सुगर बीट (चुकन्दर), आलू या खेतों में लगे पक्का धान जल्दी जल्दी ठसाठस खा लेता है।

- गेहूँ का पीसा हुआ आटा और भात अन्य अनाज से ज्यादा अम्ल पैदा करता है।
- देखा गया है कि रसोई घर का बचा चावल, पुलाव, ब्रियानी और बासी रोटी पशुओं को खाने के लिय दे दिया जाता है।

रोग जनन

उफानने योग्य (Fermentable) कार्बोहाइड्रेट खाने के बाद स्ट्रप्टोकोकस बोभीस (Str. bovis) जो कार्बोहाइड्रेट से अम्ल पैदा करता है की वृद्धि होती है, जिससे क्षुधा–हीनता होती है। फलस्वरूप रोमंथिका का पी॰एच॰ 5 या और नीचे आ जाता है। साथ ही रोमंथिका का ओसमोलरीटी (Osmolarity) करीब 200 से 400 m Osm/L हो जाती है, जिसके कारण शरीर का पानी रोमंथिका में जमा हो जाता है। इस प्रकार शरीर का निर्जलीकरण होता है। रोमंथिका में बने अम्ल (एसीड लैक्टीक) कुछ तो पक्वाशय में नीचे जाता है, लेकिन अधिक भाग शरीर में प्रवेश करता है। यही अम्ल चयापचयी अम्ल रक्तता (Metabolic acidosis) पैदा करता है। अम्लरक्तता के कारण रक्त में बाई कार्बोनेट (HCO_3^-) का ह्रास होता है। रक्तचाप भी नीचे गिर जाता है। इस कारण परिसरीय (Peripheral) द्रव निवेशन (Perfusion) में कमी आती है। कोशिकाओं में श्वसन प्रक्रिया की कमी के कारण अम्लरक्तता और बढ़ जाता है। रोमंथिका में लैक्टीक एसीड की मात्रा बढ़ जाने के कारण रसायनिक रूमेनाइटीस होता है। इसके कारण आविशरक्तता (Toxaemia) एवं परिगलन (Necrosis) भी होता है।

नैदानिक लक्षण

- भात और महिन पिसा हुआ आटा खाने से रोग तीव्र होता है।
- बाँयी ओर के उदर का वितान (Distension) बढ़ते जाता है। उदर शूल के कारण पशु पिछले पैरों से पेट पर लात चलाता है।
- रोमंथिका की गति घट जाती है, जिसे परिश्रवण से सुना जा सकता है।
- तीक्ष्ण रूप से बीमार पशु एक से दो दिनों में धराशायी (Recumbent) हो जाता है।
- अजा व अवि में दाँतों का खटखटाना ज्यादा होता है।

- एक आदर्श (Typical) रोग में शक्तिहीनता, निर्जलीकरण, सुस्ती कमजोरी, उदर का असामान्य वितान तथा प्रवाहिका भी होता है।
- तापमान सामान्य से कम, श्वास हल्का किन्तु तेज और कुछ रोगियों में खट्टा गंध के साथ प्रवाहिका।
- तीव्र रूप से ग्रसित पशु की चाल मतवालेपन का रहता है और आँख की रोशनी गुम हो जाती है।

उपचार

- उपचार का मुख्य उद्देश्य है : रोमंथिका एवं दैहिक अम्लमयता (Systemic acidosis) कम करना, तरल एवं इलेक्ट्रोलाइटस की क्षति पूर्त्ति करना रक्त संचारण मात्रा (Circulatory blood volume) और रोमंथिका की गति को पुनः वापस लाना।
- दो तरह की रोगी देखने को मिलतीं हैं : एक प्रकार की जब पशु भंडार में अनाज या दाना खाते, खेतों में कच्चे धान खाते, नाद में भात या पुलाव या ब्रियानी खाते पाये जाते हैं और दूसरे प्रकार के रोगी जो पूर्व में ही इन वस्तुओं को खा चुके है और जिन्हें उपचार के लिये डॉक्टर को बुलाया जाता है।
- पहले तरह के रोगियों के लिये निम्नांकित प्रबंध करना चाहिये : 12 से 24 घंटे तक पानी पीने न दें, सूखा मुलायम चारा खाने दें, प्रत्येक आधे घंटे पर व्यायाम अवश्य करायें अथवा उन्हें टहलायें, भूख लगने की दवाओं में से किसी एक को दें जैसे काटोन, एमबीयोन, एच॰बी॰ स्ट्राँग, कैडफीड की गोलियाँ, स्टीनॉट की गोलियाँ खुराक के अनुसार दें। जुगाली करने वाले पशु, जिसने अनाज का आविषालु (Toxic) खाना खाया है, उसे 6–8 घंटा में शक्तिहीनता एवं क्षुधाहीनता होती है।
- दूसरे प्रकार के रूग्न पशु को नीचे लिखे उपचार करें : जिनमें अनाज खाने की पूरी जानकारी, वैसे पशु पानी पीकर पेट अर्थात् रोमंथिका को डफ लेते हैं, जिससे रोमंथिका का वितान अत्यधिक बढ़ जाता है और पशु की मौत शीघ्र होती है।
- जो रोगी जिन्दा रहे उसे उपर लिखे जड़ी–बूटी की दवा दें।

- सोडियम बाई कार्बोनेट का हाइपरटॉनिक घोल (5%) 10 मि॰ली॰ प्रति किशभा IV आधा धंटा में अवश्य चढ़ायें। इसके बाद इसी का नार्मल घोल (1.3%) 150 मि॰ली॰ प्रति किशभा 6–12 घंटे में IV चढ़ायें।
- पशु जिनमें तरल चिकित्सा से असर होता है, एक घंटा में मांसपेशियों में ताकत आती है और पेशाब भी जारी होता है।
- क्षारीय औषधियाँ : जैसे मैगनेशियम हाइड्रोक्साइड 400 ग्रा॰ 8 लीटर जल में घोल कर पंप से रूमेन (रोमंथिका) में डालें।
- इसके अलावे एन्टीहिस्टामिनिक, स्टीनौट फिनरगन आदि दें।
- कैलशियम बोरोग्लूकोनेट या माइफेक्स IV धीरे धीरे चढ़ाये।
- मुख से टेटरासाइकलिन की टिकिया भी दे सकते हैं। ऐसे रोगियों को दिन में कई बार देख–रेख (Monitoring) करना चाहिये।

बचाव

- मिश्रित आहार ही अच्छा है, आहार में 50–60 प्रतिशत रूक्ष अंश व 40–50 प्रतिशत अनाज होना चाहिये। विटामिन एवं धातु लवण का समावेश कल्याणकारी है।

अफरा अथवा क्षारीय अपच (Bloat or Alkaline Indigestion)

उफानी (Fermentable) गैस से रूमेन और रेटीकुलम का असामान्य वितान या विस्तार को अफरा कहते हैं। इनमें गैस या तो झाग में फंसे होते हैं या झाग से अलग। अफरा में में बाँयी ओर के उदर का विस्तार, अत्यधिक बेचैनी एवं श्वसन में तकलीफ के साथ जिह्वा मुख से बाहर लटकता है।

कारण

प्राथमिक रूमीनल टीम्पैनी को झाग वाला अफरा (Frothy bloat) कहते हैं। रोमंथिका में जब, दृढ़, झाग के उत्पादन के समय उफान वाले गैस फंस जाते हैं, झाग वाला अफरा (Frothy bloat) होता है।

झाग अफरा दो प्रकार के होते हैं : चारागाह अफरा (Pasture or leguminous bloat) और अनाज वाला अफरा (Feed lot or grain bloat)

चारागाह अफरा (Pasture bloat) में दलहनी चारा के प्रोटिन से झाग उत्पन्न होता है। हरा चरा में लुसर्न, बरसीम, अल्फालफा, सोयाबिनए खेसाड़ी मटर आदि हैं। कच्चा (Immature), रसभरा (Succulent) चारा ज्यादा झाग पैदा करता है। झाग बनना ही इस अफरे का मूल कारण है।

अनाज वाला अफरा (Feed lot bloat)

ज्यादा पीसा हुआ दाना अर्थात आटा के सदृश्य खिलाने से झाग शीध्र बनता है। इस प्रकार के झाग में लिसलिसी पदार्थ (Slime producing material) बनता है, जो झाग बनाता है। महीन पीसा (Finely ground) दाना मोटा पीसा दाना के वनिस्पत अधिक झाग बनाता है। आहार में कम रेशेदार पदार्थ और ज्यादा जल रहने से लार (Saliva) का उत्पादन कम होता है। अतः यह भी झाग बनाता है।

द्वितीयक अफरा (Secondary Ruminal Tympany)

इस प्रकार का अफरा ग्रास नली में रूकावट, ट्यूमर टी॰बी॰ में लसिका ग्रंथि के बढ़ने आदि से होता है। एनाफाइलैक्सीस (Anaphylaxis) से भी अफरा होता है।

दीर्घकालीन अफरा

इस प्रकार का अफरा उन पशुओं में अधिक होता है, जो सड़क किनारे पॉलीथीन के वैग खाते है। इन वैगों में सब्जी, चावल या खाद्य पदार्थ आदि रहता है जिन्हें ये गायें खा लेती हैं। बार–बार होने वाले अफरा (Recurrent Tympany) का यही मुख्य कारण है।

लक्षण

चारागाह अफरा एवं अनाज वाला अफरा

- पशुधन में अफरा से उनकी मृत्यु अधिक होती है।
- अनाज से उत्पन्न होने वाले अफरा में पशुधन की मश्त्यु रात में हो जाती है ओर किसान को उसका भनक नहीं लगता है।
- चारागाह वाला अफरा हरा चारा मसलन बरसीम, अल्फा खेसारी आदि खाने से शीघ्र पेट फूलता है।

- पेट में गैस बनने के कारण बायी ओर के उपर उदर फैला दीख पड़ता है।
- तकलीफ रहने पर पशु पेट में लात मारता है और गुर्राता भी है। जुगाली नहीं होता है। पशु बार–बार पाखाना और पेशाब करता है।
- कष्टदायक स्वाँस के कारण पशु जिह्वा बाहर निकाल कर एवं मुँह खोलकर तेज स्वाँस लेता है। श्वसन की गति 60 प्रति मिनट तक होती है।
- जोर से पेट फूलने पर दोनों ओर उदर फैला रहता है और तकलीफ काफी रहती है।
- परिश्रवण करने पर रोमंथिका सिकुड़न (Contraction) बढ़ जाता है और बाद में इसकी गति लुप्त हो जाती है।
- परिताड़न करने पर टिम्पनाइटिक ध्वनि बाँयी ओर सुनाई पड़ती है।
- परिस्पर्शन पर त्वचा शीघ्र अपने जगह पर आ जाता है और अंगुली से दाबने पर गढ़ा (Pit) नहीं बनता है।
- डकार नहीं हो पाता है।
- पशुधन की मृत्यु 4–5 घंटे में होती है।
- झाग रहने के कारण ट्रोकर (Trocar) लगाने पर कम मात्रा में ही गैस निकलता है यद्यपि कि पेट में गैस भरा रहता है।

उपचार

- जब साँस की गति अति तीव्र हो और पशु मुँह खोलकर साँस ले रहा हो तो बाँयी कोंख पर ट्रोकर लगाकर गैस निकालें। अगर ट्रोकर नहीं हो तो तेज चाकू से बाँयी कोंख के उपर से रोमंथिका तक छेद करें जिसमें कि गैस शीघ्र निकल सके। इसी मार्ग से बादाम तेल या तीसी तेल 500 मि॰ली॰ और तारपीन तेल 30 मि॰ली॰ सीधे रोमंथिका में डालें। बादाम तेल तारपीन तेल के साथ मुँह से बोतल में रख कर सावधानी पूर्वक पिलाने से भी लाभ मिलता है।
- ब्लोटोसील (डाइमेथीकोन इमलसन) 100 मि॰ली॰ बड़े पशु को और 50 मि॰ली॰ अवि एवं अजा को पिलायें। टाइरेल (नेचुरल रेमीडी) की औषधि भी अच्छा असर करता है। ब्लोटीनेकस 100 मि॰ली॰ भी अच्छा है। किसी एक दवा को ही दें।

- एक बड़े पशु के लिये टींक्चर एसाफोटीडा–30 मि०ली०, तारपीन तेल–30 मि०ली०, बादाम या तीसी तेल–600 मि०ली० एक बार में बोतल से पिलाये। अगर आवश्यकता हो तो इसे दूसरे दिन भी दे सकते हैं।

अभिघातज परिहृदशोथ अथवा धातु वस्तु रोग (Traumatic Pericarditis or Hardware Disease)

पशु जब अनजाने में घास चरने या खाते समय वाह्य वस्तु यथा तार, सूई आदि निगल जाता है तो वह वस्तु रोमंथिका के सभी भागों में घुमते हुए रेटीकुलम में आ जाता है। फिर रेटीकुलम से एक नुकीला वाह्य वस्तु हृदावरण को वेध कर परिहृद शोथ (Pericarditis) करता है। फलस्वरूप आविश रक्तता, रक्तताधिक्थज हृदपात, तीव्र हृदय गति, ज्वर, जुगुलर नाड़ी, जलवक्ष (Hydrothorax) एवं जलोदर उत्पन्न होता है।

कारण

आहार के साथ निगला हुआ धातु का नुकीला या अन्य वस्तु रोमंथिका होते हुए रेटीकुलम में फंस जाता है और ज्यादातर प्रसव अथवा कुथने की अन्य स्थितियों में रेटीकुलम एवं मध्यच्छद (Diaphragm) को छेदते हुये हृदयावरण को वेधता है। देखा गया है कि करीब 8 प्रतिशत अभिघातज रेटीकुलम शोथ से अभिघातज परिहृदयशोथ होता है।

रोगजनन

रेटीकुलम से हृदयावरण में संक्रमण जाता है, फलस्वरूप हृदयावरण में अति रक्तता होती है, जिसके कारण हृदय क्षेत्र (Cardiac area) पर परिश्रवण करने से घर्षण (Friction) की ध्वनि सुनाई देती है। अतिरक्तता और हृदय के आवरण में रोटी के साथ मक्खन लगने की स्थिति हो जाती है। पशु शक्तिहीन हो जाता है ओर उसकी मृत्यु हो जाती है। अगर ऐसा नहीं होता है, तो हृदयावरण में जमा तरल हृदय पर दबाव डालता है जिसके कारण रक्ताधिकयज हृदयपात (Congestive heart failure) के सभी लक्षण दीख पड़ते हैं। ब्रीस्केट शोफ (Brisket oedema) और जुगुलर पल्स 2–3 दिनों में दिखाई पड़ता है।

नैदानिक लक्षण

- रूग्न गायें स्वाभाविक रूप से लेटी हुई स्थिति में रहती हैं अथवा खड़ा रहने पर बैठने में कठिनाई होती है।
- शक्तिहीनता, क्षुधाहीनता व शरीर भार में क्षति होती है।
- पशु पीठ को उपर उठाकर और केहुनियाँ बाहर की ओर निकाल कर खड़ी होती है।
- प्रवाहिका या थोड़ा गोबर, दाँतों का खटखटाना, लालास्राव और नासिकाओं से स्राव निकलता है।
- साँस हल्का (shallow) 40–50 प्र॰मि॰ गुर्राहट के साथ
- जुगुलर नाड़ी और ब्रिस्फेट शोफ का दिखाई देना
- आँखों की झिल्लियाँ में शोफ
- ज्वर 104 से 106 डिग्री फारेनहाइट
- स्कंध (Witheres) को दबाने से दर्द भरी गुर्राहट की आवाज
- Bomboo test करने पर पशु जीभ बाहर निकालकर बेचैन हो जाता है।
- हृदय की ध्वनियाँ परिश्रवण करने पर लुप्त रहती हैं।
- ज्यादा रोगी 1 से 2 सप्ताह में गुजर जाते हैं।

नैदानिक विकृति

- श्वेत रक्त कणों की संख्या 16 से 30 हजार प्रति क्यूबीक मिमी के साथ न्यूट्रोफिलिया का प्रतिशत बहुत बढ़ जाता है।
- चुम्बकीय पदार्थ के होने का अनुमान दिक्सूचक यंत्र से लगाया जा सकता है।
- इन्डोकारडाइटीस में गर्भाशय या थन में सपूय (Suppurative) प्रक्रियायें होती है, लेकिन इस रोग में लक्षण और हृदय के परिश्रवण से ही रोग की जानकारी हो जाती है।

उपचार

- पशु को घूमने–टहलने नहीं देना चाहिये, इसके आगे वाले पैरों को पिछले पैरों की अपेक्षा उँचा पर रखने का प्रबंध करें, अर्थात् जमीन को ढालुवाँ बना दें।

- प्रति जीवाणु (Antibacterial) द्वारा लम्बी चिकित्सा लाभदायक होती है।
- इसी समय केले के साथ मैगनेट का टुकड़ा खिलाने से अधिक लाभ देखने को मिला है और लेखक ने इस प्रकार कई गायों की जान बचाया है।
- कोट्राइमोक्साजोल मुख से प्रति दिन दो बार 3 दिनों तक दें।

बचाव

- रोग से बचाव वास्ते, जिन गायों को लोहों के कारखाना के पास या शहर में रखा जाता है, उनके बाँयें कोंख में सर्जरी कर चुम्बक रोमंथिका में डाल देना चाहिये। ऐसा करने से सभी लोहे के वस्तु जिसे पशु अनजाने में निगल जाते है, वे सभी चुम्बक में जाकर चिपक जायेगें और पशु को न तो अपच होगा और न ही अभिघातज परिहृद शोथ ही।
- सूखा/हरा चारा को साफ कर तथा झाड़ कर दिया करें।

—•—

अध्याय 11

यकृत व्याधियाँ
(Diseases of the Liver)

पशुधन में यकृत की भौतिक जाँच कठिन है। फैट काउ सिनड्रोम (Fat cow syndrome) के अलावे इनमें प्राथमिक यकृत रोग नहीं के बराबर होता है, जबकि छोटे पशुओं में इसके रोगों की बहुतायत है। यकृत बहुत बड़ा कार्य का भंडार है। यकृत पेरेंकाइमा का तीन–चौथाई हिस्सा नष्ट होने पर ही इसके कार्य की क्षति का लक्षण दीख पड़ता है। यकृत रोगों के निम्नांकित चिन्ह हैं : (i) पीलिया (ii) शरीर भार की कमी व दुर्बलता (iii) कब्जियत और डायरिया भी (iv) मस्तिष्क विकृति (v) प्रकाश सुग्राहीकरण (vi) रक्त स्रावी प्रवृति (vii) शूल (viii) वमन और (ix) मल में वसा का अंश ज्यादा रहना।

पीलिया (Jaundice)

यह स्वयं में एक बीमारी नहीं है बल्कि कई वैसी बीमारियों जिसमें लीवर बीमार हो जाता है का लक्षण है। रक्त में बिलीरूबीन की अधिकता से त्वचा एवं तंत्रिका–झिल्ली पीलापन रंग लिये दीखना पीलिया की पहचान है।

गुप्त पीलिया क्या है? (What is latent jaundice)

सामान्यतः बिलीरूबीन का स्तर रक्त में 0.3 से 1.0 मि॰ग्रा॰ प्रति 100 मि॰ली॰ होता है, लेकिन जब इसका स्तर 2.5 मि॰ग्रा॰ प्रति 100 मि॰ली॰ पार कर जाता है तो

पीलिया दीख पड़ता है। पीलिया गुप्त रहता है अथवा लक्षण से स्पष्ट नहीं होता, जब बिलीरूबीन का स्तर 1 से 2.5 मि॰ग्रा॰ प्रति 100 मि॰ली॰ रहता है, केवल सिरम विश्लेषण से ही ज्ञात होता है कि पीलिया है। ऐसा मनुष्य में देखा गया है।

कुत्ता में सामान्य बिलीरूबीन स्तर 1.0 से 10.0 मि॰ग्रा॰ और अश्व में 0.2 से 6.0 मि॰ग्रा॰ प्रति 100 मि॰ली॰ रक्त है।

पीलिया जाँच करने का स्थान

पीलिया दिन की रोशनी में ही देखना चाहिये और वह भी खुले खिड़की की ओर। उपर के आँख के पलक को उपर की ओर उठाकर श्वेत पटल (sclera) को देखें। जीभ के भीतरी सतह और कोमल तालु (soft palate) को भी देखा जाता है। श्वेत पटल में लचीला तंतु की बहुलता है और बिलीरूबीन को लचीला तंतु से संबंध (Affinity) है, साथ ही श्वेत पटल से श्वेत पृष्ठ भूमि भी बनता है। इसके अलावे जांघो के भीतरी भाग, योनि/मलद्वार का नीचला भाग अथवा इनके श्लेष्मा झिल्ली में रंग परिवर्त्तन देखा जा सकता है।

पीलिया की नैदानिक वर्गीकरण

- रक्तलायी (Haemolytic) (ii) यकृत कोशिकीय (hepatocellular) और (iii) अवरोधी (Obstructive)। यकृत कोशिकीय पीलिया को पुनः अंतः यकृतीय और वाह्य यकृतीय में बाँटते हैं। रक्तलायी पीलिया को यकृत पूर्व (Pre hepatic) भी कहते है।
- रक्त में प्रोटोजोआ से संक्रमण जैसे बवेसीया एवं एनाप्लाज्मा द्यारा आम रूप से होता है।
- जीवाणु संक्रमण जैसे लेपटोस्पाइरा एवं बेसीलरी हेमोग्लोबिल्युरीया/थायलेरएसीस
- विषाणु संक्रमण से अश्व में रक्तहीनता
- पोस्ट पारटयुरियेंट हेमोग्लोबिन्यूरिया
- ब्रेकनफर्न विष
- जीर्ण ताम्र विष
- परोपजीवी जैसे लिवर फ्लूक, एम्फिस्टोम्स का संक्रमण

- रक्तलायी पीलिया के लक्षण : पेशाब का अन्तिम वाला भाग सामान्य रंग का होता है लेकिन इसे रखने पर कुछ देर के बाद गहरा पीला हो जाता है क्योंकि यूरोबीलीनोजन यूरोबीलीन में परिणत हो जाता है। बवेसीया में पेशाब का रंग लाल रहता है।
- मल का रंग ज्यादा पीला रहता है।
- पीलिया अक्सरहाँ मध्यम रहता है और आँख के झिल्ली का रंग नीम्बू के जैसा पीला हो जाता है।
- रक्तहीनता भी रहती है।

यकृत कोशकीय पीलिया के कारण

- विषला (Toxic) आर्सेनिक, फॉस्फोरस और सेलेनियम रसायनिक – सीटीसी, हेक्साक्लोरोथेन, कपास के बीज का गौसीपॉल, कोलतार से क्रीसोल, क्लोरोफार्म, विषैला पौधा – सेनेसीओ, क्रोटोलारिया, टेलीओट्रोपीयम, स्पोरोडेसमीयम कवक, अलसाइड और कलोम।
- संक्रमण – अश्व में एनीमिया, सालमोनेलोसीस, लेपरोस्पाइरासीस
- पारजैविक – लीवर फ्लूक और एसकेरीस का लार्वा
- पोषक – मेथीयोनीन और सिस्टीन की न्यूनता

लक्षण

पेशाब का पीला रंग, मल भी पीला, क्षुधाहीनता, मचली, उल्टी और ज्वर, यकृत का आकार बड़ा (Hepato megaly), पेशाब में युरोबीलीनोजन का स्तर ज्यादा

अवरोधी पीलिया का कारण

पीत नलियों का अवरोध, पत्थरी, टयूमर, गोलकृमि और लीमर फ्लूक से, सूकरों में एसकरीस लम्बरीकोइडस और अश्व में डाइक्रोसेलियम डेन्डीट्रीकम

अवरोधी पीलिया के लक्षण

- मल का रंग मिट्टी के रंग जैसा फीका (Pale)
- सिरम कन्जुगेटेड बिलिरूबीन बढ़ा हुआ

- पेशाब सरसों के तेल के जैसा पीला
- मल में फैट चर्बी वसापुरीष (Steatorrhoea), अर्थात् पाखाना में फेन का होना, ज्यादा मात्रा, फीका, गंध से भरा मुलायम और चिकनी (Greasy)
- पीलिया बहुत ज्यादा और श्वेत पटल हरा–पीला
- पित्ताशय इतना बड़ा हो जाता है कि उसे परिस्पर्शन (Palpate) कर सकते हैं, जो यह भी बताता है कि पीलिया अवरोधी है।

अन्तः यकृत पित्त रूकाव के कारण पीलिया (Jaundice due to intrahepatic cholestasis)

कारण

- रेशेदार तन्तु के कारण पित्त निकलने में भौतिक ठहराव
- छोटे–छोटे पित्त की नलियों का सिकुड़न
- अश्व, गाय–भैंस और मनुष्य में पित्त पत्थरी बनता है। वाह्य यकृत पित्त अवरोध सर्जरी से ही दुरूस्त किया जा सकता है।

वाह्य यकृतीय एवं अंतः यकृतीय पीलिया में अंतर

	वाह्य यकृतीय	अंतः यकृतीय
क. इतिहास		
उम्र	मध्य उम्र या बूढ़ा	जवान
बृद्धि	धीरे–धीरे	जोरों से
दर्द	सामान्य	ज्यादा
खुजलाहट	जोरों का	कभी–कभी
ख. जाँच		
तिल्ली बढ़ा हुआ	विरल	बढ़ा हुआ
यकृत बढ़ा हुआ	थोड़ा	विशेष रूप से नाजुक
पीत्ताशय	स्पर्शनीय	अस्पर्शनीय
जलोदर	नहीं	हो सकता है
तापमान	बढ़ा हुआ	बढ़ा हुआ
रक्तहीनता	हाँ	नहीं

प्रयोगशाला का जाँच		
श्वेत रक्त कण	बढ़ा हुआ या सामान्य	सामान्य या घटा हुआ
डीएलसी	न्यूट्रोफिल अधिक	लिम्फोसाइट कम
एएसटी/एएलटी	< 3 गुणा सामान्य	> 5 गुणा सामान्य
अल्कालीन फॉस्फेटेज	>3 गुणा सामान्य	< 3 गुणा सामान्य

कंजुगेटेड और अनकंजुगेटेड में अंतर

	अनकंजुगेटेड	**कंजुगेटेड**
जल में घुलनशीलता	0	+
वसा से संबंध	+	0
वृक्क से निष्कासन	0	+
वडेनवर्ग जाँच क्रिया	परोक्ष	सीधे

शोफ एवं दुर्बलता (Oedema & Emaciation)

यकृत शोध तथा सीरोसीस में अलबुमीन का निर्माण कम जाता है, जिससे रक्त में ओसमोटीक दबाव की कमी होती है। इसी कारण पशुओं में अव–अधोहनु शोफ होता है, इसे बोतल जॉ भी कहते हैं। प्रतिहारी परिसंचरण (Portal circulation) के अवरोध से, जो सीरोसीस में होता है, शोफ बहुत ज्यादा होता है। मनुष्य और कुत्ता में यह शोफ पेरीटोनियल कैभीटी में होता है।

प्रवाहिका, कब्ज एवं वमन (Diarrhoea, Constipation & Vomiting)

पाचन नली में सीरोसीस और पित्त की कमी के कारण कब्ज होता है। बाइल साल्ट दस्तावर होता है। सवेरे समय उल्टी जंभाई यकृत शोथ का विशिष्ट लक्षण है।

तंत्रीय लक्षण (Nervous sign)

- उत्तेजना (Excitment) आक्षेप (Convulsion), मांसपेशियों में कम्पन, सुस्ती, सिर को दीवार के सहारे रखना आदि

कारण

- विषैला पदार्थों का निरविषीकरण (Detoxification) नही होने से और एमोनिया का शरीर में जमा हाने से।

प्रकाश सुग्राहीकरण (Potosensitization) और खुजलाहट (Pruritis)

सामान्यतः क्लोरोफील का टूटा हुआ अंग फाइलोइरीथरीन पित्त से बाहर निकलता है। यकृत रोग में इसे नहीं होने के कारण प्रकाश सुग्राहीकरण एवं खुजलाहट होती है।

रक्तस्रावी प्रवृत्ति (Haemorrhagic diathesis)

रक्तस्रावी का समय बढ़ना प्रोथ्रोम्बीन के बनने में कमी के कारण होता है। ऐसी अवस्था यकृत रोग से ही संभव है।

उदर शूल (Abdominal pain)

यकृत के वितान (Distension) से यकृत आवरण पर तनाव पैदा होता है। जिसके कारण उदर शूल होता है।

यकृत रोग का निदान (Diagnosis of liver diseases)

केवल कुत्ता और बिल्ली में यकृत का परिस्पर्शन संभव है। अगर यकृत शोथ रहता है तो इस विधि से यकृत शोथ का पता हो सकता है।

दूसरी विधि बायोप्सी की है। इस विधि में यकृत का तंतु नीडल से निकाल जाँच किया जाता है।

यकृत रोगों की चिकित्सा के सिद्धांत (Principles of treatment of liver diseases)

- हानिकारक तत्वों का निराकरण करें।
- तीव्र यकृत अपर्याप्तता के खतरे के बचाव के लिये रक्त ग्लूकोज स्तर का सुधार करें। इस हेतु 10 प्रतिशत ग्लूकोज IV दें।

- गुआनीडीन मादकता (Intoxication) से बचाव वास्ते कैलशियम मुख से, IM और IV दें।
- एमीनो एसीड मिश्रण (Peptides), जिसमें मेथीओनीन और कोलीन हैं, मुख से दें।
- आहार में कार्बोहाइड्रेट, कैलशियम और सुपाच्य प्रोटीन अवश्य रहे।
- दीर्घकालिन यकृत फ्राइब्रोसीस में सीनुसोयडस (Sinusoids) पर दबाव हटाने के लिये वसा को हटाना आवश्यक है, उसके लिये लीपोट्रोपीक फैक्टर जैसे कोलीन की आवश्यकता है।
- यकृत से परजीवियों को हटाने के लिये कीड़ानाशक दवा तीन सप्ताह के अंतराल पर दो बार दें।

यकृत शोथ (Hepatitis)

कारण

आविषज पदार्थ

अकार्बनिक विष – कॉपर, फॉस्फोरस, आर्सेनिक

आर्गनिक विष – कार्बन टेटरा क्लोराइड, हेक्साक्लोरोथेन, गौसीपोल, क्रीसोल, क्लोभर अल्फाअल्फा जो जल से बर्बाद हो चुका है।

विषला पौधा

- फसल के बीच होने वाला खरपतवार खासकर सेनेसियो क्रोटालारिया (Senecio Crotolaria)
- पैनीकम इफुजम, लुपीनस, अलसाइक क्लोभर
- पेड़ और झाड़ी लैनटाना कामरा (Lantana camara) टरमीनालिया ओवलौंगाटा (Terminalia oblongata)
- कवक – असपरजीलस, पेनीसीलीनम रूवरम
- अन्य फार्म केमीकल्स – पाल्ट्री वेस्ट, कपास के बीज की खल्ली

संक्रामक यकृत शोथ

- रीफ्ट भैली वायरस
- वेसीलस पीली फौर्मिस अश्व के बच्चों में
- कलामायडिया (Chlamydia spp.)
- सिरम हेपाटाइटीस अश्वों में

पारजैविक

- फैसीओला जीगैनटीका, फैसीओला हेपाटिका, फैसीओला मैगना डाइक्रोसिलियम डेन्ट्रीटीकम, एसकैरीस, टोक्साप्लाजमा गोन्डाई, डाइक्रोफाइलेरिया इभाइटीस
- जीवाणु – लेप्टोस्पाइरा, सालमोनेला, लीस्टीट्रिया, फ्यूजीफौर्मिस नेक्रोफोरस
- पोषक तत्व – मेथीओनीन, कोलीन, रीबोफलेमीन और विटामिन ई की अल्पता।

नैदानिक लक्षण

- क्षुधा हीनता, दुर्बलता और कभी उत्तेजना
- मांसपेशियों की कमजोरी, पीलिया
- गोधन में वजन की कमी, सुस्ती, सिर को दीवार के सहारे रखना, ज्वर भी होता है।
- प्रकाश सुग्राहिता
- मल का रंग फीका, मिट्टी के रंग का, जलोदर, उदर शूल
- सूकरी में उल्टी

उपचार

- आराम अति आवश्यक है। आहार में गाय–भैंस के लिये कार्बोहाइड्रेट के रूप में मक्का के दाना को सिझा कर दोनों शाम तथा हरा चारा/कुक्कुर के लिये वसा रहित आहार और प्रोटिन के लिये अंडा।
- ग्लूकोज 10 प्रतिशत, IV 450 मि॰ली॰, IV प्रतिदिन तीन दिनों तक।

- अगर कब्ज रहे तो मैगसल्फ और सोडीसल्फ दें।
- प्रिडनीसोलोन का इन्जेक्शन प्रतिदिन एक बार, साथ में लीवर टॉनिक की सूइया प्रतिदिन एक बार, एक सप्ताह तक।
- विटामिन के साथ मेथीओनीन और कोलीन अवश्य रहे।
- कैलशियम ग्लूकोनेट बड़े जानवर के लिये 450 मि०ली० IV प्रतिदिन एक बार। कैलवोराल धीरे–धीरे IV दें। इसे तीन दिनों तक शिरा में चढ़ायें तो उत्तम है।

—•—

अध्याय 12

हृद–रक्तधर प्रणाली रोग
(Cardio-Vascular Diseases)

हृद–रक्तधर के दो अंग हैं : हृदय व रक्त वाहिकायें। ये दोनों अंग एक साथ या अलग–अलग रोग ग्रस्त होते हैं। दोनों प्रकार की परिसंचरण पात (Circulatory failure) संभव हैं : हृद पात और परिसंचरण पात।

हृद–रक्तधर प्रणाली की व्याधियों के प्रमुख लक्षण

- साँस फूलना (Breathlessness)
- छाती दर्द (Angina pectoris)
- धड़कन (Palpitation) इसमें परिश्रवण द्वारा हृदय में मर्मर (Murmur) और तरंग (Thrill) दोनों सुनाई देते हैं।
- खाँसी और बलगम (Cough and expectoration)
- रक्त का वमन (Haemoptysis) : खखार में रक्त आना।
- मूर्छा (Syncope), अचानक थोड़ी देर के लिये अचेत हो जाना।
- आक्षेप (Convulsion)
- श्रांति (Fatigue) : व्यायाम या टहलने में थकावट

- शोफ (Oedema)
- दृष्टि में बाधा (Visual disturbance)
- पाचन प्रणाली की गड़बड़ियाँ, यथा क्षुधाहीनता, मतली और वमन
- वृक्क लक्षण (Renal symptoms) यथा अमूत्रता (Oliguria)
- ज्वर (Fever)

हृदय एवं नाड़ी की भौतिक जाँच संबंधी विधियों की चर्चा चौथा अध्याय में किया गया है। परिश्रवण द्वारा हृदय की ध्वनियाँ (LUBB-DUPP, लब–डप) का सुनना और समझना अनुभव पर ही संभव हैं। व्याधि होने पर इन ध्वनियों में अंतर होता है और असामान्य हृद् ध्वनियाँ (Abnormal heart sounds) उत्पन्न होतीं हैं, जिनकी पहचान और समझ बार–बार परिश्रवण करने से ही होगी। स्टेथोस्कोप का प्रयोग पशु चिकित्सक को हमेशा करना चाहिये। अगर आप पशु चिकित्सक नहीं भी हैं; तो आला (Stethoscope) लेकर पशुओं के हृदय सामान्य और असामान्य अवस्था में देखने का प्रयास करते रहने से अनुभव होगा।

हृदय–ध्वनियों की तीव्रता में अंतर

1. **ध्वनि तीव्रता में कमी** : इस प्रकार की ध्वनि उन बीमारियों में सुनने को मिलती है जब शिरा से सामान्य से कम रक्त हृदय में वापस आता है या जब हृद–संकुचन (Contractility) की शक्ति कम रहती है यथा हृद–पात में, गाय–भैंस में अल्प कैलशियम रक्तता और परिसरीय परिसंचरण पात में।

2. **ध्वनि तीव्रता में बढ़त** : हृदय की ध्वनि में तीव्रता हृदय की अतिवृद्धि और चयापचयी रोग यथा, अल्प मैगनेशियम रक्तता में मिलता है। भय, व्यायम और उत्तेजना में भी यही स्थिति रहती है।

3. **हृदय ध्वनि का ढँकना (Muffling of the heart sound)** : हृदयावरण खोल (Pericardial sac) में ज्यादा तरल या रेशेदार तंतु जमा होने के फलस्वरूप हृदय–ध्वनियाँ परिश्रवण से सुनाई नहीं पड़ती हैं।

हृदय की गति (Heart rate) : हृदय की तीसरी या चौथी ध्वनि की उपस्थित या अनुपस्थिति हृदय की बढ़ती या घटती गति पर निर्भर करती है। अतः हृदय की तीसरी या चौथी ध्वनियाँ की तीव्रता में परिवर्त्तन को मोटी अतालता (Gross arrhythmia) के रूप में नहीं लेना चाहिये। हृदय की किसी एक ध्वनि की तीव्रता में परिवर्त्तन या पूर्ण अनुपस्थिति (Conduction disturbance) चालन मार्ग में गड़बड़ी के वजह से हो सकता है।

नाड़ी की जाँच : गति प्रेरक (Pacemaker) के स्थान बदलने से नाड़ी की गति में परिवर्त्तन होते रहता है। हृदय और नाड़ी की गति को एक साथ गिनती करने से नाड़ी न्यूनता (Pulse deficit) का पता ले सकते हैं। नाड़ी जाँच वास्ते सुगम धमनी अश्व एवं गाय–भैंस में कार्पस (Carpus) के पीछे अन्दर की ओर स्थित है।

1. **नाड़ी ताल (Pulse rhythm)** : जब लुप्त नाड़ी (Dropped pulse) और अतालता को देखते हैं, नाड़ी ताल को सावधानीपूर्वक देखना चाहिये। क्या हृदय की गति नियमित है या अनियमित को देखें, इसके लिये नाड़ी को कुछ देर तक अवश्य समझते रहें।
2. **नाड़ी विस्तार (Pulse amplitude)** : अतालता जो हृदय के फैलने के समय रक्त भरने (Diasolic filling) में परिवर्त्तन होता है, उसी के साथ नाड़ी विस्तार जुड़ा रहता है।

एलेक्ट्रोकार्डियोग्राफ (Electrocardiograph)

ECG एक मशीन है जिससे हृदय के प्रत्येक तरंग (Wave) यथा P, QRS & T, QRS की माप ग्राफ पर की जाती है। इसके लिये Direct Writing Electronic Electrocardiograph है जो Alternate current से चालित होता है। हृदय की विभिन्न बीमारी की जाँच हेतु इस अहम उपकरण का उपयोग इन दिनों हृदय रोग विशेषज्ञ करते हैं। पशुओं में भी इसका उपयोग प्रयोगशाला में किया जा रहा है। (देखें चित्र – 12.1).

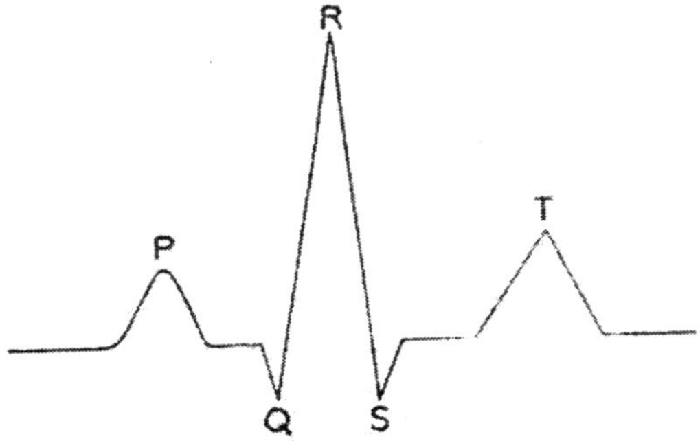

इलेक्ट्रोकार्डियो ग्राफ साइकिल

चित्र – 12.1

तीव्र हृद–पात (Acute Heart Failure)

तीव्र हृद–पात में एक–ब–एक चेतना शून्य, आक्षेप के बिना या साथ गिरना, श्लेष्मा का अचनाक पीला पड़ना, मृत्यु या पूर्ण चंगा होना विशेषता है।

कारण

- अलिंद या निलय या महाधमनी या श्वसन धमनी के व्रण के वजह से हृदय में रक्त भरने में विकार।
- अतालता क्षिप्रता (Tachy arrhythmia) मसलन (i) हृद–पेशी जो गोधन के खुर–मुँह रोग में (ii) पोषण अल्पता पेशीविकृति (Myopathy) जैसा कि कॉपर एवं सेलेनियम की कमी में, (iii) पौधा विषाक्तता जो फालेरिसीस (iv) स्पर्शधात (Electrocution) अथवा बिजली लगने आदि में होता है।
- हृद–मंदता (Bradycardia) या कैलसिय IV देने से। कुक्कुर में यह उतना टौक्सीक नहीं है जितना कि गाय–भैंस में।
- ज्यादा कार्य लेने से जब तीव्र एनाफाइल्कीस होता है।
- अश्व में संज्ञाहरण (Anasthesia) खासकर जब बार्बचुरेट दिया जाता है – हृदय एक–ब–एक बंद हो जाता है।

लक्षण

- सामान्यतः कष्ट श्वसन, लड़खड़ाहट चाल, गिरना और कुछ मिनटों में मौत या कभी चंगा भी होना।
- आक्षेप होता भी है और कभी नहीं, लेकिन मनुष्य या पशु गिर तो अवश्य जाता है।
- आँखों की श्लेष्मा की फीका पड़ जाती हैं।
- भौतिक जाँच का समय नहीं मिलता है और अक्सरहाँ चिकित्सक आने के पूर्व पशु की मौत होती है।

विभेदी निदान

सर्प दंश या ऐन्थ्रक्स होने की बात को समझना चाहिये। सर्प दंश में पुतली का फैलाव (Dilatation) अवश्य होता है। ऐथ्रक्स से पशु मरने पर मुँह, नाक या मलद्वार

या योनि से रक्त निकलता है और मृत पशु का शरीर फूल जाता है एवं मृत पशु के शरीर में ऐंठन–अड़कन नहीं होता है, लेकिन अन्य रोग से मरने पर शरीर कड़ा हो जाता है।

उपचार

सीधे हृदय स्थान पर हाथों से दबाने और मालिश करने से लाभ मिल सकता है, दवा प्रयोग का समय नहीं मिलता है।

रक्ताधिक्यज हृद–पात (Congestive Heart Failure)

दाँयी ओर की हृद–पात में व्यापक शिरा रक्ताधिक्य (Congestion) और शोफ (Oedema) तथा बाँयी ओर की पात में श्वसन तकलीफ इस रोग की विशिष्टता है।

कारण

- **कपाटिकी (Valvular) रोग** : (i) अंतः हृद–शोथ (Endocarditis) से कपाटिको संकुचन (Stenosis) और अप्रर्याप्तता (Insufficiency) दोनों होतीं हैं। (ii) जन्मजात कपाटिकी दोष (Defects) (iii) कपाट या कपाट कौर्डि (Valve chordae) का विदार (Rupture) रहता है।
- **हृद–पेशी रोग (Myocardial disease)** : (i) जीवाणु, विषाणु या परजीवी जनित हृद–पेशी शोथ या अधःपतन (Degeneration) की संभावना।
- **हृदयावरण रोग (Pericardial disease)** : हृदयावरण शोथ ओर हृदय तीव्र संपीडन (Cardiac tamponade) की संभावना
- जन्मजात दोष के कारण रक्त संचार का पार्श्व पथ (Shunt) बनता है। दोष हृद–पेशी में रहता है जिसके कारण सेप्टम में विकार होता है।
- **रक्त दबाव का भार** : पलमोनरी या महाधमनी सिकुड़न के कारण रक्त को बाहर निकालने वास्ते हृदय को ज्यादा जोर लगाना पड़ता है। यही हालात उच्च उँचाई पर पलमोनरी उच्च दाब पर भी होता है। बाँयी ओर का हृदय दाब भार को हृदय दाँयी ओर की अपेक्षा अच्छा से सहन करता है।
- **राशिभार (Volume load)** : इस प्रकार की स्थिति द्विकपर्दी कपाटिका (Bicuspid valve) एवं महाधमनी कपाटिका (Aorlic valve) की अपर्याप्तता में

होती है। मुक्त की हुई रक्त (Delivered blood) की राशि में अंतर नहीं रहता है, फिर भी इसकी प्राप्ति के लिये निलय (Ventricle) की आघात राशि (Stroke volume) विशेष रूप से बढ़ाना होता है। हृदय निष्फल हो जाता है। उसी प्रकार अन्तरा निलय सेष्टम के कारण रोगी पशु रक्त का बड़ा पार्श्व (Large shunt of blood) बाँये निलय पर ज्यादा प्रवाह भार डालता है। साधारणतः दाँया निलय रक्त प्रवाह का भार सहने में बाँये निलय की अपेक्षा ज्यादा सक्षम है।

- **हृदय का पम्प के रूप में असफलता** : अगर हृदय–पेशी में प्राथमिक निर्बलता रहती है, तो हृदय अच्छा से कार्य नहीं कर पाता है। इसके कारण हैं हृद–पेशी शोथ, हृद पेशी विकृति (Cardiomyopathy) और ट्यूमर
- **भरावन दोष (Filling defect)** : डायस्टोलीक भरावन में गड़बड़ी के कारण हृदय की अपर्याप्तता होती है।

लक्षण

- हल्का व्यायाम के बाद भी श्वसन कठिनाई।
- सामान्य श्वसन आने में विलम्ब।
- हृदय की गति बढ़ जाती है साथ ही हृदय मंदता का क्षेत्र भी बड़ा हो जाता है।

दाँयी ओर का रक्ताधिक्यज हृद पात (Right side CHF)

- हृदय की गति तेज।
- जुगुलर शिरा बढ़ा हुआ (Enlarge) एवं त्वचा में शोफ, ब्रिस्केट शोफ (Brisket oedma), जलोदर, श्लेष्मा का रंग ब्लू हो जाता है।
- जल वक्ष (Hydrothorax) और जल हृदयावरण (Hydopericardium)
- अश्व में वक्ष क्षेत्र (Pectoral area) : उदर के नीचे एवं पेरो में शोफ होता है।
- यकृत बढ़ा हुआ और पसलियों के किनारे बाहर निकल जाता है।
- साँस गहरा एवं तेज।
- मूत्र राशि में कमी और अलबूमीन (Albumin) भी

- बाद में मल पतला एवं प्रवाहिका भी
- सुस्ती, कमजोरी और चलने में लड़खड़ाहट

बाँयी ओर का रक्ताधिक्यज हृद पात (Left side CHF)

- हृदय गति, साँस एवं साँस की गहराई में तेजी, खाँसी भी
- फेफड़ा के आरम्भ भाग में परिश्रवण करने पर आद्र राल (Moist rales) और कड़कड़ाहट की आवाज। फेफड़ा के क्षेत्र में परिताड़न करने पर मंदता (Dullness)
- तीव्र कष्ट श्वास एवं श्लेष्मा ब्लूइस

चिकित्सा

- हृदय के सिकुड़न (Constractility) में सुधार वास्ते ग्लाइकोसाइड का प्रयोग करें। हृदय पर भार (Load) कम करने के लिये मूत्रल (Diuretics) का प्रयोग करें। इन सबों के लिये अश्व में डिगौक्सीन 1.0 से 1.5 मि॰ग्रा॰ प्रत्येक 100 किशभा पर IV दें। इसके बाद दवा के असर को बहाल रखने के लिये 0.5 से 0.75 मि॰ग्रा॰ दवा प्रत्येक 100 किशभा पर प्रत्येक 24 धंटे पर देते रहें। मुख से 7 मि॰ग्रा॰ प्रति 100 किशभा प्रतिदिन एक बार में दें।
- गोधन में मुख से 2.2 मि॰ग्रा॰ प्रति 100 किशभा लोडिंग डोज के रूप में दें उसके बाद 0.34 मि॰ग्रा॰ प्रति 100 किशभा प्रत्येक चार घंटे पर दें।
- कुक्कुर में 0.02 से 0.03 मि॰ग्रा॰ प्रत्येक किशभा प्रतिदिन एक बार देते रहें।
- मूत्रल (Diuretics) अश्व में फ्रूसामाइड : 0.25 से 1.0 मि॰ग्रा॰ प्रति किशभा और गोधन में 2.5 से 5.0 मि॰ग्रा॰ प्रति किशभा खिलायें। कुक्कुर में लेसीक्स 40 मि॰ग्रा॰ खिलायें। पोटाशियम क्षति को बचाने वास्ते स्पाइरोनोलेक्टोन (एल्डाक्टोन) 25 मि॰ग्रा॰ प्रति दिन दें। इसे लेसीकस के साथ भी दे सकते हैं। रोगी को आराम देने से लाभ मिलता है।

हृद–पेशी (Myocarditis)

हृद–पेशी शोथ की विशेषता है :

हृद–रिजर्व का घटना, व्यायाम में लाचारी, अतालता (Arrythmia) एवं तीव्र हृद–पात या रक्ताधिक्यज हृद–पात (Acute heart faillure or Congestivbe heart failure)

कारण

- जीवाणु, विषाणु एवं परजीवी संक्रमण के साथ पोषक तत्वों की कमी
- कुछ आविषज (Toxic) पदार्थों द्वारा हृदय के कार्यों में बाधा
- कुछ बीमारियाँ, जिनमें हृद–पेशी होता है, यथा स्ट्रैंगील, नेभलवन एवं टुबरकुलोसीस।
- हृदयावरण शोथ ओर अंतःहृदय शोथ से जीवाणु रक्तता होकर हृद–पेशी शोथ होने का कारण बन जाती है।
- खुर–मुँह पक्का रोग, अफ्रीकन हार्स सीकनेस, अश्व में संक्रामक आर्थराइटीस, एनीमिया, सूकर में भेसीकुलर रोग, पार्वो वायरस डायरिया और कुक्कुर में पार्वो वायरस संक्रमण तथा डिसटेंम्पर आदि रोग विषाणुजनित हैं, जिनमें हृदयपेशी शोथ होता है।
- परजीवी हृदयशोथ जैसे, ट्रापनोसोमा, टौक्सोपलाजमा आदि में हृदय पेशी शोथ होता है।
- विषाक्तता मसलन, सेलेनियम, आर्सेनिक, पारा, फॉस्फोरस, कॉटन सीड की खल्ली खिलाने से हृद–पेशी शोथ होता है।
- कुछ औषधियों के कारण भी हृद–पेशी शोथ देखा गया है, उनमें मुख्य हैं कटेकलामाइन्स, जायलीन, लासालोसीड, सर्प–विष से भी हृद–पेशी शोथ होता है।
- वर्धी अंतः हृद–शोथ (Vegetative endocarditis) के कारण अंतःशल्य (Embolic) रोध गलन (Infarction) के वजह से हृद–पेशी शोथ होता है।

लक्षण

- रोगी पशु व्यायाम को सह नहीं सकता है और वह शीघ्र हाँफने लगता है।
- हृदय की गति शीघ्र तेज हो जाती है।
- नाड़ी कमजोर और कभी लुप्त होना, हृदय में मर्मर भी।
- हृदय की गति रूक जाना और एकाएक मृत्यु।

नैदानिक विकृति

- ECG में परिवर्त्तन स्पष्ट
- न्यूट्रोफिलिया
- ए॰स॰टी॰ (AST) एवं एस॰जी॰ओ॰टी॰ (SGOT) काफी बढ़े होते हैं
- लेक्टेट डिहाइड्रोजिनेज में भी बढ़त

उपचार

- प्राथमिक कारणों की चिकित्सा ही होनी चाहिये।

अंतः हृद शोथ (Endocarditis)

हृदय क्षेत्र पर परिश्रवण से सुनाई देने वाली मर्मर (Murmur) में काल (Timing), स्थिरता (Duration), तीव्रता (Intensity), स्थापन (Location) और प्रकृति (Character) की विभिन्नता रहती है। साथ ही इंबोलिक वृक्क शोथ, संधि–शोथ, हृद–पेशी शोथ और कंडरा–श्लेषक कला शोथ (Tenosynovitis) में से एक या अनेक रोगों के लक्षण भी इस रोग में मौजूद रहते हैं।

कारण

अंतः हृद शोथ का प्रमुख वजह जीवाणु हैं, मसलन हिमोलाइटिक स्ट्रेप्टोकोकाई, कोरोनो बैक्टेरियम पायोजीनिज, माइको प्लाज्मा माइकोआइडस, ई॰ कोलाई, सुडोमोनस एरोजीनोसा और स्ट्रेप्टोकोकस फिकालीस।

लक्षण

- दृढ़, हश्द–मंदता (Persistent bradycardia) और हश्द–स्पंद जोरों का, मरमर भी, लेकिन हमेशा मौजूद नहीं रहता है।
- लगातार तापमान का रहना जो हमेशा उपर–नीचे होते रहता है।
- इम्वोलिक निमोनिया, नेफराइटीस, संधि–शोध, कंडराश्लेष्क कला शोथ एवं हृद पेशी शोथ।
- क्षुधाहीनता, रक्तहीनता और कमजोरी।

- सिस्टोलीक मरमर और अतालता।
- रोग कुछ सप्ताह से अनेक महीनों तक रहता है।
- तीव्र हृद–पात और रोग के क्रम में एकाएक मृत्यु।

नैदानिक विकृति

- श्वेत रक्त कणों की वृद्धि नयूट्रोफिलिया।
- उच्च गामाग्लोविनेमीया जो जीर्ण जीवाणु संक्रमण का घोतक है।
- क्षारीय फोस्फेटेज की वृद्धि।
- रक्त कलचर बारम्बार करने पर ही पोजीटीभ होता है।

उपचार

- पशुओं में चिकित्सा अधिक खर्चीला होने के कारण सफलीभूत नहीं होती है।
- सेन्सीटिभीटी जाँच कराये।
- इसी के अनुसार एन्टीबायोटिक दें।
- 20 लाख क्राइस पेनीसीलीन प्रत्येक 8 घंटे पर 1M दें,अगर आवश्यकता हो तो इसे IV भी दें।
- जेनटामायसीन को ट्राइमोकसाजोल के साथ दें।
- चिकित्सा काफी दिनों तक चलता है।

परिहृद शोथ (Pericarditis)

हृदय के आवरण के शोथ को परिहृद शोथ कहते हैं। गोधन–भैंस में धातु वस्तु रोग या अभिधातज परिहृद–शोथ (Traumatic Pericarditis) होता है। यह तीव्र या जीर्ण रूप में होता है।

यूरेमिया में भी परिहृद–शोथ होता है। फेफड़ा के टुबरकुलोसिस, निमोनिया, पल्युरीसी, हृद–पेशी शोथ, अंतः हृद–शोथ एवं मध्यास्थानिका शोथ (mediastinitis) से भी परिहृद शोथ होता है। कुछ विषाणु रोग यथा सूकर में ग्लासर्स रोग, कुक्कुर में डिस्टेंपर आदि में हृदय के आवरण को ग्रसित करता है।

लक्षण

- पुरोहृद (Precordium) पर छाती दर्द (Angina) होना, अवसाद, आविश रक्तता।
- पशु चलना नहीं चाहता है और न ही जमीन पर लेटना चाहता है।
- दोनों केहुना बाहर की ओर निकाले रहता है।
- जुगुलर शिरा उठा हुआ तथा ब्रिस्केट शोफ।
- नाड़ी तेज लेकिन कमजोर जो बाद में लुप्त होने लगता है।
- श्वसन हल्का एवं उदरीय (Shallow and abdominal) रहता है।
- हृद–क्षिप्रता 100–200 प्रति मिनट एवं अतालता
- परिश्रवण करने पर हृदय की ध्वनियाँ ढंकी हई, घर्षण मर्मर, स्पलेशिंग, टींकलींग और गर्गलींग ध्वनि सुनाई पड़ती है।
- हृद–मंदता का क्षेत्र (Area of cardiac dullness) बड़ा हो जाता है।

नैदानिक विकृति

श्वेत रक्त कणों की संख्या से भारी वृद्धि एवं न्युट्रोफिलिया (गोधन में शिफ्ट टू लेफ्ट) अर्थात् नयूट्रोफील कणों की अप्रौढ़ कोषों का रक्त में बढ़ना जिसका अर्थ है कि तीव्र संक्रमण के कारण न्यूट्रोफील कणों की हानि हो रही है।

विभेदी निदान

पलीरूसी, कपाटिकी रोग, मेडीयस्टाइनम में फोड़ा और जलपरिहश्द (Hydropericardium) से तुलना किया जा सकता है। जल परिहृद में न तो ज्वर और न ही आविश रक्तता रहता है। प्लीरूसों में पसलियों के बीच अँगुलियों से दबाने पर दर्द रहता है तथा परिश्रवण करने पर फेफड़े में दोनों ओर असाधारण फेफड़े के ध्वनि सुनाई पड़ेगी कपाटिकी (Valvular disease) रोग में अतालता (Arrhythmia) बहुत ज्यादा रहता है जिसके कारण मर्मर विभिनन ढंग के मिलते हैं।

उपचार

- ब्रौडस्पेक्ट्रम एन्टीबायोटिक का प्रयोग कर सकते है, लेकिन उसके पूर्व क्रीस्टालाइन पेनीसीलीन 20 लाख IM और जेन्टामाइसीन IV प्रतिदिन दो बार दें।

- पेरोकार्डियम अर्थात् हृदय के आवरण में सुई डालकर तरल (Fluid) निकालें। सूई को स्टेराइल गर्म जल से कर ले। इसके द्वारा भी एन्टीबायोटिक्स सीधे हृदय के आवरण में डालें।
- पेशाब होने के लिये लेसीकस की सूई प्रतिदिन एक बार तीन दिनों तक दें।
- एन्टीबायोटिक्स यथा जेन्टामाइसीन के साथ डेक्सोना या प्रेडनीसोलोन भी दें।
- इनजाइम मसलन काइमोट्रीपसीन या काइमोफोर्ट एक गोली प्रति 70 किशभा पर प्रतिदिन दो बार 5 दिनों तक दें। इसे देने से फाईब्रीन (Fibrin) एवं पेरीकाडियल सैक (Sac) का चिपकाव (Adhesion) घुल जाता है।

अतालता (Arrythmia)

शरीर के विभिन्न व्याधियों के फलस्वरूप हृदय की गति (Rate) एवं ताल (Rhythm) में परिवर्त्तन होते रहता है और उसी क्रम में कभी हृद क्षिप्रता (Tachycardia), कभी हृद–मंदता (Brady cardia) तो कभी अतालता और वल्गन ताल (Gallop rhythm) होते हैं। पेसमेकर, हृद–पेशी (Myocardium), स्वायत्त तंत्रिका तंत्र (Autonomic nervous system) तथा ऐलोक्ट्रालाइट्स हृदय की गति एवं ताल को नियंत्रित करते हैं। अतालता का उद्भेदन नैदानिक जाँच और इसीजी से किया जाता है। एलोकट्रोलाइट्स और अम्ल–क्षार असंतुलन का सुधार, हृद–पेशी और अलिंद तंतु विकंपन एवं स्फुरण (Atrial Fibrillation and flutter) के विकारों को चिकित्सा करने से ही अतालता में सुधार होता है। हृद–पेशी क्षति को कम करने के लिये कौर्टिकोस्टीरोआइड और फलूनीकसीन मेगालूमाइन दवाओं का सेवन आवश्यक है।

साइनस हृद–क्षिप्रता (Sinus tachycardia)

अश्व और गाय–भैंस में हृदय की गति क्रमशः 48 और 80 के उपर नहीं बढ़ता है, लेकिन दर्द, तनाव, उत्तेजना, व्यायाम, अति तापमान तथा रक्त दबाव कमने से हृदय की गति बढ़ती है, इसे साइनस हृदक्षिप्रता कहते हैं।

साइनस हृद हृदय–मंदता (Sinus bradycardia)

रक्त दाब बढ़ने, कपाल (Cranium) में ट्यूमर, तापमान में कमी अल्पगूकोरक्तता आदि में हृद गति मंद होती है जिसे साइनस हृद–मंदता कहा जाता है।

सामान्य गति और हृद–मंदता में अतालता (Arrhythmia with normal rates or bradycardia)

साइनस अतालता एक सामान्य क्रिया है जो मंद हृदय गति में होता है और जो SA node से आवेग के निकलने में परिवर्त्तन के कारण होता है, साथ ही भेगस स्नायु की उत्तेजना में परिवर्त्तन के अनुसार बदलते रहता है। हृदय की गति अंतः–श्वसन में बढ़ता है और वाह्य श्वसन में घटता है। कुक्कुर की अपेक्षा साइनस अतालता बड़े जानवरों में कम होता है।

अलिंद–निलय हृदरोध (Atrio ventricular heart block)

ए॰ भी॰ नोड (A V node) से निकले आवेग में बाधा के कारण इसे 3 श्रेणियों में बाँटा गया है :

प्रथम श्रेणी A.V. ब्लॉक : इसका निदान केवल इसीजी से होता है। जब ए॰ भी॰ नोड से आवेग निकलने में विलम्ब होता है। P-R अंतराल ज्यादा हो जाता है।

द्वितीय श्रेणी A.V. ब्लॉक या आंशिक हर्ट ब्लॉक : हृदय की ध्वनियाँ विलुप्त हो जाती है, नाड़ी भी लुप्त हो जाती है। इस प्रकार का हर्ट ब्लॉक अश्व में आम रूप में होता है। एट्रोपीन सल्फेट दिया जा सकता है।

तृतीय श्रेणी हर्ट ब्लॉक या पूर्ण हर्ट ब्लॉक : इस तरह की स्थिति बड़े पशुओं में विरले ही होती है, शायद इसीलिये इस तरह की स्थिति का उद्भेदन नहीं हो पाता है और बीमारी होने पर पशु की अवश्य मृत्यु होती है। ए॰ भी॰ नोड से चालन (Conduction) नहीं होता है। निलय में अलग पेसमेकर बन जाता है और स्वतंत्र कार्य करता है। निलय की गति तो नियमित रहती है, लेकिन बहुत मंद रहती है। एट्रोपिन देने पर लाभ नहीं मिलता है। व्यायाम की सहनशीलता बहुत कम हो जाती है। पूर्ण हृदयपात का लक्षण मौजूद रहता है। ऐलेक्ट्रोलाइट असंतुलन सुधार करने पर थोड़ा लाभ दीख पड़ता है।

उपचार

पशु को आराम दें। कौटिकोस्टीरोयड और ड्रेक्ट्रोज IV दें। प्रोपरानोलोल (Propranolol (Iso-prenaline-Beta antagonist) IV एक मिग्रा प्रति लीटर डेक्ट्रोज घोल के साथ दें। इसे प्रत्येक 5 मिनट पर पुनः दें। कुक्कुर में प्रोपरानोलोल 1.5 मि॰ग्रा॰ प्रति किशभा प्रतिदिन दो बार मुख से दें।

हृद–क्षिप्रता के साथ अतालता (Arrhythmia with tachycardia)

अलिंद या निलक में कही उत्तेजक स्थान (Excitable focus) रहने से ही बड़े पशुओं में हृद–क्षिप्रता ज्यादा होता है। इसका कारण प्राथमिक हृद–पेशी शोथ है।

उपचार

क्वीनीडीन सल्फेट गोली अश्व के लिये सबसे अच्छी दवा है। प्रारम्भ में 20 मिग्रा प्रतिदिन प्रति किशभा मुख से दिया जाता है, उसके बाद 10 मिग्रा प्रत्येक 8 घंटे पर। जब मुख से दवा कारगर नहीं हो तो 0.5 मि॰ग्रा॰ प्रति किशभा IV दें, इसे प्रत्येक 5 मिनट पर पुनः दें। गोधन में 4 मि॰ग्रा॰ प्रति किशभा दें, पर गोधन में क्वीनीडीन प्रयोग करने पर अत्यन्त सावधानी लेना है क्योंकि क्वीनीडीन का खुराक बहुत ही क्षीण (Narrow) है। रोगग्रस्त पशु में कपाटिकी रोग (Valvular diseases) का निदान नहीं हो पाता है, चाहे वह गोधन हो या अश्व।

—•—

अध्याय 13

रक्त एवं रक्त बनाने वाले अवयवों की व्याधियाँ
(Diseases of the blood and blood forming organs)

लाल रक्त कण
(Erythrrocytes)

केवल युवा (Young) को छोड़कर सभी स्तनधारियों (Mammals) के लाल रक्त कण में केन्द्रक (Nucleus) नहीं होता है। उँट में अंडाकार (ovoid) लाल रक्त हैं, लेकिन अन्य सभी स्तनधारियों में लाल रक्त कण गोलाकार और बायोकनकेभ (Biocancave) होते हैं। पक्षियों में लाल रक्त कण अंडाकार और केन्द्रकी (Nucleated) होते हैं। पशुओं में लाल रक्त कण 5 से 7 माइक्रोन (μ) व्यास के और 6 से 10 मिलियन संख्या प्रति क्यूबीक मिलीमीटर में है।

रोग में लाल रक्त कण

(क) संख्या में अंतर : लाल कण को संख्या निर्जलीकरण में बढ़ जाती है। पोलीसाइथेमिया भेरा (Polycythemia vera) एक हालात है जब मौलिक रूप से लाल रक्त कणों को संख्या बढ़ जाती है। इस तरह की हालात पशु में नहीं है यद्यपि कुक्कुर एवं गोधन में इसकी चर्चा की गयी है। रक्तहीनता (Anaemia) में लाल रक्तकण की संख्या सामान्य से कम हो जाती है।

(ख) लाल रक्त कण के आकार (Size) और रूप (Shape) में अंतर :
एनीसोसाइटोसीस (Anisocytosis) : रक्त–हीनता में लाल रक्तकण का आकार कभी सामान्य आकार से बड़ा और कभी छोटा रहता है। इसका रूप भी ऐसी हालात में बदलता है।

(ग) रक्त में केन्द्रकी लाल रक्त कण समान्यतः अस्थि मज्जा (Bone marrow) में रहते हैं, लेकिन घोर रक्तहीनता में केन्द्रकी लाल रक्त कण सामान्य परिसंचरण (General circulation) में देखे जाते हैं, जो दर्शाता है लाल रक्त कण का सक्रिय उत्पादन (Active generation) हो रहा है।

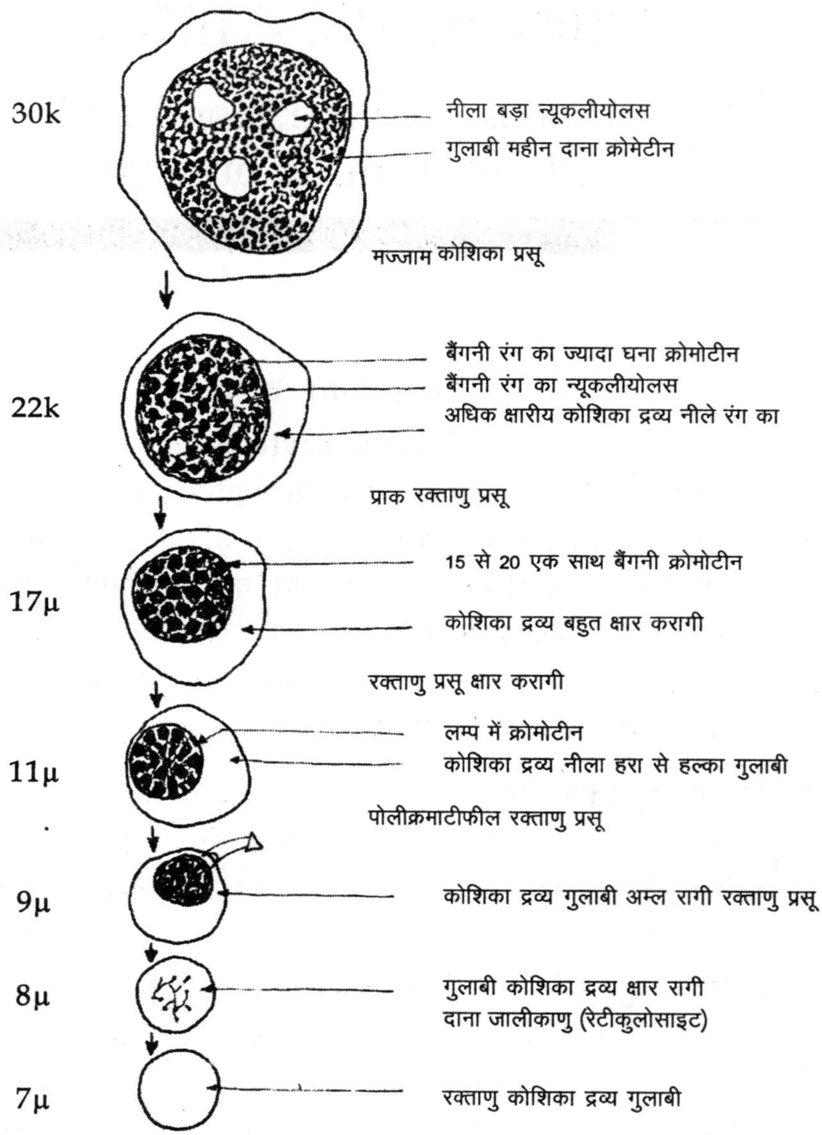

चित्र – 13.1 : रक्ताणु प्रसु श्रेणी रक्ताणु जनक की विभिन्न स्थितियाँ
(Various stages of crythropoetic series)

माइलोयड लुकेमिया (Myeloid leukaemia) में इरीथ्रोब्लास्ट परिसंचरण में रहते हैं। सामान्य से बड़ा कोशिका को मेगालोब्लास्ट और छोटा को माइक्रोब्लास्ट कहते हैं और केन्द्रकी लाल रक्त सामान्य आकार वाले को नार्मोब्लास्ट कहते हैं। इन्हें चित्र 13.1 में देखें।

(घ) रंग लेने का ढंग (Staining character) : लाल रक्त कण कोशिकायें ब्लू रंग लेते हैं। टौक्सीक हालत में कोशिकायों में परपल ग्रेन्युल्स दीख पड़ते है, जिन्हें पंकटेट बेसोफीलिया कहते हैं।

(ड.) रेटीकुलोसाइट (Reticulocyte) : ये युवा लाल रक्त कण है; जिन्होंने अपना केन्द्र खो दिया है, लेकिन रेटीकुलम मौजूद हैं। भाइटल स्टेनींग (Vital staining) पर रेटीकुलम दीखते हैं।

(च) लाल रक्त कण में हिमोग्लोबिन की विभन्नता : रक्तहीनता में हेमोग्लोबिन की मात्रा कम जाती है।

(छ) हिमोग्लोबिन (Haemoglobin) : लाल रक्त कणों के अंदर लौह धातु रहता है। हिमोग्लोबिन में लौह धातु Ferrous के रूप में रहता है। लौह (Fe) जो हिमोग्लोबिन में रहता है उसे Haeme कहते हैं। Haeme एक प्रोटिन ग्लोबिन के साथ मिलकर हिमोग्लोबिन बनता है। हिमोग्लोबिन फेफड़ा में O_2 के साथ संयुक्त होकर रक्त के सहारे शरीर के प्रत्येक कोशिकाओं के श्वसन के लिये जाता है, वहाँ O_2 को छोड़ देता है और अपने साथ कोशिका से CO_2 लेकर पुनः रक्त के सहारे फेफड़ा में आता है जहां CO_2 को छोड़ देता है। इस प्रकार Haeme ऑक्सीजन और कार्बनडाइऑक्साइड का वाहक का कार्य करता है। सामान्य स्थिति में गाय–भैंस में यह 8–11 ग्रा० प्रति 100 मिली रक्त, अश्व में 12–13 ग्रा० कुक्कुर में 15 ग्रा० और बकरी में 11 ग्रा० रहता है। रक्तहीनता में यह घटकर 4 ग्रा० तक आ जाता है उस समय या उसके पूर्व घटने की हालात में शरीर में कमजोरी, बेचैनी, श्वसन में तकलीफ आदि रहती है। जब हिमोग्लोबिन 4 ग्रा० पर आ जाता है, पशु या मनुष्य को बचना मुश्किल होता है।

श्वेत रक्त कण (Leucocytes)

श्वेत रक्त कण (White blood cells) रंगहीन हैं लेकिन उनमें केन्द्र (Nucleus) है और उनकी संख्या लाल रक्त की अपेक्षा बहुत कम है। प्रति क्यूबीक मिलिलीटर

इनकी संख्या सामान्यतः 8,000 से 20,000 हैं। श्वेत रक्त कण दो प्रकार के हैं ग्रैनुलर और गैर–ग्रैनुलर। उनके कोशिका द्रव्य (Cytoplasm) में दाना (Granules) रहते है, लेकिन इन्हीं में कुछ में दाना नहीं रहता है। श्वेत रक्त कण जीवाणु, विषाणु एवं परजीवियों से युद्ध करने में जुटे रहते हैं तथा आविश (Toxins) को भी रक्त से निकालने में अहम भूमिका निभाते हैं। (देखें चित्र – 13.2)

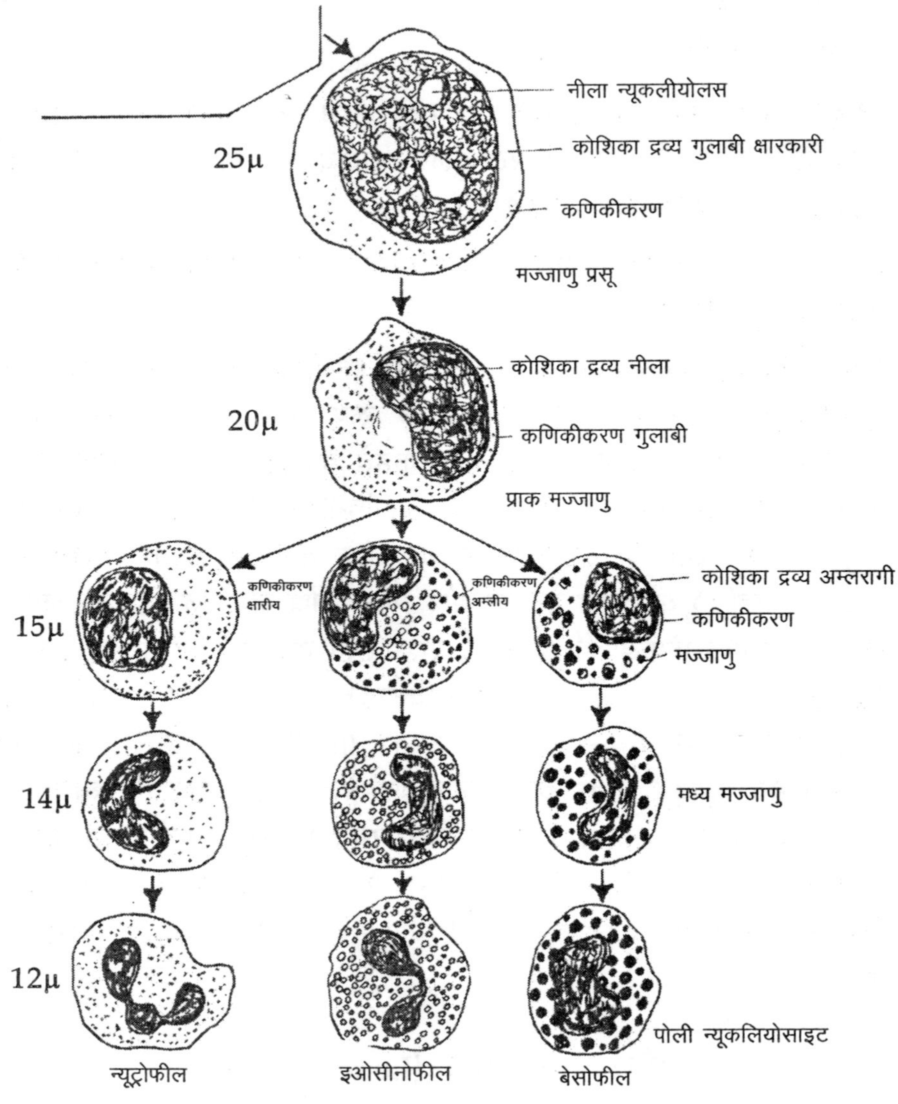

चित्र – 13.2 : अस्थि मज्जा में कणिकाणु (ग्रेनुलोसाइट) श्रेणी के विकास के विभिन्न स्तर
(Various stages of development of granulocytic series is the gene marrow)

ग्रैनुलर श्वेत रक्त कण (Granular leucocytes)

ग्रैनुलर श्वेत रक्त कण के कोशिका द्रव्य (Cytoplasm) के कणिकों (Granules) को रंग लेने के आधार पर इन्हें तीन भागों में बाँटा गया है : न्यूट्रोफील, इओसीनोफील और बेसोफील।

(क) न्यूट्रोफील

इस प्रकार के श्वेत रक्त कण कुक्कुर में करीब 65% है। अश्व में 57%, सूकर में 50% एवं गाय–भैंस, बकरी–भेड़ में 20%। न्यूट्रोफील का आकार 9 से 12 माइक्रोन (μ) व्यास का है। इनका केन्द्र (Nucleus) खंडित (Segmented) हैं। ये अत्यन्त भक्षकानुक (Phagocytic) है, इसीलिये जीवाणु, विषाणु आदि के संक्रमण रक्त में रहने पर ये कार्यकारी होकर उन्हें निगल जाते हैं।

(ख) इओसीनोफिल

ये नयूट्रोफील से थोड़ा बड़े हैं और उनका व्यास 12 से 14 माइक्रोन का है। इनके केन्द्र में 2 से तीन खंड हैं। इनके कोशिका द्रव्य मोटा (Coarse) होते है; इसीलिये परजीवी जन्तु बाधा होने पर इनकी संख्या बढ़ जाती है, क्योंकि ये उन्हें निगल जाते हैं। इनकी संख्या गाय–भैंस में 9–11%, अश्व में 3.5%, कुक्कुर में 7% और बकरी में 7% है।

(ग) बेसोफील या मास्ट सेल

स्वस्थ पशु में इनकी संख्या बहुत कम रहती हैं। गाय–भैंस में 0.1%, अश्व में 0.5%, कुक्कुर में 0%, बकरी में 0.5%। (देखें चित्र – 13.3).

गैर–ग्रैनुलर श्वेत रक्त कण (Non-granular leucocytes)

मोनोसाइट (Monocyte)

यह एक बड़ा केन्द्र वाला श्वेत रक्त कण (Large mononuclear leucocyte) है। इसे परिवर्त्तन वाला (Transitional) श्वेत रक्त कण भी कहते हैं। उसका आकार 15 से 20 माईक्रोन का होता है। इसका केन्द्रक (Nucleus) और कोशिका द्रव्य एकदम अलग नहीं हैं। केन्द्रक वृक्क के आकार (Kidney shaped) का है देखें चित्र 13.6।

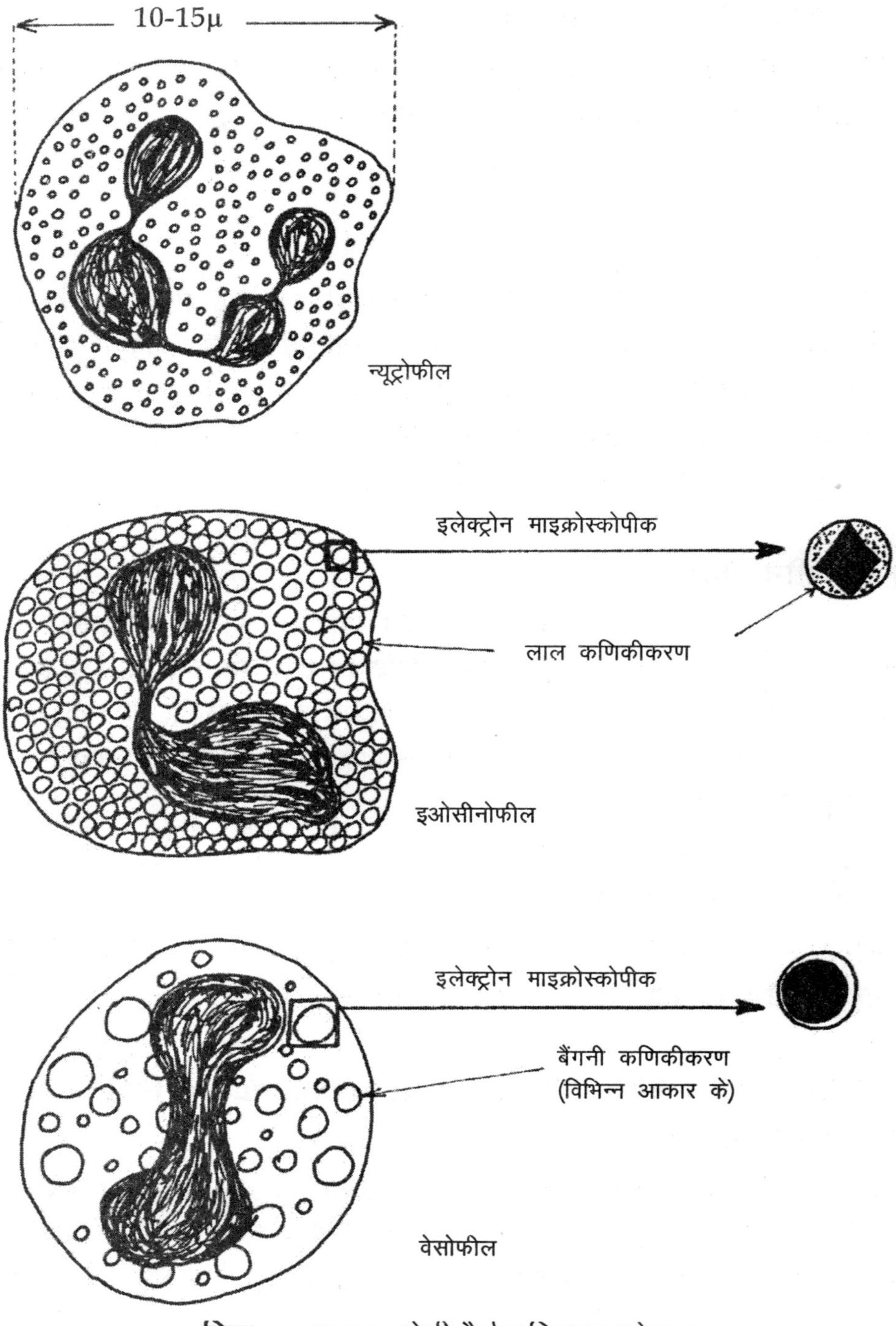

चित्र – 13.3 : पोलीमौर्फन्यूक्लियर श्वेताणु
(W.B.C.)

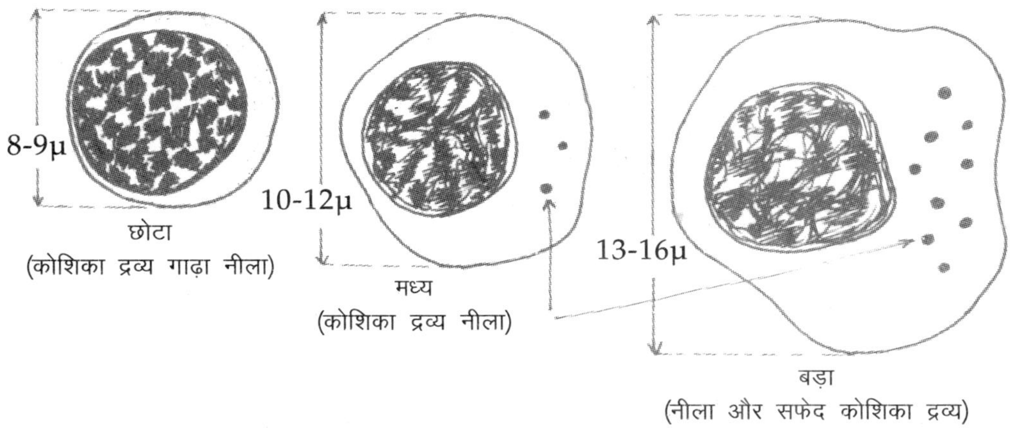

चित्र – 13.4 : लासीकाणु (Lymphocyte)

थ्रोम्बोसाइट (Thromtocytes)

थ्रोम्बोसाइट्स अथवा प्लेटलेट्स अस्थि मज्जा के स्टेम सेल माइलोआड हिमोसाइटोब्लास्ट से उत्पन्न होते हैं। प्लेटलेट्स की जिन्दगी करीब 10 दिनों की होती है। उनमें केन्द्रक नहीं होता है। इनका आकार 2 से 5 माइक्रोन का होता है। ये अपने सतह पर फाइब्रीनोजेन, कैलसियम, इफीनेफरीन, सिरोटीनीन और हिस्टामिन अधिशोषण (Adsorb) कर वाहक का कार्य करते हैं। ये रक्त को जमने (Coagulate) में अहम भूमिका निभाते है। गाय–भैंस में इनकी संख्या 100 से 800 हजार, अश्व में 100–350 हजार, बकरी 300 से 600 हजार और कुक्कुर में 100 से 350 हजार की संख्या प्रति माइक्रोलीटर होता है। (देखें चित्र – 13.7).

श्वेत रक्त कणों का उद्गम (Origin of leucocytes)

ग्रैनुलन श्वेत रक्त कणों की उत्पत्ति अस्थिमज्जा में होती है। गैर ग्रैनुलर श्वेत रक्त कण और लिम्फोसाइट का उद्गम लिम्फोआयड तंतु (Lymphoid tissue), मोनासाइट का उद्गम भी अस्थि मज्जा ही है, लेकिन कुछ लोगों का कहना है कि इनकी रचना रेटीकुलो इन्डोथेलियल प्रणाली में होती है। इस प्रणाली के कुछ स्थायी रेटीकुलर कोशिकायें पिलही (Spleen) और लसिका ग्रंथिया (Lymphatic glands) तथा कोशिकायों (Capilalries) और लसिकाओं (Lymphatics) के अंत कला (Endothelial) कोशिकाओं (Cells) में हैं।

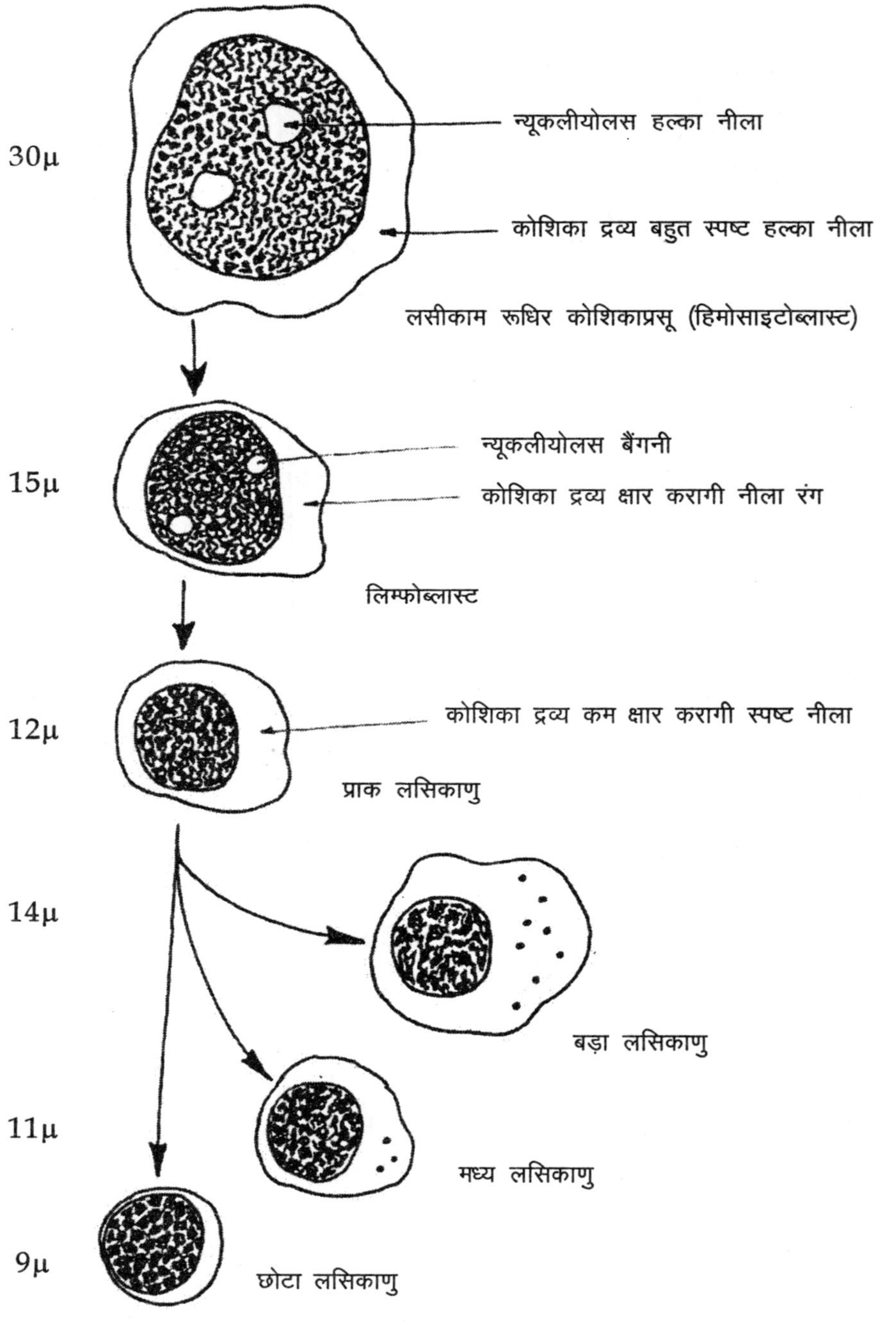

चित्र – 13.5 : लसिकाणु श्रेणी

(Various stages of development of lymphocytic series)

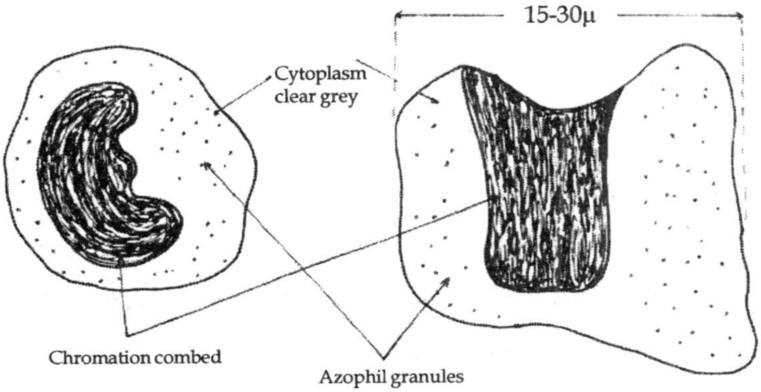

चित्र – 13.6

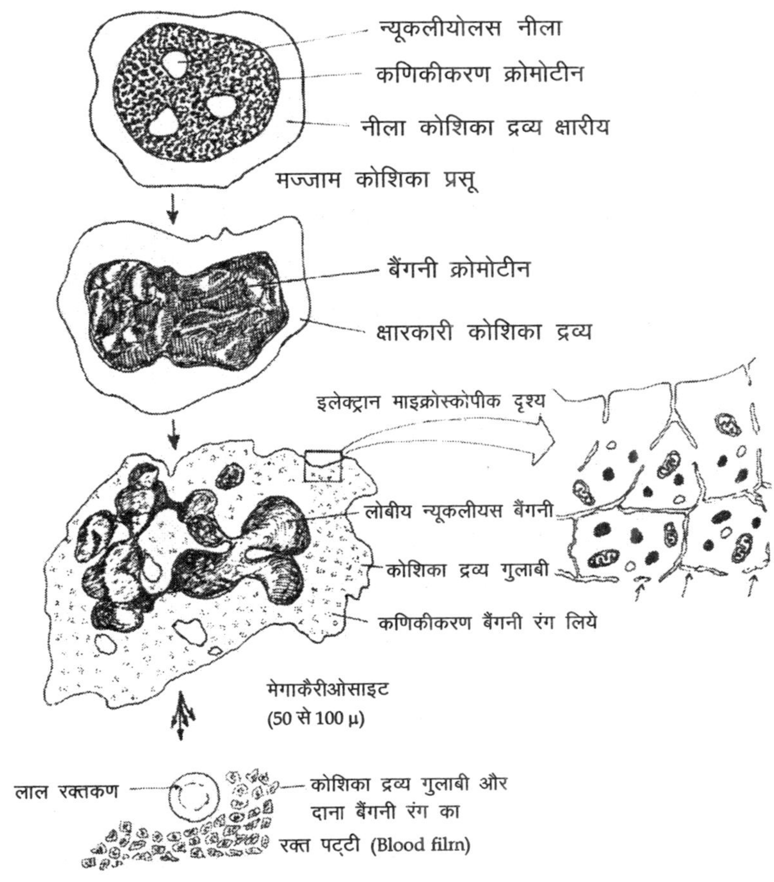

चित्र – 13.7 : विम्बाणु श्रेणी (थ्रम्बोसाइटिक श्रेणी)
(Various stages of development of thrombocyte)

लाल अस्थि मज्जा (Red bone marrow) ही स्थान (Site) है जहाँ से बालिग (Adult) में सभी ग्रैनुलर श्वेत रक्त की उत्पत्ति होती है। ये माइलोब्लास्ट (Myelo blast) से निकलते है। इन्हीं से माइलोसाइट (Myelocyte) निकलते हैं। माइलोसाइट के कोशिका द्रव्य के रंग लेने के आधार न्यूट्रोफील, इओसीनोफील और बेसोफील कोशिकायें होती हैं। देखें चित्र .13.3।

व्याधियों में श्वेत रक्त कण (Leucocytes or WBC in diseases)

व्याधियों में सारे श्वेत रक्त कण की संख्या में या किसी खास श्वेत रक्त कण की संख्या में परिवर्त्तन होता है। अप्रौढ़ श्वेत रक्त कण (Immature WBC) भी परिसंचरण में प्रकट होते हैं तथा कोशिका द्रव्य और केन्द्रक में आविषज परिवर्त्तन दीखता है।

सारे श्वेत रक्त कणों की संख्या में वृद्धि को श्वेताणु बहुलता (Leucocytosis) तथा कमी को श्वेताणु न्यूनता (Leucopenia) कहा जाता है।

श्वेताणु बहुलता (Leucocytosis)

- श्वेताणु बहुलता का प्रमुख वजह पूयजन्य जीवों (Pyogenic organisms) का तीव्र संक्रमण हैं इनमें स्टाफाइलोकोकाई, स्ट्रेपटोकोकाई और डिफथेरिया जीवाणु है।
- विषाणु जन्य रोग, आँत्र संक्रमण, टुबरकुलोसीस और परजैविक रोगों में ज्वर तो रह सकता है लेकिन श्वेताणु बहुलता नहीं रहती हे।
- बगैर संक्रमण हरकतों, जिनमें श्वेताणु बहुलता देखी जाती हैं, वे हैं मधुमेह, यूरीमिया, मलिगनैंट, नियोप्लाजम, तीव्र रक्त स्राव, हिमोलाइसीस, रासायनिक पदार्थ और विषाक्तता (Poisonings)।

संख्या और रूप (Number and Shape) के आधार पर न्यूट्रोफील का वर्गीकरण

1. शिफ्ट टू लेफ्ट (Shift to left) : ग्रैनुलोसाइटीक धारा के अप्रौढ़ कोशिकाओं (Immature cells) की बढ़त को शिफ्ट टू लेफ्ट कहते हैं। इस हालात में अप्रौढ़ कोशिकायें परिसरीय परिसंचरण (Peripheral circulaton) में ज्यादा हो जाती हैं।

2. रिजिनिरेटीभ शिफ्ट टू लेफ्ट (Regenerative shift to left) : इस हालात में श्वेत रक्त कणों की कुल संख्या सामान्य से ज्यादा हो जाती है और परिसरीय परिसंचरण में अप्रौढ़ न्यूट्रोफील आ जाते हैं।
3. डिजिनेरेटीभ शिफ्ट टू लेफ्ट (Degenerative shift to left) : इसमें कुल श्वेत रक्त कणों की संख्या सामान्य से बहुत नीचे आ जाती है, फिर भी अप्रौढ़ न्यूट्रोफिल परिसंचरण में रहते हैं।
4. शिफ्ट टू राइट (Shift to right) : इसमें पुराने न्यूट्रोफील कोशिकाओं (Older Neutrophils) की संख्या परिसरीय परिसंचरण में बढ़ जाती है।

न्यूटोफिलीया (Neutrophilia)

निम्न हरकतों में न्यूट्रोफिल की संख्या बढ़ जाती है :

- तीव्र संक्रमण जैसे पूतिजीव रक्तता, पर्युदर्याशोथ (Peritonitis) अंतः पूयता (Empyema), गर्भाशय पेशी शोथ (Metritis) लेफ्टोस्पाइरोसीस, ऐन्थ्रकस
- स्थानिक संक्रमण जैसे फोड़ा, ओस्टीओमाइलाइटीस, पाइलाइटीस, ओटाइटीस, टौन्सीलाइटीस, फारेंजाइटीस
- चयापचयी (Metabolic) मादक (Intoxicant) जैसे यूरीमिया, एसीडोसी, इकलैम्पसीया
- रसायन – इपीनेफरीन, ए०सी०टी०एच० डीजीटलीस, लेड, पारा और आर्सेनिक
- वाह्य प्रोटिन
- तीव्र रक्त स्राव (Acute haemorrhage)
- नियोपलाजम, मलीगनैंट लिम्फोमा

श्वेताणु न्यूनता (Leucopenia) निम्न हरकतों में मिलता है

विषाणु रोग (Viral diseases), उन हालातों में जिनमें प्लीहा, लसीका ग्रंथि (Lymph, node) एवं अस्थिमज्जा की सक्रियता पर दबाव पड़ता है। इन हालातों में पूर्ण रक्त कोशिकाहीनता (Pancytopenia) होती है जैसे ट्राईक्लोरइथलीन से पैदा सोयाबीन मील और ब्रकेनफर्न विषाक्तता। सल्फोनामाइड विषाक्तता और रेडियेसन से भी ऐसी स्थिति होती है।

श्वेताणु न्यूनता पशुओं को जीवाणु संक्रमण से प्रतिरोध (Resistance) को कम करता है जिससे अत्यधिक घातक स्फूर्जक पूतिजीवरक्तता (Fulminating septicemia) होता है। ऐसे हालात में बचाव के लिये ब्रोड स्पेक्ट्रम एन्टीबायोटिक का प्रयोग आवश्यक है।

लसीकाणु बहुलता (Lymphocytosis)

उन सभी हालातों में जिनमें श्वेताणु न्यूनता होती है। प्रासंगिक (Relative) लिम्फोसाइटोसीस रहता है, लेकिन नीचे लिखे स्थितियों में लसीका बहुलता देखा जाता है : स्वास्थ्य लाभोन्मुख के समय, लिम्फोसाइटीक लयुकेमिया और दुर्बल होने वाली व्याधियों में लिम्फोसाइट्स की कमी या अनुपस्थिति अपशकुन का लक्षण है।

एक केन्द्रकाणु बहुलता (Monocytosis)

मोनोसाइट या एक केन्द्रकाणु मैक्रोफेज शरीर से जीवाणु, कवक और तंतु मलवा (Debris) को हटाता है। यह निम्नलिखित स्थितियों में पाया जाता है :

- प्रासंगिक एक केन्द्रकाणु उन हालातों में रहता है जब लियुकोपिनिया और न्यूट्रोपिनिया रहता है।
- मोनोसाइटिक ल्युकेमिया
- गोधन से प्रसव के 10 दिनों तक
- लिस्टोरीयोसीस, स्वाइन इरीसीपेलस, ब्रुसेलोसीस
- चिरकारी रोग (Chronic diseases)

इओसीनोफीलिया (Eosinophilia)

इओसीनोफिल कणों का कार्य निराविषीकरण (Detoxification) का है। तनाव के समय इओसीनोफिल परिसंचरण से विलुप्त हो जाता है और स्वास्थ्य लाभोन्मुख के समय इसकी संख्या बढ़ जाती है। इओसीनोफिलिया नीचे की हालतो में रहती है

अतिसुग्राहिता (Hypersensitivity) : पारजैविक जन्तुबाधा, एलर्जी, अडरिनल कौर्टेकल अपर्याप्तता, तीव्र संक्रमण से अच्छा होने के समय, अस्थि रोग, चिरकारी रोग आदि।

बेसोफीलिया (Basophilia) : ऐसी स्थिति इओसीनोफीलिया और ग्रेनुलोसाइटीक ल्युकेमिया के साथ होता है।

परिसरीय परिसंचरण पात (Peripheral Circulatory Failure)

इस संलक्षण (Syndrome) की विशिष्टता है कि तापमान सामान्य से नीचे, सूत्रीय नाड़ी (Thready pulse), शरीर की छोरें ठंढी (Cold extremities) निपात (Collapse) तथा मृत्यु दीखती हैं। इस प्रकार की हालात मुख्यतः तीन कारणों से होती हैं: अल्पायतन शौक (Hypovolemic shock), वाहिका जनित (Vasogenic shock) और आविषज एवं पूति शौक (Toxic & Septic shock)। अल्पायतन शौक अति रक्तस्राव प्रवाहिका (Haemorrhage), डायरिया व वमन में तरल (Fluid) की क्षति, जलन, तीव्र रोमंथिका इंपैक्सन, आँत्र अवरोध आदि में होता है। वाहिका जनित शौक घोर जलन, सर्जरी, गर्भाशय भ्रंश (Prolapse), जलोदर के जल को तेजी से निकालने, तीक्षण पीड़ा, अभिघात (Trauma) आदि से होता है। आविषज एवं पूति शौक पूतिजीवरक्तक (Septicaemic) रोगों में होता है। पशुधन में रोमंथिका के ठसाठस भरे रहने के कारण टौक्सीन का शोषण आविषज शौक के उदाहरण हैं। इसी प्रकार का शौक तीक्ष पेरीटोनाइटीस, गैंगरीनस मस्टाइटीस, मेटराइटीस और कोलाई, फार्म थनैल में देखा गया है।

लक्षण

- उदासी, कमजोरी, सुस्ती एवं सामान्य से कम तापमान।
- त्वचा ठंढा, त्वचा जल की कमी।
- श्लेष्मा पीला एवं सूखा।
- हृदय गति बढ़ी हुई 120–140 प्र०मि०।
- नाड़ी लुप्त होती, तेज एवं सूत्रीय।
- हृदय–ध्वनि मंद एवं हृदय अतालता (Cardiac arrhythmia)।
- शिरा में गिरती हुई दबाव।
- श्वसन की गति तीव्र एवं हल्की।
- प्यास अत्यधिक, अमूत्रता।
- मानसिक असंतुलन, कोमा।

प्रारम्भ में पूति शौक (Septic shock) की हालात में शरीर तापमान बढ़ा हुआ, आँखों की झिल्लियाँ लाल और हृद–क्षिप्रता (Tachy cardia)।

उपचार

- सभी बीती बातों एवं नैदानिक लक्षणों के आधार पर रोग के कारणों का पता लें।
- तरल चिकित्सा शुरू में रींगर लैकेट IV चढ़ायें। 10–15 मि॰ली॰ प्रति किशभा। इसके बाद DNS 100 मि॰ली॰ प्रति किशभा दें।
- रक्त स्राव में हाइपर टौनिक सलाइन घोल 4 से 5 मि॰ली॰ प्रति किशभा 7.2% IV in 3-10 मिनट में।
- कौर्टिको स्टीरोआाइड भी तरल पदार्थ में रक्त दबाव को उठाने हेतु दें।
- फ्लूनीक्सीन मेगलूमीन (0.25 मि॰ग्रा॰ प्रति किशभा) और कीटोप्रोफेन (0.5 से 2.2 मि॰ग्रा॰ प्रति किशभा) हाइपर टौनिक सोलुशन से बेहतर है क्योंकि इस औषधि से प्रोस्टागैलोडीन और थ्रोम्बोक्सीन का उत्पादन रूक जाता है।
- एन्टीबाओटिक से चिकित्सा अवश्य हो क्योंकि संक्रमण को रोकने की आवश्यकता है। किसका इंजेक्शन पड़े वह निर्भर करता है कि किस जीवाणु का संक्रमण है।

रक्त वाहिकाओं की व्याधियाँ

थ्रोम्बोसीस क्या है?

थ्रोम्बोसीस वह स्थिति है जब जीवितावस्था में रक्त के कुछ अंश वाहिका के भीतर ही पिंड के रूप में जमा हो जाता है। पिंड को थ्रोम्बस कहते हैं।

इम्बोलीजम क्या है?

रक्त या लसिका द्वारा लाये गये असामान्य वस्तुओं का रक्त या लसिका वाहिकाओं में जमा होना हैं। जमा वस्तु को इम्ब्रोलाइ कहते हैं।

कारण

- वाहिका उपकला की क्षति, रक्त प्रवाह में परिवर्त्तन और रक्त के जमाव (Coagulability) में परिवर्त्तन के कारण होता है। अंतः वाहिका रक्त जमाव व इसकी विकृति थ्रोम्बोसीस में अहम है। इस प्रकार के परिवर्त्तन कई रोगों में

होते हैं। अश्व में स्ट्रौंजीलस भलगेरीस (Strongylus vulgaris) इसका उदाहरण है। घुमंतु लार्वा (Migrating larvae) में मेसेन्ट्रीक धमनी महाधमनी, मस्तिष्क, वश्क्क और कोरोनरी धमनी में शोथ उत्पन्न करते हैं।

- अश्व में महाधमनी इलीयक थ्रोबोसीस।
- गोधन, अजा, अवि और अश्व में ओंकोसरसीयसीस (Onchocerciasis) और एलियोफोरियासीस (Eleophoriasis)।
- जीवाणु धमनी शोथ सालमोनेलोसोसीस, प्लुयोरोनिमोनिया और टुबरकुलोसिस में दीख पड़ता है।
- उसी प्रकार धमनी शोथ और थ्रोंबोसीस अनेक विषाणु रोगों में देखे गये हैं।

इम्वोलीक धमनी शोथ और थ्रोंम्वोइम्वोलीजम

- वर्धी अंतःहृद शोथ (Vegetative endocarditis) अतिवसा रक्तता, वसा अंतः शल्यता (Fat emboli) और रक्त नलियों में फोड़ा के फटने के फलस्वरूप होता है।
- विटामिन इ व सेलेनियम की कमी से लघु वाहिका विकशति होती है। इसी प्रकार की वाहिका विकशति मस्तिष्क–सुसुम्ना के धमनी में भी होती है।

लक्षण

(क) महाधमनी इलियक थ्रोम्बोसीस – अश्व में एक या दोनों पिछला पैर ग्रसित होता है। उनमें व्यायाम कराने से लंगड़ापन होता है लेकिन थोड़ा आराम देने पर लंगड़ापन दूर हो जाता है। रोग ग्रस्त पैर में कमजोरी, उग्र स्थिति में पशु कार्य करना नहीं चाहता है। तीव्र हालात में अधिक पीड़ा और बेचैनी रहती है। पीड़ावश पशु धाराशायी हो जाता है।

(ख) इस प्रकार के जानवरों को

- पैरों में पसीना की जाँच की जानी चाहिये।
- कॉमन डीजीटल धमनी में रूग्ण पैर में नाड़ी ज्यादा तेज और अच्छा वाला में कम रहता है।

- सैफीनस शिरा विलम्ब से भरता है।
- मलाशयी जाँच से ज्ञात होता है कि महाधमनी (Aorta) का चार भाग में बटने के स्थान पर सूजन है।
- शायद ही रूग्ण पशु चंगा होता है।

(ग) बछड़ों में एओरटीक इलियक थ्रोम्बोसीस – छः मास के अंदर के बछड़ों में इस प्रकार का रोग मिलता है। रूग्न बछड़ों में अचानक लड़खड़ाहट, आंशिक घात या पूर्ण घात एक या दोनों पैरों में होता है। रूग्ण पैरों में दर्द रहता है और स्पर्श करने पर वे ठंढा रहते हैं। कभी–कभी अंतःत्वचा में सूजन कड़कड़ाहट के साथ रहता है।

(घ) फेफड़े का इम्बोलीजम : उग्र साँस का कष्ट, ज्यादा पसीना निकलना और बेचैनी रहती है। परिश्रवण करने पर फेफड़ा सामान्य दीख पड़ता हैं। अश्व में ये लक्षण शीघ्र समाप्त हो जाते हैं, लेकिन गोधन में क्षुधाहीनता रहता है और अंधापन भी दीखता है।

नैदानिक विकृति

- श्वेत रक्त कण बहुत ज्यादा बढ़ जाता हैं।
- सीरम फाइब्रोनेजन की मात्रा अधिक रहती है।

निदान

- मलाशयी परिस्पर्शन से निदान संभव है।

चिकित्सा

- सोडियम ग्लूकोनेट 300 से 500 मि॰ली॰ IV प्रति दिन दो बार दें।
- काइमोरलफोर्ट 1 गोली प्रति 100 कीशभा प्रतिदिन 4 बार तीन दिनों तक खाना के बाद दें।
- बड़े जानवरों को आइभरमेक्टीन 6 से 7 मि॰ली॰ SC एक ही बार दें।
- फिनाइल बुटाजोन 20 मि॰ली॰ IM प्रतिदिन एक बार 5 दिनों तक दें।
- एन्टीबायोटिक्स–क्रास्टालाइन पेनीसीलीन 20 लाख IM प्रतिदिन दो बार 5 दिनों तक दें।
- थ्रोम्बस का आपरेशन पशु को अचेत कर किया जा सकता है।

रक्त स्राव (Haemorrhage)

अति रक्तस्राव में नेत्र श्लेष्मला का पीला होना, कमजोरी और हृद–क्षिप्रता के अतिरिक्त तीव्रावस्था में शॉक होता है।

कारण

- रक्त वाहिका का अभिघात (Trauma) से क्षति या विदार। इसके अलावे चीर–फाड़ के दौरान अति रक्तस्राव।
- घोर परजीवी जन्तु बाधा, स्ट्रौंगाइलस, हुकवार्म, हेमोंकसस, फेसीओला हेपाटिका और कौक्सीडिया का संक्रमण। अत्यधिक किलनी रहने से भी रक्त की कमी से पशुओं को मरते देखा गया है।
- रक्त में प्रोटोजोआ जैसे बवेसीया या ट्रीप्स के कारण अरक्तता।
- गोधन एवं भेड़ के आमाशय में व्रण (Ulcer), पशु स्थानिक (Enzootic), रक्तमेह (Haematuria), गोणिका वश्क्क शोथ (Pyelonephritis), अंतः उदर रक्तस्रावी, भ्रंश (Prolapse) के समय मध्य गर्भाशय के धमनी का विदार या गर्भाशय का ऐंठन, कोरोनरी या महाधमनी के विदार के वजह से तीव्र हृद–संपीड़न (Cardiac tamponade), जेजुनमके श्लेष्मा में रक्त स्राव, कष्ट प्रसव के समय यकश्त का विदार।
- अश्व में नासा रक्त स्राव, फुप्फुस रक्त स्राव, घमंतु स्ट्रौंगाइल लार्वा के कारण मेसेनट्री धमनी का विदार।
- सूकर में ग्रासनली और आमाशय व्रण, यकृत शोथ के कारण यकृत का विदार, सहज रक्त स्राव (Congenital haemorrhage)
- कुक्कुर में नासा रक्तस्राव (Epistaxis), हुकवौर्म जन्तुबाधा, जोरों का किलनी बाधा, आमाशय एवं ग्रहणी (Duodenum) में व्रण।

नैदानिक पहचान

- श्लेष्मा में पीलापन, कमजोरी, चलने में लड़खड़ाहट, बैठ जाना, हृद–क्षिप्रता (Tachycardia) सामान्य से कम तापमान, छोरों में ठंढापन, सुस्ती, कौमा, पार्श्व (Lateral) अनुतान्ता (Recumbency)

उपचार

- रक्तस्राव के कारणों का पता लगाकर उपचार करें।
- रक्त की क्षति का सुधार शीघ्र हो इस वास्ते तरल (Fluid) चढ़ायें या रकत चढ़ायें।
- बड़े पशु को अतिपरासारी (Hypertonic) लवण घोल IV चढ़ायें, लेकिन याद रहे जब तक रक्तस्राव को रोका नहीं गया है, यह चिकित्सा हानिकारक होगा।
- रक्त आधान (Transfusion) के पूर्व PCV की जाँच होना चाहिये। अगर PCV की 20% क्षति हुई हो तो समझना चाहये कि लाल रक्त कण की महत्वपूर्ण क्षति हुई है और 24–48 घंटा के बाद पुनः PCV की जाँच हो। अगर PCV की क्षति 12% से नीचे की हुई हो तो रक्त आधान अवश्य होना चाहिये।
- रक्त देने वाला (Donor) पशु की सेहत अच्छी होनी चाहिये। उसे हाल में कोई टीका नहीं दिया गया है। दाता को उसी नस्ल का नर होना चाहिये।
- पशु में रक्त मैचींग की आवश्यकता प्रारम्भ में नहीं होती है, अगर दूसरी तीसरी बार रक्त आधान होता है तो मैचींग आवश्यक है।
- रक्त संचयन : रक्त देने वाले पशु के जुगुलर शिरा से 12 या 14 गौज की सूई लगाकर स्टीराइल किया हुआ रबर पाइप लगाकर स्टीराइल बोतल में जमा करें। बोतल में 3.85% सोडियम साइट्रेट 100 मि॰ली॰ प्रत्येक 1000 मि॰ली॰ रक्त के लिये रखना आवश्यक है। एक पशु से 10 से 15 मि॰ली॰ रक्त प्रत्येक किशभा के दर से लिया जा सकता है।
- कितना रक्त पशु को दिया जाय? एक प्रौढ़ पशु, जिसका वजन करीब 300 किलोग्राम है, उसे (करीब 300 किशभा के पशु को) 5 लीटर रक्त चाहिये।
- रक्तस्रावी रोगी को अगर पीड़ा हो तो दर्दनाशक (Analgesic) औषधि अवश्य दें।

अरक्तता (Anaemia)

अरक्तता में लाल रक्त कण और या हिमोग्लोबीन सान्द्रता गुण एवं मात्रा में कमी और नैदानिक रूप से पीलापन होता है। अरक्तता विकृतिजन्य (Pathological condition) हालात है, जबकि पीलापन नैदानिक अस्तित्व (Clinical entity) है।

अरक्तता हल्का (हिमो 9–12 ग्रा॰/डीएल), साधारण (हिमो 6–9 ग्रा॰/डीएल) और जोरों का (हिमो 2 ग्रा॰/डीएल) का होता है। इसे रक्तस्रावी, रक्तलायी, लाल रक्त कण या हिमोग्लोबिन का कम उत्पादन वाला, मज्जा विकशतिक अरक्तता (Myelophthisic anaemia) और समप्रतिरक्षित रक्तलायी (Isoimmune haemolytic) भी कहते हैं।

कारण

- पोषक तत्वों (कोबाल्ट, तांबा, लोहा, पाइरीडॉक्सीन और फौलिक एसीड) की कमी।
- हुक वार्म, स्ट्रौंगाइलस, हेमौंक्स, फेसियोला हेपाटिका एवं कौक्सीडिया का जन्तु बाधा
- दीर्घ स्रावी अरक्तता
- किलनी एवं चिचड़ी का प्रकोप
- मज्जा विकृतिक अरक्तता (Myelophthisic anaemia)
- स्वप्रतिरक्षित रक्तलायी अरक्तता (Autoimmune haemolytic anaemia)
- अविकासी अरक्तता (Aplastic anaemia)
- आमाशय, फुप्फुस और कोलन का कार्सिनोमा

लक्षण

- कमजोरी, थकान, सुस्ती, क्षुधाहीनता, साँस फूलना, दुग्ध उत्पादन में भारी कमी, अल्प व्यायाम सहनशीलता व वजन की कमी, श्लेष्मा में फीकापन से पीलापन, हृद–क्षिप्रता एवं हिमीक मरमर (Haemic murmur)

अरक्तता में मल जाँच की अहमियत

- अप्रत्यक्ष रूधिर (Occult blood)
- हूक वौर्म, हिमौंकस, स्ट्रौंगजीलस, कौकसीडिया एवं फैसियोला का जाँच एवं पहचान।

उपचार

- मौलिक कारण का उपचार।
- रक्तआधान
- हेमासील 10–15 मि॰ली॰/किशभा हल्का अरक्तता में दिया जा सकता है।
- इम्फेरौन विटामिन B12 के साथ 2 मि॰ली॰ IM प्रत्येक दूसरा दिन, बड़े पशु को 5 एम्पूल।
- लीवर इक्सट्रैक्ट विटामिन बी कॉम्पलेक्स के साथ।
- लोवोफिरौल।
- विटामिन B12 + B1 पाइरीडौक्सीन का इंजेक्शन एक सप्ताह तक।

अश्व, गोधन एवं भैंस के लिये

फेरीक सल्फेट – 5 ग्रा॰

कॉपर सल्फेट – 0.5 ग्रा॰

कोबाल्ट सल्फेट – 0.1 ग्रा॰

तनु एचसीएल – 10 मि॰ली॰

जल – 140 मि॰ली॰ का मिश्रण बनायें। प्रत्येक दिन दो खुराक 6 दिनों तक।

कुत्ता के लिये

- फरसोलेट की गोली प्रत्येक दिन दो गोली 6 दिनों तक

  फेरी ए॰ अमोनियम साइट्रस – 0.8 ग्रा॰

  कॉपर सल्फेट – 0.1 ग्रा॰

  तनु एचसीएल – 2 मि॰ली॰ का मिश्रण बनायें। प्रत्येक दिन दो बार खाना के बाद दे।

—•—

अध्याय 14

श्वसन तंत्र की व्याधियाँ
(Diseases of the Respiratory System)

श्वसन अति महत्वपूर्ण जैविक क्रिया है जिसमें शरीर के लिए आवश्यक ऑक्सीजन का ग्रहण किया जाता है तथा शरीर का विषाद कार्बनडाइऑक्साइड का निष्कासन होता है।

इस तंत्र की व्याधियों के प्रमुख लक्षण :

1. असामान्य श्वसन, 2. असामान्य श्वसन ध्वनि, 3. खाँसी, 4. कफोत्सारण 5. श्वसन शोरगुल, 6. सायानोसीस, 7. नासा स्राव, 8. नासा रक्त स्रवण, 9. छाती दर्द और 10. ज्वर

1. असामान्य श्वसन

सांस लेने में कष्ट श्वास–कृच्छ (Dyspnoea) कहलाता है। इसका कारण आक्सीजन की कमी (Anoxia), कार्बन डाइऑक्साइड की अधिकता (Hypercapnoea) के अलावे इस तंत्र के अन्य रोग हैं। श्वास–कृच्छ तीन प्रकार कीं हैं : निःश्वसनी (Expiratory), अंतःश्वसनी (Inspiratory) और अनिश्चित (Inderminate)।

निःश्वसनी श्वास–कृच्छ श्वसन नली के नीचले हिस्सों (Lower tract) को बीमारियों से होती है। इन बीमारियों में फेफड़े के अवरोधी विक्षतियाँ (Obstructive lesions) और वात–स्फीति (Emphysema) प्रमुख हैं। पशु को जोर लगाकर साँस छोड़ने में कष्ट होता है, साथ ही साँस छोड़ने में ज्यादा समय लगता है। इसके विपरीत श्वसन–नली के उपरी भाग (Upper tract) में स्थित स्वर–यंत्र (Larynx) एवं टेटुवे (Trachea) में अवरोध के वजह से साँस लेने में कष्ट के साथ घरघराहट एवं कर्कश ध्वनि सुनाई पड़ती है। दोनों निःश्वसन व अंतःश्वसन कष्टदायक के साथ अनिश्चित श्वास कृच्छ लम्बी होती है। फेफड़े के घनीभवन (Consolidation) और निमोनिया में अनिश्चित श्वास दीख पड़ता है।

जब पशु मुख से जीभ लटका कर जोरों से साँस लेता हो तो समझना चाहिये, उसके फेफड़े कार्य करने में अक्षम हो रही हैं। यह लक्षण नासिकाओं में भारी अवरोध से भी होता है।

2. असामान्य श्वास–ध्वनि

स्टेथोस्कोप से वक्ष का परिश्रवण करने से सामान्य श्वास–ध्वनि (Normal lung sounds) सुनते हैं। इन ध्वनियों को श्वसनी (Bronchial) और कोष्टकी (Vesicular) कहते हैं। असामान्य श्वास ध्वनियाँ (Abnormal lung sounds) विभिन्न रोगों में वक्ष परिश्रवण करने से सुनाई पड़ती हैं। ये हैं (i) सांस लेते वक्त जोरों को आवाज (Increased loudness of breath sounds) (ii) कड़ाके की ध्वनि (Crackles) और (iii) शब्द युक्त सांस (Wheezes)। फेफड़े में घनीभवन की दशा में परिश्रवण से टेटुवे पर सुनी सामान्य आवाज वक्ष पर कर्कश सुनाई पड़ती है। परिश्रवण से सुनी कड़ाके की ध्वनि क्लीकिंग, पौपिंग और बवलींग (पानी के बुलबुल तुल्य ध्वनि) सुनाई देती है। इस प्रकार की ध्वनि वायु मार्ग में स्राव, इक्जुडेट (Exudate) एवं शोफ युक्त श्वसनी श्लेष्मा से निकलता है। इस प्रकार की ध्वनि पशु में अन्तरालीय वात–स्फीति (Interstitial Pulmonary Emphysema) में परिश्रवण करने पर सुनाई पड़ती है। श्वसन में विसलिंग की ध्वनि (Wheezes) उन हालातों में मिलती हैं, जब वायु तंत्र मार्ग से गुजरती है और मार्ग में कम्पन होता है, जिसके वजह से परिश्रवण करने पर विसलिंग की ध्वनि सुनते हैं।

परिफुप्फुस घर्षण ध्वनि (Pleuritic friction rubs) शोथी पार्श्विका (Inflammed parietal) व आशयिक (Visceral) परिफुप्फुसावरण के घर्षण से पैदा होती है। यह ध्वनि जोरों की एवं रूखड़ी होती है। इस पर खाँसी का असर नहीं पड़ता है। प्लीरूसी (Pleurisy) रोग में यह ध्वनि वक्ष पर परिश्रवण करने पर सुनाई पड़ती है।

3. खाँसी (Coughing) पशुओं में खाँसी निम्न बीमारियों में होती है

- श्वसनी शोथ एवं निमानिया, ग्रसनी शोथ, स्वर–यंत्र शोथ, टेटुआ–श्वसनी शोथ।
- श्वसनी विस्फार (Bronchiectasis), फोड़ा, तंतुमयता (Fibrosis), टेटुवे का निपात और फेफड़े का शोफ।
- एलर्जेन (Allergen) जैसे पुष्प–रेणु (Pollen grains) इओसीनोफिलिया, धूल, धुंआ आदि।
- परजीवियाँ : घुमंतु लार्वा (Migrating larvae), फेफड़ा–कृमि (Lung worm) आदि।
- कफ नम (Moist or Productive), सूखा (Dry or Unproductive), दर्द युक्त (Painful), बारम्बार होनेवाली (Frequent), आवाज रहित (Voiceless), छोटा (Short) और विस्तारित (Protracted) होता है।

4. कफोत्सारण (Expectoration) विभिन्न बीमारीयों में उत्सर्जित द्रव्य का वर्णन उन रोगों के साथ दिया गया है।

5. श्वसन शोर गुल (Respiratory noises) की चर्चा अध्याय 4 में किया गया है।

6. सायोनोसीस (Cyonosis)

सायोनोसीस (Cyonosis) अर्थात हल्का नीलापन त्वचा एवं श्लेष्मा। रक्त में हिमोग्लोबीन (Reduced hemoglobin) की मात्रा अधिक घट जाने से इस प्रकार का रंग देखा गया है। परिसरीय रक्त (Peripheral blood) में आक्सीजन की मात्रा सामान्य से ज्यादा घटने पर त्वचा का रंग नीला हो जाता है। नीला त्वचा तीव्र श्वासोच्छवास शोफ (Acute Pulmonary oedema), लोबार निमोनिया, न्यूमोथोरेक्स (Pneumothorax), स्वर यंत्र का शोफ (Laryngeal Oedema) एवं अधिक उँचाई वाले स्थान पर होता है।

7. नासा स्राव का अध्ययन अध्याय 4 में की गयी है।

8. नासा रक्त स्रवण आगे देंखे।

9. छाती दर्द

पशुओं में छाती दर्द भयंकर होती है, जिसे पशु चाल–ढाल एवं हाव भाव से प्रकट करते हैं। इनमें छाती दर्द अक्सरहां टूटे–पसली, आघात, हेमाटोमा, फुस्फुसावरण शोथ (Pleurisy), ट्रमोटिक पेरीकाडार्डटीस में होता है। ऐसी अवस्था में पशु प्रत्येक श्वसन चक्र में गुर्राने का आवाज प्रकट करता है।

10. ज्वर

श्वसन–तंत्र के नीचले भाग के संक्रमण में ज्वर अवश्य रहता है।

सर्दी, खाँसी या जुकाम
(Coryza, Rhinitis)

इस रोग में नासिकाओं की श्लैष्मिक झिल्ली में कमोबेश सूजन अवश्य रहता है। बहुधा इस रोग में सारा सांस नली ग्रसित रहता है, जिसके कारण खाँसी होती है और नासिका छिद्रों से उजला, पीला तथा कभी हरा स्राव निकलता है।

कारण

- खराब मौसम में तापमान का उतार–चढ़ाव, तनाव एवं खुलाव (Exposure)। धूल धुआं और फैक्ट्री गैस का अभिश्वसन (Inhalation), कुपोषण आदि।
- जीवाणु – स्ट्रेपटो एवं स्टाफाइलोकोकस, एचएस आदि।
- विषाणु – अनेक विषाणु रोग जैसे पाराइनफ्लुऐंजा, कनाइन डिस्टेम्पर, एडिनो वायरसण बर्ड फ्लू आदि।
- कवक – एसपरजीलस, राइजोपस आदि।
- परजीवी – गाय जाति में सीस्टोजोमा नेजलीस, एम्फिस्टोम्स का लार्वा कुत्ता में लिंगटभुएला सिर्राटा और भेंड़ में इस्टरस ओभीस।

लक्षण

- प्रारम्भ में पानी सदश्श्य स्राव, जो गाढ़ा, उजला, पीला और हरा भी हो जाता है।
- नाकों में लालीपन, अपरदन (Erosion) एवं व्रण (Ulceration)
- छींक, घर्राटे की ध्वनि (Snoring) और श्लेष्मायुक्त पीव का स्राव (Mucopurulent nasal discharge) जो सप्ताह से महीनों तक चलता है।
- गाँव में नखड़े की बीमारी को सुनसुना रोग भी कहते हैं।
- घोड़ो में धूल भरें एवं गंदे अस्तबल में अभिश्वसन से जुकाम
- केवल एक तरफ के नाक (Unilateral) में घाव, टूमर, उर्ध्व तनु साइनस (Maxillary sinus) में आघात से ग्रसित होता है।

उपचार

- सुनसुना में नीचे लिखे दवाओं मे से किसी एक को ही दें।
  - (i) सीस्टोजोमा नेजलीस (सुनसुना) में बड़े जानवर के लिये आइभरमेक्टीन (Ivermectin) 6 से 7 मि॰ली॰ SC सप्ताह में दो बार दो सप्ताह तक। टारसरइमेटीक का 4% घोल भी IV देते हैं।
  - (ii) पारवेन्डाजोल 2 बड़ी गोली प्रत्येक तीसरा दिन दो बार दें।
  - (iii) एन्थीओमैलीन 15 मि॰ली॰ SC सप्ताह में दो बार तीन सप्ताह तक
- संक्रमण में एन्टीबायोटिक एवं कोट्राइमोकसाजोल की सूई तीन दिनों तक
- छोटे पशुओं को नासा से रक्त संचय कम करने के लिये – क्लीनबुटेरौल
- बड़े पशुओं को एक बाल्टी खौलते हुए 5 लीटर पानी लेकर उसमें 30 मि॰ली॰ तारपीन तेल या टींक्चर बेनजीन डालकर पशुओं को सुंघने के लिये दें। पशुओं के सिर पर बोड़ा या कम्बल रखें जिसमें कि वे दवा भरा भाप का उनाह ले सकें।

- कुत्ता के नाक में विक्सभैपोरेब लगायें।
- कवक (Fungus) के संक्रमण में थाइबेन्डाजोल 10 मिग्रा॰ किशभा के दर से 10 से 20 मिली॰ जल के साथ प्रतिदिन दो बार नासा टयूव के सहारे नाकों में डालें।
- खाँसी ज्यादा होने पर कुत्ता को मनुष्य में प्रयोग होने वाली कोई एक दवा का प्रयोग करें। बेनाड्रील, फेन्सीडील आदि 1 से 2 चम्मच दिनभर में तीन बार पिलायें।
- बड़े जानवरों के लिये कैफलोन या कैटकफ 25 से 30 ग्रा॰ एवं छोटे पशु को 2.5 ग्रा॰ गुड़ के साथ चटनी बनाकर प्रतिदिन दो बार चटावें।
- ज्वर अगर हो तो पारासिटामोल या पारासीटामोल के साथ एनालजोन बड़े पशुओं को 1 से 2 बड़ी गोली प्रतिदिन दो बार खिलायें।
- परोपजीवी की अवस्था में तद्नुसार कृमिनाशक दवा का उपयोग करें।

नासा स्रवण (Epistaxis & Hemoptysis)

नासिका छिद्रों (Nostrils) से रक्त स्राव ही नासा स्रवण (Epistasix) है और खाँसी के साथ रक्त स्राव रक्त थूक (Hemoptysis) है।

कारण

- कुत्ता व घोड़ा के कुछ नस्ल अन्य की अपेक्षा इस रोग से ज्यादा उन्मुख हैं।
- अधिकतर हालातों में आघात (Trauma), वातावरण में अधक ताप ही इसके मुख्य कारण हैं।
- नासा में पोलीपस, ग्रेनुलोमेटस ग्रेथ, नासा के झिल्लियों में व्रण होने से नासा स्रवण होता है।
- परजीवियों के कारण
- कभी–कभी स्वतः उत्पन्न थ्रोम्बोसाइटोपिनिया
- ब्रेकन–फर्न और क्लोभर आविषक्तता
- मनुष्यों में उच्च रक्त दबाव

उपचार

- पशु को आराम दें, खटालों में रखें।
- नाक के उपर कपड़ा में बर्फ के टुकड़ो को रखकर रखें या कपड़ा को ठंढा जल में भिंगा कर नाक पर रखें।
- एड्रीनलीन घोल में रूई का फाहा (Swab) बारी–बारी से नाक के छिद्रों में डालें।
- एड्रीनोक्रोम अथवा स्टीप्टोभीट की सूई IM दें।
- विटामिन K और कैलशियम रक्त स्राव रोकने में सहायक हैं।

संक्रामक श्वास प्रणाल श्वसनी शोथ या कैनेल कफ (Infectious tracheobronchitis or Kennel cough)

सभी पशुओं का यह एलर्जीक एवं संक्रामक रोग है। कर्कश, सूखा खाँसी, श्वास. कृच्छ और थकान इस रोग की विशिष्टता है।

कारण

- ठंढे मौसम में हवा के झोंकों के साथ संक्रमण।
- विषाणु, जीवाणु व माइकोप्लाज्मा का संक्रमण।
- आम विषाणुओं में कनाइन डिस्टेम्पर, कनाइन पाराइन्फ्लुएंजा, कनाइन–एडिना, कनाइन हर्पिस, कनाइन रियोवायरस।
- जीवाणुओं में वौर्डिटेल्ला ब्रोंकाईलेप्टिका प्रमुख हैं, जो श्लेष्मा में अधिक दिनों तक जीवित रहते हैं।
- अनेक परजीवियाँ।

लक्षण

- खाँसी का अक्सर आवेग (Paroxysm) सूखा व कर्कश होने से थकान ज्यादा होता है।
- थोड़ा बलगम निकालने के लिये वमन एवं ओकाई भी होता है।

- अंतःश्वसीन श्वास कृच्छ।
- शरीर तापमान का अधिक नहीं होना।
- रोग अधिक दिनों तक रहने के कारण पशुओं का निर्बल होना।

उपचार

- एमीनो फाइलीन आरम्भ में 500 मिग्रा॰ 24 घंटे में 1 इसे प्रत्येक तीन दिन पर बढ़ायें। ज्यादा से ज्यादा इसे 15 से 25 मिग्रा॰ प्रति किशभा के दर से दें। दवा मुख से या IV भी दें। इसका 10 मिली॰ इंजेक्शन भी उपलब्ध है।
- थियोफाइलीन गोली और सूई दोनों उपलब्ध हैं।
- एन्टीबायोटिक्स (जेन्टामाइसीन) की सूई दें।

फेफड़े का शोफ (Pulmonary Oedema)

अंतः रक्त वाहिका का तरल पदार्थ जब फेफड़े के परेकाइमा में किसी न किसी प्रकार घुस जाता है तो फेफड़े का शोफ होता है।

कारण

- फेफड़ा में रक्त का अधिक संचय (Congestion) होना प्रधान कारण है।
- कभी–कभी सूई लेने से तीव्र ग्राहिता (Anaphylaxis) का एकाएक होना।
- पास्टयूरेला हिमोलाइटिका जीवाणु का संक्रमण।
- रक्ताधिक्यज ह्रदय–पात (Congestive heart failure)।
- आर्गनोफोस्फेटिक विषाक्तता।
- गैस या धुंआ का अभिश्वसन।

लक्षण

- पशु सिर को तानते हुए मुंह खोलकर एवं नाकों को फुलाते हुये सांस लेता है।
- छाती और पेट की असाधारण गति के साथ श्वासोच्छवास (Heaving respiration)।

- अगले पैरों को फैलाते हुए सिर को नीचे की ओर झुका कर रखना।
- हृदय की गति करीब 100 प्रति मिनट।
- नाकों की झिल्लियों का लाल होना पुनः नीला होना।
- फेफड़े में अधिक रक्त संचय होने पर श्वसन ध्वनियाँ परिश्रवण करने पर कर्कश।
- फेफड़े के नीचले भाग में कड़ाके की ध्वनि (Crackles)।
- खाँसी बलगम के साथ।
- नाकों से स्राव आरम्भ में थोड़ा पानी सदश्श्य स्राव लेकिन बाद में ज्यादा एवं फेनदार।
- श्वासावरोध (Asphyxia) से रोगी की मृत्यु।

उपचार

- पशु को सूखे स्थान पर रखें।
- एन्टीहिस्आमिनिक जैसे फिनरगन एडरिनलीन के साथ सूई दें।
- डेक्सोना की सूई दें।
- मूत्र होने के लिये फ्रूसामाइड की सूई दिन में दो बार दें।
- एन्टीबायोटिक्स – एमोक्सीसीलिन, क्लाक्जासीलिन के साथ 2 ग्रा॰ प्रतिदिन तीन दिनों तक।
- एमीनोफाइलीन 10 मिली SC दें।
- एट्रोपीन की सूइयाँ, जब रोग आर्गना फोस्फेटिक विषाक्तता के कारण हो, तो दें।

निमोनिया (Pneumonia)

निमोनिया अर्थात् फेफड़े का सूजन पशुओं के श्वसन–तंत्र की प्रमुख बीमारी है, जो अक्सर होते रहती है। इस रोग में पशु के नाक से नेटा–पोटा का बहना, कफ–खाँसी, सांस लेने में कष्ट आविषरक्तता एवं ज्वर होता है।

कारण

- ठंढ़ एवं सर्द हवा का बयार, धूल, गर्द एवं गैस का अभिश्वसन (Inhalation) और रख–रखाव एवं खान–पान में लापरवाही के कारण कुपोषण।
- इन हालातों में विषाणु के संक्रमण से विषाणुजनित निमोनिया।
- जीवाणु से होने वाले पासचुरैला, स्ट्रेप्टोकोकस आदि का संक्रमण।
- फफुंदी संसर्ग जैसे एसपरजील्स, मुर्गियों में ब्रुडर निमोनिया।
- परजीवी संसर्ग जैसे फेफड़ा कृमि (Lungworm) आदि।
- असावधानी पूर्व दवा पिलाना।
- ब्रोकाइटिस की अवहेलना से अक्सरहाँ निमोनिया का होना।

लक्षण

- निमोनिया में फेफड़े की कूपिकायें (Alveoli) तथा रूधिर के बीच गैसों की अदला–बदली (Exchange) में न्यूनता के कारण अनाक्सिता (Anoxia), रूधिर में कार्बनडाइआक्साइड की अधिकता (Hypercapnoea), बहुश्वसन (Polypnoea), श्वासकृच्छ (Dyspnoea) और श्वासछिप्रता (Tachypnoea) होती हैं।
- श्वसन ध्वनियाँ (Breath sounds) जोरों की होती है।
- निःसरण (Effusion) होने के वजह से फेफड़े की ध्वनियाँ ढंक (Muffle) जाती है।
- प्रारम्भ में हल्का श्वसन (Shallow respiration) लेकिन बाद में श्वासकृच्छ।
- जीवाणु जनित निमोनिया में खाँसी बलगम के साथ, जबकि विषाणु जनित रोग में सूखा दर्ददायक खाँसी।
- छाती का परिश्रवण द्वारा विभिन्न ध्वनियों की पहचान कर छाती के रोगों का पता ले सकते हैं, जो नीचे दिया गया है :

रोग	परिश्रवण ध्वनि के प्रकार
प्लीरूसी	घर्षण ध्वनि
तीव्र रक्तसंचय	श्वसन ध्वनि बढ़ी हुई

अन्तराल निमोनिया	श्वसन ध्वनि बढ़ी हुई
ब्रोंकोनिमोनिया	कड़कड़ाहट की ध्वनि
विषाणु निमोनिया	सुनाई देने लायक वीसिलिंग
पूर्ण घनीभवन	जोरों की श्वसन ध्वनि एवं किनारों में कड़ाके की ध्वनि

- नाक से नेटा चलना।
- तीव्र श्वसनी फेफड़ा का शोथ (Acute Bronchopneumonia) में आविष रक्तता, क्षुधाहीनता एवं सुस्ती।
- रोग की प्रचंडता में अतिश्वासकश्च्छ।
- तीव्र चूषण निमोनिया (Inacute aspiration pneamonia) में मुंख खोल कर जोरों से गुर्राने की आवाज के साथ सांस लेना।
- परजीवी से होने वाला निमोनिया में खाँसी जोरों से लगातार, बलगम अधिक, त्वचा में जोरों की खुजली।
- कवक निमोनिया में खाँसी बलगम के साथ छोटा, श्वासकृचद के साथ निर्बलता, उदर के सहारे श्वास, आँखों से स्राव और नाकों से श्लेष्मायुक्त स्राव।

उपचार

- रोगी पशु को हवादार सूखे एवं गर्म घर में रखें।
- औषधि युक्त भांप सूंघाये। 5 लीटर खौलते जल को बड़ी बाल्टी में रखकर 30 मिली॰ तारपीन तेल या टींक्चर बेनजोयायन (Tin benzoin) डालें। पुनः बाल्टी को पशु के मुँह के सामने रखें एवं माथे पर बोड़ा रखें। इस प्रकार औषधि युक्त भाप पशु के नाक में जा सके।
- छोटे पशु कुत्ता को विक्स वेपोरप नाक में लगाये।
- ज्वर नाशक, उत्तेजक, कफ निकलने वाली औषधि दें : नौसादर 15 ग्रा॰, एमानकार्ब 8 ग्रा॰, कुचला 4 ग्रा॰, जेष्ठमधु या गुड़ 10 ग्रा॰ सबों को मिलाकर एक खुराक चटनी बनायें। इस प्रकार 6 दिनों के लिये 12 खुराक दवा प्रत्येक दिन दो खुराक पशु को दें।

- किसी भी हालत में दवा घोलकर न पिलायें। अगर औषधि पिलाना भी हो तो बोतल से पिलायें। कैफलोन, कैटकफ या भेटकफ बाजार से लाकर चटनी के रूप में दें।
- कुत्ता को ग्लाइकोडिन, बेनाड्रील एक से दो चम्मच प्रतिदिन तीन बार दें।
- ज्यादा ज्वर रहने पर नोभालजीन की बड़ी गोलियों को बड़े पशु को और छोटी गोलियां कुत्ता को दें।
- एन्टीबायोटिक में इन्टामाइसीन बड़े पशु के 200 मिग्रा॰ 1M सूई दें। एमोक्सीसीलिन + क्लौक्सासीलिन, सेफैलास्प्रीन (भेटासेफा)। इनमें केवल एक ही दवा 1M - 4 से 6 दिनों के लिये दें।
- सल्फा (सल्फामेजाथीन सोडियम $33^{1}/_{3}$% – 15 से 30 मि॰ली॰ प्रति 50 किशभा IV या SC दें। इसे 8 घंटे पर पुनः दें।
- छोटे पशु कुत्ता को कोट्राइमोकसाजोल (ट्राइमेथोप्रीम 20 मिग्रा॰ + सल्फामेथोक्साजोल 100 मि॰ग्रा॰) प्रति किशभा से 3 से 4 खुराक में बांटकर एक सप्ताह तक दें।
- औक्सीटेटरासाइक्लीन ओर डाइक्रीस्टीन भी अच्छा से कार्य करता है।
- सजीवक (Analeptics) जेसे लेपटाजोल, नीकेथामाइड 2 से 3 मि॰ग्रा॰ 1 किशभा SC or 1M दें।
- विटामिन सी भी श्वसन पारनकाइमा को तरोताजा (Rejuvenate) करने के लिये दें।

चूषण निमोनिया या ड्रेंचिग निमोनिया
(Aspiration Pneumonia or Inhalation Pneumonia)

जुगाली करने वाले पशुओं को असावधानी से औषधि का घोल या कोई पदार्थ पिलाने से घोल ग्रासनली में न जाकर टेटुआ में चला जाता है, जिससे पशुओं की मृत्यु श्वासावरोध से शीघ्र हो जाती है। इस तरह के रोगी को नाकों से गाढ़ा श्लेष्मायुक्त रस्टी (Rusty) नासास्राव आता है और पशु मुख खोल जिह्वा लटकाकर जोरों से सांस लेता है, वह हमेशा खड़ा रहता है और बैठने की कोशिश नहीं करता है।

कारण

- असावधानी पूर्ण काड़ी से दवा का घोल जल्दी से मुख में डालना। अगर यही दवा बोतल से दी जाय तो पशु सरक नहीं पायगा।
- यह भी देखा गया है कि आमाशय नाली (Stomach tube) ग्रासनली (Oesophagus) में न जाकर टेटुवे से होते हुये फेफड़ा में पहुँच गया है। इसे रोकने के लिये नाली को मुँह में डालने के बाद थोड़ा समय के लिये ठहर जाय और पशु को स्वतः नाली को खाने दें, इस प्रकार शत–प्रतिशत नाली ग्रासनली में ही जाती है।
- सूकर जल्दी जल्दी खाने के लिये आपस में झगड़ते हैं, इसी हालात में वे खाद्य पदार्थ का अभिश्वसन (Inhalation) करते हैं जिससे उनकी मृत्यु होती है।
- दुबले भेंड़ों को डुबकी (Dipping) करते समय वे पानी को सरक लेते है।
- कभी–कभी गोधन एवं अश्व में वमन के फलस्वरूप पेट से पदार्थ बाहर नहीं आकर फेफड़ा में चला जाता है।
- कम उम्र के बछड़े को जातविष्ठा (Meconium) खा कर सरकते देखा गया है, जिससे उनकी मश्त्यु होती है।
- अगर खायी हुई वस्तु घाँटी या कंठ (Glottis) में अटक जाता है तो तुरंत श्वासवारोध (Asphyxia) होता है और उनकी मृत्यु होती है।

लक्षण

- अगर तरल ज्यादा मात्रा में सरकने से फेफड़ा में गया हो तो पशु की मश्त्यु शीघ्र होती है।
- चूषण तरल की मात्रा कम होने से फेफड़ा उसे शोषित कर लेता है।
- चूषण (Aspirate) में अघुलनशील पदार्थ जैसे चावल, चोकर या दवा रहे तो आविषरक्तता होकर उनकी मश्त्यु होती है।
- ऐसे पशु में बहु–श्वसन (Polypnoea), खाँसी होती है और परिश्रवण (Auscultation) करने पर फेफड़े में घड़घड़ाहट की ध्वनि सुनाई पड़ती है।

उपचार

- अति तीव्र हालातों में उपचार निष्फल रहता है।
- कौर्टीजोन की सूई देने से हालात में थोड़ा लाभ मिलता है।

प्लूरीसी या फुस्फुसावरण शोथ (Pleurisy)

फेफड़े दोहरी झिल्ली (Pleural or lining membrance) द्वारा पूर्णतया आवेष्टित यानी ढंके रहते हैं। इस झिल्ली की एक तह फेफड़े के उपरी सतह से और दूसरी तह वक्षस्थल की भीतरी दीवाल से लगी रहती है। इस झिल्ली को फेफड़ों का वाह्यावरण कहते हैं। इसमें से एक प्रकार का स्राव निकलता है, जो दोनों तहों के बीच की सतह को तर रखता है। इसके तर रहने के कारण घर्षण (Friction) कम होता है और फेफड़ों का विस्तार एवं संकुचन सुगमता से होते रहता है। इसी श्लेष्मिक झिल्ली में सूजन होने से प्लूरीसी रोग होता है।

प्लूरीसी में छाती में तेज कोंचने वाला वेदना (Stabbing pain) होता है, जो खाँसी, छींक, अंतःश्वसन (Inspiration) और छाती को बाहर से दबाने (Palpate) पर बढ़ता है। तीव्र हल्का श्वसन, जवर, सुस्ती, आविष रक्तता, घर्षण रगड़न (Friction rule) एवं छाती का स्थिर रहना (Fixed chest) इस रोग की विशिष्टता है।

कारण

- पूर्व स्थिति कारण जैसे थकान, अधिक कार्य, तापमान में परिवर्त्तन, ठंढ लगना, कुपोषण आदि।
- पशुधन को प्लूरीसी फेफड़े की बीमारी रहने पर ही होता है।
- विशिष्ट व्याधियों (Specific diseases) के वजह से प्लूरीसी अधिक होता है।
- गोधन में पासचुरेला मलटोसीडा, पासचुरेला हिमोलाइटिका, टुबरकुलोसिस, कन्टाजियस प्लूरोनिमोनिया एवं हिमोफील्स सोमीनीस संक्रमण प्रमुख हैं।
- भेड़ एवं बकरी में पासचुरेला मलटोसीडा संक्रमण मुख्य है। प्लूरीसी के अन्य कारणों में ब्रोंकोजेनिक कार्सीनोमा, फुप्फूसी रोगगलन (Pulmonary infarction) फफ्सूसी घनीभवन (Pulmonary consolidation) तथा छाती पर आघात (Trauma) से पसलियों का टूटना आदि प्रमुख है।

निदान

प्लूरीसी के निदान वाले परिफुफ्फुस रगड़न (Pleural rub) को आला के सहारे सुनना आवश्यक है। यह घर्षण रगड़न ध्वनि (Friction rub) है। जिसे छाती के परिश्रवण (Auscultation) पर सुनाई पड़ता है। घर्षण रगड़न अंतःश्वसन (Inspiration) और निःश्वसन (Expiration) दोनों अवस्था में मौजूद रहता है, छाती के नीचले हिस्से (Ventral part) में यह और स्पष्ट सुनाई पड़ता है। खाँसी में भी यह ध्वनि लुप्त नहीं होती है। पंसलियों के बीच दबाने से वेदना की अनुभूति पशु गुर्रा (Grunt) कर करता है। इसे पार्श्व वेदना (Pleurodynia) कहते हैं।

लक्षण

- रोगग्रस्त पशु पीड़ित दीखता है। पशु इस ढंग से खड़ा रहना पसंद करता है जिसमें उसकी छाती के दर्द में कमी आवे। वह सिर आगे खींचा रखता है तथा केहुनियों (Elbows) को बाहर निकाल कर (Abducted) खड़ा होता है। दर्द के मारे वह कई दिनों तक बैठ नहीं पाता है क्योंकि बैठने में उसे पहले अगले पैरों को मोड़ना पड़ता है, जिससे उसकी छाती में और जोर पड़ता है। उसकी चाल न मुड़ने वाला (Stiff) होता है।
- दर्द के मारे खाँसी आवाज–विहिन होती है।
- शारीरिक तापमान 104 से 106° F रहता है।
- छाती को हाथों से स्पर्श करने पर प्रायः सिकुड़ा हुआ मालुम पड़ता है।
- रोग बढ़ने पर झिल्ली के थैले के अंदर तरल पदार्थ (Fluid) जमा हो जाता है, जो कई लीटर होते हैं। कुछ रोगियों में तरल पदार्थ थोड़ा होता है और जमकर सूखा (Dry) रूप बनता है। गीला रूप में सूखा रूप के वनिस्पत दर्द कम रहता है।
- तरल पदार्थ के जमाव और दबाव से छाती के नीचे और पैरों में शोफ (Oedema) हो जाता है।
- सूखे के रूप में चरमराहट (Cripitating) की आवाज सुनाई पड़ती है, मगर गीले रूप में कोई आवाज नहीं होती है, क्योंकि तरल पदार्थ की आवाज कुचालक (Bad conductor) होता है।

- हृदय की आवाज अस्पष्ट (Multled) रहती है।
- परिताड़न करने पर निःसरण (Effusion) वाले स्थान में ध्वनि मन्द रहती है। मंद ध्वनि की एक समतल (Horizontal) उपरी रेखा होती है जिसे "तरल रेखा" कहा जाता है।
- गोधन में निःसरण (Effusion) एक पक्षीय (Unilateral) होता है।
- आविषरक्तता (Toxaemia) जोरों का रहती है।

उपचार

- प्लूरीसी की पहचाने होते ही सर्वप्रथम नाक से स्टीराइल टयूब में स्राव लेकर बैकट्रीओ लोजीकल जाँच कराकर सेंसीटीभीटी टेस्ट करायें।
- तत्पश्चात् एन्टीमाइक्रीवियल चिकित्सा प्रारम्भ करें। ब्रोड स्पेक्ट्रम एनटीबाओटीक जैसे अमीकासीन, ओफलाक्सासीन, पेफलोकसासीन आदि में से किसी एक ही को उसके मात्रा के अनुसार 1M दें। किसी भी दवा को 6 दिनों तक चलने दें।
- रूग्न पशु को हमेशा सूखे खटाल में बिछावन देकर रखें।
- निःसरण अर्थात् छाती में पानी जमा होने पर पानी चिकित्सक द्वारा निकलवायें, लेकिन यह प्रक्रिया कठिन है और सब इसे नहीं कर पायेंगे।
- अतः डेक्साामेथाजोन एक मि॰ग्रा॰ प्रति किशभा के दर से 1M दें इसे स्राव की कमी होगी।
- शोफ के निराकरण के लिये उन औषधि का प्रयोग अधिक करें जिससे पेशाब होता है। लेसीकस की सूई 10 मि॰ग्रा॰ प्रति मि॰ली॰ 5 मि॰ली॰ सवेरे ओर शाम दो दिनों तक दें। हरा घास को सूखाकर अर्थात हे (Hay) बनाकर खाने के लिये दें साथ ही अच्छा टॉनिक जैसे एग्रीमीन फोर्ट दाना के साथ अवश्य दें।

हंफनी (Panting)

हंफनी पशुधन में खुर–मुंह पक्का रोग की सहवर्त्ती बीमारी (Intercurrent disease) है। यह रोग संकर नस्ल के गायों को अधिक ग्रसित करता है, जबकि देशी गायों में इसका असर कम रहता है। याद रहे कि खुर–मुंह पक्का रोग से ग्रसित पशुओं को ज्वर के साथ मुँह ओर खुरों में छाले पड़ जाते हैं। साथ ही पाचन–संस्थान

की श्लैष्मिक झिल्लियों में अपरदन (Erosion) तथा व्रण भी होता है। उसी प्रकार श्वसन तंत्र की झिल्लियाँ भी ग्रसित होती है। खुरों एवं मुंह के घाव ठीक होने के बाद पशु खाना तो प्रारम्भ करता है, लेकिन उत्पादन क्षमता प्रायः आधा से तिहाई ही रह जाता है। श्वसन तंत्र में अधिक संताप के कारण रूग्न हुए पशुओं में हंफनी शुरू हो जाती है। मार्च से सितम्बर के बीच खुर–मुंह पक्का रोग से ग्रसित होने वाले पशुओं में यह रोग अक्सरहां होता है।

लक्षण

पशु हाँफते रहता है। शरीर तापमान 106°F तक जाता है, फिर भी आवषिरक्तता (Toxaemia) नहीं रहती है। श्वास तेज रहता है और श्वास लेने में कष्ट भी होता है जिससे सारा शरीर डोलता है। क्षुधा की कमी रहती है। ग्रसित बैलों की गाड़ी खींचने एवं खेत जोतने के समय हंफनी और बढ़ जाती है। मुँह से झाग बहुत निकलता है और कभी–कभी तो जहाँ वह खड़ा रहता है पानी से भींगा हो जाता है।

उपचार

ग्रसित पशु को छायादार पेड़ के नीचे रखे, अगर संभव हो तो फैन का प्रबंध भी करें। चूंकि पूरे शरीर में खुरहा की बीमारी के कारण संताप रहता है, उसे खाने के लिए ठंढा एवं मुलायम वस्तु जैसे तीसी चूर्ण का हलवा नमक के साथ प्रतिदिन दें। अगर बेल मिले तो उसका घोल चीनी या गुड़ मिलाकर पशु को पीने के लिये दें। ग्रसित पशुओं में रक्तहीनता एवं कमजोरी अधिक रहती है अतः दाना भरपूर दें और उसमें टॉनिक जैसे अग्रीमीन फोर्ट और हिमेटीक (फेरस सल्फ 4.5 ग्रा॰+कॉपर सल्फ 200 मि॰ग्रा॰+मैग सल्फ 200 मि॰ग्रा॰+कोबाल्ट सल्फ 100 मि॰ग्रा॰) प्रतिदिन 10 ग्रा॰ एक सप्ताह तक दें। श्वसनी म्यूकोलाइटिक औषधियाँ जैसे आयोडाइड्स, एमोनियम क्लोराइड, ग्रीसलीन के साथ प्रयोग करें। गाय एवं भैंस के लिये पोटाशियम आयोडाइड 4 ग्रा॰, आमोनियम क्लोराइड 12 ग्रा॰, आर्सेनोक्लीस लीकर 12 मि॰ली॰, ग्लीसरीन 50 मि॰ली॰। इस प्रकार एक खुराक प्रतिदिन दो बार खिलायें। मिल्क आयोडीन 10 मि॰ली॰ 1M प्रतिदिन 6 दिनों तक दें।

—•—

अध्याय 15

मूत्रीय तंत्र के रोग
(Diseases of the Urinary System)

मूत्रीय अंगों के बनावट तथा विचित्रताओं के कारण पशु धन में मूत्राशय और मूत्र मार्ग की बीमारियाँ अधिक और वृक्क की बीमारियाँ कम, जबकि कुक्कुर में वृक्क एवं मूत्राशय की बीमारियाँ अधिक और मूत्र मार्ग के रोग कम होते हैं।

इस प्रणाली के बीमारियों के प्रधान लक्षण

(i) मूत्र का मलिनीकरण (Discoloration) :

मूत्र में निम्न पदार्थों के रहने से मलिनीकरण होता है :

रक्त, हिमोग्लोविन, मायोग्लोविन, मवाद, ग्लूकोज एवं किटोन ।

(ii) ऐंठन (Straining) निम्न हालातों में देखा जाता है : मूत्र निष्कासन के समय पशु में पेशाब करते समय असामान्य आसन्न (Abnormal posture) एवं मूत्र कश्च्छ (Dysuria), बिंदु मूत्र कश्च्छ (Stranguria), दानेदार मूत्र (Crystalluria), मूत्र का रूकावट, प्रोटिन, कास्ट एवं कोशिकायें, मूत्र का असंयम (Incontinence of Urine) आदि।

(iii) पेशाब की मात्रा में अंतर : अधिक पेशाब (Polyuria), कम पेशाब (Oliguria), अमूत्रता (Anuria)

(iv) यूरिमिया

(v) जलोदर एवं

(vi) ज्वर

मूत्र का मलिनिकरण

किसान पशु के पेशाब का रंग देखकर समझ सकते है कि पशु मूत्रीय तंत्र के रोग से ग्रसित है। मूत्रीय रोग का कारण वृक्क के पूर्व, वृक्क में तथा इसके बाद हो सकता है। पेशाब में रक्त रहने से पेशाब का रंग गाढ़ा लाल से भूरा होता है।

वृक्क से पूर्व (Pre-renal) रक्त होने के कारणों में चोट (Trauma), पूतिजीव रक्तता (Septicemia), रक्त स्रावी तथा रक्त चित्तता (Purpura haemorrhagica) हैं।

वृक्क रोग (Renal) में ग्लूमेरूलोनेफराइटीस (Glumerulonephritis) वृक्कज रोध (Renal infarction), धमनी अंतःशल्यता (Renal embolism), नलीय क्षति (Tubular damage) और गोणिका वृक्क शोथ (Pyelonephritis) हैं।

वृक्क के बाद (Post renal) : कारणों में मूत्र मार्ग में पत्थरी, मूत्राशय शोथ, स्थानिक रक्तस्रावी (Enzootic haematuria) हैं।

पेशाब में रक्त होने से परखनली को बैठकी (Stand) में रखने पर लाल रक्त कण परखनली की पेंदी में जमा हो जाते हैं। हिमोग्लोबिन रहने से परखनली में सम्पूर्ण पेशाब लाल रहता है। मायोग्लोबिन रहने से पेशाब का रंग गाढ़ा भूरा रहता है। मवाद रहने से परखनली में मवाद का थोक (Clots) और पतला धागा (Shreds) दीखता है।

शर्करा मेह (Glycosuria) और किटोमेह (Ketonuria) उम्रदार कुक्कुरों में देखा जाता है।

पेशाब करते समय असामान्य आसन्न एवं ऐंठन

मूत्र–कृच्छ में पेशाब करते समय दर्द होता है, बिंदु कृच्छ में पेशाब धीरे–धीरे होता है। तीव्र दर्द के समय पशु पीठ को नीचे की ओर मेहराब जैसा कर पेशाब करता है और पैरों को जमीन पर चलाता है। मूत्र अवरोध रहने से उदर दर्द (Abdominal pain) होता है, जिसके वजह से पशु पूँछ को घुमा–घुमा कर अपने

शरीर पर मारता है और पेट में लात बार–बार मारकर पेशाब करने का कोशिश करता है। मूत्राशय शोथ में कुत्ता, कुत्तिया के जैसा पेशाब करता है। मूत्र मार्ग में अवरोध रहने पर पशु पेशाब करने की कोशिश करता है, लेकिन पेशाब नहीं होता है।

मूत्र कृच्छ (Dysuria) का कारण मूत्राशय शोथ, मूत्राशय में पत्थरी और मूत्र मार्ग शोथ हैं। दर्द भरा पेशाब में पशु चिघाड़ता भी है। पेशाब करते समय ऐंठन मूत्र मार्ग के नीचली हिस्से में शोथ या अवरोध के कारण होता है।

पेशाब में प्रोटिन और अलबूमीन

जन्म के 40 घंटा के अंदर खीस पीने के कारण सभी पशुओं के बच्चों के पेशाब में प्रोटिन रहता है। जिसके कारण पेशाब का रंग कुछ गाढ़ा हो सकता है। यह सामान्य स्थिति है।

पेशाब में अलबूमीन वृक्क शोथ, गलन (Infarction) मूत्राशय सूजन और मूत्र मार्ग सूजन में रहता है।

मूत्र में कास्ट केवल वृक्क की बीमारी में रहता है। क्षारीय मूत्र में कास्ट घुल जाता है। ताजा पेशाब में ही जाँच कराना चाहिये क्योंकि अधिक देर तक छोड़ देने से पेशाब के अम्लीयता अथवा क्षारीय रासायनिक गुणों में परिवर्त्तन की संभावना से इंकार नहीं किया जा सकता है।

मूत्र की मात्रा

पेशाब बनने तथा निष्कासन की प्रक्रिया को पीटयूटरी ग्रंथि प्रभावित करता है। जब पीटयूटरी ग्रंथि से एन्टी डायूरेटिक हार्मोन (ADH) का स्राव में कमी होती है, मूत्र की मात्रा बढ़ जाती है। इस रोग को उदक मेह (Diabetes insipidus) कहते हैं। अमूत्रता ज्यादा निर्जलीकरण के वजह से होता है। मूत्राशय के अवरोधिनी (Sphincter) के नियंत्रण में ह्रास होने के कारण मूत्र बूंद–बूंद (Dribbling) गिरता है। पशु धन के मूत्र मार्ग में अधूरा अवरोध के वजह से भी इस प्रकार का लक्षण मिलता है।

यूरिमिया

यूरिमिया (Uremia) वृक्क अपर्याप्तता के अन्तिम चरण में होने वाली बीमारी है। मूत्र मार्ग के पूर्ण अवरोध के फलस्वरूप अमूत्रता होती है। यूरिमिया से ग्रसित पशु में

क्षुधा–हीनता, सुस्ती एवं मांसपेशियों में कमजोरी रहती है। ज्यादा दिनों में शरीर निर्बल हो जाता है। आँख मलीन तथा धंसा दीखता है। मुँह तथा नाक से पेशाबनूमा गंध का आभास होता है। साँस की गति बढ़ जाती है। अन्तिम अवस्था में पशु धराशायी हो जाता है। शरीर का तापमान गिर जाता है और उसकी मृत्यु हो जाती है।

वृक्क की बीमारी के कारण सबसे पहले चेहरा और पैरों में शोफ (Oedema) होता है, उसके बाद नीचे वाले अंगों में होता है। कुत्ता के उदर में पानी भर जाता है जिसे जलोदर (Ascites) कहते हैं।

ज्वर : वृक्क, मूत्राशय एवं मूत्र मार्ग में संक्रमण के कारण शोथ या प्रदाह होने से ज्वर होता है।

गोणिका–वृक्क शोथ (Pyelonephritis)

गोणिका–वृक्क शोथ गाय एवं भैंस के मूत्रीय तंत्र की मुख्य बीमारी है। रोग की विशिष्टता है कि वृक्क में सपूय शोथ, मूत्र में मवाद एवं मूत्राशय तथा मूत्र मार्ग में सूजन होता है।

कारण

- दुहान (Lactation) के आरंभिक चरण में गाय एवं भैंस की यह आम बीमारी है।
- सभी उम्र के गाय एवं भैंस इस रोग से संवेदनशील है।
- मूत्र मार्ग की नीचली नली (Lower tract) के संक्रमण से अवरोही क्रम में वृक्क सक्रंमित होते हैं।
- सुडोमोनस एरूजीनोसा जीवाणु से पूति जीव रक्तता (Septicemia) तथा इम्बोलिक नेफराइटीस इस रोग का मूल जड़ है।
- कोरीनी बैक्ट्रीया से भी वश्क्क में संक्रमण होता है।
- संक्रमित कैथेटर (Catheter) के प्रयोग से मूत्रीय प्रणाली में रोग फैलता है।

लक्षण

- प्रथम लक्षण रक्तरंजित मूत्र
- तापमान कभी कम एवं कभी ज्यादा रहने (Fluctuating) के साथ रोग का आक्रमण धीरे–धीरे

- अनियमित (Capricious) भूख
- बदहाली के एक सप्ताह से दुग्ध की कमी
- मूत्र में मवाद, गंदा एवं रक्त
- बूंद–बूंद पेशाब
- रोग होने के कुछ दिनों बाद मलाशयी जाँच करने पर मूत्राशय एवं गबीनी (Ureter) में सूजन

उपचार

इन एन्टीबायोटिक में से किसी एक को दें :

- प्रोकेन पेनीसीलिन–20 लाख 1M प्रतिदिन तीन सप्ताह तक
- या एम्पीसीलिन 3–5 मि॰ग्रा॰ प्रति किशभा 1M 6 दिनों तक
- या इनरोफ्लोक्सासिन 10 मि॰ग्रा॰ प्रति/जेन्टामाइसीन किशभा 5 दिनों तक
- पेशाब से गंदा निकालने के लिये लेसीक्स एक मि॰ग्रा॰ प्रति किशभा, 1M प्रतिदिन एक बार दो दिनों तक दें।
- मूत्र को अम्लीय बनाने के लिये, जिसमें की औषिध का कार्य अच्छा हो, – सोडियम एसीड फॉस्फेट 30 ग्रा॰ प्रतिदिन दो बार या यूरिमिन 20 मि॰ली॰ IM 5 दिनों तक दें।
- रोग की आवृत्ति (Relapse) होती है।

चिरकारी अंतरालीय वृक्क शोथ (Chronic Interstitial Nephritis)

यह बीमारी बहुधा कुत्तों में होती है। कुत्तों में लेपटोस्पाइरोसीस के आक्रमण के कुछ महीने बाद यह बीमारी तीव्र रूप (Acute form) में होता है, जिससे उनमें वृक्क की क्षति होती है। चिरकारी अंतरालीय वृक्क शोथ इसी आक्रमण का अनुगम (Sequel) है।

कारण

- जीवाणु : इसरेसिया कालाई और लेप्टोस्पाइरो इक्टेरोहेमोराजी
- विषाणु : एडीनो वायरस, कनाइन हेपेटाइटीस वायरस

- परजीवी : डक्टोफाइलस रिनेल
- विष : लेड, आर्सेनिक, सल्फोनामाइड्स, पारा आदि
- स्वप्रतिरक्षा (Autoimmunity) : नलकीय (Tubular) और अंतरालीय (Interstitial) विक्षतियाँ एन्टी टुबुलर वेसमेंट मेम्ब्रेन एन्टीवोडीज के बनने के फलस्वरूप पैदा होते हैं।

लक्षण

- भूख की कमी, सुस्ती एवं मन गिरा हुआ, दुबला पतला एवं हमेशा प्यासा
- श्वसन में दुर्गंध, नाड़ी उछाल पूर्ण (Pulse full and bounding)
- पेशाब अधिक (Polyuria), विशिष्ट गुरूत्व कम
- कभी–कभी वमन
- पीठ का उपर की ओर मेहराब, कमर पर परिस्पर्शन करने से पीड़ा की अनुभूति
- दाँत, मसकुरा और जीभ पर भूरा पदार्थ का जमाव
- दिनोंदिन दुबलापन बढ़ते जाना
- अंत में यूरीमिया का लक्षण, कौमा एवं मृत्यु

उपचार

- हल्का व्यायाम देने के बाद आराम दें।
- खाने में अंडे का जलपुडिंग अर्थात जल में भुजिया तथा पीने को भरपुर जल दें।
- प्रतिदिन कम से कम चार बार DNS 150–200 मि॰ली॰ शिरा से चढ़ायें।
- एन्टीबायोटिक्स : एम्पीसीलीन 3–5 मि॰ग्रा॰ प्रति किशभा 7 से 10 दिनों तक
- प्रतिरक्षा अनुक्रिया (Immune complex) के नियंत्रण हेतु प्रडनोसोलोन 5 मिग्रा॰ की गोली प्रतिदिन एक बार 5 दिनों तक
- वमन के लिये रेगलान आधी गोली प्रतिदिन दो बार दो दिनों तक।

मूत्राशय शोथ (Cystitis)

कष्ट के साथ बारम्बार पेशाब करने की इच्छा होने के साथ पेशाब में रक्त, टूटे–फूटे कोशिकायें एवं जीवाणुयों का रहना मूत्राशय शोथ की विशेषता है।

कारण

- चोट, ट्यूमर और संक्रमण।
- मूत्र मार्ग में मूत्र जमा रहने के कारण संक्रमण का उपर की ओर फैलाव।
- मूत्राशय में पत्थरी के वजह से प्रसव में तकलीफ, संक्रमित कैथेटर एवं गर्भावस्था आदि के संसर्ग से मूत्राशय में शोथ का होना।
- ई॰कोलाई, कोरीनि बैक्ट्रीया रिनेल, प्रोटियस आदि नीचले हिस्से से उपर की ओर मूत्राशय में संक्रमण फैलाते हैं।
- मूत्र मार्ग में श्लेष्मा की क्षति होने से मूत्र का जमाव, जिसके कारण मूत्राशय में जीवाणु पहुँच कर आक्रमण करता है।

लक्षण

- मूत्र मार्ग में जलन एवं दर्द के वजह से बारम्बार पेशाब करने की इच्छा।
- देर तक पेशाब करने की मुद्रा में आकर चिघाड़ कर वेदना प्रकट करना।
- कुत्ता में कब्ज एवं वमन
- उदर दर्द के कारण बड़े पशु का उदर में लात मारना एवं पूँछ को घुमाते हुए अपने शरीर पर मारना
- मूत्र मार्ग मवाद एवं रक्त से भरा रहने के कारण पेशाब में रूकावट
- मलाशयी जाँच में मूत्राशय का मोटापन का पता
- मूत्र गदला (Turbid)
- पैरों को फैलाकर पशु का खड़ा होना
- अन्तिम चरण में यूरिमिया का लक्षण

उपचार

- पोभीडोन आयोडिन मूत्राशय में डालकर चिकित्सा करें।
- गाय एवं भैंस के लिये

  कबाब चीनी, धनिया प्रत्येक–15 ग्रा॰, शोरा–8 ग्रा॰ को चुर्ण बनायें। इसका 4 खुराक बनाये। एक खुराक को 4 घंटे पर हलुवा के साथ दें।
- कुत्ता के लिये–कबावचीनी–1 ग्रा॰ दुग्ध में मिलाकर दें, प्रत्येक 6 घंटा पर इसे दें।

  नौसादर 15 ग्रा॰ सोडियम एसीड फॉस्फेट 30 ग्रा॰ के साथ गाय को दें।

  एम्पीसीलीन 3–5 मिग्रा॰ प्रति किशभा 1ड 7 से 14 दिनों तक दें।

मूत्राश्मीरता (Urolithiasis)

मूत्र में मौजूद लवणों से बनी पत्थरियों का मूत्र नली में जमाव को मूत्राश्मीरता कहते हैं। स्फटिक (Crystals) यथा अमणिम (Amorphous) के रूप में पत्थरियाँ जमा होती हैं। किसी उम्र के जुगाली करने वाले नर पशु और कुत्ता में यह रोग आम तौर पर होता है। बधिया या बिना बधिये किये दोनों पशु के मूत्र तंत्र के किसी भाग जैसे गोणिका, वृक्क, गवीनी (Ureter), मूत्राशय, मूत्र मार्ग में पत्थरी बनता है। मूत्र का रूकावट पत्थरियों से होता है, जिसके कारण मूत्राशय का फैलाव, मूत्र मार्ग में छिद्र एवं मूत्राशय का विदार (Rupture) तक होता है। बधियाकश्त पशुओं में यह रोग ज्यादा होता है।

कारण

- मूत्र के कार्बनिक एवं अकार्बनिक लवण, जब मूत्र घोल से अवक्षेपित (Precipitated out) होते हैं, पत्थरी बनता है। पत्थरियाँ विभिन्न आकार के होते हैं। लेखक ने राँची में बिना बधिया किये 4 महीना के बछड़ा में दानेदार पत्थरियाँ मोटी बालू की भांति सम्पूर्ण मूत्र मार्ग (Uaethra) में देखा है। भैंस के पाड़ा मे भी ठीक इसी प्रकार का केस राँची में मिला है।
- उन इलाकों में जहाँ के पौधों एवं जल में आक्जलेट, इस्ट्रोजन एवं सिलीका का अंश ज्यादा है, पशुओं में पत्थरी की वारदातें अधिक देखा गया है। झारखण्ड के छोटानागपुर क्षेत्र तथा बिहार के नवादा, गया का दक्षिणी भाग, रोहतास,

कैमूर, जमुई, बाँका आदि जहाँ की मिट्टी पथरीली है, मूत्राश्मरिता अधिक होता है।

- सभी पशुओं जैसे गाय, भैंस, छोटे या बड़े बाछी एवं बछड़े, नर या मादा बैल एवं साँढ़ में मूत्राश्मीरता होता है। मादा पशुओं के मूत्र मार्ग से पत्थरियाँ निकल जाती हैं, समस्या नर पशुओं में बहुतायत में होती है।
- प्रजनन के लिये रखे गये भेड़ा एवं बकरा भी ग्रसित होते हैं।
- उद्गम (Nidus) केन्द्र वह है, जहाँ श्लेष्मिक कोशिकायें टूट–फूट कर जमा होते हैं। उद्गम केन्द्र के चारों ओर पत्थरी लम्बे समय तक धीरे–धीरे अवक्षेपित होकर जमा होता है।
- मूत्र का जमाव होने से मूत्र का pH अधिक क्षारीय हो जाता है, जिसके कारण लवण अवक्षेपित होकर पत्थरी का रूप लेता है। लेखक ने देखा है कि कुत्ता के मूत्राशय में मूत्र के लम्बे समय तक ठहराव के कारण मूत्राशय में अनेक पत्थरियाँ बनीं हैं जबकि कुत्ता का मूत्र अम्लीय है।
- म्यूकोप्रोटिन (Mucoprotein) पत्थरी बनाने में सहायक होते हैं, रूक्षांश (Roughage) की कमी और दाना की अधिकता रहने से मूत्र में म्यूको प्रोटीन की मात्रा बढ़ती है। ज्यादा अन्न खिलाने से पत्थरी ठोस होता है।
- कुछ दाना जैसे मीलो, ज्वार, बाजरा एवं विनौला की खल्ली खिलाने से पत्थरी की वारदात बढ़ती हैं, खाना में ज्यादा म्यूकोप्रोटिन धातु (Minerals) सीलिका एवं आक्जलेट मिश्रित पानी पीने से पत्थरी बनने में सहायता मिलती है।
- बड़ी पत्थरी अक्सर अवग्रह मोड़ (Sigmoid flexure) में अटक जाता है एवं छोटी–छोटी पत्थरियाँ मूत्र मार्ग में रहती हैं।

लक्षण

- पशुओं के गोणिका के पत्थरी का औषध चिकित्सीय निदान नहीं हो पाता है। पशुओं में मीठा दर्द तो होता है, लेकिन वे परिलक्षित नहीं होता है।
- गवीनी (Ureter) की पत्थरी का निदान मलाशयी जाँच से पता तथा जल–वृक्कता (Hydronephrosis) का मलाशयी परिस्पर्शन से पता होता है।
- मूत्राशय की पत्थरी मूत्राशय शोथ के निदान से होता है।

- उदर दर्द का लक्षण, पेशाब करने में उत्सुकता, चिघाड़ना और दातों का खटखटाना आम लक्षण हैं।
- कभी–कभी जंघा के भीतर शिश्नमंडत्वचा (Prepuce) की जाँच करने पर पत्थरियाँ का पता होता है।
- मूत्र बूंद–बूंद कर या थोड़ी मात्रा में निकलता है।
- लचीला सीसा (lead) का तार या छाते की कमानी को डिटॉल लोशन या सेभलोन या पोभीडीन आयोडिन से भलीभांति साफकर एवं शिश्न (Penis) को लोकल एनेस्थेसिया से शिथिल कर मूत्र मार्ग में डालने पर मूत्र मार्ग का अवरोध का पता होता है। यह स्थान प्रायः अवग्रह मोड़ के आगे (Anterior) रहता है।

उपचार

- मूत्र का pH को अम्लीय बनाने के लिये सोडियम एसीड फॉस्फेट 30 ग्रा॰ प्रतिदिन दो बार खिलायें या इसकी सूई 20 मि॰ली॰ यूरीमीन IM दें। 20 ग्रा॰ नौसादर प्रतिदिन दो बार 30 ग्रा॰ अदरख के साथ पशु को खिलायें। मेथी का पानी में फूलाकर एवं उसे घोल बनाकर प्रतिदिन दो बार पिलायें।
- सिस्टोन की गोली (Cystone tablet) 2.5 से 5 मि॰ग्रा॰ प्रति किशभा के दर से प्रतिदिन एक बार खिलायें।
- शल्य चिकित्सा से पत्थरी को निकालने का प्रयत्न करें।
- कुरथी दाल का पानी पीने के लिए लगातार 15–20 दिनों तक दें।

रक्तमेह (Haematuria or Haemoglobinuria)

पशु के पेशाब का रंग लाल देख किसान समझते हैं कि पशु के मूत्र प्रणाली में रोग है। व्याधि में मूत्र का लाल रंग उसमें रक्त, हिमोग्लोबिन एवं मायोग्लोबिन के रहने के कारण होता है।

मूत्र में रक्त का कारण

- पूर्व गुर्दा रोग (Pre-renal), थ्राम्बो साइटोपिनिया, जीवाणु या विषाणु संक्रमण, ऐंथ्रेक्स, लेप्टोस्पाइरोसोस, रासायनिक विषाक्तता, स्वीट कलोभर विषाक्तता, पूतिजीव रक्तता (Septicemia) चोट (Trauma) पर प्यूरा हमोराजिका आदि।

- गुर्दा रोग (Renal) तीव्र गुर्दा शोथ, गुर्दा गलन (Renal infarection), गुर्दा रक्त संचयन (Renal congestion), कुत्ता में डी॰ रिनेल और डी॰ इमाइरीस परजीवी
- उत्तर गुर्दा रोग (Post renal), गोणिका शोथ, मूत्र मार्ग शोथ, मूत्राशय शोथ, मूत्राश्मीरता, इंजुरीक रक्त मेह

मूत्र में हिमोग्लोबीन का कारण

पोस्ट पार्चुरियेंट हिमोग्लोबिनुरिया, बेसीलरी हिमोग्लोबीनुरीया, लेप्टोस्पाइरोसीस, पाइरोप्लामोसिस, जलन (Severe burus), रसायनिक विषाक्तता, पौधा–विषाक्तता हाईपोफौस्फ्रेटिमियां।

मूत्र में मायोग्लोबिन का कारण

घोड़ों में एजोट्यूरिया (Azoturia) रोग

रक्तमेह और हिमोग्लोबीन मेट मेह में अंतर

परखनली में मूत्र संग्रह करने पर अगर रक्तकण परखनली की पेंदी में जमा हो जाता और उपर का मूत्र रंगहीन हो जाता है तो समझना चाहिये की रक्तमेह है, और परखनली में सम्पूर्ण मूत्र लाल रहे तो हिमोग्लोबीन मेह में रहता है।

लक्षण

- पूर्व गुर्दा रोग (Pre-renal disease) खूनी पेशाब की दशा में प्रारंभिक और अंतिम मूत्र–धार लाल रहता है।
- गुर्दा रोग (Renal disease) में पूरे मूत्र की धार लाल रहता है।
- उत्तर गुर्दा रोग (Post renal disease) केवल प्रारंभिक मूत्र धारा में लाल पेशाब
- मूत्राशय के रोग में सिर्फ अंतिम पेशाब धार लाल रहता है।

उपचार

- एन्टीबायोटिक्स जैसे इनरोफ्लोक्सासीन या जेन्टामाइसीन का प्रयोग करें। साथ ही रक्त रोकने के लिये रक्त रोधक औषधि जैसे स्टीपलोन (HAH) बड़े पशु के लिए 5 गोली प्रतिदिन दें।

- इम्फेरोन बड़े पशु को 5 एम्पूल सूई एक बार, आयापोन (एलारसीन) बड़े पशु को 5 गोली प्रतिदिन तीन बार इसके अलावे मूल रोग की चिकित्सा होनी चाहिये। पाइरो प्लाजमोसीस (बवेसीओसीस) थायलेरिएसिस/एनाप्लाजमोसिस/मोयोग्लोबिन्यूरिया होने पर चिकित्सक की सहायता से इलाज करायें।
- बिना ज्वर के साथ हिमोग्लोबिन्यूरिया की स्थिति में फॉस्फोरस का प्रिपरेशन दें।

— • —

अध्याय 16

तंत्रिका प्रणाली की व्याधियाँ
(Diseases of the Nervous System)

इस प्रणाली के मुख्य लक्षण :

(क) मस्तिष्क संबंधी

- अचेतावस्था (Unconciousness) : बेसुध (Delirium) एवं प्रकाश की असहनीयता (Photophobia)
- चाल ढाल में बदलाव : दिखावट, आचरण, सुस्ती, विभ्रम (Hallucination), बोली में विषमता।
- उन्माद (Mania) : रूग्न पशु का कार्य उन्माद भरा, चाटना, अखाद्य वस्तु को मुँह में लेकर चबाते रहना, चिघाड़ना, अंधापन, आक्रमक रूख, इधर से उधर बिना लक्ष्य का दौड़ लगाना।
- पागलपन (Frenzy) : मनुष्य या जानवर पर अकारण आक्रमण।
- उदासी (Depression) : नींद (Somnolence), मुर्च्छा, कौमा।

(ख) अनैक्षिक हरकतें (Involunlary movements)

- कंपन (Tremor) – मांसपेशियों का बारम्बार स्फुरण (Twitchings)।
- अपतानिका (Tetany) : कंपन रहित मांसपेशियों का लगातार संकुचन (Contractions) मसलन, टेटनस के लक्षण सदश्श्य।
- आक्षेप (Convulsion) : दौरा (Seizures), एकाएक बेहोशी (Fits)

(ग) हावभाव और चाल में अनैक्षिक हरकतें (Involunlary movements)

- अनुमस्तिष्क, सुषुम्ना, मेरूदंड, स्नायु मूल, परिसरीय स्नायु, मांसपेशियों आदि की विक्षतियाँ के वजह से हावभाव एवं चलने के ढंग में अनैक्षिक हरकतें होतीं हैं।
- प्रघाण रोग (Vestibular disease) : शरीर के प्रत्येक अंग जैसे आँख, सिर, पैर एवं शरीर (Trunk) में सामंजस्य एवं संतुलन रखने के लिये एक विशेष प्रगाही प्रणाली (Proprioceptive system) कानों में मौजूद हैं। इस प्रणाली के ग्रस्त होने पर लड़खड़ाहट, झुकना, गिरना, चक्कर लगाना आदि होता है।
- चलने में कमजोरी एवं 'गति–भ्रंश (Ataxia), तंत्रिका रोग का लक्षण है।
- गति–भ्रंश रहने पर पैरों एवं शरीर में असमंजन (Incoordination) रहता है।

(घ) अनुमस्तिष्कीय (Cerebellar) व्याधि में गति–भ्रंश (Ataxia) होता है।

(ड.) प्रेरक प्रणाली (Motor system) के लक्षण

ठीक से नहीं चल पाना, क्षीण मांसपेशियाँ (Wasting of muscles) एवं सूजन, चलने के ढंग में विषमता, मांसपेशियों में दर्द, लड़खड़ाहट, आंशिक घात (Paresis) एवं घात या लकवा (Paralysis)।

(च) संवेदी प्रणाली (Sensory system) के लक्षण

संज्ञाहरण (Anaesthesia), अपसंवेदन (Parasthesia), सुन्नता (Numbness), पीड़ा, असंवेदिता (Analgesia)

(छ) अंधापन

दो कारणों से (केन्द्रीय एवं परिसरीय विक्षतियाँ)।

(ज) स्वायत्त स्नायु प्रणाली (Autonomic nervous system) के लक्षण

मूत्र रूकना, असंयित मूत्र, मूत्र त्यागने की प्रबंधता (Precipitancy), नपुसंकता, डायरिया, कब्ज, कभी ज्यादा पसीना।

तंत्रिका प्रणाली की व्याधियों के उपचार के सिद्धांत

तंत्रिका तन्तुओं के उपचार में दो समस्या हैं : इन तंतुओं का पुनर्जीवन नहीं होता है और कुछ एन्टीबायोटिक्स रक्त से मस्तिष्क तरल (Cerebro-spinal fluid) में मस्तिष्कावरण (Meninges) के कारण प्रवेश नहीं कर पाते हैं।

ट्राइमेथोप्रीम सहित सल्फोनामाइड और तृतीय पीढ़ी (Third generation) की दवा सेफालोस्प्रीन मसलन सेफोपेराजोन एवं सेफोटौक्साइम मस्तिष्क शोथ या बिना शोथ दोनों हालतों में प्रवेश करते हैं। एम्पीसीलीन, कार्बानोसीलीन, सेफालोथीन और सेफालारीडीन केवल मस्तिष्क शोथ में प्रवेश करते हैं।

संक्रमण का नियंत्रण

सबसे बढियां जीवाणु नाशक वे हैं जो मिनेन्जेज को क्रॉस करते हुए जीवाणुजनित तानिका शोथ (Meningitis) में प्रयोग किया जा सकता है। जैसे : सेफालोस्प्रीन सेफोपेराजोल और सेफोटौक्साइम। इसके अलावे ट्राइमेथोप्रीम के साथ सलफोनामाइड और जेंटामाइसीन, पेनीसीलिन–स्ट्रेप्टोमाइसीन गाय–भैंस में हिमोफीलस मेनींगो इनसेफलाइरोस में अच्छा असर करता है।

ट्यूमर, विटामिन A की कमी, मस्तिष्क शोथ और शोफ में अंतः कपाल दाब (Intracranial pressure) बढ़ जाता है। ऐसी दशा में मैनीटोल 20% घोल IV धीरे–धीरे एक गाय को 500 मिली॰ दें। इसका असर बढ़ाने वास्ते डेक्सामेथाजोन मैनीटोल देने के तीन घंटा बाद SC दें। कुत्ता को मैनीटोल 2 ग्रा॰ प्रति किशभा IV दें। मैनीटोल को पुनः नहीं दें। साथ ही हाइपरटौनिक ग्लूकोज एवं सलाइन घोल भी नहीं दें। इनसे क्षति होगी।

जल शीर्ष (Hydrocephalus)

अंतःकपाल दाब में वृद्धि के कारण पशुओं में उन्माद, सिर को दीवार के सहारे रखना, मांसपेशियों में कंपन और आक्षेप इस रोग की विशेषता है। बाद में लकवा के लक्षण, सुस्ती, अंधापन, मांसपेशियों में कमजोरी एवं धीरे–धीरे मस्तिष्क में दबाव उत्पन्न होता है।

कारण

- जल शीर्ष उपार्जित अथवा जन्मजात दोनों होता है।
- मस्तिष्क द्रव्य का निकास या शोषण में कमी।

- जन्मजात रोग का कारण विटामिन A की कमी, विषाणु से संक्रमण, मेजेनसेफालोन का संकुचन आदि।

लक्षण

- सुस्ती, नहीं चलने की इच्छा, अंधापन एवं यथार्थतम (Lack of Precision) की कमी।
- रोगी पशु आँखों को आधा बंद कर खड़ा होता है।
- खाद्य वस्तु का अपूर्ण चबाना जो कभी मुँह से लटकता है।
- त्वचा को उत्तेजित करने पर प्रतिक्रिया नहीं के बराबर।
- चाल ढाल में विषमता।
- चलने के समय डोलना या कभी गिर जाना।
- सुस्ती, आंशिक घात, कंपन, आक्षेप एवं चक्कर में घूमना।
- अंधापन एवं अक्षि बिंब शोफ (Papilloedema)।
- कपाल (Cranium) गुम्बदार, आँखों का बाहर निकलना एवं अक्षि दोलन (Nystagmus)।

उपचार

- मैनीटोल बछड़े को 100 मिली॰ IV दें।
- डेक्सामेथाजोन एक मिली मैनीटोल देने के तीन घंटा बाद IV दें।
- विटामिन A की सूई प्रत्येक दूसरे दिन 3–4 बार दें।
- आक्षेप रहने पर सिक्वील की सूई दें।

मस्तिष्क शोथ (Encephalitis)

मस्तिष्क, तंत्रिका तंतु एवं उसके वाहिका दीवार का प्रदाह ही मस्तिष्क शोथ है। इस रोग में अनैक्षिक हरकतें (Involuntary movements) एवं तंत्रिका कार्यों की हानि होती हैं।

कारण

- रेबीज, एजुस्की रोग एवं जापानी बी मस्तिष्क शोथ विषाणु संक्रमण से होते हैं।
- नवजात बछड़ों में मस्तिष्क शोथ जीवाणु संक्रमण से होता है।
- टौक्सोप्लाजमोसिस में मस्तिष्क शोथ होता है।
- घुमंतु लार्वा एवं सिटेरिया में मस्तिष्क शोथ होता है।
- पशुधन एवं कुक्कुर के खास रोगों में मस्तिष्क शोथ देखे जाते हैं।
- स्पोरोडिक बोभाइन सुष्मना–मस्तिष्क शोथ (Sporadic bovine incephalomyelilis) बोभाइन मलीगनेंट कटार्र, संक्रामक राइनो ट्रैकीआइरीस गोधन में।
- स्क्रैपी, लुपींग इल, विसना, वाइरल श्वेत–सुष्मना मस्तिष्क शोथ अवि एवं अजा में।
- कनाइन डिस्टेम्र कुक्कुर में।
- लीस्टेरीओसीस, नेकरोबैसीलोसीस संक्रमण, इन्ट्रोटौक्समिया, सालमोनेला संक्रमण, इरीसीपेलस संक्रमण जीवाणुओं के कारण होती है।
- मल्टीसेप्स, इस्टरसओभीस एवं हाइपोडर्मा बोभीस परजीवी जंतु बाधा से होती हैं।
- लीड, आर्सेनिक साल्ट आविशज एवं आइपोमिया पौधा खाने से मस्तिष्क शोथ होता है।
- क्रीप्टो कोकोसीस कवक कीटाणु के संक्रमण से होता है।
- टेप वॉर्म के लार्वा से संक्रमित पशु में यह रोग देखने को मिलता है।

लक्षणों का रोग जनन (Pathogenesis of symptoms)

केन्द्रीय तंतु प्रणाली (CNS) की प्रतिक्रिया शोथ के प्रति विलक्षण है। कोशिका अंतःकला रक्त मस्तिष्क अवरोध (Capillary endothelial blood-brain barrier) के कारण रक्त के तत्व मस्तिष्क में स्वतंत्र रूप से नहीं पहुँच पाता है। केन्द्रीय तंत्रिका प्रणाली के अंदर लसिका प्रणाली (Lymphatic system) नहीं हैं। इस प्रणाली में वे कोशिकायें, जिनमें विशिष्ट डेंड्राइटिक एन्टीजेन (Dendritic antigen) मौजूद रहते हैं, भी नहीं हैं।

शोथ ग्रस्त मस्तिष्क में सूक्ष्म दर्शनीय तस्वीर इस प्रकार हैं :

- इंडोथेलियम की कोशिकाओं का परिवाहिका सूजन (Perivascular cufting)
- सेटेलाइट गलीओसीस (Gliosis)
- तंत्रिका सटिलोसीस और न्यूरोनोफाजिया
- विषाणु संक्रमण से स्नायु का डिमाइलीनेसन (Demyelination) भी होता है। विषाणु का मस्तिष्क में प्रवेश इन्डोथेलिमम की क्षति होने से ही होता है।

लक्षण

- मस्तिष्क शोथ से सामान्य उत्तेजना होता है, या तंत्रिका कोशिकाऐं नष्ट होतीं हैं। शोथ के कारण रोग तीव्र या जीर्ण और स्थानीय या परिसरीय होता है। स्थानीय लक्षण आरम्भ में होते हैं और उसी रूप में क्रमशः चंगा होने पर रहता है।
- संक्रमण के वजह से ज्वर, क्षुधाहीनता, उन्माद, पागलपन तथा चाल ढाल में बदलाव, अवसाद, दौरा, अंधापन, दीवार के सहारे खड़ा होने के लक्षण प्रकट होते हैं। साथ ही पशु को गति–भ्रंश तथा लड़खड़ा कर चलता है, वे चक्कर काटते हैं। पशु आसानी से क्रोध में आता है और मनुष्य या अन्य पशु पर आक्रमण भी करता है। चिघाड़ना, लात चलाना आदि देखा जाता है।
- इन घटनाओं के बीच मानसिक अवसाद जैसे, माथे को किसी दीवार या नाद में ढाही मारना देखा जाता है। अनैक्षिक हरकतें मसलन, क्लोनिक आक्षेप एवं अक्षिदोलन (Nystagmus) दाँतों का कड़कड़ाना, मुँह में झाग तथा मांसपेशियों में कम्पन होता है।

तंत्रिका कार्य बाधा के लक्षण

- लार का अनवरत गिरना एवं ग्रसनी शोथ आम रूप में रहता है।
- अश्व में खाया हुआ आहार मुँह में ही पड़ा रहता है।
- आंशिक घात एवं नीचे पैरों का टखना मुड़ना (Knuckling) भी होता है।
- सिर को एक ओर झुकाकर चक्कर काटना।

- पैरों में संस्तंभता (Spasticity), गति–भ्रंश (Ataxia) दुर्बलता एवं जमीन पर पशु लेट जाता है।

उपचार

- नीचे लिखे में से किसी एक एंटीबायोटिक को प्रयोग में लायें।
- सेफट्रयोक्सीन 0.3 से 3.0 ग्रा॰ IM प्रतिदिन एक बार 4 से 6 दिनों तक।
- कोट्राइमोकसाजोल 1 गोली प्रति 80 किशभा 3 से 4 दिनों तक।
- जेन्टामाइसीन 1 मिग्रा॰ प्रति किशभा IM 4–6 दिनों तक
- IV ड्रेक्टोज नार्मल सलाइन 2 से 8 लीटर पशु के तौल के अनुसार
- **मस्तिष्क शोथ में मैनीटोल कभी नहीं देना चाहिये।**
- अगर पशु उत्तेजित रहे तो शामक (Sedative) दें। इसके लिये फिनोबार्बीटोन 100 मिग्रा॰ प्रतिदिन दो बार बड़ा जानवर को 100 मिग्रा प्रतिदिन दो बार एवं कुक्कुर को 30 मिग्रा प्रतिदिन दो बार दें। छोटे जानवरों में जाइलीन हाइड्रोक्लोराइड 0.25 से 0.5 मिली प्रति 15 किलोग्राम शरीर भार पर 1M दें। एक मिली में 20 मिग्रा॰ दवा रहती है।
- एन्टीबायोटिक के साथ प्रेडनीसोलोन या बिटामीथाजोन (Betamethasone) असरदार है।
- अश्व में आक्षेप का नियंत्रण नीचे लिखे दवा से भी कर सकते हैं। अश्व के लिये पोटास ब्रोमाइड, क्लोरल हाइड्रस, प्रत्येक 30 ग्रा॰ मधु में मिलाकर जल 500 मिली के साथ पिलायें। इस प्रकार दो खुराक बनाकर दें।
- कुक्कुर के लिए पोटास ब्रोमाइड, सोडियम ब्रोमाइड, अमोनियम ब्रोमाइड। प्रत्येक 300 मिग्रा॰ मीठा (शक्कर) के साथ जल 10 मिली। इसका 6 खुराक बनायें। प्रत्येक चार घंटे पर एक खुराक खिलायें।

मस्तिष्क की अभिघातज क्षति (Traumatic injury to the brain)

पशुओं और मनुष्यों में सिर पर चोट एवं क्षति अक्सर हुआ करता है। फलस्वरूप संघट्टन (Concussion), कन्टयूजन (Contusion), बिदरण (laceration), रक्तस्राव (haemorrhage) एवं अंतःकपाल दाब से शोफमय (Oedematous) परिवर्तन होता है।

चोट लगने के शीघ्र बाद समय से उचित इलाज नहीं होने पर तंत्रिका स्तब्धता (nervous shock) के बाद मृत्यु होती है। चिकित्सा होने पर पशु होश में आता है, लेकिन क्षति का अवशेष अधिक दिनों तक रह सकता है। संघट्टन में मस्तिष्क कोशिकाओं के अणुओं (Molecules) का कम्पन होता है। कन्टयूजन में मस्तिष्क कोशिका मामूली रूप से कुचला जाती हैं। बिदारण में मस्तिष्क कोशिकायें तीव्र रूप से कुचलाती हैं। रक्तस्राव मस्तिष्क के रक्तस्राव को रक्ताघात (Apoplexy) कहते हैं। रक्तस्राव के कारण रूधिर का छोटा से लेकर बड़ा थक्का जमा होता है।

कारण

- अचानक किसी गाड़ी से टकरा कर गिर जाना।
- कुछ परजीवियाँ मस्तिष्क कोशिकाओं को क्षति पहुँचाते हैं जैसे फाइलेरिया की कृमि, सिटेरिया कृमि, डाइरोफाइलेरिया कृमि। फीता कृमि सीस्ट सेनुरस सिरेबरालीस (Coenurus cerebralis) दबाव डालकर क्षति डालता है। इस्टरस ओभीस कालार्वा मस्तिष्क कोशिका में बाहर से आकर (Migrate) का हानि करता है।

लक्षण

- अभिघात के शीघ्र बाद तीव्र लक्षण होता है, लेकिन बाद में पशु होश में आता है यद्यपि चोट के अवशेष काफी दिनों तक रहता है।
- आरम्भ में प्रमस्तिष्क स्तब्धता (Cerebral shock) होता है, इस हालत में पशु अचेत हो जाता है, कुछ केसों में चेतना पुनः नहीं आती है, लेकिन जो जानवर चंगा हो जाता है उनमें चेतना जागृत हो जाती है। अचेतावस्था में पुतली (Pupil) का फैलाव (Dilatation) रहता है और पुपलरी प्रकाश एवं आँख बचाव रिफलेक्स नहीं रहती हैं। सांस धीरे वं अनियमित रहता है। नाक एवं कान से रक्तस्राव भी होता है। कुछ पशुओं में चँगा होने के बावजूद अंधापन एवं पक्षघात रहता है। नाड़ी की गति बढ़ी अतालता (Arrhythmia) के साथ बढ़ी रहती है। अनैक्षिक मूत्रता एवं मलोत्सर्ग रहता है। कुत्ता में वमन भी होता है।

सुषुम्ना स्तब्धता (Spinal shock)

- जहाँ सुषुम्ना में चोट होता है उसके नीचे वाले भाग में शिथिल अंग घात (Flaccid paralysis) होता है।

- त्वचा की संवेदना विलुप्त हो जाती है, जो पुनः 1/2 से कुछ घंटों में आ जाती हैं।
- पैरों में आघात होने या टूटने पर पशु उठ नहीं पाता है।
- सांस लेने वाली मांसपेशियों के ग्रस्त होने पर श्वसन में समस्या होता हैं।
- धीरे–धीरे रिफलेक्स विलुप्त हो जाती है और मांसपेशियाँ सरकने (Wasting) लगती हैं।
- जब क्षति किसी परजीवी के कारण होती है, सुषुम्नाका शॉक नहीं होता है; लेकिन वारदात तीखा होता है और जहाँ से लार्वा चलती है उनमें से खास स्थान में लकवा होता है।
- मूत्राशय का लकवा होता है।
- मलाशयी जाँच द्वारा रीढ़ की हड्डियाँ टूटी हुई या विचलित जान पड़ती है।
- पूर्ण चंगा होने में महीनों लग सकता है, किन्तु बड़े पशु को उठने–बैठने में समस्या के कारण अत्यधिक कठिनाई होती है, जिससे उनकी मृत्यु कुछ दिनों में हो जाती है।

उपचार

- कॉरटीकोस्टीरोआइड (Corticosteroid) जैसे डैक्सामेथाजोन बड़े पशु को 5 से 10 मिली॰ SC और छोटे जानवर कुत्ता आदि को 2–3 मिली॰ SC or IM शीघ्र दें। लेखक ने ऐसी हालत में इन औषधियों का असर बहुत अच्छा देखा है।
- पारासेटामोल निमुसलाइट को सूई भी दें।
- कुत्ता को Dizepam और Siquil की सूई भी दें, दर्द निवारण से शांति मिलती है।
- एन्टीबाओटीक प्रोकेन पेनीसीलीन बड़े पशु को 20 लाख और छोटे पशु को 4 लाख दें। एम्पीसीलीन क्लोकसासीलिन के साथ भी देना लाभदायक होगा, लेकिन एक बार में एक ही दवा का प्रयोग करें।
- पशु को करवट प्रत्येक चार घंटो पर बदलते रहना चाहिये जिसमें कि जंघा आदि में घाव न हो पाये।
- विटामिन बी–1 (थाइमीन) अवश्य दें। इसकी दवा बेरीन बाजार में उपलब्ध है।

तानिका शोथ (Meningitis)

मस्तिकावरण शोथ अथवा तानिका शोथ में अत्यधिक प्रदाह एवं पीड़ा के साथ अतिसंवेदिता (Hyperaesthesia) एवं मांसपेशियों में कड़ापन (Rigidity) रहता है।

कारण

पशुओं में तानिका शोथ अनेक जीवाणुओं एवं विषाणुओं के संक्रमण से होता है। गोधन में बोमाइन मलीगनैंट कटार एवं संक्रामक राइनो ट्रैकियाइहीस, लिस्टीरीओसीस, हिमोफिलस सोमनीस, टुबर कुलोसिस एवं लेप्टोस्पाइरोसीस रोग जीवाणुओं से होता है। अश्व में स्टेफाइलोकोकस औरियस जीवाणु एवं भेड़ में मलवोडोसीस, पास्टयुरेला मलटोसीडा एवं पास्टयुरेला हिमोलाइटिका जीवाणु से होता है।

लक्षण

- ज्वर आविशरक्तता के साथ रोग का एकाएक आक्रमण।
- हनुस्तंभ (Trismus), सिर को उपर की ओर खड़ा करना (Opisthotonus) एवं गले की मांसपेशियों में कड़ापन (Rigidity)।
- प्रेरक तंत्रिका (Motor nerves) का संताप (Irritation) और गले की मांसपेशियों का टौनिक ऐंठन (Tonic spasm)।
- अति संवेदिता (Extreme sensitivity)।
- प्रमस्तिष्क तानिकाशोथ से अंधापन।
- अक्षिबिंब शोफ (Papilloedema)।
- चेन स्ट्रोक श्वसन (Cheyne stroke breathing)।
- हृदय की गति मंद एवं अनियमित ताल (Irregular rhythm)।

निदान (अंतर विश्लेषण)

रीढ़ संपीडन में (In spinal compression) शिथिल अंगघात (Flaccid paralysis), लेकिन ज्वर नहीं। तानिका शोथ में स्तंभी अंगघात (Spastic paralysis)। मस्तिष्क शोफ में ज्वर तो रहता है, लेकिन अतिसंवेदिता नहीं रहती है।

उपचार

निम्न अंकित एन्टीबायोटिक में से किसी को कई दिनों तक IV या IM दें।

- सेफट्राइक्सोन सोडियम बड़े पशु को 5–10 मि॰ग्रा॰ प्रति किशभा IM 6 दिनों तक। कुक्कुर को 15–25 मि॰ग्रा॰ प्रति किशभा 1M दें।
- ट्राइमेथोप्रीम के साथ जेन्टामाइसीन 1 मि॰ग्रा॰ प्रति किशभा 1M दें।
- मांसपेशियों के ऐंठन रोकने के लिये फिनाबार्बीटोन
- डेक्सोना एन्टीबायोटिक के साथ देने से लाभ मिलता है।
- मैनीटोल 20 प्रतिशत 100–300 मि॰ली॰ IV देने से अंतःकपाल दाब में कमी आती है।
- उचित प्रबंधन एवं देखरेख आवश्यक है।

गीड (Gid)

टीनिया या मलटीसेप्स एक फीता परजीवी के मध्यवर्ती अवस्था (Intermediate stage) द्वारा मस्तिष्क एवं सुषुम्ना के आक्रमण से यह रोग उत्पन्न होता है। पूरे भारत में यह रोग पशु धन और जंगली जुगाली (Wild ruminants) करने वाले पशुओं में आम है। गोल चक्कर में रूग्न पशुओं का सिर टेढ़ा कर चलना एवं भूख की कमी इस रोग का विशिष्ट लक्षण हैं।

कारण

टीनिया मल्टीसेप्स कुक्कुर जाति की एक फीता कृमि (Tape worm) है। इसका मध्यवर्ती अवस्था को सेनुरसं सेरेब्रालीस (Coenurus cerebralis) कहते हैं। इस परजीवी के अंडे से जो भ्रूण (Embryos) निकलते हैं। वे घास के साथ अवि और अजा खा लेते हैं। अण्डे से आँत में भी भ्रूण निकलते हैं, जो रक्त में प्रवेश कर जाते हैं। वे भ्रूण जो सुष्मना और मस्तिष्क पहुँच पाते हैं, बच पाते हैं और बढ़कर सेनेरूड अवस्था में आ जाते हैं। सैनेनूरस सेरेब्रालीस (Coenurus cerebbralis) अजा, अवि, गोधन, अश्व ओर जंगली जुगाली करने वाले पशुओं के मस्तिष्क और सुषुम्ना में बढ़कर प्रौढ़ (Mature) हो जाते हैं, लेकिन रोग भेड़ और बकरी में ज्यादा देखा जाता है।

लक्षणों का रोग जनन

जब परजीवी के भ्रूण स्नायु के सहारे भ्रमण करता है लक्षण पता नहीं चलता है। ज्यादा लक्षण प्रौढ़ावस्था वाला सेनुरलीस से होता है जिसे विकसित होने में 6–8 महीना लगता है। इसका पूर्ण आकार करीब 5 सेमी का होता है। सेनूरस सीस्ट धीरे–धीरे विकसित होता है जो मस्तिष्क पर दबाव बनाता है, जिसके चलते संताप (Irritation) होता है। अगर सेनुरस का परिस्परण (Palpation) नहीं हो पाता है, तो पशु की मृत्यु अवश्य होती है, लेकिन जब यह कपाल (Cranium) के नजदीक आ जाता है, सेनुरस के उपर स्थित अस्थि मुलायम हो जाती है और चिकित्सक उसे परिस्पशरण कर सकते हैं।

लक्षण

- अंधापन की स्थिति भिन्न–भिन्न होती है।
- गति–भ्रंश, अक्षि दोलन (Nystagmus)।
- मांसपेशियों में कंपन, चक्कर काटते–काटते उत्तेजना और उसी क्रम में मृत्यु
- कपाल में जिस ओर सीस्ट रहता है, उसी ओर की दृष्टि लुप्त होती है तथा पशु उसी ओर सिर को मोड़ कर चक्कर लगाता है या सिर को झुकाये रखता है।
- उन्मत आकृति, लाल स्राव, पागल जैसा दौड़ना, आक्षेप और सिर को टेढ़ा कर रखना।
- ढाही मारना, सुस्ती, अधूरा चबाना।
- युवा पशुओं में कपाल का जल्दी मुलायम (Softening) होना।
- सुषुम्ना ग्रस्त होने से आंशिक घात (paresis) का उत्तरोत्तर बढ़ते जाना एवं खड़ा होने में असमर्थता ।
- मृत्यु होने में विलम्ब होता है।

उपचार

- सर्जरी द्वारा सीस्ट को परिस्पर्शण करने के बाद निकाल लें।
- कुत्तों में फीता कृमि नाशक दवा देकर बकरियों एवं भेड़ियो को रोग होने से बचायें।

- इस रोग से ग्रसित भेड़ तथा बकरी को मरने के बाद कुत्तों को खाने के लिए नहीं दें।
- भेड़ और बकरी में सीस्ट निकालने के लिये लोकल असंवेदिता (Local anaesthesia) का प्रयोग करें।
- रोगग्रस्त पशु का मांस मनुष्य के आहार के लिए उपयुक्त नहीं है।

मिरगी (Epilepsy)

यह एक स्थिति है, जब मस्तिष्क में स्वसीमित अव्यवस्थित कलापों (Paroxysmal self limited functional disturbances) के कारण आवेग की विद्युतीय सक्रियता विषम होने के फलस्वरूप दौरा, मूर्छा और आक्षेप होता है। प्रत्येक दौरा में पशु अचानक चेतना शून्य हो जाता है। कुक्कुर में मिरगी की वारदातें अधिक होती है।

कारण

मिरगी अज्ञात हेतुक (Idiopathic) एवं लाक्षणिक होती हैं। अज्ञात हेतुक मिरगी का कारण अस्पष्ट है, लेकिन अधिकांश वंशावली ही हैं। लाक्षणिक मिरगी के कारण स्थानिक और विसरित दोनों हैं। कपाल में चोट, विटामिन B-1 की न्यूनता से प्रमस्तिष्क (Cerebrum) में डिजिर्निरेटीव परिवर्त्तन, जन्मजात कुरूपता, सीस्ट, टयूमर, फोड़ा, मस्तिष्क शोथ, तानिका शोथ, ओटाइटीस मेडीया आदि हैं। विस्तृत कारणों में चयापचयी कुव्यवस्था जैसे मधुमेह, यकृत, कौमा, अल्प कैलशियम रक्तता, जवर, हृदय रोग, डिसटेम्पर, कृमिजन जन्तु बाधा।

मिरगी के तीन किस्म हैं – बृहत्, लघु एवं स्टेटस इपीलेक्टीस। पशुओं में पूर्वाभास (Aura) के लक्षण नहीं दीख पड़ता है। पशु अचानक चेतना शून्य होकर जमीन पर गिर जाता है। चिंहुकने और कांपने का लक्षण दीखता है। कभी कभी पैर कड़ा हो जाते हैं। आँखें स्थिर रहती हैं, मुँह से लार गिरता है। कुत्ता हमेशा चीखता एवं चिल्लाता रहता है। अनजाने मल मूत्र निकलता है। रोग मंद एवं तीव्र दोनों रूप में होता है।

उपचार

फिनोबार्बीटोन बृहत् मिरगी में असरदार है। 30 से 300 मि॰ग्रा॰ दवा कुक्कुर का वजन के अनुसार खिलायें। दवा एक–ब–एक बंद नहीं करें। चिकित्सा 2 से 3

महीना या ज्यादा दिनों तक देना चाहिये। दवा 5–6 दिनों में धीरे–धीरे कम करें। तीव्र दौरा या स्टेटस इपीलेक्रीस की आपदा प्रबंधन भी फिनो बार्बीटोन के द्वारा करें। इसे 10 से 20 मिग्रा० 1M या IV प्रत्येक 6 घंटा पर दें। एक बड़ा कुत्ता को 300 मिग्रा० दवा दे सकते हैं। IV के लिये सूई देने के पूर्व दवा का एक भाग को 10 भाग डिस्टील्ड जल में घोल कर 50 मिली० दवा को एक मिनट के दर से देते जाय जब तक दौरा रूक नहीं जाय या अधिक से अधिक खुराक 5 मिग्रा० प्रति किशभा तक पड़ न जाय।

स्टेटस इपीलेक्टस में पारलीहाइड (Paraldetyde) 4 से 8 ग्रा० मलाशयी द्वारा दें। प्रमस्तिष्क (Cerebrum) के कार्य को परलडीहाइड से दबाने में लाभ मिलता है, इससे जीवन के मर्म स्थान (Vital part of the life) अक्षुण रहता है। 5 प्रतिशत ग्लूकोज IV या 10 प्रतिशत कैलशियम सैन्डोज 10 मिली० IV दे सकते हैं। विटामिन B1 जैसे बेरीन 1M भी देने से लाभ मिलता है, **लेकिन किसी हालत में प्रशांतक अर्थात चिंता दूर करने वाली दवा (Tranquilliser) नहीं दें**, इसे देने से रोग बढ़ता है। डेक्सामेथाजोन तापक्रम बढ़ाने के लिये दे सकते हैं।

पेट की कृमि के लिये कृमिनाशक दवा दे सकते हैं। वाह्य परजीवी (Ectoparasite) के निराकरण के लिये भी दवा दी जा सकती है। आईभरमेक्टीन नामक दवा वाह्य तथा आंतरिक दोनों प्रकार के कशमि में प्रभावकारी हैं।

लकवा (Paralysis)

प्रेरक और संवेदी तंत्रिका तंतुओं की क्षति (Injury) होने से अंगों के कार्य की जब पूर्ण हानि होती है, तो अंगघात या लकवा कहा जाता है।

कारण

तंत्रिका तंतुओं के रोग चाहे शोथीय (Inflammatory), क्षयी (Degenerative), घातज (Traumatic), चयापचयी (Metabolic), पोषक (Nutritional), आविशज (Toxic) और टयूमर से हो प्रत्येक हालत में तंत्रिका तंतुयें नष्ट होती हैं। इन कारणों से उन अयवयों में, जहाँ तंत्रिका आवेग (Nerve impulse) की आपूर्त्ति नहीं हो पाती है, वहाँ नियंत्रण में बाधा होती है।

लकवा : (i) प्रमस्तकीय (ii) मेरूदंडीय और (iii) परिसरीय होता है।

- प्रमस्तकीय लकवा मस्तिष्क में रक्त स्राव, मस्तिष्क शोथ, केन्द्रीय तंत्रिका प्रणाली के संक्रमण, मस्तिष्क – सुषुम्ना द्रव्य दबाव की वृद्धि, सीस्ट या फोड़ा, कपाल का टूटना, विटामिन A की कमी, मस्तिष्क के संपीडन (Compassion) आदि से होता है।

- मेरूदंडीय लकवा सुषुम्ना पर आघात या चोट, मांसपेशियों में पहुँचने वाली तंत्रिका तंतुओं के रोग, रीढ़ नीड़ी शोथ, तानिका शोथ या कशेरूकायों (Vertebrae) के टूटने आदि से होता है।

- परिसरीय लकवा तंत्रिका धड़ (Nerve trunk) की क्षति, तंत्रिका अंत (Nerve ending) रोग, मांसपपेशियों की आम वात (Rheumatic) स्थिति, विटामिन B1, B6 और B12 की अल्पता और विषाक्ता के कारणों से होता है।

- लकवा संस्तंभी (Spastic) या शिथिल (Flaccid) होता है। संस्तंभी लकवा में ग्रसित अंग कड़ा तथा शिथिल लकवा में लुंज पूंज रहता है।

विक्षति बिन्दु के आधार पर लकवा

- केन्द्रकी लकवा (Nuclear paralysis) कपाल तंत्रिका (Cranial nerve) के केन्द्रकी की क्षति या सुषुम्ना के नीचले हौर्न कोशिकायों की क्षति के कारण होता है।

- अवकेन्द्रकी लकवा (Infra nuclear paralysis) सुषुम्ना के नीचले हौर्न के कपाल तंत्रिका कोशिकाओं के एकसान (Axon) की क्षति अर्थात प्रेरक मार्ग के नीचले भाग की क्षति के कारण होता है।

- अधि केन्द्रकी लकवा (Supra nuclear paralysis) प्रेरक मार्ग (Motor pathway) के उपरी भाग के तंत्रिका तंतु की क्षति से होता है।

रोग लक्षण का प्रभाव क्षेत्र

- मोनोपलेजिया – जब शरीर के किसी एक तरफ के कार्यों की हानि होती है, यथा रेडियल पारालाइसीस।

- डाइपलेजिया – जब शरीर के दोनों तरफ के अंगों में लकवा होता है।

- हेमीपलेजिया (पक्षघात) – जब शरीर के किसी आधा भाग के कार्यों की हानि होती है।

- क्वाडरीपलेजिया – जब चारों पैर मनुष्य मे दोनों पैर और दोनों हाथ का लकवा होता है।
- पारापलेजिया (अधरांगघात) – जब पिछला धड़ (Hind quarter) का लकवा होता है। यह मेरूरज्जा (Spinal cord) ग्रस्त होने का लक्षण है। पशुओं में अधिक होता है।

अधरांगघात (Paraplegia)

मूलतः अधरांगघात दो तरह के होते हैं : संस्तंभ (Spastic) ओर शिथिल (Flaccid)। सुषुम्ना रोग ग्रस्त की दशा में पिछला भाग (Hind quarter) अर्थात दोनों पैरों का अंगघात होता है। पशुधन में अधरांगघात की बीमारी अक्सरहां देखने को मिलती है, हाँलाकि कुत्ता में भी रोग होता है।

संस्तंभ अंगघात का कारण

सुषुम्ना पर दबाव, सुषुम्ना का शोथ (Myelitis), सुषुम्ना पर जोर का आघात, अंतरा कशेरूका डिस्क वहिःशरण (Inter vertebral disc protrusion), मेरूदंड, अधिदृढ़तानिका फोड़ा (Epidural abscess)

शिथिल अंगघात का कारण

- अधःप्रेरक स्नायु (Lower Motar Neuron) की विक्षति।
- तीव्र अग्र सुषुम्ना शोथ।
- धीरे–धीरे पेशियों का कुपोषण।
- मेरू रज्जु पुच्छ लक्षण (Cauda Equina Syndrome)
- पिछले दोनों पैरों को परिसरीय स्नायु विकृति

लक्षण

- कुल्हा बाहर की ओर फैला रहता है।
- टखना भी बाहर की ओर फैला रहता है।
- जब पिछले पैर फैल रहते है अग्र मांसपेशियां (Extensor muscls) संस्तंभी रहती है और पिछली पेशियों के ऐंठन से मुड़ी रहती हैं।

- अग्र वाली मांसपेशियों (Extensor muscls) कलास्पनाइफ स्पैसटीसी रहती है, झटका तेज का होता है।
- मास्क रिफलेक्स (Mask reflex) : जब टखने के नीचे की त्वचा या नीचे के उदर को उत्तेजित किया जाता है, धड़ के नीचली पेशियाँ मुड़ती हैं, मूत्राशय एवं मलाशय से मूत्र एवं मल बाहर आती हैं।
- पैरों की मांसपेशियों में प्रारम्भ में सूजन, लेकिन अनन्तोगत्वा वे सूखना शुरू करती है।
- पशुओं से चलना फिरना नहीं हो पाता है।

निदान

- रक्त का टीसी॰, डीसी॰ इएसआर, सूगर और यूरिया की जाँच।
- मूत्र जाँच।
- मेरूदंड का एक्सरे अवश्य हो।

उपचार

- रोगी की सेवा आवश्यक है।
- पूर्ण आराम, रोगी को एक ओर से दूसरी ओर पलटी प्रत्येक 4 घंटे पर अवश्य हो, बिछावन आरामदायक रहे। पशु को मिट्टी वाला फर्श आराम देता है।
- तरल चिकित्सा : डी॰एन॰एस॰ 2 लीटर IV बछड़ों एवं कुक्कुर के लिये।
- गर्म सेंक और उपयुक्त मलहम से मालिश।
- मूत्र निकास वास्ते कैथेटर लगवा दें।
- व्रणों का इलाज हाइड्रोजन पेरोक्साइड से करें।
- मॉंसपेशियों का ऐंठन की चिकित्सा डाइजेपाम और लीमोफेन से करें (Central muscle relaxant) 5 मिग्रा॰ प्रति दिन तीन बार जिसे तीन दिनों के बाद 5 मिग्रा के दर से बढ़ाते जायें और उसे 30 से 75 मिग्रा॰ प्रतिदिन खिलायें।
- डेक्सोना तीव्र सुषुम्ना शोथ में दें।

- विटामिन जैसे विटामिन B1, B6 और B12 का सूई प्रति दिन पड़े, साथ ही कैलसियम बोरोग्लूकोनेट की सूई भी IV दी जाय।

बहुतंत्रिका शोथ (Polyneuritis)

इस रोग में मांसपेशियों में जानेवाली दोनों प्रेरक और संवेदी तंत्रिकायों के कार्यों में बाधा होती है।

कारण

- थायमीन अर्थात विटामिन B1 और सायनाकोबालामिन अर्थात विटामिन B12 की अल्पता।
- चयापचयी कुव्यवस्था यथा मधुमेह में।
- संक्रमण मसलन, पूयरक्तता (Pyaemia), पूतिजीव रक्तता (Septicaemia), तानिका शोथ, मेरूरज्जा शोथ (Myelitis) – ये सभी तंत्रिका को हानि पहुँचाते हैं।
- आमवात रोग (Rheumatiod diseases) जैसे, आम वात संधि शोथ, बहुपेशी शोथ (Polymyositis)
- तंत्रिका आविषालु (Neurotoxic) औषधियाँ मसलन, स्टेप्टोमाइसीन, नाइट्रोफुरानटोआइन, एम्प्रीसोल, एन्टीमोनी, आर्सेनिक का उपयोग।
- घातज (Traumatic) – तंत्रिका की क्षति।

उपचार

- प्राथमिक कारणों का निराकरण करें।
- विटामिन B_1, B_6 और B_{12} वाली दवायें सूई के द्वारा सेवन कई हफ्तों तक करें।
- इन्फ्रारेड से सेंक अथवा फिजियाथिरापी करें।
- गर्म सेंक के बाद मलहम और लीनीमेंट से प्रतिक्षोभक (Counter irritation) करें।

परिसरीय तंत्रिका लकवा (Peripheral nerve paralysis)

रेडियल नर्भ का लकवा

रेडियल नर्भ के लकवा होने से केहुना गिरा हुआ (Dropped elbow) होता है। बैल, अश्व एवं कुक्कुर में इस तरह का रोग देखा गया है। पशु शरीर का भार संभाल नहीं पाते हैं। प्रथम पंसली के क्षति होने से रोग होता है। मांसपेशी की गहरायी में फोड़ा या ट्यूमर होने से भी रोग होता है।

अध्यंसफलक अंगघात (Suprascapular paralysis)

इसे ''घसका हुआ कंधा'' भी कहते हैं। सुपरा स्कैपुलर नर्भ की क्षति के कारण रोग होता है। इसी तंत्रिका से सुपरा स्पाइनस ओर इन्फ्रास्पाइनस प्रोसेसे (प्रक्रम) तंत्रिका आवेग (Nerve impulse) की आपूर्त्ति होती है। दोनों अगले पैरों की एकरूपता भंग हो जाती है और जब पशु जमीन पर पैर रखता है, च्युत स्कंध (Slipped shoulder) बाहर की ओर निकल जाता है। ग्रस्त पैर शरीर के भीतर हो जाता है।

नितंब तंत्रिका लकवा (Gluteal nerve paralytis)

नितंब तंत्रिका की क्षति होने से नितंब की मांसपेशियाँ सूखती हैं। बैलों में इस तरह की आम बीमारी है।

सियाटिक लकवा (Sciatic paralysis)

जानु संधि (Stifle joint) के सामने और उपर मांसपेशियों के अलावे सभी मांसपेशियों की शक्ति की हानि सियाटिक तंत्रिका के लकवा के कारण होती है। दोनों पिछला पैर लटकता है और जब पशु चलने का प्रयत्न करता है आगे की ओर झटका लगता है। काम करने वाले पशुओं की यह आम बीमारी है।

बहिर्जधिका तंत्रिका लकवा (Peroneal nerve paralysis)

इस प्रकार की स्थिति गायों में प्रसव के बाद दीखती है। लकवा का अहम कारण दबाव एवं अभिघात (Trauma) हैं। इस लकवा में टखना (Fet lock) और पास्टर्न अस्थियों का घुमाव (Flexion) की विशेषता है। एक या दोनों पैर रोग ग्रस्त हो सकता है। टखने तक प्लास्टर करने से स्थिति में सुधार होती है।

ग्वाक्ष स्नायु लकवा (Obturator nerve paralysis)

गाय और भैंस में प्रसव काल में खासकर जब प्रसव में कष्ट (Dystocia) होता है। ग्वाक्ष स्नायु की क्षति के साथ मेरूदंड की स्नायु भी क्षतिग्रस्त हो जाती है। पशु वेदना वश पिछले पैरों पर खड़ा नहीं हो पाती हैं, फलतः पशु गिर जाता है। गिरे पशुओं में पड़े रहने के कारण दबे भागों में घाव हो जाता है।

उपचार

- गिरे गाय या भैंस को पर्याप्त विछावन (पुवाल या सूखा घास) अवश्य दें। साथ ही उन्हें मिट्टी पर रखें। बोड़ा में काटा हुआ पुवाल को भर जंघा एवं कुल्हा के नीचे तकिया बनाकर दें तथा प्रत्येक चार घंटे पर पल्टी करें।
- तरल चिकित्सा तरल एवं एलोक्ट्रोलाइटस की प्राथमिकता सर्वोपरि है।
- रूग्न पशुओं को किसी प्रकार बैठाकर चारा, दाना एवं पानी दें।
- शूलहर (Anodyne) मलहम जंघा एवं कुल्हा में मसलने (Massage) के बाद अवश्य दोनों शाम लगायें।
- दर्द निराकरण के लिये इन्फ्रारेड से सेंक संभव हो तो करें।
- कीटो प्रोफेन की सूइया 15 मिली प्रत्येक दिन दो बार दें।
- विटामिन बी कम्पलेक्स की अनेक सूइयाँ मिलती हैं उसे दें। साथ ही न्यूरोक्सीन फोर्ट–5 एम्पूल एक साथ प्रतिदिन IM 5 दिनों तक दें।
- मांसपेशियों में ताकत देने वास्ते कोवाकल डी, माइफेकस आदि IV और IM भी दें।

कौमा : शिथिलता (Coma)

जड़ता (Apathy) की अंतिम स्थिति कौमा है। ऐसी स्थिति में हानिकारक उत्तेजक (Noxious stimulants) भी पूर्ण शिथिल हो जाती है। पशु अचेतावस्था में रहता है।

कारण

- मस्तिष्कीय – सिर में चोट, मस्तिष्क में रक्त–स्राव, मस्तिष्क वाहिका में, थ्रोम्बोहासि, तानिका शोथ, टयूमर एवं मिर्गी।

- चयापचयी – मधुमेह कौमा, अल्पग्लूका सरकता कौमा।
- आविष – बाबरीटयुरेट, यूरेमिया।
- हृद (Cardiac) कोरोनरी थ्रोम्बोसीस।
- श्वसन (Pulmonary) – श्वसन इनफार्कसन, CO_2 नारकोसीस।

लक्षण

- सिर में चोट – आघात होने की बात, प्यूफ्लरी रिफलेक्स में परिवर्त्तन, पापलीडमा।
- तानिका शोथ – उच्च ज्वर, कपाल की क्षति।
- मिर्गी – आक्षेप होने की बात, मूर्छा लगना।
- मधुमेह कौमा – ज्यादा पेशाब होना, ज्यादा प्यास, निर्जलीकरण, अल्प ग्लूकोसरक्तता।
- यूरिमिया – शोफ का रहना, अमोनिया का गंध आक्षेप, कंपन, रक्त में यूरिया नाईट्रोजन का अधिक होना।
- यकृत कौमा – पीलिया, कंपन, जलोदर, बीलीरूबीन का बढ़ा होना।

उपचार

- पशु को पार्श्व अनुत्तानता (Lateral recumbency) में रखें।
- पूरे शरीर का प्रतिदिन चार बार पोंछ करें।
- ग्लूकोज पानी पिलायें। डेक्सट्रोज का उपयोग IV करें।
- चयापचयी एसीडोसीस, मधुमेह कौमा और यूरिमिया में 150–500 मि॰ली॰ (1.87%) सोडियम लैक्टेट IV दें।
- एन्टीबायोटिक – एम्पीसीलीन दें।
- ब्रोंकोडाइलेटर एमीनोफाइलीन IV या डेरीफाइलीन मुख से दें।
- श्वसन उत्तेजक – एमोनिया का श्वसन (Inhalation) करायें।
- अगर आघात से कौमा हुआ हो तो कौर्टी कोस्टीरोआइड मसलन डेक्सोना आदि IM दें।

—•—

अध्याय 17

पेशी – अस्थि रोग
(Musculo-skeletal Diseases)

अनेक भौतिक, वाह्य, जैविक आदि कारणों से पशु के पेशी तथा अस्थि प्रभावित होते है जिसके कारण पेशी–अस्थि रोग पैदा हो जाते हैं। पेशी–अस्थि एवं जोड़ों की बीमारियों के लक्षण नीचे लिखे हैं :

- लंगड़ापन और कमजोरी
- पशु आसन को संभालने में कठिनाईयां तथा अक्षम
- घूमने–फिरने में असमर्थ और कुरूपता

लंगड़ापन

पशु के पैरों के पेशी और अस्थियाँ में दर्द के कारण लंगड़ापन रहता है। लंगड़ापन गति–भ्रंश (Ataxia) से अलग है। गति–भ्रंश असामान्य चाल है। इसमें माँसपेशियों के कार्यों में केन्द्रीय एवं परिसरीय तंत्रिका प्रणाली में त्रुटि के वजह से समन्वय नहीं हो पाता है।

कमजोरी

माँसपेशियों में कमजोरी के कारण पशु सामान्य आसन संभाल नहीं पाता है। माँसपेशियों की ऐसी स्थिति भूख, कुपोषण, अल्प कैल्शियमरक्तता या शॉक के वजह से होती है।

असामान्य आसन और चाल पशु को उठने–बैठने में लाचार माँसपेशियों की बीमारी के कारण होती है।

असामान्य चाल ये हैं

मुलायमियत (Sagging) से हड्डियों का मुड़ना और कड़ापन, पैर का न मुड़ना।

असामान्य आसन के कुछ उदाहरण

जब पशु एक ही ओर देर तक लेटे रहता है और उसे उठने की शक्ति नहीं रहती है। किसी दीवार के सहारे खड़ा रहना, केहुनियों को बाहर निकाल कर या अंदर कर खड़ा रहना।

कुरूपता

जन्मजात, संधि में त्रुटि, हड्डी में त्रुटि, रीकेट्स, ओस्टियो मैलेसिया एवं ओस्टियोपोरोसीस।

हड्डियों का स्वतः टूटना

पूर्व से वजूद रोग के कारण इस प्रकार की घटनायें होती है।

- कुत्तों के बच्चों में रीकेट्स।
- गाय–भैंस के बछड़ों में रीकेट्स और आस्टोमैलेसिया।
- विटामिन A की मात्रा का ज्यादा होना (Hyper Vitaminosis A)।
- विटामिन D की मात्रा का ज्यादा होना (Hyper Vitaminosis D)।
- अश्व के आहार में फॉस्फोरस की अधिकता से ओस्टियोडिस्ट्रोफी फाइब्रोसा।
- आहार में ताम्र की कमी से कुपोशण।

लंगड़ापन

अच्छी सेहत के लिये चौपाया जानवरों में लंगड़ापन सबसे बड़ी त्रुटि है। पैरों में पीड़ा रहने के कारण लंगड़ापन होता है। पेशी–अस्थि पीड़ा के आम कारण नीचे लिखे हैं :

- गिरने या चोट लगने से विदरण (Laceration) और पेशियों में रक्त का जमाव।
- पेशी शोथ।
- पेशी में ट्यूमर।
- हड्डी का टूटना।
- अस्थि मज्जा शोथ
- संधि शोथ
- जोड़ों की वक्रता।
- लीगामेंट और टेंडन का मोंच
- पैरों और खुरों के घाव सबसे पीड़ादायक होता है और लंगड़ापन शीघ्र ठीक नहीं होता है।

जाँच

- लगड़ापन की जाँच भलीभांति होनी चाहिये जिससे वास्तविक तकलीफ का पता हो सके।
- भौतिक जाँच करें – पैरों में निश्चेश्ट (Passive) गति दें और टूटे हड्डी का परिस्पर्शन एवं परिश्रवण द्वारा देंखे।
- आवश्यकता होने पर रेडियोग्राफी भी अवश्य करायें।
- संधि में तरल फ्लूइड रहने पर सूई द्वारा निकालें।
- खान–पान अर्थात् पोशण के बारे में पूछ–ताछ आवश्यक है क्योंकि रिकेट्स, ओस्टोमलेसिया, आस्टियोपोरोसीस, विटामिन A और D की अधिकता आदि से भी लंगड़ापन होता है।

उपचार

- दर्दनाशक दवाओं का प्रयोग।
- लंगड़ापन इलाज के समय देखना है कि पशु उँच–नीच, एवं रूखड़ापन सतह पर नहीं चलाया जाता है।

- इन दिनों सबसे अच्छी दवा आर्टोजन–एस है। इसे बड़े जानवर को प्रतिदिन 15 मिली IM 5–6 दिनों तक दें।
- इसके साथ ही अगर घाव है, तो उसकी चिकित्सा पोभीडीन आयोडीन एवं ड्रेसिंग भी करें, साथ ही कीड़ा न लगे उसके लिये लोरेकसेन क्रीम या जड़ी बूटी वाली दवा लगायें।
- एन्टीबायोटिक घाव को सूखाने वास्ते दें। इसके लिये एम्पीसीलीन और क्लोकसासीलीन की सूई कम से कम 5 दिनों तक दें।
- मेफेनीक एसीड (मेफटाल) पेशी–अस्थि दर्द में बहुत लाभदायक है। यह 500 मिग्रा और 100 मिग्रा गोली के रूप में मिलता है, इसे भी खिला सकते हैं।
- खुरों के घाव (Foot rot) को ठीक करने के बाद भी खुरों में दर्द रहता है और पशु को चलने में तकलीफ बनी रहती है तो नालबंध से चारों खुरों में नाल लगवायें और कुछ दिनों तक मिट्टी पर ही रखें।
- खुरों आदि के घावों के ड्रेसिंग के लिए रासायनिक दवा अथवा नीम की पत्ती, सेमल का छाल आदि का डिकॉक्शन का उपयोग करें।

पेशी शोथ (Myositis)

चोट लगने या गिरने से पशुओं में पेशी शोथ अक्सरहाँ होता है। अधिक क्षति होने पर पशु लंगड़ाकर चलता है और बैठने पर जल्दी उठ नहीं पाता है। कुछ विशिष्ट व्याधियों में पेशियाँ अधिक क्षतिग्रस्त होती है। मसलन बी॰क्यू॰, खुरहा, ब्लूटंग, अढ़ैया रोग, सार्कोस्पोरोडीओसीस और ट्राइकोमोनीयासीस आदि। लेकिन अभी इन रोगों की चर्चा नहीं की जायेगी।

लक्षण

- माँसपेशियाँ काली हो जाती हैं। उनमें सूजन, दर्द तथा कड़ापन होता है।
- जोरों का मोंच (Sprain) होने पर लंगड़ापन के साथ चलने में कठिनाई होती है।
- आविश रक्तता का लक्षण जैसे ज्वर, भूख की कमी, सुस्ती भी रहती है।

उपचार

- बाहर से गर्म एवं तर सेंक करें। इसके लिए गर्म जल में मैगनेशियम सल्फेट या खाने का नमक लेकर कपड़ा के सहारे सेंक करें। गर्म पानी में कपड़ों को डुबाने के बाद पानी को निचोड़ कर निकाल लें और कम से कम आधा घंटा सेंक प्रतिदिन तीन बार चोट लगे स्थान पर करें।
- दर्दनाशक आज कल अनेक दवा मलहम के रूप में उपलब्ध है उसे मालिश कर लगायें।
- मेफटाल का प्रयोग करें या आर्टीजोन–एस की सूई जिसे पूर्व में बताया गया है दें।
- एन्टीबायोटिक का भी प्रयोग करें।
- पेन्टाजोसीन+पारासिटामोल की सूई भी दे सकते हैं।

अस्थि मज्जा शोथ (Osteomyelitis)

पशुओं में हड्डियों का शोथ लगभग नहीं होता है, लेकिन उनमें रक्त, पास के संक्रमित स्थान से, घाव एवं शल्य प्रक्रिया से संक्रमण होता है। विशिष्ट रोग, जिनमें अस्थि मज्जा शोथ देखा गया है, एक्टीनो माइकोसिस, ब्रूसेलोसीस, मनुश्यों में टी॰बी॰।

ज्यादातर युवा बछड़ों में अस्थियों का संक्रमण होता है और इस उम्र में बहु संधि शोथ होता है। संक्रमण मेटाफिसिस से प्रारम्भ होकर फिसीस होते और इपीफीसीस तक जाता है।

गोधन में रक्त से अस्थिमज्जा

फिजियल टाइप

संक्रमण ग्रोथ प्लेट के पास प्रारम्भ होता है, जो मेटाकार्पस, मेटाटार्सस, रेडियस और अलना के नीचे वाला भाग को संक्रमित करता है।

इपीफाइजियल टाइप

संक्रमण सबकौंडरल अस्थि और अपरिपक्व इपीफाइनियल कार्टीलेज के संगम के नजदीक प्रारम्भ होता है। इस तरह का केस तीन महीना के अंदर के बछड़ों में मिलता है।

अस्थि मज्जा का दाह

अस्थि मज्जा में छोटे–छोटे फोड़ा, रक्ता स्राव, शोफ आदि होता है।

लक्षण

लंगड़ापन, साधारणतया मज्जा में सूजन् एवं दाह परिस्पर्शन करने पर पीड़ा और ग्रस्त पैर में पेशी अपुष्टि (Atrophy)। ग्रस्त हड्डी में सूजन होता है और टूट भी सकता है। जबड़ों की हड्डी ग्रस्त होने पर चबाने एवं आहार को मुँह में लेने में कठिनाई होती है। मेरूदंड की हड्डीयाँ ग्रस्त होने पर ज्वर एवं लकवा होता है। लंगड़ापन होता है किन्तु चिकित्सा के बावजूद लंगड़ङापन ठीक नहीं होता है और पशु गिर जाता है।

2 से 9 सप्ताह के बछड़ों को ग्रीवा और वक्ष के मेरूदंड C_6 से T_1 में अस्थि मज्जा शोथ होता है। बछड़े उठ नहीं पाते हैं। इन बछड़ों के टखने मुड़ते हैं या अगले पैर पर घुटने टेकते हैं। आमतौर पर सालमोनेला जीवाणु से संक्रमण होता है।

उपचार

- शल्य प्रक्रिया के द्वारा सड़ा और संक्रमित हड्डी को निकाल सकते हैं। घाव को पोभीडोन आयोडीन से ड्रेसिंग करें।
- प्रोकेन पेनीसीलीन जी–20 लाख प्रतिदिन 1M 6 दिनों तक दें।
- सेफालोस्प्रीन ज्यादा असरदार है।
- मेट्रानाइडाजोल हड्डी में प्रवेश करता है और कारगर होता है।

संधि शोथ अथवा जोड़ो का प्रदाह (Arthritis)

पशु धन में यह रोग आम हो गया है। लंगड़ापन एवं जोड़ों में सूजन के साथ दर्द इस रोग की विशेशता है।

कारण

- नवजात में सेप्टीसिमिया और बैक्ट्रेमिया के बाद संक्रमण जोड़ों में स्थिर हो जाता है।

- देखा गया है कि गाय–भैंस, अश्व एवं कुक्कुर के जिन नवजातों को समयानुसार उनको खीस नहीं मिल पाता है, वे सेप्टीसिमिया से ग्रसित होते हैं और अंततः उनहें संधि शोथ भी होता है।
- अनेक जीवाणु मसलन ई॰ कोलाई, कोरानी बैक्ट्रीयम, सालमोनेला स्पेयरोफोरस नेक्रोफोरस, ब्रूसेला, हिमोफीलस आदि संक्रमण के कारण हैं।
- माइकोप्लाजमा जीवाणु और कलाइमेडिया भी इस प्रकार के संक्रमण में रहते हैं। यहाँ तक कि विशाणु भी रहते हैं।
- संक्रमण ज्यादातर रक्त से होता है और बैक्ट्रीमिया के कारण संक्रमण जोड़ों में स्थिर हो जाता है। जोड़ों की झिल्ली का सूजन होता है तथा उसमें तरल पदार्थ जमा होता है जिसके कारण जोड़ों में अत्यधिक पीड़ा होती है। जोड़ों का दाह सीरमी, सीरमी–फाइब्रीन, सपूय और चिरकारी हो सकता है। बछड़ों एवं कुक्कुर के बच्चों में रूमैटीक संधि शोथ देखा गया है।

लक्षण

- जोड़ों में पीड़ावश लंगड़ापन।
- कुरूपता।
- जोड़ सूजन के कारण फूला हुआ बड़ा और गर्म रहता है।
- चलने फिरने में कठिनाई।
- कभी दोनों पैरों में सूजन के कारण बछड़े ठीक ठीक खड़े नहीं हो पाते हैं।
- अगर वे खड़े भी होते है तो उनके पूरे शरीर में कम्पन एक थरथराहट दीख पड़ता है।

उपचार

- खीस समय पर नहीं पिलाने की गलती का सुधार असंभव है। सारा दोश तो वही पर है जब किसान अज्ञानतावश बछड़ों को ब्याने के एक या दो घंटे के अंदर बच्चों को खीस पीने नहीं देते हैं।
- सूजन को गर्म पानी में मैगसल्फ या नम डालकर सेंध करे।

- दर्दनाशक दवाओं की सूई दे सकते हैं।
- एन्टीबायोटिक्स जैसे सेफालोस्प्रीन या अमीकासीन की सूई प्रति दिन दो बार 4–5 दिनों तक दें। जेन्टामाइसीन भी असरदार है।
- इन सब उपचारों के बावजूद खीस समय पर नहीं देने से उत्पन्न संधि–शोथ बछड़ों में ठीक नहीं होता है और अन्तः बछड़ों की मौत होती है।
- जोड़ों के प्रदाह में आमतौर पर एंटिबायोटिक्स, एनालेजेसिक तथा कॉटिजेल से मिश्रित चिकित्सा लाभकारी होता है।

नोट : गर्भावस्था, ब्याने अथवा गर्भसरण के बाद पशु में पेशी संबंधित अनके रोग होते हैं जिसके परिस्थिति जन्य अनेक विशिष्ट कारण होते हैं। इनकी परख पशु की स्थिति के अनुसार होती है तथा तद्नुसार चिकित्सा की जाती है।

—•—

अध्याय 18

त्वचा की व्याधियाँ
(Diseases of the Skin)

त्वचा एक लचीला द्रव्य (Elastic substance) है, जो मनुष्य या पशु के शरीर का सबसे बाहरी आवरण है। त्वचा और खाल (Skin and Coat) व्यक्ति के सेहत से प्रभावित होता है। त्वचा के उपर की विक्षतियाँ (Lesions) शरीर के आंतरिक अवयवों की विभिन्न व्याधियों के कारण भिन्न होती हैं।

खुजली या नोंचनी (Pruritis)

सामान्य कारण

- खाज, चिचड़ी, जूँ (Mange, Mites and Lice)।
- गोधन एवं भैंस में एजुस्की बीमारी।
- कीट (Insects)।
- दाद (Ring worm)।

विशिष्ट कारण

- अवरोधी पीलिया।
- मधुमेह।

- चिरकारी वृक्क पात
- दैहिक मस्टोसाइटोसीस
- औषधि की प्रतिक्रिया
- गर्भावस्था
- फोटोडायमिनिक पौधों के खाने से (जैसे पुटुस की पत्तियाँ आदि)।

उपचार

- त्वचा को भलीभांति साफ करें, जिसमें कि औषधि एवं मलहम लगाया जा सके।
- त्वचा की विक्षति का पूर्ण निदान किसी दवा लगाने के पूर्व आवश्यक है।
- अगर औषधि लगाने के बाद सुधार नहीं हो तो दवा को शीघ्र बदलें।
- नोचनी या खुजली को प्रशांतक (Tranquitlizer) द्वारा निमंत्रित करें या खुजलीनाशक दवा जैसे कैल्शियम की दवा को IV या IM दें। कार्टिकोस्टीरोओइड दवा SC या IM दें। इसमें प्रेडनीसोलोन की 5 मि॰ग्रा॰ की गोली या सूई, डेक्सामेथाजोन की गोली या सूई या बिटामाथाजोन की सूई या गोली। इन दवाओं की बाहर से लगाने वाली मलहम भी उपलब्ध है। इन दवाओं से कीट नहीं मरते हैं। अतः उसे मारने के लिये कीटनाशक दवा दें।
- अगर मोच या दर्द हो तो श्वेत लोसन (White lotion) लगाये। श्वेत लोसन में लेड एसिटेट एक भाग, जींक सल्फेट चौथाई भाग और जल 20 भाग रहता है। पट्टी को श्वेत लोसन में डूबा कर मोच वाले स्थान पर बांधे। अगर दर्द हो तो उसमें टींक्चर ओपियम 1.5 मि॰ली॰ मिला दें।
- जलन नाशक : जींक ऑक्साइड–4 ग्रा॰, भेसलीन–4 ग्रा॰, चूना का पानी–30 मिली॰, जैतून तेल–30 मि॰ली॰। इसे मलहम बनायें और जले भागों पर लगाये।
- ऑलुभेरा (Aloevera) के पत्ती को छिलकर जले भागों पर लगायें।
- कैलामाइन लोसन बाजार में उपलब्ध है उसे भी लगाये।
- अगर चमड़ सटका की बीमारी है तो डीएनएस IV दें और त्वचा टॉनिक की सूई जैसे एसीटीलार्सन बड़े जानवर को 15 ml प्रत्येक दूसरा दिन तीन बार SC दें।
- अगर संक्रमण हो तो एन्टीबायोटिक जैसे स्टेप्टोपेनीसीलीन की सूई भी दें।

त्वचा के उपर चोइयाँ (Pirty riasis)

इस रोग में पशु के त्वचा के उपर चोकर के समान अधिक चोइयाँ (Scales) जमा हो जाता है। कभी–कभी यह पूरे शरीर पर फैल जाता है।

कारण

- विटामिन A की न्यूनता प्रमुख कारण है।
- सूकर में विटामिन बी कम्पलेक्स की कमी, विशेषकर रीबोफ्लेवीन और निकोटिनिक एसीड की।
- आयोडिन तत्व की विषाक्तता।
- पिस्सू (Flea), जुआँ (Louse) और चीचड़ी (Mite) जन्तुबाधा से हुए चोइयाँ में वाह्य त्वचा (Epidermis) का अत्यधिक विशल्कन (Degeneration) देखा जाता है।

उपचार

- विटामिन A और बी कम्पलेक्स की सूई प्रथम चरण में अवश्य दें।
- सेवलोन जैसे डिटर्जेंट से पूरे शरीर को धोयें।

  नीचे लिखे औषधियों को एक–एक लगायें :

  (क) सलीसलीक एसीड–6 ग्रा॰

  अल्कोहल 90 प्रतिशत 300 मि॰ली॰ इसे लोसन बनाकर बाहर से दाद मे लगायें।

  (ख) बेनाजोइक एसीड

  सलीसलीक एसीड प्रत्येक–2 ग्रा॰

  वेसलीन–30 ग्रा॰

  मलहम बनाकर दाद में लगायें।

जलपुत्ती (Urticaria)

त्वचीय विस्फोट को पित्ती कहते हैं। ये विक्षतियाँ त्वचा से उपर उठे चौड़ा एवं करीब गोलाकार विभिन्न आकार के होते हैं। गाय–भैंस, घोड़ा और सूकर में यह आम रूप से होता है, किन्तु भेंड़, बकरी, कुत्ता एवं बिल्ली में बिरले पाया जाता है। पशुओं में जलपुत्ती अक्सर कंधा और गला को चारों ओर दीख पड़ता है।

कारण

वैसे वाह्य प्रोटीन जिसे शरीर स्वीकार करने को तैयार नहीं है के सेवन से जलपुत्ती होता है। असामान्य आहार को खा लेना, कीट का डंक, डंसनेवाले (Stringing) पौधा के संपर्क में आना, संतापक (Irritant) रसायनिक वस्तुओं से संपर्क, फैक्टरी से निकले हानिकारक जल से जब पशुओं को धोते हैं। किसी दवा जैसे पेनीसीलिन मिला औषधि की सूई और कभी पशु को IM या IV दवा देते हैं।

द्वितीयक पित्ती – किसी रोग के कारण जल पुत्ती जैसे घोड़ों में स्टैंगल्स रोग में, सूकर में इरीसिपेलस में, पाचन संस्थान की बीमारी में, कुछ परजीवियों जैसे फीता कृमि या गोल कृमि के आक्रमण से।

लक्षण

- पुत्ति त्वचा के उपर देखते–देखते पड़ते हैं, खुजलाहट नहीं रहता है। आमतौर पर ये विस्फोट 48 घंटा में लुप्त भी हो जाते है।
- इनके लुप्त होने के बाद दैहिक प्रतिक्रिया जैसे श्वसन, सांस लेने में तकलीफ, सांस बंद होना या हृदय गति धीरे धीरे रूक जाना और मृत्यु भी होती है।

उपचार

- शीघ्र पशु को दूसरे वातावरण में ले जायें।
- एन्टी हिस्टामीनीक जैसे क्लोरफिनराभीन मैलिमेट या एभील, या फिनरगन 1M दें। कुत्ता को वेलार्गन 10 मि॰ग्रा॰ की गोली प्रतिदिन 2–3 बार दें। केवल एक सूई से नोचनी दूर हो जायगी।
- ठंढा दायक लोसन जैसे श्वेत लोशन या कैलामीन लोशन लगायें।
- कैल्शियम जैसे कैल्शियम बोरोग्लूकोनेट या माइफेक्स IV दें। कोबाकल D की सूई भी कार्यकारी है।

पशुओं के त्वचा पर रक्त चूसने वाला कीटाणु (किलनी) ये क्लिनियाँ पशु के त्वचा से रक्त चूसते हैं जिसके कारण उनमें रक्तहीनता होती है। चित्र में एक बड़ा (मादा) किलनी और उसके विकास की विभिन्न स्थितियाँ (Stages).

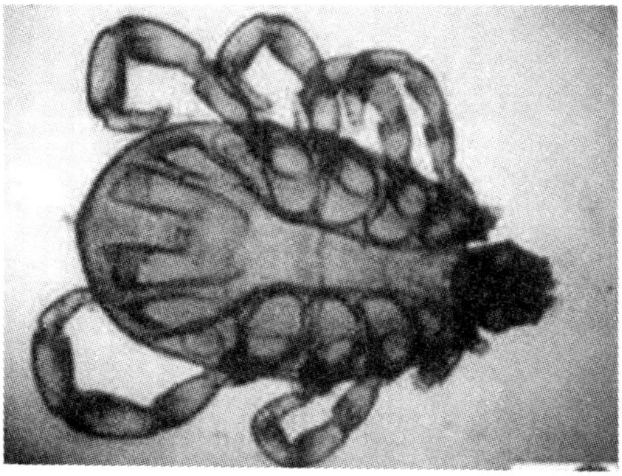

Boophilus microplus (male)

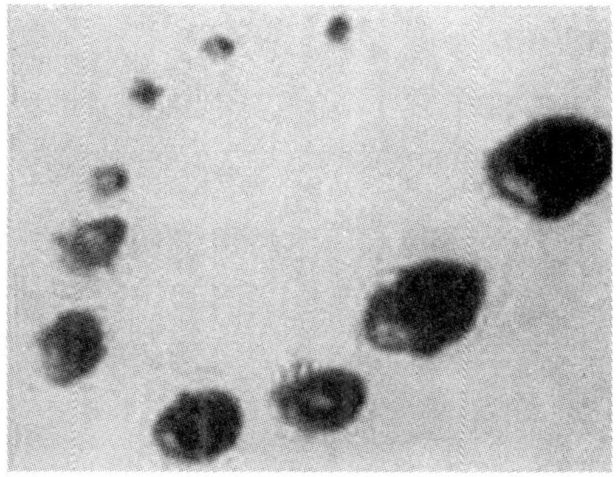

Life cycle of cattle tick
Stages de development of tick in cattle

चित्र सं० – 18.1

त्वचा प्रदाह (Dermatitis)

अंतः त्वचा समेत रक्त एवं लसीका वाहिका का प्रदाह और वाह्य तवचा (Epidermis) का भी ग्रस्त होना त्वचा प्रदाह की विशेषता है।

कारण

गैर संक्रामक

- भौतिक चोट, विदरण (Laceration), धूप या ताप से जलना, कुछ पौधों के खाने से उनमें फोटोडायनिमिक वस्तु के कारण प्रकाश सुग्राहिता बढ़ जाती है, जिससे पशुओं के त्वचा सूर्य की रोशनी अधिक पड़ने से त्वचा में विक्षतियाँ होती है। त्वचा गल कर गिर जाती है। कान एवं पूँछ दोनों कट कर गिर जाती है।
- अम्ल या क्षारीय पदार्थ के त्वचा के संसर्ग से त्वचाशोथ होता है।
- एलर्जन वस्तु खाने से उसका असर त्वचा पर पड़ता है।
- पोषक तत्वों की कमी जेसे निकोटिनीक अम्ल और बायोटीन की कमी से सूकरों में त्वचा शोथ अक्सर देखा गया है।

संक्रामक

- पशुओं में विभिन्न जीवाणुओं जेसे स्ट्रप्टो या स्टाफइलो इ०कोलाई आदि के संक्रमण से सपूय त्वचा शोथ होता है।
- खाज, खुजली में त्वचा शोथ बृहत रूप से होता है जिसके कारण पशु उत्पादन में कमी आती है। चमोकन अगर शरीर पर बहुत ज्यादा रहता है तो वे रक्त चूसते हैं, जिससे रक्तहीनता होती है ओर पशुओं की मौत भी होती है। त्वचा की दशा क्षीण हो जाती है। दाद रोग होने से भी त्वचा शोथ होता है।

लक्षण

- त्वचा का रंग लाल होना।
- स्फोटी (Vesicular) अलग याा विसरित घाव जिससे लसलसा पानी चलते रहना।
- अंतःत्वचा के तंतुओं का शोफ।
- त्वचा का चंगा होने पर पपड़ीदार होना, लेकिन चंगा नहीं होने पर तीव्रावस्था में गलन एवं कोथ (Gangrene) का होना।
- अंतःत्वचा के संक्रमण से सेलुलाइटीस (Cellulitis) जो बाद में त्वचा पूयता (Pyoderma) के रूप में बदलना।
- ग्रसित क्षेत्र अधिक होने से दैहिक प्रतिक्रिया (Systemic reaction) जिससे आविषरक्तता (Toxaemia) होने की संभावना।

उपचार

- एस्ट्रीजेंट (Astringent) लोशन ओर पावडर का प्रयोग (देखें खुजली रोग)।
- कौरटिकोस्टीरोआइड जैसे डेक्सोना या प्रेडनीसोलोन की सूइयाँ दें।
- इसके साथ एन्टीबायोटिक्स जेसे पेनीसीलीन, स्ट्रेप्टोपेनीसीलिन की (मुनोमाइसीन) की सूईयां प्रति दिन एक बार 6 दिनों तक।
- शौक की स्थिति में IV तरल (Fluids) जैसे डीएनएस चढ़ायें।

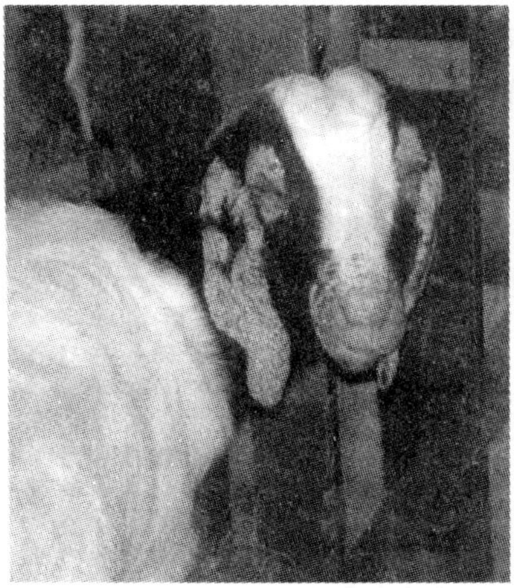

चित्र सं.–18.2

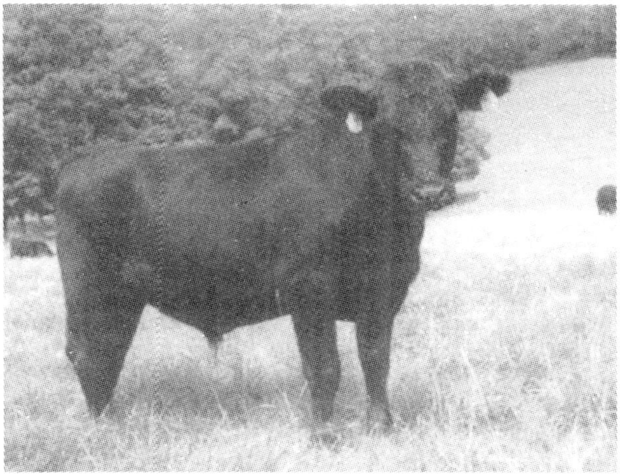

चित्र सं.–18.3

बकरी में मेंज (खुजली) की जन्तुबाधा जिसके कारण विक्षति (Lesion) दोनों कान एवं आँखों के भौहों के उपर दीख पड़ता है।

खाज खुजली (Mange scabies)

खाज सभी पशुओं की त्वचा की बीमारी है। इस रोग में खुजलाहट के साथ त्वचा का शोथ भी होता है।

कारण

- चीचड़ी (Sarcoptes mite) पशुओं में स्कैविज नामक छुतहा रोग पैदा करता है। सार्कोप्टीज माइट की कई प्रजातियाँ हैं, जो विभिन्न पशुओं में रूप बदलकर रोग पैदा करती हैं। चीचड़ी एक जाति के पशु से दूसरी जाति के पशु में गमन कर रोग पैदा करते हैं और रोग ग्रस्त पशुओं के संसर्ग से मनुष्यों में भी रोग होता है।
- कमजोर ओर कुपोषण झेले पशुओं में खाज अधिक होता है। झुंड और भीड़ में पशुओं को रखने से रोग जल्दी सभी में फैलता है। ठंड एवं तर मौसम में चीचड़ी अधिक सक्रिय रहता है लेकिन ग्रीष्म में धीरे–धीरे फैलता है। चीचड़ी के तीनों चरण–अण्डा, नीम्फ ओर युवा एक पशु से दूसरे में गमन (Migrate) करते हैं। विछावन, चारा, वर्तन, बोड़ा, कम्बल आदि कीट के वाहक हैं। बड़ी चीचड़ी पशु शरीर के बाहर कुछ ही दिनों तक बच पाती है।

- पशुधन जैसे गोधन, भैंस, भेंड, बकरी, उँट, सूकर और कुत्ता की खाज खुजली अहम बीमारी है। पशु प्रबंधन से जुड़े आदमी को रोगग्रस्त पशुओं के सम्पर्क में आने से खुजली होती है।
- सूकरी के बच्चों को जन्म के प्रथम सप्ताह में जन्तु बाधा (Infestation) होती है जिससे 8 से 10 सप्ताह में अति सुग्राहिता (Hypersensitivity) उत्पन्न होती है। 8–9 महीना तक अलर्जीक का दोरा (Allergic phase) चलता है। इस काल में जोरों की खुजलाहट और सेहत का ह्रास होता है। ये बच्चे अधिकत्तर मर जाते हैं। सूकरी को आइभरमेक्टीन (Ivermectin) से चिकित्सा करने पर बच्चों को बीमारी नहीं होती है।
- गोधन (Cattle) और उँट में त्वचा पर विक्षतियाँ पूरे शरीर में फैलती है और उनमें अतिसुग्राहिता से मृत्यु होती है।
- भेड़ और बकरी में बहुत जोरों की नोचनी अथवा खुजलाहट होती है। वे अपने शरीर को दीवारों और घेरों पर रगड़ती हैं और अपने शरीर को काटती है उनकी सेहत में भारी ह्रास होता है। शरीर के वजन में भारी कमी आती है और करीब 90 प्रतिशत की मृत्यु होती है। चमड़े मोटे हो जाते हैं और बालें गिर जाते हैं।

लक्षण

- त्वचा पर छोटे बड़े लाल फुंसी।
- ग्रस्त स्थान पर अत्यन्त खुजलाहट।
- त्वचा की मोटाई झुरियों कें साथ तथा बालों का कट कर गिरना।
- अजा एवं अवि में चेहरे पर से विक्षति प्रारम्भ होती है, जबकि सूकर में धड़ से, गोधन में जंघा के भीतर, गला, छाती ओर पूँछ के जड़ से शुरू होता है। उँट और अश्व में सिर एवं गला से विक्षति प्रारम्भ होता है। 16 सप्ताह में रोग पूरे शरीर में फैल जाता है।
- क्षुधाहीनता, दुबलापन और कमजोरी होती है। अजा अवि में स्थानीय रूप से रोग को खौरा कहते हैं। चित्र संख्या 2 में बकरी खुजली से ग्रस्त है।

उपचार

- आयभरमेक्टीन (Ivermectin) 0.3 मि०ग्रा० प्रति किशभा की सूई, दूसरी सूई 14 दिनों के बाद SC।

- आयभरमेक्टीन मुंह से 2.5 मि॰ली॰ प्रति 10 किशभा।
- आयमरमेक्टीन 1 प्रतिशत (1 मि॰ली॰ = 10 मिग्रा॰)।
- गोधन में 1 मि॰ली॰ प्रत्येक 50 किशभा SC।
- सूकर में 1 मि॰ली॰ प्रति 33 किशभा SC।
- आयवरभेक्टीन 0.5 W/V एक मिली प्रति 10 किशभा पशु की पीठ पर रीढ़ की हड्डी की लाइन में डील से पूँछ तक पतली धार के रूप में डालें।

अन्य औषधियाँ

- 25 प्रतिशत बेनजाइल बेंजोएट।
- सल्फर का मलहम 10 प्रतिशत बड़े पशु को ओर 5 प्रतिशत छोटे पशु को।
- मितिगाल 10 प्रतिशत घोल
- मोनोसल्फीराम 25 प्रतिशत टेटमोजल साबुन
- परिमीथरीन 1 प्रतिशत क्रीम
- अगर त्वकपूयता (Pyoderma) सुन्न हो तो प्रोकनेपेनीसीलिन 5 दिनों तक।

नियंत्रण

- अवि एवं अजा को महीने में दो बार मालाथियन या सुमोथिमोन के घोल में (0.05 प्रतिशत) घोल में डुबकी (Dipping) लगवायें।
- अजा एवं अवि फार्म में एक डूबकी गठ्ठा (Dipping pit) अवश्य बनवायें।
- महीना में दो बार, खटाल, गोशाला घर को 2% सुमीथीयोन या मालाथियोन के घोल से छिड़काव अवश्य करें।
- सभी कपड़े, बोड़ा, कम्बल आदि को या तो जला दें या उपर लिखे घोल में डुबाये जिसमें कि सभी चीचड़ियाँ नष्ट हो जाय।

डोमोडिक्टीज खाज (Demodectic mange)

डेमोडेक्टीक चीचड़ियाँ सभी पालतु जानवरों के बालों के जड़ (Hair follicles) और सेवासयिस ग्रथियों को आक्रमित करते हैं। यह बहुत ही कठिन त्वचा रोग है और उनके उपचार के बावजूद दुश्चिकितस्य (Refractory) है।

कारण

- प्रत्येक पशु के नाम पर इस चीचड़ी का नाम दिया गया है जैसे डिमोडेक्स कैनीस कुत्ता में; डिमोडेक्स बोभीस गोधन में; डिमोडेक्स बुवालीस भैंस में; डिमोडेक्स कैपरी अजा में; डिमोडेक्स ओमीस अवि में; डिमोडेक्स इक्वायी अश्व में; डिमोडेक्स फाइलोइड्स सूकर में; डिमोडेक्स कैटी बिल्ली में
- डिमोडेक्स चिचड़ी शरीर पर बिना हानि किये रह सकता है, लेकिन जब कुपोषण या कमजोरी होती है, ये चिचड़ियाँ वालों के जड़ों पर आक्रमण करती है, अन्य रोग के होने पर इसका भी प्रकोप होता है।

लक्षण

- कुक्कुर में यह बीमारी एक स्थानीय या पूरे शरीर में सामान्य (Generalized) हो सकता है। कुक्कुर में रोग की विक्षतियाँ आँखों के चारों ओर, मुँह या टाँगों के बाहरी सतह पर दीख पड़ता है।
- खुजलाहट नहीं होती है लेकिन ग्रस्त स्थानों के बाल गिर जाता है।
- कुक्कुर में शल्की किस्म (Squamous type) में खुजली होती है घावों पर पपड़ी हो जाती है और यह स्वतः भी ठीक हो जाता है।
- स्काआमों पैपुलर किस्म (Squamo papular form) में जीवाणु का संक्रमण होता है।
- पुस्चूलर किस्म में अनेक फुंसियां हो जाती है और उनमें रिम भर जाता है।
- लम्बे दिनों तक रोग रहने पर पशु कमजोर हो जाता है और उसके बदन से दुर्गंध निकलता है।
- कुक्कुर में विस्तार से रोग होने पर उनकी अधिकतर मश्त्यु हो जाती है।

उपचार

- बालों को कैंची से काटकर टेटभोजोल या सेभलोन से कई बार धोयें।
- सेलसन (सेलेनियम सल्फाइड 2.5%) पूरे शरीर पर रगड़ कर लगायें। आधे घंटे के बाद पशु को स्नान करायें और प्रति सप्ताह दो बार चार सप्ताह तक इसे करें।

- बेनजाइल बेनजोभेट या लीन्डेन लगायें।
- अमीतराज 6 मिली॰ प्र॰ली॰ जल में घोल कर लगाये, इसे प्रयोग में लाने पर सेलसन की आवश्यकता नहीं है।
- एन्टीबायोटिक्स प्रोकेन पेनीसीलिन की सूई प्रति दिन एक बार 5 दिनों तक दें।
- कोर्टाकोस्टीरोयड यथा कौर्टिजोन, डेक्सामेथाजोन आदि कभी नहीं दें।

नियंत्रण

- विछावन, कम्बल आदि को या तो जला डाले या सुमीथीयोन या मालाथियोन में 2% घोल में डुबायें। इसे जानवरों की घरों के दीवारों पर छिड़काव भी अवश्य करें।

— • —

अध्याय 19

आँख के रोग

(Diseases of the Eye)

प्रस्तुति

(क) नेत्र गोलक (Eye ball) ताल (Lens) द्वारा दो भागों में बंट जाता है। पिछला भाग में काचाभ द्रव (Viterous humour) एवं अगला हिस्सा में जल ह्युमर (ऐक्वस ह्यूमर) है। पुनः अगला भाग उपतारा (Iris) द्वारा आंशिक रूप से दो भाग में बटा होता है। पीछे वाला बंद भाग के रोमक पिंड (Ciliary body) से ऐक्वस ह्युमर स्रावित होता है, जो आगे वाला भाग में जाकर उसके नीचे हिस्से (Filtration angle) से छन कर शिरा में निकलता है। नेत्र गोलक का तान (Tone) जल ह्यूमर के वजह से बना रहता है और इसके विलुप्त होने से नेत्रगोलक धंस जाता है। रोमक पिंड से जब जल ह्युमर अधिक स्रावित होता है या इसका शिरा में छनना कम या बंद हो जाता है, कालामोतिया बिंद (Glaucoma) होता है। इसके होने से आँखतानता (Eye-Tension) बढ़ जाता है, जिससे पुतली (Pupil) फैल जाती है। फलतः पशु या मनुष्य अंधा हो जाता है।

(ख) प्रकाश किरण नेत्र गोलक में कौर्निया से होकर जाता है, क्योंकि यह पारदर्शक है। इसके बाद प्रकाश किरण जल ह्यूमर, ताल, काचाभ ह्यूमर होते हुये दृष्टि–पटल (Retina) पर छा जाता है। सभी पालतू जानवर वर्णांध

(Colour blind) हैं और द्विनेत्री दृष्टि (Binocular vision) के लिये कम ही सुविधा प्रदत्त हैं। कुत्ते निकट दृष्टि (Short or near sighted) प्राणी है, जबकि गोधन एवं अश्व निकट, दूर या सामान्य दृष्टि वाले हैं।

उपर एवं नीचे की पलकें नेत्र गोलक को ढंकती हैं। प्रत्येक पलक के खुले किनारे के भीतर वाला भाग नेत्र कोण में एक गोलीय गढ़ा अश्रु बिन्दु (Puncta Lachry malis) दिखाई पड़ता है। यहीं से नासा अश्रु प्रणाली (Naso Lachrymal System) प्रारम्भ होता है। प्रत्येक आँख के उपरी हिस्से में अवस्थित अश्रु ग्रंथि से अश्रु स्रावित होता है, जो आँख की झिल्ली (Conjunctiva) के उपरी तोरणिका (Fornix) से निकलता है। अश्रु नेत्र गोलक को जल में डुबाता है और अश्रु बिन्दु से गुजरते हुये नासा अश्रु नलिका द्वारा नासिका में जाता है। जब अश्रु प्रणाली अवरूद्ध (Choke) हो जाता है अश्रु स्राव भीतरी अश्रु कोण से बाहर निकल जाता है, जिससे त्वचा का विदारण होता है। जब अश्रुस्राव कम हो जाता है कार्निया और आँख की झिल्ली सूखी रहती हैं।

(i) प्रत्येक पलक में तीन मांसपेशियाँ हैं जो फेसियल स्नायु से संचारित होते हैं फेसियल स्नायु के लकवा होने पर पलकें बंद नहीं हो पाती हैं, जिसके कारण स्वच्छपटल श्लेष्माशोथ (Kerato-conjunctivitis) होता है।

(ii) उपर वाली पलकों को उठाने वाली पेशियों को तीसरा मस्तिष्क स्नायु संचारित करता है। जब यह स्नायु अधिक क्रियाशील (Overactive) हो जाता है तब उपर वाला पलकें अपर की ओर खींच जाता है, जिसे ऐंचा–ताना आँख (Squint eye) कहते हैं, लेकिन जब इसमें लकवा मार देता है जिससे उपर वाली पलकें गिर जाती है जिसे वर्त्मपात (Ptosis) कहते हैं।

(iii) नेत्रच्छद (The palpebral fissure) पलकों की स्मूथ पेशियाँ से फैलती है और इनका संचरण अनुकंपी स्नायु (Sympathetic nerve) से होता है। इनके घात होने से नेत्रच्छद (Palpebral fissure) तंग हो जाता है, जो हौर्नर सिंड्रोम का लक्षण है।

(ग) नेत्रश्लेष्मला (Conjunctiva) : यह आँख की श्लेष्मा है जो प्रत्येक पलक के भीतरी भाग को ढंकता है और तब नेत्र गोलक और श्वेत पटल (Sclera) पर पलट जाता है। यह कौर्निया के श्लेष्मा से सटा रहता है। आँख का तीसरा

पलक अंदर के नेत्रकोण के नजदीक है। जब नेत्रगोलक भीतर की ओर खींचा जाता है, जैसा टेटनस में होता है, तीसरा पलक बाहर निकल जाता है।

आँख में 7 पेशियाँ है, 4 Recti, 2 Oblique और एक Retractor

(घ) जब दृष्टिपटल को प्रकाश में अनावरण (Expose) करते हैं तो प्रकाश किरण का असर परितारिका के सिकुड़न पर नीचे दिया गया है :

(i) एक दृष्टिपटल (Retina) में विक्षति–कोई संकेत (Response) नहीं – दोनों आँखों की पुतली में सिकुड़न (Constriction) नहीं।

(ii) औप्टीक नर्भ या कीआज्मा की विक्षति–दोनों आँखों में कोई संकेत नहीं, जब प्रकाश सामान्य आँख पर पड़ता है तो दोनों पुतली सिकुड़ती हैं।

(iii) औकुलोमोटर नर्भ का गर्भ स्थान (Origin) में विक्षति ग्रस्त आँख की पुतली फैल जाती है और संकेत नहीं देती है लेकिन सामान्य आँख की पुतली संकेत देती है जब प्रकाश दोनों पर पड़ती है।

(iv) दृष्टि केन्द्र में विक्षति–दोनों आँखों में के तारा में संकेत, लेकिन पशु अंधा रहता है।

(v) रिटरोबल्वर विक्षति–ग्रस्त आँख की पुतली फैली रहती है और जब प्रकाश ग्रस्त आँख पर पड़ता है दोनों में से किसी की पुतली में संकेत नहीं मिलता है। जब रोशनी सामान्य आँखे पर पड़ती हैं पुतली सिकुड़ जाती है।

शरीर के अन्य अंगों की बीमारी में आँखों की विक्षतियाँ

(i) रक्तहीनता में नेत्र श्लेष्मलता फीका पड़ जाता है, ज्वर में लाल हो जाती है।

(ii) पीलिया में नेत्र श्लेष्मलता एवं श्वेत पटल पीला हो जाता है।

(iii) श्वेत पटल में लचीला तंतु अधिक है और विलीरूवीन को उससे बहुत संबंध है। श्वेत पृष्ठभूमी श्वेत पटल द्वारा बन जाता है।

(iv) विटामिन A की अल्पता में नेत्र श्लेष्मलता में व्रण होता है तथा कार्निया में धुधंलापन हो जाता है।

(v) जीर्ण वृक्क शोथ से दृष्टि पटल पर रक्त स्राव होता है।

(vi) मधुमेह में मोतियाबिंद होता है।

(vii) ट्रीप्नोसोमियासोस में भी कार्निया उजला हो जाता है।

(viii) एलर्जी, कनाइन डिस्टेंपर, कनाइन हेपाटाइटीस में यूभिया शोथ होता है।

आँख आना (Conjunctivitis)

आँख की झिल्ली के सूजन को आँख आना कहते हैं।

कारण

आँख आने का रोग पशुओं में कम ही होता है, लेकिन जब इसका प्रकोप होता है तो कई पशु इस रोग से ग्रसित होते हैं।

विषाणु

कुक्कुर में संक्रामक कनाइन हेपेटाइटीस एवं डिस्टेम्पर में आँखें ग्रसित होतीं हैं और गोधन में राइनोट्रैकीयाटीस एवं एडिनो विषाणु संक्रमण से आँखे संक्रमित होती हैं।

जीवाणु

स्टाफाइलोकोकस, स्ट्रेप्टोकोकस, माइकोप्लाज्मा, मोरेक्सला बोभीस, लेप्टोस्पाइरा बोभीस, लेप्टोस्पाइरा पोमोन आदि प्रमुख हैं।

कवक

असपरजीलस और कैनडीडा जाति के कवक आँखों को ग्रसित करते हैं।

परजीवी

आँखों में कृमि मसलन थिलेजिया, सिटेरिया एवं फिलारीड कृमि प्रमुख हैं।

अभिघात

वाह्य धूलकण, गैस, काँटा आदि आँखों को क्षति करते हैं जिसके कारण बाद में संक्रमण होता है।

एलर्जी

कभी पराग और औषधि आँखों की झिल्ली को संवेदित करता है।

लक्षण

आँखों से श्लेष्मा के साथ सपूय स्राव (Mucopurulent discharge) निकलता है। आँखों की रक्त–वाहिकायों (Blood vessels) में रक्ताधिक्य (Hyperaemia) होता है, जिसके कारण पलकों का शोफ (Oedema) भी होता है। आँखों में लाली एवं सूजन भी रहता है। तीव्रावस्था में तापमान एवं श्वसन गति में वृद्धि होती है।

उपचार

- आँखों में बोरीक एसीड लोशन डालें और सुष्म जल से प्रतिदिन दो बार सेंध (Fomment) करें।
- रूग्न पशु को अन्य पशु से अलग रखें और उन्हें धूप में न रख कर छाया में रखें।
- एन्टीसेप्टीक लोशन जैसे बोरो जींक लोशन का प्रयोग करें।
- एन्टीबाओटीक और सल्फा की दवा आँख में डालने के लिये उपलब्ध है, जिसका प्रयोग संक्रमण में उपयोगी है। क्लोरनफेनीकोल मलहम 1 प्रतिशत सीपरोफलोक्सासीन का आँख का ड्रोप प्रति दिन दो बार आँखों में डालें। इसके अलावे सोफरामाइसीन ड्रोप 25 प्रतिशत, जेन्टानाइसेरीन ड्रोप भी उपलब्ध है। लोकुला 10%, 20% एवं 30% भी हैं उन्हें आवश्यकतानुसार प्रयोग करें।
- ज्यादा सूजन या तकलीफ होने पर बेटनीसोल ड्रोप डाले – यह दवा सूजन को शीघ्र ठीक करेगा।
- आँखों में कृमि रहने पर पीपराजीन का 1 या 2% घोल आँखों में डालें। केवल अत्यधिक तीव्र हालत में एन्टीबायोटिक की सूई IM दें।

स्वच्छ पटल दाह (Keratitis)

कौर्निया (Cornea) के दाह को स्वच्छ पटल दाह कहते हैं जब इसके साथ झिल्ली भी ग्रस्त होती है तो इसे किराटोकन्जटाभायहीस कहते हैं। गाय–भैंस, अश्व, भेड़ एवं बकरी में इसे पींक आई (Pink eye) या गुलाबी आँख कहते हैं।

कारण

यह विषाणु, जीवाणु, कवक, परजीवी, अभिघात (Trauma) और रसायन के कारण होता है। आँख आने से भी स्वच्छ पटल में सूजन होता है। विटामिन A की कमी से कौर्निया श्वेत हो जाता है।

भेसीकुलर किराटाइटीस में कौर्निया की रक्त वाहिकाओं में अधिक रक्त भर जाता है, जिससे कौर्निया लाल दीख पड़ता है। ऐसी स्थिति में प्रकाशभीति, अश्रुस्राव सूजन एवं शोफ भी होता है।

चोट लगने से कार्निया पशुओं में रगड़ा जाता है, जिसके कारण कार्निया में संक्रमण होता है। कौर्निया में धुधलापन उसी कारण होता है।

लक्षण

- प्रकाशभीति के कारण पशु धूप में आँखों को बंद रखता है। धूप में चलने में कठिनाई होती है।
- अश्रुस्राव सदैव होता है।
- कौर्निया चमकहीन (Lustreless) हो जाता है।
- जीर्ण हालात अर्थात् ज्यादा दिन होने पर पशु अंधा हो जाता है, क्योंकि कार्निया में माड़ी पड़ जाती है।

उपचार

- पशु को सदैव छाया में रखें।
- बोरीक लोशन या उससे भी बेहतर बोरो–जींक आँखों में प्रति दिन कम से कम दो बार डालें।
- आँखों की काँची को सुष्म जल से हटायें।
- आँख आने की बीमारी में बताये गये एन्टीबायोटिक का प्रयोग करें।
- विटामिन A की सूई प्रत्येक दूसरा दिन IM 5-6 दिनों तक दें।
- कौर्निया में माँड़ी पड़ने पर पशु की दृष्टि में धुंधलापन होता है। उसे दूर करने के लिए बेटनिसोल (Betnesol) आँख ड्रोप एक से दो बूंद प्रति दिन दो बार

डालें। अगर इससे भी माँड़ी नहीं जाता है तो बिटामिथाजोन 0.25 मिली आँख की झिल्ली के अंदर (Sub-conjunctival) 5 से 7 दिनों तक डालें।

मोतिया बिंद (Cataract)

आँख के ताल (Lens) का धुधंलापन (Opacity) को मोतियाबिंद कहते हैं। मोतियाबिंद एक आँख या दोनों में हो सकता है।

कारण

- शोथ से : उपतारा और यूविया मे सूजन और दाह के कारण ताल में धुधंलापन हो सकता है।
- किसी वाह्य वस्तु के आँख में घुसने से घातज क्षति होने से।
- पोषण की कमी से जन्मजात।
- वंशावली कुक्कुर के किसी जाति मसलन अफगान हाउन्ड एवं अमेरिकन कौकर स्पेनियल में ताल का धुंधलापन होना आम है।
- आविषज (Toxic) रसायन या औषधि क्लोरपरोमाजीन का प्रयोग किसी पशु में लम्बे समय तक करने से मोतियाबिंद हो जाता है।
- बुढ़ापा में अधिकतर आठ वर्ष के ज्यादा उम्र वाले कुत्तों में मोतियाबिंद देखा गया है।

लक्षण

- आँख के ताल में श्वेत बिंदु या दूध की भांति दिखावट को आँखों से देख सकते हैं।
- ग्रस्त पशु की अगर दोनों आँखों में मोतियाबिंद रहता है तो पशु अंधा हो जाता है और अंधेपन का लक्षण मौजूद रहता है।

उपचार : शल्य चिकित्सा

काला मोतियाबिंद (Glaucoma)

आँख का अंतः दाब बढ़ जाना (Increased intraocular pressure) को ही काला मोतियाबिंद कहते हैं। रोमक पिंड (Ciliary body) से जब जल ह्यूमर (Aquous humour) अधिक स्रावित होता है और इसका शिरा में छनना कम या बंद हो जाता है तो आँख की तानता बढ़ जाती है। इसी स्थिति को काला मोतियाबिंद कहते हैं।

काला मोतियाबिंद का वर्गीकरण

- जन्मजात
- बंद कोण – यह प्रारंभिक या सहायक दोनों होता है। प्रारंभिक मोतिया बिंद मे ताल (Lens) की स्वाभाविक वृद्धि होती है, जिससे कोण में अत्यधिक संकीर्णता आ जाती है या कोण जहाँ से जल ह्यूमर का छनना बंद हो जाता है।
- खुला कोण में भी काला मोतियाबिंद होता है।
- रक्तस्रावी – इस हालात के काला मोतिया बिंद में आँख में रक्त स्राव (Haemorrhage) होता है।

उपचार

- पाइलोकार्पिन एक प्रतिशत आँखों में डालें।
- पेशाब होने के लिए डायमोकस (एसीटाजोलएमाइड) देते हैं। कुक्कुर में 250 मिग्रा से 0.5 ग्राम तक प्रति दिन खुराकों में बाँट कर दें।
- ग्लसरीन 1 से 2 ग्रा० प्रति किलो किशभा खिलायें।
- मैनीटोल 10% या 20%, 1.5 ग्रा० प्रति किशभा IV दें।
- खुला कोण मोतिया बिंद में Betaxolol प्रतिदिन दो बार एक–एक बूंद डालें।
- जीर्ण खुला कोण मोतियाबिंद में टीमोलोल (Timolol) 0.2% ड्रौप आँखों में प्रति दिन दो बार डालें।

—•—

अध्याय 20

कान के रोग
(Diseases of the Ear)

कान की बीमारी का निरीक्षण करते समय हाल में घटी अभिघात (Trauma) की जानकारी लेना चाहिये। छोटे पशुओं में अक्सरहाँ कान से स्राव निकलता है। कुक्कुर में अधिकत्तर स्राव दुर्गन्धित रहता है और पालक अपने कुत्तों को दशा पर चिन्तित रहते हैं। कान में एन्टीबायोटिक डालने के पूर्व कीटाणु से मुक्त (Sterile) परखनली में द्रव्य (Material) जाँच के लिये ले लेना चाहिये। कुक्कुर में अक्सरहाँ चोट लगने से कान फूला दीख पड़ता है और वह हमेशा उसी ओर सिर नवाकर बैठता है या घूमता है। इसे रक्तगुल्म कहते हैं।

रक्तगुल्म (Hematoma)

उन कुत्तों में जिनके कान लम्बा और झुलता हुआ होता है, रक्त गुल्म आम तौर पर होता है। कान के त्वचा और उपास्थि (Cartilage) के बीच रक्त एवं सीरम जमा हो जाता है, जिसके कारण कान में सूजन होता है। संताप (Irritation) के कारण कुत्ता अपने सिर एवं कान को व्याकुल होकर झारता है, जिससे जब कान किसी नुकीली वस्तु या लोहे के सम्पर्क में आता है अभिघात होता है। बार–बार कान को झारना ओर चोट लगने से कान के शिरा से रक्त स्राव होता है, जो त्वचा के बाहर या भीतर त्वचा एवं उपास्थि के बीच जमा हो जाता है और रक्त वहीं जम कर रह जाता है। इसी को रक्तगुल्म अर्थात् हिमाटोमा कहते हैं।

कारण

- खुजलाहट से कुत्ता कानों को रगड़ता है।
- संताप के कारण बारम्बार सिर एवं कान को झारता भी है।
- कान में चिचड़ी (Mite) – ओटोडेक्टीस सायोनोटीस (Otodectes cyonotis) रक्तगुल्म का एक कारण है।
- जिनके कान खड़े होते हैं, मसलन जर्मन शेफर्ड कुत्ता, में भी हिमाटोमा अक्सरहाँ देखा गया है।

लक्षण

- बार–बार कान को झारना, रगड़ना एवं नोचना।
- ग्रस्त कान की ओर सिर झुका कर रखना।
- कान का गोल एवं अंडाकशति को हो जाना।
- ज्यादातर सूजन कान के अंदर तरफ रहता है।

उपचार

- हल्का केस में रक्त को सिरोंज और मोटी नीडल से निकाल कर पोभीडोन आयोडिन लोशन डाल देते हैं, जिसे पुनः दूसरे दिन रक्त निकाल कर डालते है। यह सारी प्रक्रिया एन्टीसेप्टीक से करते है जिसमें कि संक्रमण न हो। यह कार्य कुत्ता को टेबुल पर पाड़कर एवं नियंत्रित कर ही चिकित्सक कर सकता है।
- थ्रोम्वोफोब (जर्मनरेमेडीज) जिसमें हेपारीन 50 IU के साथ बेनजाइल नीकोटीनेट रहता है। दिनभर में चार–पांच बार कान में सूजन पर लगाने से लाभ मिलता है। हेपारीन रक्त जमने नहीं देता है और जमा रक्त शोशित हो जाता है। थ्रोम्बोफोब के केवल लगाते है, लेकिन उसे रगड़ते या मलते नहीं है।
- इन सब के बावजूद शल्य चिकित्सा की आवश्यकता होती है, जब लाभ नहीं मिलता है।

कर्णस्राव (Otorrhoea)

वाह्‌य कर्ण के शोथ को वाह्‌य कर्ण शोथ, बीच कर्ण के शोथ को मध्य कर्ण शोथ और भीत कर्ण के शोथ को अंतःकर्ण शोथ कहते हैं।

कारण

- कान के भीतरी सतह में संताप।
- वाह्‌य वस्तु मसलन काँच का ब्लेड, काँटा, आदि से संताप होता है।
- जीवाणु मसलन स्ट्रेप्टोकोकस, स्टाफाइलोकोकस, इ॰कोलाई, सुडोमोनस, प्रोटियस आदि से कर्ण नली में संक्रमण होता है।
- कवक संक्रमण कान में अधिक होता है।
- परजीवी कुत्ता में चीचड़ी ओटोडेक्टीस सायोनोटीस रहता है जो संताप पैदा करता है।
- भैंस में कान में घाव के कारण सटेफनोफाइलेरिया जहीराई पाया गया है।
- घासों के बीज से कुत्तों के कान में फोला होता है।

लक्षण

- सिर और कान को झारना, कान को रगड़ना तथा नोचना।
- कणिक गुल्मीय एवं व्रणीय विक्षतियाँ वाह्‌य द्वार (Meatus) में होते हैं।
- ग्रस्त कान में सूजन एवं पीड़ा रहता है।
- कान में पीला एवं क्रीमी स्वेद स्राव दुर्गंध के साथ।
- पशु ग्रस्त कान की ओर सिर को झुकाये रखता है।
- भूख में कमी तथा शरीर को संभालने में असमर्थता।

उपचार

- कान में वैक्स सौफनर ड्रौप (0.3 से 5%) प्रतिदिन दो बार डालें।
- लोरेकसन क्रीम रूई के सहारे लगाये। इससे चीचड़ी का नाश होगा।

- कानों की सफाई 0.5% सेभलोन से करें, स्प्रीट से कभी कान की सफाई न करें।
- कवक संक्रमण रहने पर कानों में क्लोट्रीमेजोल (Clotrimarole 1%) ड्रौप प्रतिदिन दो बार तीन–चार दिनों तक डालें।
- अगर कर्णस्राव बहुत जोरों का रहे, तो जेन्टामाइसीन कान का बूंद (Ear drop) डालें। जेन्टामाइसीन कौर्टिकोस्टीरोआइड के साथ भी आता है जो बेहतर है।
- क्लोरोमाइसेटीन कान के लिये बूंद भी जाँच के बाद डाल सकते हैं।
- आयभरमेक्टीन कुत्ता को एक मि॰ली॰ SC एक ही बार दें।
- एन्टीबायोटिक IM भी ज्यादा वर्ण स्राव में दे सकते हैं।

—•—

अध्याय 21

मिल्क फीवर अथवा प्रसवोत्तर आंशिक घात (Milk Fever or Parturient Paresis)

रक्त में कैलसियम की मात्रा अचानक कमने से तीव्र अल्प कैलसियम रक्तता (Acute hypocalcaemia) होती है, जिससे प्रसव देने वाली गाय में कमजोरी सामान्य से कम तापक्रम तथा चेतना का ह्रास होता है। रोग दुधारू देशी या संकर गायों में प्रसव के बाद (तीसरी बियान के 72 घंटे के अंदर), दशवें दिन के आसपास, दूसरे ओर तीसरे मास में अथवा बियाने के कुछ समय पहले भी रोग के लक्षण दीखते हैं। भैंस में भी यह रोग होता है। जिस गाय में एक बार रोग होता है, उसे बाद के वियानों में भी इस बीमारी के होने की संभावना बनी रहती है।

कारण

- कैलसियम का खीस में निकासी तथा आँत एवं अस्थियों से इसकी बहिर्यकोशकीय तरल (Extracellular fluid) में प्रवाह (Influx) के बीच के असंतुलन से एकाएक रक्त में कैलसियम आयन (Ca^{++}) की न्यूनता ही प्रसवोत्तर आंशिक घात (Parturient paresis) का मुख्य कारण है।
- पाराथौर्मोन हार्मोन (Parathormone harmone) कैलसियम का नियामक है, जो रक्त में इसकी समस्थिति (Homeostasis) बनाये रखती है।

- पाराथौर्मोन सीधे रूप से अस्थियों एवं वृक्कों पर कार्य करते हुये कैल्सीट्रायल (Calcitriol) की संरचना की उत्तेजना के माध्यम से परोक्ष रूप से आँत की श्लेष्मा पर कार्य कर रक्त में कैलसियम के स्तर को बनाये रखता है।

पाराथौर्मोन एवं कैबसीट्रायल की उत्तेजना

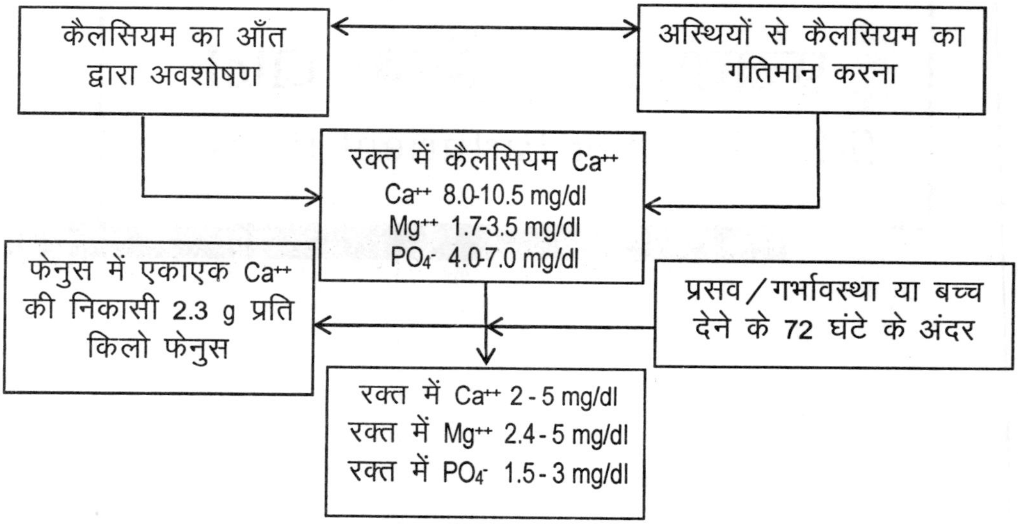

साधारण अवस्था में दुग्ध ज्वर रोग में कैलसियम की समस्थिति

- पाराथाइरोथड और विटामिन D का कार्य ठीक–ठाक रहने पर भी हाइपो कैलसीमिया देखा गया है, मगर ऐसी दशा में ज्यादा गायों में 48 घंटे में ही सुधार होता है, लेकिन कुछ गायों में सुधार नहीं हो पाता है।
- जर्सी और जर्सी से उत्पन्न संकर गायों में दुग्ध ज्वर की वारदातें ज्यादा होती है।
- दुधारू पशुओं में गर्भावस्था के चार मास उत्तरोत्तर कैलसियम की आवश्यकता अहम है।

लक्षण

- रोग का लक्षण प्रकट होने के पूर्व क्षुधाहीनता, दूध का नहीं होना, रोमथिंका का गतिहीन होना, गोबर की मात्रा में भारी कमी तथा नाड़ी, श्वसन एवं तापक्रम का सामान्य होना आदि दीख पड़ता है।

- इसके शीघ्र बाद पशु उत्तेजित होता है। सिर और पैरों में अकड़न, चारा–दाना नहीं खाना, सिर झटकना, जिह्वा निकालना, दाँतों को खटखटाना आदि मुख्य लक्षण हैं। पिछले पेरों में कड़ापन ओर लड़खड़ाहट के साथ पशु गिर जाता है। तापमान साधारण से कम रहता है। लेकिन पेशियों के अकड़न के कारण तापमान भी कभी–कभी बढ़ा देखा गया है, लेखक ने इस प्रकार का लक्षण कई रोगग्रस्त गायों में देखा है।
- दूसरी अवस्था में अपनी गर्दन को काँख की ओर मोड़ कर थका हुआ सा होकर बैठ जाता है। पशु सीने वाली हड्डी (Sternum) के सहारे बैठा रहता है। थूथन सूखा, शरीर ठंडा, कान गिरी, आँखे सूखी एवं पुतलियाँ फैली रहती हैं।
- तीसरी अवस्था के आते ही गाय बेहोश होकर जमीन पर पड़ जाती है। इस समय अफरा भी होता है। मल मूत्र बंद हो जाता है। बच्चा पैदा होने में विलम्ब होता है। कैलसियम वाली दवा पड़ने पर बच्चा पैदा शीघ्र होता है।

उपचार

- उपचार में विलम्ब न करें। गाय अगर जमीन पर पड़ गयी हो तो उसे शीघ्र बैंठायें।
- बच्चा होने वाले घर में पोवाल प्रचुर मात्रा में डालें, जिसमें कि गाय लड़खड़ाकर अथवा फिसलकर नहीं गिरे।
- कैलसियम बोरोग्लमकोनेट या माइफेक्स 25%, 400 मि॰ली॰ IV और 400 मि॰ली॰ SC दें। कैलसियम देने से कभी उसका टौक्सीक असर होता है, तो ऐसी स्थिति में 20 एम्पूल एट्रोपीन SC एक ही बार कैल्शियम देने के पहले दें।
- अगर इससे भी लाभ न मिले तो पशु की छीमी से साइकिल का भाल्व लगाकर चौड़े टेप से छीमी को बाँधे, जिसमें कि हवा बाहर नहीं निकलें। इसके बाद हवा भर दें ओर छीमी को थपथपायें, जिसमें कि हवा शरीर में जा सके, इसके बाद भी छीमी में टेप लगा दें। ऐसा करने से दूध में आया हुआ कैल्शियम आयन पुनः रक्त प्रवाह में वापस हो जाता है।

बचाव

- बच्चा देने के बाद गाय को धीरे–धीरे दुहें। बच्चा होने के दो सप्ताह पहले से हरी घास गाय को न खिलायें। गाभिन गाय को बच्चा देने के 10 दिन पूर्व

से ही गाय को गतिमान न कर आराम दें। बच्चा देने के दो सप्ताह पूर्व से ही कैलसियम की मात्रा दाना में कम कर दें और उसे 20 ग्राम से कम ही कैलसियम देना चाहिये।

- कैलसियम और फॉस्फोरस का अनुपात गर्भावस्था के अन्तिम महीना में समय 1:3.3 का होना चाहिये।
- कैलसियम जेल ट्यूब (एक ट्यूब में 335 ग्रा॰ कैलसियम) प्रसव के 12 घंटे पूर्व, 12 घंटे बाद और 24 घंटे बाद देने से लाभ मिलता है। ट्यूब में कैलसियम और फास्फोरस का अनुपात भिन्न है, इसीलिये इसे दिया जाता है।

गो कीटोनता (Bovine Ketosis)

ज्यादा दूध देने वाली गायें बियान के प्रारम्भ से ही न्यून उर्जा संतुलन में रहती हैं। इतना ही नहीं उनमें लक्षणहीन (Subclinical) कीटोनता भी रहती है। थोड़ा आहार एवं पोषण में कुप्रबंधन से पूर्ण लक्षणों के साथ वे कीटोनता रोग के शिकार होती हैं।

कारण

मुख्य तीन हैं :

(i) दुधारू गाय के प्रथम महीने में ही दूध में ग्लूकोज की अधिक माँग

(ii) आहार में आवश्यकतानुसार पौष्टिकारक दाना एवं घास का अभाव एवं

(iii) शरीर में पूर्व से जमा कीटोन एवं चर्बी।

कोबाल्ट की कमी से प्रोपायनिक एसीड का मेटाबोलिज्म नहीं हो पाता है, जिसके वजह से कीटोन शरीर में बढ़ता है। उन इलाकों में जहाँ कोबाल्ट की कमी है, ज्यादा दूध देने वाली गायों में कीटोनता अक्सरहाँ होता है, लेकिन जहाँ कोबाल्ट की कमी नहीं है, वहाँ फॉस्फोरस की कमी से कीटोनता होती है। इन कारणों से पशु को जितना आहार लेना चाहिये, नहीं ले पाता है। अर्थात् कीटोनता पोषण की समस्या है।

ऐसे देखा गया है कि शहरी इलाकों के गायों में कीटोनता का कारण खराब भूसा और बहुत दिनों से रखा गेहूँ का चोकर को उस वक्त खिलाने से होता है जब गायें

अधिक दूध देती हैं। उन गायों में भी कीटोनता होती है, जिनकी हालत पतली रहती है। खराब रूक्ष अंश और दाना से प्रोपाओनेट पर्याप्त नहीं बन पाता है।

लक्षण

- बीमारी दो किस्म में होती है : क्षयी (Wasting) और अधीर (Nervous)। क्षयी किस्म का रोग ज्यादा देखा गया है। दो–चार दिनों में ही दूध उत्पादन में भारी कमी होती है। वे खाना कम कर देती हैं, पहले तो वे दाना नहीं खाती हैं, पुनः घास भी नहीं खाती है। ऐसी गायें सूखा पोवाल या चारा खाती रहतीं हैं। भूख की कमी हो जाती है। दुबलापन तीव्रता से बढ़ता है, इसीलिये ऐसी गायों को सूखी लकड़ी की संज्ञा देते हैं। गोबर श्लेष्मायुक्त बकरी की भेड़ारी के जैसा होता है। गोबर में म्यूकस रहने के कारण चमक रहता है। गाय उदास और दिखावट लटका हुआ होता है। दूध तो देती है, लेकिन उसमें 25 स 50 प्रतिशत की कमी रहती है।
- अधीर किस्म के रोग में लक्षण विषम दीख पड़ता है, जो बिल्कुल अचानक प्रारम्भ होता है। संलक्षण (Syndrome) उन्माद जैसा नहीं, बल्कि चितभ्रम (Delirium) जैसा रहता है। उनमें लड़खड़ाहट रहता है और चक्कर काटती है। इसके साथ ही सिर को दीवार और घेरों में डाही मारती हैं। अंधापन के जैसा लक्ष्यविहीन चाल रहता है। वे लात चलाती है और अपने शरीर को चाटती है, खपड़ा चिथड़ा कुछ भी खाती है। लालास्राव भी अधिक होता है और लगता है कि उसे रेबीज यानी कुत्ता के काटने वाली बीमारी हो गयी है। गायें अधिक संवेदनशील हो जाती है और पीठ को दबाने से चिघाड़ मारती है। घबड़ा जाने वाला लक्षण 8 से 12 घंटे के अंतर पर होता है, जो एक से दो दिनों तक रहता है।

उपचार

- सर्वप्रथम ग्लूकोज की आवश्यकता को शीघ्र पूरा करना चाहिये। इसके लिए 50 प्रतिशत ग्लूकोज घोल 500 मि॰ली॰ IV दें।
- ग्लीसरीन 225 ग्रा॰ प्रतिदिन दो बार तीन दिनों तक दें। उसे और दो दिन 110 ग्राम प्रतिदिन दें।

- ट्राइएमसीनोलोन (भेटालौग) 2.5 मि॰ली॰ 1M दें, पुनः इसे दूसरे दिन भी 2.5 मि॰ली॰ दें।
- इनस्यूलीन 200 से 300 IV भी बहुत मुफीद औषधि है। इसे 48 घंटे के बाद पुनः दें।
- डयूराबोलीन 100 मि॰ग्रा॰ 4 मि॰ली॰ 1M दें। इसके अलावे विटामिन B_1, B_6 और B_{12} का संयोग वाली दवा इसके चिकित्सा में सफल पाया गया है।

बचाव

- अधिक दूध देने वाली गायों के खान–पान में सुधार बच्चा देने के एक महीने पूर्व से होनी चाहिये। हरा चारा के अतिरिक्त एक किलो दाना (एक तिहाई दरा हुआ पीला मक्का, एक तिहाई गेहूँ का चोकर और एक तिहाई बादाम खल्ली) से प्रारम्भ कर बच्चा देने के समय तक तीन से पाँच किलो दाना प्रतिदिन दें।
- बियाने के बाद दाना की मात्रा कम कर दें ओर दो सप्ताह बाद तीन किलो दूध पर एक किलो दाना बढ़ाते जाय। हरा चारा मिलते रहे। भंडार में रखे पुराने दाना और कवक लगा पोवाल एकदम नहीं दें।
- कुछ व्यायाम भी देते रहें। ऐसी गायों को ज्यादा देर तक भूखा नहीं रखें।
- ज्यादा दूध देने वाली गायों के दूध में और मूत्र में कीटोन की जाँच वियाने के दूसरा और छठा सप्ताह में अवश्य करायें। अगर रक्त में ग्लूकोज 35 मिग्रा॰ प्रति डीएल है तो यह रोग की चेतावनी है।

प्रसवोत्तर हिमोग्लोबीन मेह (Post parturient haemoglobinuria)

ज्यादा दूध देने वाली गाय को यह रोग बच्चा देने के कई सप्ताह बाद होता है। बिना शरीर तापमान बढ़े मूत्र में हिमोग्लोबीन के आने से लाल मूत्र एवं रक्तहीनता रोग की विशेषता है।

कारण

मिट्टी में फास्फोरस की न्यूनता रोग का मुख्य कारण है। अनावृषि होने से मिट्टी में फास्फोरस की मात्रा कमती है। इन क्षेत्रों के गोधन खासकर ज्यादा दूध देने वाली गाय ग्रसित होती हैं। क्रूसीफेरस फेमीली के पौधे जैसे राई, सरसों, सलजम,

बंधा गोभी, फूलगोभी, मूली आदि खाने से भी रोग होता है। इन पौधों में फास्फोरस की मात्रा कम रहती है। शायद राई (Rape) में रक्तलायी तत्व (Haemolytic agent) है जो हिमोग्लोबीन मेह का कारण है।

लक्षण

- पेशाब का लाल होना, लेकिन उसमें लाल रक्तकण न रहकर हिमोग्लोबीन रहता है, भूख की कमी, कमजोरी और कलुषित भूख (Pica) शलेष्मा पीलापन लिये (Pale)।
- ह्रदय आवेग, जुगुलर नाड़ी, कष्टकारी श्वसन एवं ह्रदय की गति तेज रहती है।
- 3 से 5 दिनों में पशु गिर जाता है।
- पैकड सेल भोलुभ (PCV) और हिमोग्लोबीन का स्तर बहुत नीचे आ जाते हैं।

उपचार

- अगर गाय गिर गयी है तो हिमासिल 5 लीटर IV शीघ्र दें।
- सोडियम एसीड फास्फेट का 20% घोल डिस्टील्ड जल में बनाकर 300 से 400 मि॰ली॰ IV देने से लाभ मिलता है।
- सोडियम एसीड फास्फेट 30 ग्रा॰ प्रति दिन दो बार गुड़ के साथ खिलायें।
- यूरीमीन (ग्लैक्सो) 50 मि॰ली॰ IV और 50 मि॰ली॰ SC दें। इसे 12 घंटा पर पुनः दें।
- रूधिरवर्द्धक औषधि भी पूर्ण चंगा होने के लिये दें।

—•—

अध्याय 22

फास्फोरस, कैलसियम और विटामिन डी की अल्पता एवं कैलसियमः फास्फोरस अनुपात का असंतुलन

(Dietary Deficiency of Phosphorus, Calcium and Vitamin D and Imbalance of Ca : P Ratio)

पशुधन में अस्थि दुष्पोषण (Osteodystrophy) अक्सरहाँ आहार में कैलसियम, फास्फोरस एवं विटामिन डी की कमी तथा असंतुलन से होता है।

- उन मुल्कों में जहाँ पशु अथवा चारा सूर्य की किरणों से अल्प विकिरणित (irradiated) होती है, विटामिन D की त्रुटि आम है।
- फास्फोरस की त्रुटि वहाँ आम है जहाँ की मिट्टी में इसकी मात्रा बहुत कम है। चारागाह में फास्फोरस की कमी का मुख्य वजह उन इलाके में अनावृष्टि है, अन्य वजह कैलसियम, अलुमुनियम तथा लोहे का मिट्टी में मौजूद होना है, जिसके कारण पौधों को फास्फोरस की अनुपलब्धता रहती है।
- गहन बारिश से भी मिट्टी से फास्फोरस घुलकर मिट्टी से निकल जाता है, जिससे उसका अंश मिट्टी में पौधों के लिये नहीं मिल पाता है।
- कुक्कुर के बच्चों को घरों के भीतर पालने से उनके त्वचा में विटामिन D की संरचना नहीं होती है। इसके अलावे विटामिन D का कैलसियम एवं फास्फोरस के चयापचयी (Metabolism) में महत्वपूर्ण भूमिका है।

कैलसियम अल्पता (Calcium deficiency)

इसकी कमी से हड्डियों का दुष्पोषण (Osteodystrophy) होता है।

कारण

- आहार में कैलसियम की कमी से प्राथमिक त्रुटि कभी कभार होता है, मगर आहार में फास्फोरस की अधिकता से द्वितीयक कैलसियम त्रुटि (Secondary calcium deficiency) होती है।
- कुक्कुर के बच्चों को कीमा (हड्डी रहित माँस) खाने से कैलसियम की त्रुटि होती है। कीमा में फास्फोरस ज्यादा और कैलसियम की मात्रा कम रहती है।
- इस प्रकार की अन्य आहारीय व्यवस्था के कारण कैल्शियम और फॉस्फोरस के अनुपात में असंतुलन पैदा होता है।

लक्षण

- मसूढ़ों की विरूपता, मर्यादाहीन (Poor) आगे काटने वाला दाँत (Incisors), स्थायी दाँत का विस्फोट (Eruption) न होना और असाधारण घिसाव (Abnormal wear)।
- मेमना एवं भेड़ियों में अपतानिका (Tetanic) आक्रमण एवं आंशिक घात। इन हालतों में कैलसियम की मात्रा सीरम में 5–6 मि॰ग्रा॰ प्रतिशत ही रहता है।
- हड्डियों के मुलायम हो जाने से लगड़ापन।
- कुक्कर में लंगड़ापन के बाद मेटाकार्पल, जोड़ का सूजन और बाद में मेटाटार्सल जोड़ का भी सूजन होता है। सूजन को दबाने पर पशु दर्द अनुभव करता है। हड्डियाँ रेकेटीक हो जाती हैं।
- दुग्ध उत्पादन कम जाता है और युवा भेड़ी व सूकरी में समय पर गर्भ नहीं होना तथा उनमें उर्वरता में ह्रास की शिकायत भी मिलती है।
- कुक्कुर, अश्व, सूकरी में कैलसिमय त्रुटि के विशिष्ट संलक्षण जैसे रीकेट, ओस्टोमैलेसिया, सीनाकस्सी एवं ओस्टो डिस्ट्रोफीया फ्राइब्रोसा भी होता है।

उपचार

- कैलसियम की सूई जैसे कोवाकल D, कैलभीट B_{12}, सैंकलभेट, मेकालभीट, 1M or IV दें। कुक्कुर में 1 से 2 मि॰ली॰, बछड़ें को 2 से 5 मि॰ली॰, बड़ें पशु को 10–15 मि॰ली॰ 1M दें।
- कैलसियम बोरोग्लूकोनेट बड़े पशु को IV दें।
- मिनरल मिक्शचन बड़े पशु को दें जिसमें Ca to P का अनुपात 2:1 हो।

फास्फोरस अल्पता (Phosphorus deficiency)

भूख में कमी नगण्य बढ़त पशुओं द्वारा हड्डियों का खाना, उन उर्वरता एवं अस्थि कुपोषण आदि लक्षण फास्फोरस अल्पता के विशेष लक्षण हैं।

कारण

- फास्फोरस अल्पता प्राथमिक होती है, जो विटामिन D अल्पता एवं कैलसियम की प्रचुरता से बढती जाती है।
- विटामिन A का ज्यादा खुराक में देने से फास्फोरस का अवशोषण नहीं हो पाता है जिसके कारण पोषक अस्थि दुष्पोषण होता है।
- विश्व के कई इलाकों और भारत के कई हिस्सों में फास्फोरस की मिट्टी में कमी है।
- उन चारागाहों में जहाँ फास्फोरस की कमी है प्रोटीन की कमी रहती है।
- दूध पीने वाले बछड़ों में फास्फोरस की त्रुटि होती है।
- इसकी त्रुटि का लक्षण 6 मास के उम्र में मिलता है।

लक्षण

- युवा बछड़ों में रीकेट्स का होना।
- प्रारंभ में बड़े पशु में भूख की कमी, शारीरिक वृद्धि में अवरोध, वजन में ह्रास एवं प्रजनन क्षमता में भारी कमी।
- जिन इलाकों के मिट्टी में फास्फोरस की कमी है वहां भैंस एवं गाय में सीनाकस्सी की बीमारी मिलती है। दुधारू एवं गाभिन पशु दोनों इससे पीड़ित

होती हैं। उनकी छाती तंग एवं कमर छोटी हो जाती है। जिससे इसे सीनाकस्सी की बीमारी कहते हैं। इस अवस्था में पशु उठ नहीं पाते हैं।

उपचार एवं नियंत्रण

- सोडियम एसीड फास्फेट 30 ग्रा॰ 300 डिस्टील्ड जल में IV देते है।
- टोलडीफोस सोडियम ट्राइहाइड्रेट बड़े पशु का 10–25 मि॰ली॰ IV या 1M दें अथवा यूरीमीन (ग्लैक्सो) को 1M या SC दें। अथवा टोनोफोस्फोन 15 मि॰ली॰ 1M या IV तीन दिनों तक दें।
- ग्रस्त भैंस या गाय के लिये सूखी हड्डी को जलाकर उसके राख को 30 ग्रा॰ प्रति दिन एक बार चार–पाँच दिनों तक देने से लाभ मिलता है।
- फास्फोरस से हीन इलाकों में बछड़ों को 150 किलोग्राम हड्डी चूर्ण और बड़ों को 225 ग्रा॰ प्रति सप्ताह एक बार अवश्य दें। दुधारू पशु को इसे विशेष देने की आवश्यकता है।

रीकेट्स या सुखंडी (Rickets)

रीकेट्स वृद्धि कर रहे युवा पशुओं का रोग है, जिनमें लम्बी हड्डियों का अपर्याप्त कैलसियमता (Defective calcification) के कारण हड्डियां विकृत हो जाती हैं।

लम्बी हड्डियों का अपर्याप्त कैलसियमता (Defective calcification) वृद्धि होने वाले युवा पशुओं में रीकेट्स रोग का कारण है। अपर्याप्त कैलसियम के कारण लम्बी अस्थियों के दोनों छोरों अर्थात् एपीफीसिस तथा कोस्टोकौंड्रल जोड़ों का फैलाव होता है। जिसके कारण लम्बी हड्डियां विकृत हो जाती हैं।

कारण

- बछड़ों के चारा–दाना में फास्फोरस की कमी और कुक्कुर के बच्चों में कैलसियम की कमी रीकेट्स का वजह है। कुत्ता के बच्चों को घर के भीतर रखने और कीमा खिलाने से रोग की संभावना बढ़ जाती है।
- विटामिन डी की त्रुटि उष्णकटीबंधीय क्षेत्र की समस्या नहीं है, क्योंकि यहाँ पर्याप्त सूर्य का प्रकाश त्वचा में विकिरणित के लिये उपलब्ध है, किन्तु जन्म के बाद बच्चों को धूप में नहीं रखने से सुखंडी होता है।

- कैलसियम, फास्फोरस और विटामिन डी की एक साथ त्रुटि से पैरों की कमजोरी बढ़ती है।
- मेमने फास्फोरस अल्पता से काफी संवेदनशील होते है, लेकिन उनमें रीकेट्स नहीं होता है।
- सुकरी के बच्चों में जहाँ मोटाई के लिये भोजन दिया जाता है, रीकेट्स होता है। आहार में फास्फोरस की अधिकता से विटामिन डी और कैलसियम की का अनुपात कुप्रभावित हो जाता है।
- अश्व के बछड़ें में प्राथमिक कैलसियम की त्रुटि और उसके खाने में तेल देने से विटामिन डी की त्रुटि से फास्फोरस का शोषण नहीं होता है।
- इन सब कारकों के अलावे चिरकारी आँत्र शोथ एवं पतला दस्त से रीकेट्स सभी पशु जाति के बच्चों एवं मनुष्य के बच्चों में होता है।

लक्षण

- न मुड़ने वाली चाल एवं अस्थियों के जोड़ो का फैलाव, खासकर अगले पैरों का, रीकेट्स का घोतक है। कुत्ता के बच्चों में छाती के दोनों ओर कोस्टोकौंड्रल जोड़ों के फैलाव को रीकेटीक रोजरी (Richetic rosary) कहते हैं।
- लम्बी अस्थियाँ आगे एवं बाहर की ओर आसाधारण रूप से झुक जाती हैं। लंगड़ापन तुरंत दीखता है। मेमनों में 80 प्रतिशत तक रीकेट्स देखा गया है।
- पीठ मेहराव जैसा हो जाता है और अस्थियों को टूटने का डर रहता है।
- दाँतों का विस्फोट विलम्ब से होता है, दाँतों में गहरे दाग दीखता है तथा वे विभिन्न रंग की होती है।
- छाती की अत्यधिक कुरूपता (Deformity) होती है। कष्टहारी श्वसन एवं रोमंथिका में अफरा भी होता है।
- इलाज नहीं होने पर इन बछड़ों की मृत्यु भी होती है।

उपचार एवं बचाव

चूँकि विभिन्न पशुओं में रीकेट्स होने के कारण भिन्न है अतः चिकित्सा भी तदनुसार करें। बछड़ा में सोडियम एसीड फास्फेट 10 ग्रा॰ 100 मिली॰ डिस्टील्ड जल में धोल कर IV सूई तीन दिनों तक दें।1

- यूरीमीन (ग्लैक्सा 1 से 3 मि॰ली॰ IV या प्रतिदिन एक बार)।
- टोनोफोस्प्रोन या टोनोरीसोन 5 मि॰ली॰ IM अथवा IV दें।
- कैलसिफिरोल 300,000 IM या 0.5 मि॰ली॰ IM दें। एक बार में कुत्ता के बच्चा के लिये 0.25 मि॰ली॰ IM दें।
- मेमनों को इन दवाओं के अलावे विटामिन ए की सूई भी दें।

अस्थि मृदुता या सीनाकस्सी (Osteomalacia)

अस्थि मष्दुता प्रौढ़ पशुओं में उस समय होता है जब हड्डियों के उपास्थि (Cartilage) का अस्थिभवन (Ossification) परिपूर्ण हो जाता है। इस रोग में अस्थिसुषिरता (Osteoporosis) होता है तथा अत्यधिक बिना कैलसियनता का गर्भ (Matrix) बनती है।

कारण

- इसका कारण सब वही है जो रीकेट्स का है।
- कैलसियम और फोस्फोरस को दूध के साथ शरीर से निकल जाने के कारण आमतौर पर यह रोग होता है। पशु की अस्थियाँ खोखली हो जाती है। रोग गाय, भैंस एवं भेड़ी में आम है।

लक्षण

- प्रारम्भ में फास्फोरस त्रुटि के लक्षण जैसे पशु की अवस्था का ह्रास, कलुषित भूख, उत्पादकता में कमी, लंगड़ापन और चलने की अनिक्षा।
- अस्थियों एवं जोड़ों में दर्द की स्थिति।
- पिछला पैर ज्यादा ग्रस्त हाता है।
- पशु चल नहीं सकते हैं और लम्बे समय तक पड़े रहते हैं।
- कमर मेहराब की शक्ल की हो जाता है, चाल कठिन, लंगड़ापन और जब पशु चलता है तो हड्डियों से कड़कड़ाहट की आवाज सुनाई पड़ती है।
- विभिन्न इलाकों में विभिन्न नाम से पुकारा जाता है जैसे पेन लेग, क्रीप, वॉग लेग, सीना कस्सी आदि।

उपचार

- जैसा सुखेडी में उपचार की चर्चा की गयी है वैसी ही उपचार इस रोग में करें।
- गाँवों में लम्बी लम्बी हड्डियों के जलाकर उसके 30 ग्रा॰ राख प्रति दिन चार–पाँच दिनों तक खिलाने से लाभ मिलता है।
- कैलसियम, विटामिन डी और फास्फोरस के खुराक की मात्रा बढ़ाकर IM दें।

— • —

अध्याय 23

विटामिन A की अल्पता
(Deficiency of Vitamin A)

विटामिन A की अल्पता से नवजात बछड़ों में मस्तिश्क और सुषुम्ना पर दबाव तथा बड़े पशुओं में रतौंधी, कौर्निया में धुधंलापन, त्वचा में चोइयाँ, हड्डियों में दोष, वजन में कमी, प्रजनन क्षमता में ह्रास तथा नवजात बछड़ों में जन्मजात दोश होते हैं।

कारण

- विटामिन A की प्राथमिक अल्पता पशुओं को हरा–चारा नहीं उपलब्ध होने से होता है।
- हरा चारा में विटामिन A का पूर्वगामी (Precursor) कैरोटिन मौजूद है, लेकिन सूखा पोवाल, गेहूँ, भूसा और सूखा चारा में यह नहीं है। कैरोटिन से ही विटामिन A की संरचना शरीर में होती है।
- विटामिन A का निर्माण आँत्र के श्लेश्मा में होता है और भण्डारण यकृत में, अतः चिरकारी यकृत शोथ और आँत्र रोग से द्वितीयक विटामिन A अल्पता होती है।
- अगर पशुओं को चार–पाँच महीनों तक हरा चारा नहीं भी मिलता है तो उनके यकृत में इसके संचय के कारण इसकी अल्पता नहीं होती है।
- कैरोटिन प्लासेन्टा बैरियर (Placenta barrier) का गमन कर गर्भस्थ शिशु (Foetus) में नहीं आता है, अतः प्रसव के कुछ दिन पूर्व आहार में हरा चारा होने से भी शिशु के यकृत में विटामीन A का भंडारण नहीं हो पाता है।

- बछड़ों या नवजात शिशुओं को जन्म के 8–10 घंटा बाद खीस (Colostrum) मिलने से उनमें विटामीन A की अल्पता होती है।
- पीला मक्का एवं सोयाबीन के अलावे किसी भी अन्न में कैरोटिन नहीं है।
- हरा चारा विटामीन A का मुख्य श्रोत है।
- खल्ली आदि में असंतृप्त वसा अम्ल (Unsaturated fatty acids) रहने के वजह से कैराटिन और विटामिन A का शीघ्र ही ऑक्सीकरण हो जाता है।
- गाभिन पशुओं में विटामिन A की अल्पता से बछड़ें में जन्मजात दोश होता है।

लक्षण

- रतौंधी सूकर को छोड़कर सभी पशुओं और मनुष्य में होता है। कुक्कुर और बछड़ें में विटामिन A की अल्पता में आँखे सूखी (Dry) रहती है, अन्य पशुओं में इसकी कमी से आँखों से श्लेश्मा स्राव (Mucous discharge) होता है। कौर्निया की पारदर्शता का ह्रास होने से आँखों में धुधंलापन होता है।
- त्वचा में इसकी कमी से रूखड़ापन और गोधन के त्वचा में रूसी या चोइयाँ भर जाता हे, जिसे मेढ़क का त्वचा (Toad skin) कहते है।
- प्रजनन क्षमता बाधित होती है। नर पशु में कामलिप्सा (Sex libido) तो रहती है, लेकिन शुक्रजन नलिका (Seminiferous tubules) के नश्ट होने के कारण जीवित शुक्राणु (Sperms) नहीं मिलने से गर्भधारण नहीं होता है। मादा पशुओं में विटामिन A की अल्पता के बावजूद गर्भाधारण तो होता है, लेकिन अपरा (Placenta) के नष्ट (Degenerate) होने से गर्भपात होता है या मरे बच्चे का जन्म होता है तथा अपरा का रूकावट आम होता है।
- स्नायुयों की जड़े की क्षति होने से मांसपेशियाँ का लकवा होता है।
- बछड़ों में जन्म से ही अंधता (Blindness) रहता है।
- विटामिन A की अल्पता से पशु सदैव संक्रमण से संवेदनशील रहता है। अगर जन्म के बाद 1 से 2 घंटे के अंदर बछड़ों को खीस नहीं मिलता है, तो आँखों में शोथ, प्रवाहिका, अस्थियों के जोड़ों में सूजन, खड़ा नहीं हो पाना, श्वसन कष्ट आदि से उनकी मृत्यु होती है।

उपचार

- विटामिन A का जलीय घोल (Aquous solution) तेलीय (Oily) घोल से बेहतर है। अतः शीघ्र विटामिन A की जलीय घोल की सूई 1M या SC दें। इसकी गोली भी उपलब्ध है।
- कुछ औषधियाँ ऐसी हैं जिनमें विटामिन A और D दोनों है, तो उन्हें भी मिला सकते हैं।
- अगर बछड़े जन्म से अंधे हैं तो बिना देर किये विटामिन A की सूई जन्म के एक घंटे के अंदर दें।

बचाव

- ऐसे तो विटामिन A की आवश्यकता 40 IV प्रति किशभा है, लेकिन रूग्नावस्था में इसे 50 से 100 प्रतिशत बढ़ाने की आवश्यकता है।
- हरा चारा जैसे बरसीम, लुसर्न, मटर, खेसाड़ी, तोरी, सरसों और अन्य घास प्रत्येक पशु को कम से कम साल में 8 महीना अवश्य मिलना चाहिये। आज के माहौल में जब किसान दुधारू गाय पालन करना अपनी आय का साधन मानते हैं, तो पशुओं के आहार पर ध्यान रखना आवश्यक है और उन आहारों में हरा चारा अहम है जिससे उनकी सेहत बनी रहेगी साथ ही दाना की मात्रा में बचावट होगी।

विटामिन D की अल्पता (Deficiency of Vitamin D)

उष्ण एवं समशीतोशण मुल्कों में विटामिन D की अल्पता का बहुत वजूद नहीं है, क्योंकि यहाँ के पशुओं और उनके आहार का स्वतः सूर्य प्रकाश से विकिरण होता है, लेकिन कुक्कुर के बच्चों को जब घरों के अंदर पालन करते हैं, तो उनमें विटामिन D की अल्पता होती है। ऐसे बच्चों में अल्प क्षुधा, वृद्धि कम और सूखंडी की बीमारी होती है।

कारण

- सूर्य प्रकाश से त्वचा का पराबैंगनी (Ultraviolet) विकिरण के अभाव के कारण उनके आहार में विटामिन D नहीं रहने के कारण विटामिन D की कमी होती है।

- ठंढे मुल्क जो विषुवत रेखा के बहुत ज्यादा उत्तर या दक्षिण हैं, में सूर्य पराबैंगनी विकिरण उपलब्ध नहीं हैं। जाड़े के दिनों में और आफत रहती है जब वहाँ सूर्य प्रकाश मिलता ही नहीं है। काले चमड़े वाले पशु जैसे सूकर, मोटी रोयेदार भेंड़ और बढ़ने वालों पशुओं को जब बंद घरों में रखते हैं तो उनमें विटामिन D की कमी होती है।
- कैरोटिन में प्रति विटामिन D शक्ति (Anti Vitamin D potency) मौजूद है।
- विटामिन D कई स्टीरोआइड का मिक्शचर है जिसमें विटामिन D_2 अथवा कैलसीफीरोल शक्तिशाली है। विटामिन D_2 का प्रकृति में वजूद नहीं है, लेकिन इसकी संरचना त्वचा में अर्गोस्टीरौल के विकिरण से होता है। प्रकृति में मिलने वाला विटामिन D_3 है, जो अंडे के पीला भाग (Egg yolk), मक्खन, मछली के तेल में पाया जाता है।
- विटामिन D_3 (कोलीकैलसीफिरौल) स्तनधारी पशुओं के त्वचा के डिहाइड्रोकोलिस्ट्रौल के विकिरण से बनता है।
- विटामिन D_4 और D_5 मछली के तेल में मिलता है।
- त्वचा और आहार में बने विटामिन पशुओं द्वारा खाने के बाद आँत्र से शोशित होकर यकृत में पहुँचता है। यकृत में 25 हाइड्रौक्सी कोलीकैलसीफिरौल पैदा होता है। यकृत से यह उत्पाद गुर्दा में जाता है जहां इन्जाइम हाइड्रौकसीलेज के सहयोग से एक तो 1,25 डाइहाइड्रौक्सी कोली कैलसीफिरोल (DHCC) और दूसरा 24, 25 DHCC बनते हैं। 1,25 DHCC (Calcitriol) विटामिन D का चयापचयी उपज है। यही आँत्र से कैलसियम के शोषण में और हड्डी में धातु बनाने में बहुत सक्रिय है। यही फास्फेट (Po_4) के शोशण और चयापचयी में भी सहायक है। इस प्रकार विटामिन D से शरीर में पैदा हुये विटामिन D के विभिन्न रूप कैलसियम एवं फास्फोरस को नियंत्रित करते हैं।
- विटामिन D का खुराक जीर्ण गुर्दा अपर्याप्तता एवं अल्प फोस्फोटामिया में बढ़ा देना चाहिये।

लक्षण

- भूख में कमी, बच्चों में शरीर के वजन में कमी और बड़े पशुओं में उत्पादकता में कमी।

- बड़े पशुओं में जनन शक्तियों का ह्रास।
- सर्वप्रथम अगले पैरों से लंगड़ापन, लम्बी अस्थियों का मुड़ाव और जोड़ों में सूजन, विशेशकर कुककुर के बच्चों में।
- जिन इलाकों की मिट्टी में फोस्फोरस की कमी है, वहाँ विटामिन D की ज्यादा आवश्यकता है।

उपचार

- घास एवं हरा चारा को खिलाने के पूर्व धूप में सूखायें।
- कुक्कुर के बच्चों को दूध और रोटी के साथ अंडा दें।
- दूधारू पशुओं को नियमित रूप से मिनेरल मिक्शचर दें।
- कैलसीफेरोल @ 11000 IV प्रति किशभा, 3 से 6 महीना तक बचाव करता है।
- ठंढे मुल्क में भेड़ी के गर्भावस्था में 300,000 से 600,000 IV प्रति मिली बच्चा देने के दो महीना पूर्व से दें। कुत्तियों को भी इसी प्रकार दवा दें।

विटामिन B_1 अथवा थायमीन अल्पता (Vitamin B_1 or Thiamine deficiency)

पशुओं में इस विटामिन की अल्पता से तंत्रिका रोग के लक्षण एवं मनुष्य में बेरी–बेरी की बीमारी होती है। तंत्रिका लक्षणों में एकाएक अंधापन का आक्रमण, पशु के माथे को दीवार या चहारदीवारी पर दबाने की आदत, पृष्ठायाम (Opisthotonus), आक्षेप (Convulsion) आदि दीख पड़ते हैं।

कारण

- विटामिन B_1 की संरचना जीवाणुओं (Coli bacilli) द्वारा रोमंथिका (Rumen) में होता है बशर्त्ते कि इन पशुओं को रूक्ष अंश मिलता है। एक आमाशीय पशु (Monogastric animals), बछड़ा एवं मेमना में इसकी संरचना आँत्र में होती है।
- जिन युवा पशुओं को मोटाई बढ़ाने के लिये कार्बोहाइड्रेट (मक्का, सकरकंद, बीट आदि) प्रचुर मात्रा में खिलाया जाता है, विटामिन B_1 की कमी हो जाती है क्योंकि विटामिन B_1 को कार्बोहाइड्रेट चयापचयी (Carbohydrate metabolism) के सुचारू रूप से चलाने के लिये अधिक विटामिन B_1 खर्च होता है।

- रोमंथिका में कभी–कभी एक प्रकार के जीवाणु इन्जाइम थायामिनेज बनाता है जो थायमीन को तोड़कर नष्ट करता है।
- मांसाहारी पशुओं के आहार में कच्चा मछली ज्यादा मात्रा में रहने से विटामिन B_1 नष्ट होता है।
- घोड़ों के आहार में ब्रकनफर्न और हार्सटेल (ये दोनों भी घास हैं जिसे घोड़े खाते हैं) रहने से भी विटामिन B_1 टूटता है।

लक्षण

- बछड़ा, मेमना, बकरी के बच्चे को चलने में असंतुलन होता है, पशु पैरों को इधर से उधर कर चलता है। पीठ मेहराब की भांति सिकुड़ जाती है, साथ ही मांसपेशियों में कम्पन के कारण पशु गिर जाता है। अन्ततः (Eventually) पशु उठने से लाचार रहता है, क्लोनिक आक्षेप (Clonic convulsion) और अंत में पशु गला तथा सिर दोनों को उपर की ओर उठाता (Opisthotus) है।
- अश्व में ब्रकर्नफर्न और हार्सटेल (Brackenfern & horse tail) विशाक्तता में ह्रदय मंद एवं विशम होने से चलने में लड़खड़ाहट होती है। थायमिन की सूई पड़ने से लक्षण अदृश्य हो जाते हैं।
- पक्षियों (Poultry) में विटामिन B_1 अल्पता के लक्षण जल्दी दीख पड़ते हैं, उनमें सिर पीछे की ओर खींच जाता है, और वे घुटनों पर बैठ जाती है। ऐसा इसीलिए होता है कि इक्सटेन्सर मांसपेशियों का सबसे पहले लकवा होता है। माथे को पीठ की ओर खींचने को तारा देखने की आकशति रूप (स्टार गेजींग अपीयरेंस) कहते है।

उपचार

- थायमीन हाइड्रोक्लोराइड IV 5 मि॰ग्रा॰ प्रति किशभा प्रत्येक 4 घंटे पर देने से बहुत लाभ मिलता है। इसके बाद इसे 1M 2 से 4 दिनों तक प्रति दिन एक बार दें।
- विटामिन B_1 की सूई 100 मि॰ग्रा॰ प्रति मिली 10 मि॰ली॰ बेरीन में और इसका 100 मि॰ग्रा॰ गोली भी उपलब्ध है।

बचाव

- एक आमाशीय जानवर में विटामिन B_1 की आवश्यकता 30–40 माइक्रोग्राम प्रति किलो शरीर भार है। खमीर, धान्य अनाज (Cereal), लीवर एवं माँस देने से इसकी पूर्त्ति हो जाती है। विटामिन B_1 धान के छिल्का में उपलब्ध है। विटामिन B_1 सब्जी और फलों में भी मौजूद है। इसके अलावे भूसा, केड़ाव, बीन्स के आटा और माँस भी प्रचुर मात्रा में विटामीन B1 मौजूद है।

—•—

अध्याय 24

थनैला
(Mastitis)

दुधारू पशुओं के एक या अधिक थन का शोथ (Inflammation) थनैला है। यह आर्थिक महत्व की बीमारी है। रोग होने पर दुग्ध निर्माण करने वाले उत्तकों की क्षति होने से दुग्ध उत्पादन कम या बंद हो जाता है। दूध के भौतिक एवं रासायनिक गुणों में परिवर्त्तन हो जाता है। संकर गायें देशी गायों की अपेक्षा अधिक ग्रसित होती हैं। भैंस में इसकी शिकायत कम रहती है। पहली वियान की अपेक्षा बाद के वियानों में यह रोग अधिक होता है। रोग दुहान (Lactation) के कुछ ही दिनों में या इसके अन्तिम दिनों में ज्यादा होता है।

कारण

थनों के शोथ में रोगाणुओं (pathogens) की संलिप्तता तो रहती है, लेकिन ये रोगाणु कैसे थनों में प्रवेष करते है इसे समझने की जरूरत है। खटाल की गंदगी और दूध निकालने के पहले और बाद में थनों को साफ न करने से थनैला फैलता है। खटाल के उबड़–खाबड़ रखने से अधिक दूध देने वाली गायों के थनों में घाव बन जाता है। सफाई नहीं होने पर रोगाणु उन घावों पर आक्रमण करते हैं। मक्खियों के भरमार रहने से घाव बढ़ते जाता है। यही कारण है आसपास के (Environmental) रोगाणु से थनैला होने का। सांसर्गिक रोगाणु (Contagious pathogens) में प्रमुख हैं स्टफाइलोकोकस औरियस, स्टेप्टोकोकस एगेलैक्सीयस, कोरिनेबैक्ट्रीयम एवं

माइकोप्लाजमा बोभीस। ये रोगाणु दूध दूहने के समय छीमी में प्रवेश करते हैं। आसपास के जीवाणु में प्रमुख हैं स्ट्रप्टोकोकस यूबेरिस, सट्रेप्टो डिस गैक्सीय, इसरेसिया कोलाई, क्लेबसेला आदि। ये रोगाणु दुहने के समय छीमियों को ग्रसित करते हैं।

असाधारण रोगाणु – माइको बैक्ट्रेलिम बोभीस, नोकारडिया, पास्टुरेला आदि हैं। 10 से 20 प्रतिषत गायें स्पष्ट (Clinical) थनैला से ग्रसित होते हैं, सांसर्गिक रोगाणु से 7 से 40 प्रतिषत एवं आसपास के रोगाणु से 1 से 2 प्रतिषत थनैला होता है।

लक्षणहीन (Subclinical) थनैला से दुग्ध उत्पादन में कमी एवं चिकित्सा में खर्च से किसान की परेशानी बढ़ती है।

सेलेनियम एवं विटामिन E और विटामिन A का स्तर शरीर में बेहतर रहने से थनैला कम होने की संभावना होती है।

लक्षण

- दूध का बदरंग होना, उसमें दूध का थक्का, रेषा, परत और रीम आदि से रंग में परिवर्त्तन स्पष्ट दीख पड़ता है। दूध में रक्त के कारण दूध लाल भी हो जाता है। दूध दुहने के अंत में यदि परत या रेषा (Flakes) रहता है तो थनैला टुबरकुलोसिस के वजह से है।
- दूध कभी पानी जैसा भी हो जाता है।
- थनों में भौतिक विषमतायें – थन के आकार एवं अनुकूलता एक समान नहीं रह पाती है जो साधारण अवस्था में रहती है। परिस्पर्षन करने पर आकार की विषमता का पता चलता है। थनैला का निरीक्षण पशु के पिछले दोनों जंघों के पीछे से करते है। थनों की तंतुम्यता (Fibrosis) स्पर्श करने पर ज्ञात होता है। तन्तुमयता केड़ाव (Pea) से लेकर मुठ्ठी के आकार का हो सकता है।
- तीव्र शोथ में थन सूजन होकर फैला होता है जिसे स्पर्ष करने से ताप की अनुभूति होती है और पशु दर्द का अनुभव झटका मारकर दिखाता है। चिरकारी थनैला में ग्रंथियाँ तंतुमय हो जाती है।
- तीव्रता एवं स्थिरता के आधार पर थनैला अतितीव्र, तीव्र, अनुतीव्र और चिरकारी होता है। अतितीव्र में जोरों का शोथ, थन गर्म और दर्द रहता है। साथ ही

दैहिक प्रतिक्रिया मसलन आविशरक्तता (Toxaemia), ज्वर, सुस्ती तथा क्षुधाहीनता होती है। चिरकारी थनैला में तंतुमयता एवं शोष (Fibrosis and atrophy) होता है।

उपचार

- किसान को थनैला के प्रति जागरूक रहना चाहिये, क्योंकि सफल उपचार नहीं होने पर गाय दो कौड़ी की हो जाती है। अतः रोग का जैसे ही आभास मिले शीघ्र सुयोग्य पशु चिकित्सक से उपचार करायें। किसी भी हालत में उपचार 12 घंटे के अंदर अवश्य प्रारम्भ करें। झोला छाप डॉक्टर से इलाज नहीं करायें।
- सर्वप्रथम दूध का कल्चर सेंसिटिविटी जाँच करायें।
- सेफोस्प्रेसिन की छीमी दवा (Intramammary tube) चढ़ाने के साथ औक्सीटेटरा साइक्लीन IV देने के साथ सहायक चिकित्सा औक्सीटोसीन SC देकर थनों से दूध निकालकर फलूनीकसीन मेगलामाइन देने से अच्छा फल मिलता है।
- एंटीबायोग्राम के अनुसार एंटीमाइक्रोबीयल अति तीव्र थनैला में दो दिनों तक IV और तीन दिन उसके बाद 1M दें।
- यदि जाँच में ई॰कोलाई रहे तो जेंटामायसीन, अमीकासीन और ट्राइमेथोप्रीम आदि से चिकित्सा करें।
- इमरजेंसी में जब दूध जाँच का समय नहीं मिले तो एम्पीसीलीन छीमियों में दें।
- शोथ के प्रतिकार के लिये भी दवा मसलन डेक्सामेथाजोन 0.44 मि॰ग्रा॰ प्रति कीशभा IV और फलूनीमिक्सीन मेगलूभाइन प्रति कीशभा के दर से IV दें। इसे 8 घंटे पर पुनः दें। शरीर तापमान साधारण होने पर डेक्सामेथाजोन न दें। कीटोप्रोफेन भी दे सकते हैं।
- प्रारम्भ में एंटिबायोटिक पैरेन्टरल तथा एनालजेसिक दवा दें।

बचाव

- दुग्ध उत्पादन बंद होने के बाद ड्राइ मस्टाइटीस चिकित्सा करें। प्रत्येक दिन प्रत्येक छीमी में थनैला के लिये एक–एक ट्यूब तीन दिनों तक चढ़ायें। 24 घंटे के बाद उसे छीमियों से निकाल दें और पुनः चढ़ाये। अंतिम बार की चढ़ाई गई दवा को छीमी में छोड़ दें।

- थनैला रोग का अभी तक कारगर टीका नहीं बना है, अतः थनैला होते ही शीघ्र चिकित्सा करें।
- खटाल, विछावन आदि की विषेश सफाई रखें।
- दूध निकालने के बाद छीमियों को लाल पोटास में छीमियों को डुबायें।
- दूध दुहने वालों को साबुन से हाथ साफ करना चाहिये।
- थनैला रहे या नहीं प्रत्येक दुधारू गाय के दूध की जाँच नियमित रूप से वियान के बाद और दुहान के अंत वाली मास में करायें। ऐसा करने से लक्षणहीन (Subclinical) थनैला का भय समाप्त हो जायगा। लक्षणहीन थनैला बहुत ही खतरनाक है क्योंकि किसान या कोई भी नहीं कह सकता है कि अमुक गाय को थनैला है या नहीं। दुधार गाय खरीदते समय भी दूध की जाँच थनैला के लिये अवष्य करायें।
- किसान अपने घर पर ही मोटे तौर पर दुग्ध का परीक्षण थनैला के लिये कर सकते हैं। एक कप जल में एक चम्मच सर्फ ले लें। फिर 5 चम्मच दूध में एक चम्मच जल और सर्फ के घोल को मिलायें। यदि मिला हुआ दूध जेल (मांड़ के सदृष्य चिपचिपा बन जाता है तो समझें कि थनैला हो गया है। इसके बाद लक्षणहीन थनैला का पता चलने पर उपचार प्रारम्भ करें।

— • —

अध्याय 25

जीवाणु जनित रोग

अश्व स्ट्रैंगिल्स (Equine strangles or Equine distemper)

अश्व स्ट्रैंगिल्स अति संक्रामक रोग है, जो सभी उम्र के अश्वों विशेषकर युवाओं को होता है। रोग का कारण एक ग्राम पोजीटिभ कोकोबैसीलाई है जिसे स्ट्रेपटोकोकस इक्वाई या इक्वाई कहते हैं।

आघाटन

यह रोग अश्व, खच्चर एवं गदहों को पूरे विश्व में होता है। रोग का आउटब्रेक अक्सरहाँ अश्व–प्रजनन प्रक्षेत्र या रेसींग अश्वशाला में होता है। देखा गया है कि रोग 17% माता घोड़ी, 45% एक वर्ष के अश्व और 38% युवा घोड़ो को होता है। युवा अश्व शत प्रतिशत रूग्न होते हैं, किन्तु मृत्यु दर करीब 9 प्रतिशत ही होता है। रोग बड़े प्रक्षेत्र में अधिक और छोटे प्रक्षेत्र में कम होता है।

स्ट्रैंगिल्स बैक्टीरिया का संचरण एक अश्व से दूसरे में सीधे या संक्रमणी पदार्थ द्वारा होता है। संक्रमित अश्वों के नासिका स्राव एवं घाव के स्राव से चारागाह, स्टॉल, अश्वशाला, खाने–पीने के बर्त्तन आदि के प्रदुषित होने के कारण रोग फैलता है। बीमारी से चंगा होने पर भी अश्व रोग के वाहक होते हैं। प्रबंधन उचित ढंग से नहीं होने के कारण कहीं न कहीं रोग मौजूद रहता है।

लक्षण

रोग की तीव्रावस्था

रोग का प्रकोप 1 से 3 सप्ताह की उद्‌भवन अवधि के बाद एकाएक होता है। रोग में पूर्ण क्षुधाहीनता, अवसाद, ज्वर (103 से 105°F) एवं नासिकाओं से स्राव चलता है। यह स्राव शीघ्र ही गाढ़ा एवं सपूय होता है। साथ ही ग्रसनी शोथ एवं स्वर यंत्र का भी शोथ होता है।

लसिका ग्रंथि विकृति (Lymph adenopathy) स्पष्ट होता है इसके बाद अधो–उर्ध्वहनु लसिका पर्व (Submaxillary lymph node) बड़ा हो जाता है और उसे परिस्पर्शन करने पर दर्द का अनुभव पशु करता है। ग्रसनी शोथ इतना ज्यादा होता है कि अश्व खायी हुई पदार्थ को निगल नहीं पाता है। स्वर यंत्र शोथ के कारण खाँसी भी जोरों की होती है।

ज्वर दो दिन में कम जाता है लेकिन जब लसिका पर्व फोड़ा का रूप धारण करता है, ज्वर पुनः बढ़ जाता है। ग्रसनी के पीछे वाला लसिका पर्व (Node)के सूजन से मुख, नासिका एवं ग्रसनी में अवरोध हो जाता है। फलतः खाने में कष्ट होता है तथा दम घुटने (Asphyxia) से पशु की मृत्यु होती है। लसिका पर्वो के सूजन की वृद्धि में तीन–चार दिनों का समय लगता है। पूर्ण सूजन होने पर फोड़ा बनकर गाढ़ा क्रीम तथा पीला मवाद निकलता है। सामान्यतः तीन सप्ताह तक स्राव चलता है और कभी–कभी तीन महीनों तक ऐसी ही स्थिति रहती है। रोग की तीव्रता की स्थिति में अन्य लसिका ग्रंथियों भी ग्रस्त होती हैं।

उलझन (Complications)

प्रायः 20 प्रतिशत रोगी में उलझनें भी होती हैं। मवाद को सरकने से स्पूय परिगलित ब्रोंकोनिमोनिया होता है।

ग्रसनी के पीछे की लसिका ग्रंथि के मेडियल कम्पार्टमेंट में फटने से कंठ कोष्ठ (Guttural pouch) का संक्रमण होता है। जिससे अंतःपूयता (Empyema) बनता है और संघनित हुये मवाद की एक साथ वृद्धि होती है। कंठ–कोष्ठ का संबंध स्पष्ट दीख पड़ता है क्योंकि एक या दोनों नाक से स्राव प्रवाहित होता है।

एक स्थान से दूसरे स्थान में फैलने वाला संक्रमण (Metastatic infection)

इस स्थिति में शरीर के किसी अंग में फोड़ा होता है। फेफड़ा, आँत्रशोथनी लसिका ग्रंथि (Mesenteric lymph node), यकृत, प्लीहा, वृक्क एवं मस्तिष्क आदि में भी हो जाता है। ऐसी स्थिति में पशु की मौत शीघ्र होती है।

नैदानिक विकृति

रोग की संपुष्टी स्ट्रेप्टो इक्वाई को नासिका स्राव से निकाल कर प्रयोगशालात्मक जाँच से किया जाता है।

विभेद निदान (Differential diagnosis)

स्ट्रैंगिल्स में प्रचुर नासिका स्राव, शरीर के आगे वाले में लसिका ग्रंथी शोथ और ग्रंथियों का विदार (Rupture) होता है। खाँसी बलगमकारी (Moist cough) रहता है एवं ग्रसनी के अवरोध से सांस लेने में कष्ट होता है। अश्व विषाणु आर्टेराइटीस में नाक से स्राव आता है, लसिका ग्रंथियों का शोथ भी होता है, लेकिन इसमें सूजन एवं जलोदर होता है। रोग होने पर समूचे शरीर के नीचले भागों में शोफ (Oedema) होता है। इन्फ्लुऐंजा में, खाँसी 3–4 सप्ताह तक नाकों से स्राव, पर आँखों में लालीपन नहीं रहता है और न ही श्वसन में कठिनाई होती है। अश्व में प्लूरोनिमोनिया ट्रान्सयोर्ट के कारण तथा तनाव से होता है। अश्व में संक्रामक रक्तहीनता होने पर शरीर के वजन में धीरे–धीरे कमी होती है और इस रोग में रक्त हिमोग्लोबिन एवं लाल रक्त कणों में भारी कमी होती है। चिरकारी परजीवी जन्तु बाधा (Chronic parasitic infestation) में भी शरीर दुबला होता है लेकिन मल जाँच से स्थिति ज्ञात होती है। ऐसी अवस्था में ज्वर नहीं रहता है।

चिकित्सा

प्रोकेन पेनीसीलीन जी 22,000 यूनीट प्रति किशभा IM प्रतिदिन दो बार तीन दिनों तक दें। अगर पोटाशियम सोडियम पेनीसीलीन 22000 IV प्रति किशभा प्रत्येक 6 घंटे पर दें तो अचछा है। टेटरासाइक्लीन 6.6 मि॰ग्रा॰ प्रति किशभा IV प्रत्येक 24 घंटा पर दे। यह दवा उसी हालत में दे जब पेलीसीलीन कारगर नहीं होता है। व्यापक प्रभावकारी नये जेनेरेशन का एन्टीबायोटिक्स भी फायदेमंद है। प्रारम्भ में दवा देने से लाभ मिलता है। अगर लसिका ग्रंथि फोड़ा हो गया हो तो फोड़ा को चीर कर

स्थिति के अनुसार जैसा दवा करें और एन्टीबायोटिक्स भी दें। उलझन होने पर दवायें कारगर नहीं होतीं हैं।

नियंत्रण

नियंत्रण हेतु रोग के संचारण के साधनों को बारीकी से रोकें।

(1) इस हेतु संक्रमण के साधन यथा प्रदुषित पदार्थ, झाड़ु, ग्रूमींग की सामग्री ब्रुश, कम्बल फिनायल आदि से साफ करें या जला दें।

(2) युवा घोड़ो को बेनजायल पेनीसीलीन प्रत्येक 48 घंटे पर IM दें।

(3) नये घोड़ो को 3 सप्ताह Quarantine में रखें।

(4) चंगा हुये जानवरों को संक्रमित झुण्ड से अलग रखें।

(5) टीकाकरण IM दें क्योंकि इसका टीका दर्ददायक होता है।

शूकर में विसर्प या इरीसीपेलस (Erysepelas in Swine)

इस रोग का कारण जीवाणु इरीसोप्लीथ्रीक्स रूसोपैथिय (इनसीडिओसा) है। इसके कई सिरोटाइप हैं।

आघटन

शूकरों का यह रोग विश्वव्यापी है। किसान को इस रोग से भारी आर्थिक क्षति होती है। पूर्ण रूप से शूकरों को घरों में बंद कर रखने एवं प्रदुषित मिट्‌टी से बचाव करने पर रोग का प्राघान्य कम हो जाता है। तीन महीने से कम उम्र के शूकरों को (विशेष कर बिना टीकाकरण किये शूकरों को) रोग अधिक होता है। जाँच द्वारा पाया गया है कि औसतन 20 से 40 प्रतिशत शूकर रोग के वाहक हैं। विभिन्न प्रक्षेत्र में रूग्न दर एवं मृत्यु दर विभिन्न पाये गये हैं।

रोगग्रस्त शूकर के मल से मिट्‌टी प्रदुषित होती है। अच्छे देखे जाने वाले शूकर भी रोग के फैलाने के साधन हैं। त्वचा में खरोंच, घाव एवं पाचन नली से जीवाणु शरीर में प्रवेश करता है।

मनुष्य को भी शूकर के इरीसीपेलस जीवाणु द्वारा रोग होता है। टीकाकरण में असावधानी होने से रोग मनुष्य में होता है।

लक्षण : तीव्रावस्था

1 से 7 दिन की उद्भवन अवधि के बाद अचानक उच्च ज्वर (108°F) होता है। इसके बाद जोरों की अवसन्नता (Prostration), भूख की कमी, प्यास और उल्टी भी होती है। प्रारम्भ में ग्रस्त शूकर भी चंचल रहता है। खाता–पीता भी है, यद्यपि उनमें जवर भी रहता है।

तीव्र रूप में रूग्न शूकर के त्वचा में बैंगनी मलिनीकरण (Purple discoloration) होता है। ये मलिनीकरण उदर एवं जबड़ा के नीचे के त्वचा में अधिक होते हैं। इन्हें चलने में असमंजन एवं बैठने पर उठने की इच्छा नहीं होती है। आँखे आयी हुई रहती है तथा उनमें स्राव भी रहता है। त्वचा का मलिनीकरण विशिष्ट व्याधि ज्ञापक (Pathognomic) है। त्वचा की विक्षति 2.5 से 5 से॰मी॰ क्षेत्र में हीरे के आकार में दीखती है। उन्हें अंगुलियों से दबाया जा सकता हैं। ये विक्षतियाँ बेली, जंघा के अंदर, गला एवं कानों पर दीख पड़ते हैं। 2 से 4 दिनों के बाद या तो शूकर की मौत हो जाती है या चंगा हो जाते हैं।

त्वचा किस्म के रोग में

त्वचा की विक्षतियाँ जोरों की होती है तथा पूतिजीव रक्तता के लक्षण कम रहते हैं। 10 दिनों में त्वचा की विक्षति समाप्त हो जाती हैं।

गंभीरावस्था में विक्षतियाँ वृहत् होकर पूरे पीठ पर फैल जाती हैं। ग्रस्त त्वचा काला होकर कड़ा हो जाता है और विक्षति के किनारा उपर की ओर उठ जाती है और अन्त में तंतु से अलग होकर लटकती रहती हैं।

चिरकारी स्थिति

रोग का लक्षण अस्पष्ट किन्तु विक्षतियाँ प्रायः सभी जोड़ों पर रहती हैं। बालों का झड़ना (Alopecia) एवं पूँछ और कान के छोर गलकर गिर जाते हैं। त्वचा शोथ एवं त्वचा का अतिकेरेटिनता (Hyperkeratosis) होता है। इस प्रकार की विक्षति ठेहुने, घुटने, नितम्ब, कुल्हा, जानु (Stifle) आदि जोड़ों पर होता है। इन कारणों से शूकरों को चलने में काफी तकलीफ होती है। वे लंगड़ाकर चलते हैं। चिरकारी रोग में अंतहृद शोथ (Endocarditis) भी होता है।

नैदानिक विकृति

रक्त लेप (Blood smear) का शुरू में जाँच करने पर जीवाणु शीघ्र दीखता है। रक्त संवर्धन (Blood culture) करने पर रोग का पता अवश्य होता है। चिरकारी अवस्था में रक्त का संवर्धन बार–बार करने से रोग का पता अवश्य होता है।

चिकित्सा

प्रोकेन पेनीसीलीन जी की सूई 50,000 यूनीट प्रति किशभा तीन दिनों तक IM देने से लाभ मिलता है।

नियंत्रण

इस रोग का निर्मूलन संभव नहीं है, लेकिन टीकाकरण, आरोग्यकर सावधानियां एवं संक्रमित शूकरों का वध या शीघ्र बिलगाव करने से रोग नियंत्रित होता है।

ऐंथ्रेकस (Anthrax)

यह जानलेवा जुनोटिक (पशु से मनुष्य में या मनुष्य से पशु में) व्याधि है, जो प्रायः पूरे संसार में होता है। यह अक्सरहाँ महामारी (Outbreak) के रूप में होता है, लेकिन कभी–कभी छितराया हुआ (Sporadic) भी देखा गया है। रोग का जीवाणु बेसीलस ऐंथ्रासीस है। यह जीवाणु हवा के सम्पर्क में शीघ्र ही स्पोर अर्थात् पंख के रूप में बदल जाता है। ये पंख जीवाणु के बीजाणु का कार्य करता है। कहने का तात्पर्य है कि ये स्पोर कई सालों तक मिट्टी में जीवित रहते हैं। गर्म एवं तर मौसम में ये जिवाणु सक्रिय हो जाते हैं जो पशुओं में संक्रमण करते हैं।

ऐंथ्रेक्स की विशेषता है कि मृत्यु के बाद पशु के शरीर का ऐंठन अकड़न अर्थात् शरीर कड़ा नहीं होता है जैसा कि आम बीमारी में मश्त्यु के बाद होता है। साथ ही मरने के बाद पशु के नाक, मुँह, मलद्वार आदि से रक्त निकलता है जो और बीमारी में नहीं होता है। रक्त जमता नहीं है। मृत्य सूकचश का पोस्टमार्टम नहीं किया जाता है, क्योंकि इस रोग का जीवाणु हवा के सम्पर्क में आने से शीघ्र पंख (Spore) के रूप में बदलता है। चारा, दाना, हड्डी, हड्डी चूर्ण, पानी, चारागाह आदि सब संक्रमित हो जाते हैं। कीट, जल, कुत्ते, पक्षी आदि द्वारा रोग फैलता है। ऐन्थ्रैक्स से मृत पशु के शव को चुना नमक डालकर गाड़ देना चाहिए अथवा जला देना चाहिए। शव के निस्तारण के दौरान यह ध्यान देना चाहिए कि मृत पशु का कोई भी श्राव बाहर न

निकले। इसके लिए आवश्यक है कि मृत पशु के सारे प्राकशतिक छिद्रों को बंद कर दिया जाए।

ऐंथ्रेक्स पावडर रूपी जैविक हथियार से प्रायः सभी देश को भय रहता है। कुछ वर्ष पूर्व उड़ीसा में ऐंथ्रेक्स से संक्रमित पशु के मांस खाने से 13 व्यक्तियों की मौत हुई थी। विश्व स्वास्थ्य संगठन (WHO) का 1970 में अनुमान आया था कि 50 ग्राम ऐंथ्रेक्स के बीजाणु (Spores) छोड़े जाने पर करीब 2.5 लाख व्यक्ति मर सकते हैं। इसीसे समझा जा सकता है कि यह कितना भयंकर पशु रोग है।

रोग का प्रसार, मिट्टी, मौसम पर निर्भर करता है। बहुधा यह किसी खास इलाका में ज्यादा होता है जिसे ऐंथ्रेक्स बेल्ट कहते हैं जहाँ यह घर बनाकर (Enzootic) होता है।

उष्ण एवं समशीतोष्ण देशों में जहाँ ज्यादा बारिश होती है संक्रमण मिट्टी में रहता है। ऐसे इलाकों में उपद्रव होते रहते हैं।

लक्षण

रोग की उद्भवन अवधि (Incubation period) लगभग 1 से 2 सप्ताह है। रोग का अतितीव्र रूप प्रायः आउटब्रेक प्रारंभ में होता है। पशु की मौत बिना लक्षण प्रकट किये 1 से 2 घंटा में हो जाती है। सांस लेने में कष्ट लेकिन ज्वर, मांसपेशियों में कम्पन सांस और श्लेष्मा का रक्ताधिक्य (Congestion) रहता है। मृत्यु के बाद मुँह, नाक, मलद्वार एवं योनि से रूधिर निकलता है।

तीव्र रूप में पशु 48 घंटे तक जीवित रह सकता है। तेज ज्वर 107°F, खाना बंद, काफी सुस्ती, कंपन, तीव्र सांस, तेज ह्रदय गति, दही जैसा दूध, दूध का रंग गहरा पीला, खूनी दस्त, जिह्वा, गला एवं पैरों में सूजन, गर्भपात आदि होता है। मरने के बाद पेट अत्यधिक फूल जाता है।

अगर पशु की मृत्यु के लक्षण में ऐंथ्रेक्स की संभावना हो तो मृत पशु को कभी नहीं खोलना चाहिये। उसे कम से कम 7 फीट गढ़े जमीन में गाड़ कर उपर से चूना डाल कर भर दें। मरे पशु का प्लीहा (Spleen) बहुत ज्यादा बड़ा हो जाता है, इसीलिये इसे तिल बढ़वा रोग कहते हैं।

चिकित्सा

तीव्र रूप में रोग ग्रस्त पशु को बचाना मुश्किल है, लेकिन तीव्र रूप में प्रारम्भिक काल में जब तापमान 107 रहे तो पेनीसीलीन 20,000 यूनट प्रति कीलो शरीर भार के दर से प्रतिदिन दो बार देने से लाभ मिल सकता है। स्ट्रेप्टोमाइसीन 8–10 ग्रा॰ प्रतिदिन दो खुराक 1M ज्यादा असरदार है। औक्सी टेटरासाइक्लीन 5 मि॰ग्रा॰ प्र॰ कीलो शरीर भार प्रतिदिन दो बार 1M देने से लाभ मिलता है।

बचाव

मरे पशु को जमीन के अंदर अवश्य गड़वा दें, साथ ही जहाँ पशु मरा है वहाँ की मिट्टी, विछावन, बोड़ा आदि को शीघ्र जमा कर जला दें। खटाल के सभी पशुओं को दो सप्ताह तक अलग रखें तथा उन्हें पशुपालन विभाग के टीका केन्द्र से अति प्रतिरक्षी सीरम (Hyperimmune serum) लाकर शीघ्र दें, अगर नहीं मिलता है तो उन सबों का 3 से 5 दिन क्षमता वाला पेनीसीलिन जो बाजार में उपलब्ध है, एक–एक खुराक 1M दें। खटाल एवं सम्पर्क वाले सभी वस्तुओं को 10 प्रतिशत फार्मलीन के घोल से विसंक्रमण (Disinfection) करें।

मई–जून मास में सभी पशुओं (गाय, भैंस, घोड़ा और सूकर) को ऐंथ्रेक्स स्पोर भैक्सीन 1 मिली SC दें। दुधारू पशुओं के दूध टीका दिये गये पशु से 72 घंटे तक दूध को बिना उबाले काम में न लायें।

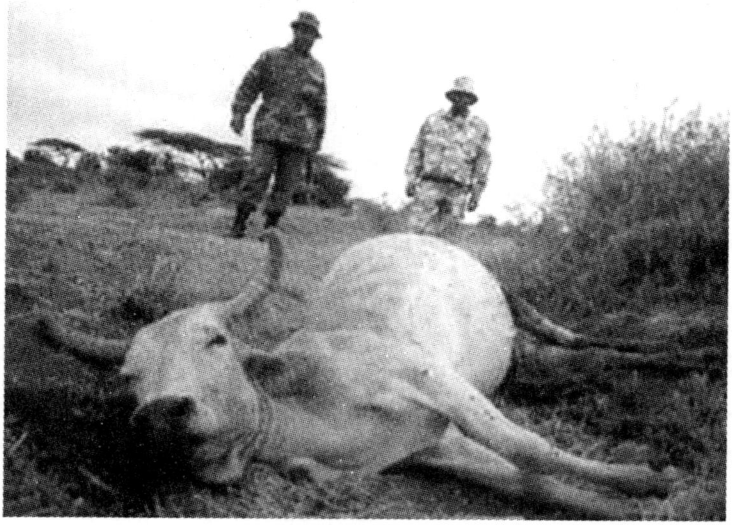

चित्र सं॰–25.1 ऐंथ्रेक्स से ग्रस्त गाय की मृत्यु के बाद चित्र

मश्त गाय के मुँह, नाक तथा मलद्वार से रक्त निकलता दीख रहा है तथा पशु का शरीर प्यूट्रीफैक्सन (गलन) और डिक्मपोजीन (सड़ने) से अत्यधिक गैस पैदा होने के कारण पेट में अत्यधिक अफरा (Bloating) हो जाता है। मृत पशु को देखकर ही ऐंथ्रेक्स की पहचान होती है।

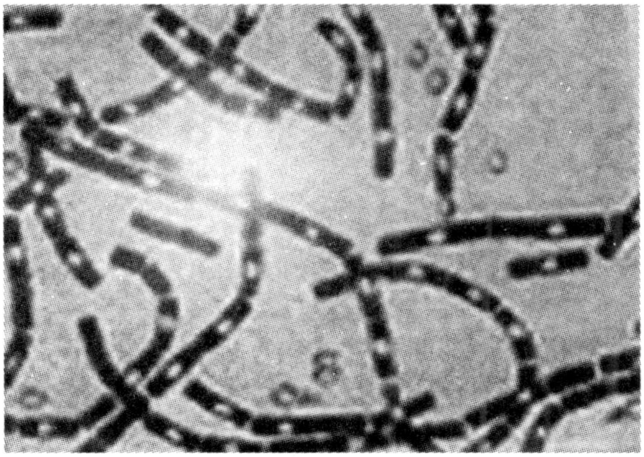

चित्र सं॰–25.2 बेसीलस ऐंथ्रासीस, कल्चर फिल्म जिसमें वेसीलाई और स्पोर स्पष्ट दीख रहा है। मिथेलीन ब्लू से स्टेनींग के बाद चित्र

टिटेनस या धनुस्तंभ या धनुषटंकार (Tetanus)

सभी पालतु पशुओं एवं मनुष्यों का अत्यंत घातक एवं संक्रामक रोग टिटेनस है, जो एनोरोबीक जीवाणु क्लौस्ट्रीडिय टिटेनाई (*Clastridium tetani*) के बहिः आविष (Exotoxin) टिटेनोलायसीन और टिटेनोस्पाजमीन के कारण होता है। अति संवेदिता (Hyperaesthesia), अपतानिका (Tetany) और आक्षेप (Convulsions) इस रोग की विशिष्टतायें हैं।

कारण

इस जीवाणु की वृद्धि आक्सीजन के अभाव में अधिक होती है और अधिक मात्रा में टौक्सीन की निर्मित होती है। गहरे जख्म में ऑक्सीजन के अभाव की संभावना बनती है। जीवाणु के प्रवेश के बाद प्रायः तीन सप्ताह में व्याधि के लक्षण गोचर होते हैं।

खुले हवा में रहने पर जीवाणु बीजाणु (Spore) में बदल जाते हैं, जो मिट्टी में कई वर्षों तक जीवित रहते हैं। जीवाणु के विषाणु अनेक विसंक्रामक (Disinfectants)

से प्रतिरोधी (Resistant) हैं ये 100°C पर उबलते पानी एवं स्टीम में भी नहीं नष्ट होते हैं।

पशुओं में रोग पूँछ काटने, ऑपरेशन के द्वारा बंधिया करने या पूँछ काटने वास्ते इलास्टिक बैंड का प्रयोग करने और बाल काटने (Shearing) में असावधानी से मेमनों में रोग ज्यादा खतरनाक है। लेखक ने देखा है कि पंजाब से गायों को ट्रेन द्वारा लाते समय नवजात बछड़ों के नाभी संक्रमण से या चीर कर बछिया करने से टिटेनस अधिक हुआ है। ऐसा करने वाले किसान चीरे के स्थान पर पूतिरोधी (Antiseptic) दवा का प्रयोग न कर राख डालते हैं जो रोग का कारण होता है। इसके साथ ही जंग लगा चाकू का भी वे प्रयोग करते हैं। कंधो पर बांधने वाले सामग्रियों यथा सिकड़ या प्लास्टीक की रस्सी द्वारा हुये घावों को चिकित्सा न करना भी टिटेनस का कारण है।

अश्व में टिटेनस अधिक होते देखा गया है। उन्हें जख्म होने पर इलाज में असावधानी बहुत बड़ा कारण है। जख्मों में हाइड्रोजन परोक्साइड का प्रयोग न करना भारी भूल है। घोड़ा या अन्य पशु के मल से मिट्टी दुषित होने के कारण जीवाणु का प्रवेश गहरा छोटा छिद्र वाला घाव से होता है। खास कर जंग लगे लोहे की नुकीले तार या काँटी के गड़ने से टिटेनस के जीवाणु को प्रवेश होने से वृद्धि शीघ्र होती है। उनकी वृद्धि होते ही बहिःआविश (Exotoxin) बनना शुरू हो जाता है।

मनुष्यों में टिटेनस प्रसव के समय प्रसव कराने वाली दिहाती महिलाओं की असावधानी या उनके द्वारा प्रयोग में लाने वाले जंग लगे चाकू के द्वारा बच्चा या जच्चा में रोग होता है। कई बार पैदल चलते समय तलवा में काँटी गड़ जाने, गोबर से आँगन लिपते समय झाडू के नुकीले सिरा के तलहथी में गड़ने या असावधानी पूर्व जमीन पर गिरे नीडल से सूई देने पर टिटेनस होते देखा गया है। शीघ्र टेटभैक का टीका न लेना भारी भूल का कारण होता है। प्रसव के समय असावधानी बरतने पर टिटेनस के जीवाणु प्रजनन मार्ग में प्रवेश करता है।

याद रहे टिटेनस एक अत्यन्त अहम बीमारी है क्योंकि ग्रसित पशु या मनुष्य को बचा पाना काफी मुश्किल है।

रोग जनन (Pathogenesis)

टिटेनस के जीवाणु प्रवेश स्थान पर ही रहते हैं और वे नजदीक के तंतु में धावा नहीं करते हैं। उनकी वृद्धि (Proliferation) जख्म के भीतर होती है। वहीं पर जीवाणु

के द्वारा टेटोनोलायसीन (Tetanolysin) और टिटोनोस्पाजमीन (Tetanospasmin) पैदा होता है। टिटेनोलायसीन नजदीक के तंतुओं का परिगलन (Necrosis) करता है और टिटेनोस्पाजमीन रक्त परिसंचरण (Blood Circulation) में विसरित होकर प्रेरक तंत्रिका (Motor nerve) के अंतःप्लेट (End plate) से बंध (Bind) जाता है और परिसरीय तंत्रिका ट्रंक (Peripheral nerve trunk) से चलकर मस्तिष्क तक पहुँचता है। यह वहिःआविष तंत्रिका तंतु पर कैसे असर डालता है, उसका पता अभी तक नहीं चला है, लेकिन यह आविश स्वतः उठने वाले तंत्रिका आवेग (Spontaneous nerve impulse) को संरोध (Block) करता है। कोई रचनात्मक विच्छति (Structural anomaly) नहीं होती है, लेकिन समान संवेदी उद्दीपन (Sensory stimuli) को केन्द्रीय शक्ति मिलती है, जिसके कारण लगातार मांसपेशियों की संस्तभता (Muscular spasticity) होती है। श्वसन की मांसपेशियों के स्थिर (Fixed) होने से श्वासावरोध (Asphyxia) के कारण ग्रसित पशु या मनुष्य की मौत होती है।

लक्षण (Clinical findings)

रोग की उद्भवन अवधि (IP) 3 दिन से 4 सप्ताह के बीच होती है। भेड़ और मेमनों में बाल काटने के बाद 3 से 10 दिन में लक्षण दीख पड़ता है। सभी पशुओं में टिटेनस के लक्षण एक समान ही होते हैं। आमतौर पर इस बीमारी के साथ गहरे घाव, तुरंत का प्रसव आदि का इतिहास जुड़ा रहता है परन्तु कभी–कभी बिना किसी बाह्य घाव की परिस्थिति के बावजूद भी टेटनस देखा गया है जिसे इडियोपौलिक टैटनस कहते हैं। ऐसा आंत आदि में प्रत्यक्ष नहीं दिखने वाला घाव प्रमुख कारण होते हैं।

प्रारम्भ में मांसपेशियों में कड़ापन (Stiffness) होता है, जो धीरे–धीरे बढ़ता ही जाता है। बाद में उनमें कम्पन (Tremor) होता है। जबड़े जकड़ (Trismus) जाते हैं। कान कड़े तथा सीधे खड़े होते हैं। आँखों की तीसरी पलक (Third eye lid) दिखायी देती है। पिछले पैरों को जकड़ जाने से पशु लड़खड़ा कर चलता है। पूँछ में कड़ापन आता है। जिसके कारण पशु पूँछ इधर उधर घुमा कर अपने शरीर पर नहीं ला पाता है। आँखों का खींचना (Retraction) और तीसरी पलक का निकलना साथ होने से तीसरी पलक को कार्निया पर लाने के बाद धीरे से हटाना केवल भेड़ छोड़ कर सभी पशुओं में विशिष्ट लक्षण है। प्रारम्भ में इस प्रकार का लक्षण नियमित रूप से होता है, लेकिन पशु के थूथन (Muzzle) को उठाने से यह लक्षण और तीव्र हो जाता है।

इसके अलावे चिन्तापूर्ण और चंचल आकृति, कानों को खड़ा कर रखने, आँखों की पलकों का खिचाव और नाकों का फैलाव, साथ ही हाइपरस्थेशिया सामान्य उद्दीपन (On normal stimuli) पर अत्यन्त संवेदनशील रोग का विशिष्ट लक्षण हैं।

प्रारम्भिक अवस्था में पशु खाना, पीना जारी रखता है लेकिन खाद्य पदार्थ को चबाने की प्रक्रिया जबड़ों की मांसपेशियों की अपतानिका के कारण नहीं हो पाती है। मुँह से लाला स्राव (Salivation) चलता रहता है। अगर मुँह में खाने की वस्तु को पशु लेता भी है तो उसे नाकों के द्वारा प्रत्यावहित (Regurgitate) कर देता है। कब्ज बना रहता है और मूत्र भी रूका रहता है। शरीर तापमान और नाड़ी समान स्तर के नीचे रहता है। गोधन में प्रारम्भ में अफरा रहता है। अक्सरहाँ रोमंथिका (Rumen) में जोरों का संकुचन (Contraction) होता है। जैसे मांसपेशियों का अपतानिका (Tetany) बढ़ता है पशु "कठ घोड़ा" (Saw-horse) शक्ल क हो जाता है। चलने में अधिक कठिनाई होती है और पशु गिरने की स्थिति में आ जाता है। पैरों में ऐंठन रहने की स्थिति में गिरने से जोरों का आघात होता है। एक बार जब पशु गिर जाता है, वह खड़ा नहीं हो पाता है औन न ही बैठ पाता है। गर्दन और सिर उपर की ओर पृष्ठायाम (Opisthotonus) या मुड़ जाता है। पिछला दोनों पैर पीछे की ओर तना रहता है और अगला दोनों पैर आगे की ओर। पसीना जोरों का चलता है। तापमान 107°F तक आ जाता है। आवाज होने या स्पर्श करने पर आक्षेप शुरू होता है। जोरों की अपतानिका एवं ऐंठन होने से श्वास की गति रूक जाती है। घोड़ा या गोधन में मरणासन्न की स्थिति में करीब 5 से 10 दिन का समय लगता है।

नैदानिक विकृति

न तो रक्त में और न ही मस्तिष्क तरल (Cerebrospinal fluid) में विशिष्ट विषमता मिलती है।

चिकित्सा

टिटेनस रोग की चिकित्सा के मुख्य सिद्धांत हैं :

- रोग पैदा करने वाला जीवाणु को हटायें।
- आविश को निष्प्रभावी करें।
- जब तक आविश निष्प्रभावी या नष्ट नहीं होता है, मांसपेशियों के ऐंठन को नियंत्रित रखें।

- पोषण एवं शरीर में जल की कमी नहीं होने दें।
- आलम्बहारी (Supporting therapy) चिकित्सा जारी रखें।
- पशु को अंधकार वाला घर में रखें तथा वहाँ आवाज जाने से बचाव रखें।

रोग के जीवाणु को नष्ट करने के लिये पेनीसीलीन (प्रोकेन पेनीसीलीन जी) की मात्रा ज्यादा दें। IV देने के लिये पोटाशियम सोडियम पेनीसीलीन का उपयोग ज्यादा मात्रा में करें। अगर जख्म का पता हो तो उसे हाइड्रोजन पेरोक्साइड से ड्रेस करें। प्रारम्भ में घाव की आशंका होने पर टेटभैक देते हैं। ए॰टी॰एस॰ 100 यूनिट प्रति पौड के दर से IM देने से लाभ मिलता है। इसे 24 घंटे पर कई दिनों तक दें। घाव के चारों और ए॰टी॰एस॰ घोल भी IM दें।

अपतानिका को रोकने के लिये क्लोरपरामाजीन (Chlorpramazine) 0.4–0.8 मिग्रा॰ प्रति किशभा दें। अश्व में टिटेनस के लक्ष्ज्ञण प्रकट होने पर ऐंठन को रोकने के लिये मैगसल्फ का 10 प्रतिशत घोल 20 मिली॰ S/C प्रत्येक 15 मिनट पर दें जब तक कि ऐंठन शिथिल न हो जाय। घोड़ों में डाइजेपाम (Diazepam) 0.01 मिग्रा प्रति किशभा और जायलीन (Xylazine) 0.5–1.0 मिग्रा प्रति किशभा IV या IM दें। DNS की कई बोतलें IV देते रहें। इसे देने वास्ते शिरा (Vein) में Needle लगाकर स्थिर रहने दें और बार–बार पशु को तंग न करें।

निष्चेष्ट प्रतिरक्षा (Passive immunity) के लिये ATS 1500 IV से 10–15 दिनों तक प्रतिरक्षा मिलती है। इसे देने के साथ जो भी थोड़ा जख्म घोडा में हो उसे भलीभांति साफ करने से ही फायदा मिलता है। घोड़ी को प्रसव होने के बाद ATS समान रूप से दिया जाता है।

प्रक्षेत्र में जहाँ मेमने को पूँछ काटने या बछिया करने के क्रम में नियमित रूप से ATS 200 Unit IV दिया जाता है।

सक्रिय प्रतिरक्षा (Active immunity) के लिये Formaline inactivated adjuvated toxoids देने से लौंग लास्टींग इमुनीटी मिलती है। प्राथमिक टीकाकरण के लिये दो खुराक की आवश्यकता होती है। उसे 6 सप्ताह के अंतराल पर दिया जाता है। घोड़ा के बच्चा को 3 से 4 महीना में दें। घोड़ा को उसके बाद प्रत्येक वर्ष एक टीका देना चाहिये।

लंगड़ी या जहरवाद (Black quarter)

अनेक नामों से जाने वाला इस रोग में काला शब्द जुड़ा है क्योंकि जीवाणु से पैदा होने वाला आविष (Toxin) के कारण ग्रस्त मांसपेशियों का रंग काला हो जाता है तथा रूग्न वाहिकायों से निकले रक्त त्वचा के अंदर आने से पशु का रंग काला दीख पड़ता है। इसके अलावे यह रोग युवा पशुओं खासकर गोधन के पिछले या अगले पैर के उपर वाला भाग पुढ़्ठे या कंधे ग्रस्त होता है जिसके कारण पशु लंगड़ाकर चलता है, इसीलिये इसे लंगड़ा बुखार भी कहते हैं।

कारण

- एक जीवाणु कलोस्ट्रिडियम चौवियाई लम्बे समय तक चारागाह की घास में प्रतिकूल स्थितियां में भी जीवित रहता है। जीवाणु के बीजाणु (Spore) पर ताप का असर शायद नहीं पड़ता है और वे मिट्टी में घुले मिले रहते हैं, लेकिन जब उसे अनुकूल वातावरण गर्म, तर एवं नमी मिलता है विषाणु जीवाणु का रूप ले लेता है, कहते हैं कि सूखे माँस में वह आठ वर्षों तक जीवित रह सकता है। रसायनिक पदार्थ जैसे फेनोल या फार्मलीन के सम्पर्क में आने से ये मरते हैं।
- यह रोग गोधन जाति में ज्यादा होता है, लेकिन भैंस और भेंड़ में भी रोग देखा गया है। तेज पूर्ण सेहत वाले पशु, जो छः मास से 3 वर्ष के होते है, को पकड़ता है।
- पशुओं में जीवाणु का संक्रमण वर्षात के मौसम में नये–नये उगे घास को खाने से होता है, हालाँकि घाव के द्वारा भी संक्रमण होता है। पुढ़्ठे और कंधे की पेशियाँ आविष के असर से सड़ने से मांसपेशियों में छलनी जैसे छिद्र बन जाती है, साथ ही इसमें गैस भी भरा रहता है जिसे परिस्पर्शन करने पर सूजन के उपर चरचराहट की आवाज होती है, जिससे गैस पैदा होता है। रक्त नलियों के गलने से रक्त बाहर आकर अंतः त्वचा में जमा होता है। ग्रसित मांसपेशियों को दबाने से चरचराहट की आवाज (Crepitating sound) सुनाई पड़ती है। फलंस्वरूप शरीर पूतिजीव रक्तता (Septicemia) से ग्रसित हो जाता है।

लक्षण

- लगड़ापन के साथ पशु सुस्त एवं बेचैन रहता है। जुगाली करना बंद रहता है तथा तापमान 105 से 106°F रहता है। सूजन वाले पेशियों को दबाने से

चरचराहट की आवाज निकलती है। एक से दो दिन में तापमान साधारण से नीचे आ जाता है और पशु की मृत्यु हो जाती है। सूजन वाले स्थान पर त्वचा बदरंग हो जाती है और शीघ्र ही सूखा एवं फटा हुआ हो जाता है।

- पेनीसीलीन की सूई 40 लाख दें। इसके बाद लौंग बेंजाथीन 48 लाख IM दें।
- अगर पशु ज्यादा रोगग्रस्त नहीं हुआ हो और खड़ा है तो सूजन के स्थान पर पोभीडोन आयोडीन डाल सकते हैं। मई या जून महीने में प्रत्येक साल अपने पशु को BQ के लिये टीका लगवायें। जहाँ रोग का प्रकोप हुआ हो अच्छे पशुओं को टीका पुनः दें और पेनीसीलीन की एक सूई दें। मृत पशु को जमीन के अंदर गड़वा देना चाहिये।
- इस रोग का बैक्टीरिया ऑक्सीजन की अनुपस्थिति में जीवित रहता है। इसलिए सूजन के स्थान पर चीड़ा लगाना, स्थानीय रूप में पेनिसिलीन दवा का इनफिल्ट्रेशन करना, हाईड्रोजन पेरोक्साइड/लाल पोटाश के घोल से घाव को साफ करना चिकित्सा के दृष्टिकोण से लाभदायक है।

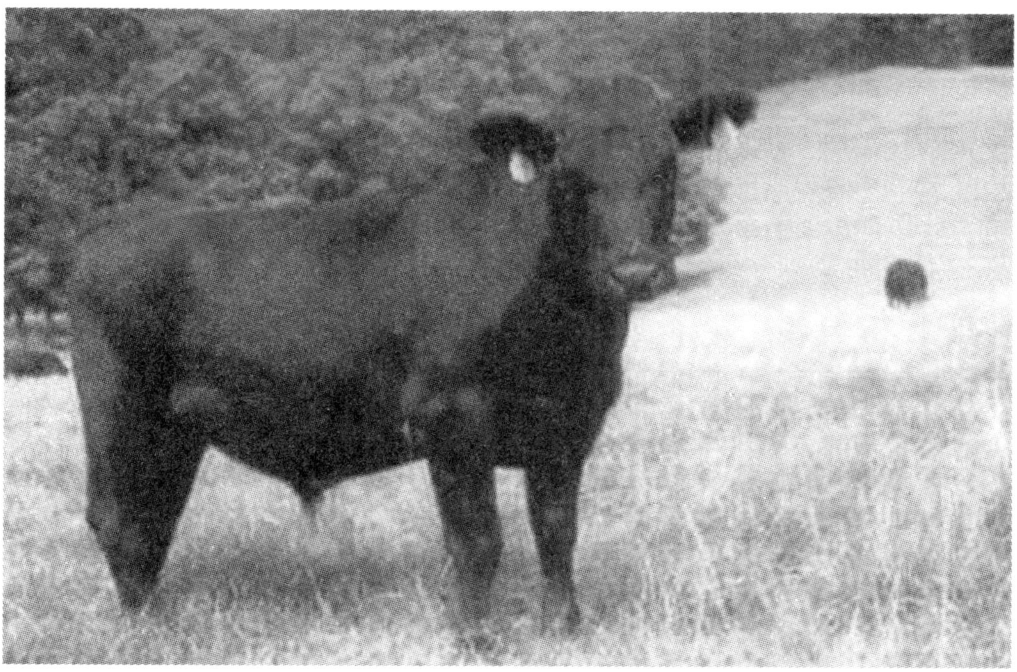

चित्र सं॰–25.3 : लंगड़ी रोग से ग्रसित एक युवा सांढ़ जिसका दाहिना पुठा में सूजन दीख रहा है।

आँत आविशरक्तता (Enlerotoxaemia)

भेड़ एवं बकरी के बच्चों (Lambs & Kids) में आँत आविशरक्तता वायुरहित जीवी (Anaerobic) जीवाणु क्लौस्ट्रियम परफ्रिंजेन्स किस्म D (Clostridium perfringens Type D) के संक्रमण से होता है। इससे जीवाणु की वृद्धि छोटी आँत में होती है। जीवाणु कई प्रकार का आविश पेदा करता है, लेकिन इनमें इपसीलोन प्रमुख हैं, जो तंत्रिका प्रणाली एवं छोटी आँत के वाहिकायों को नष्ट करता है। ये जीवाणु स्वतः रोग नहीं उत्पन्न करते है, बल्कि उनकी वृद्धि वास्ते कोई कारक होना चाहिये। जीवाणु पशु के मल से संक्रमित मिट्टी में तथा छोटी आँत की श्लेष्मा में वास करता है।

वे ही बकरी के बच्चे ज्यादा ग्रस्त होते हैं, जिन्हें भरपूर आहार मसलन दूध मिलता है। ऐसे ही बकरी के बच्चों की शत–प्रतिशत मौत होती है। इसीलिये तो ज्यादा खाने वाली बीमारी (Over eating disease) कहा गया है।

सामान्यतः घास के साथ मुँह में गये जीवाणु रोमंथिका और आमाशय में नष्ट हो जाते हैं, लेकिन उन्ही में कुछ, जो ग्रहणी (Duodemum) में पहुँचते हैं, विकसित होकर आविश पेदा करते हैं। आहारी (Ingesta) की गति के वजह से ज्यादा आविश नहीं हो पाता है, लेकिन ज्यादा दुग्धपान से आविश तीव्र गति से पैदा होता है, फलस्वरूप आविश रक्तता होती है। आविश के कारण श्लेष्मा की प्रवेशता (Permeability) बढ़ जाती है, जिससे इसका अवशोषण होता है, इसके अलावे वाहिका के अंतःकला (Endothelium) में एक रिसेप्टर (Receptor) की पहचान की गई है। इससे वाहिका की बर्बादी ज्यादा होती है।

लक्षण

बकरी के बच्चों में प्रवाहिका (Diarrhoea) प्रमुख लक्षण है। कम उम्र के बच्चों में अति तीव्र रूप से रोग होता है। उनमें तापमान 40.5 से 105°C पहुँचते ही जोरों का आक्षेप होता है। इसके साथ ही तीव्र उदर शूल और संग्रहणी (Dysentry) होता है। उनकी मौत शीघ्र हो जाती है। तीव्र किस्म का रोग बड़े बकरियों में होता है। ज्वर उस हालात में नहीं रहता है, लेकिन अधिक दुबलापन और रक्तहीनता होती है।

चिकित्सा

रोग की घटना अल्प रहने के कारण चिकित्सा नहीं हो पाती है।

बचाव

इस रोग का टीका उपलब्ध है जिसे प्रत्येक बकरी के बच्चा को तीन महीना में अवश्य दे देना चाहिये।

गलघोंटू (Haemorrhagic Septicemia)

हिन्दी में जिसे गलघोंटू या गलघोंटा या घोटवा या डकहा या जहाजी बुखार किसान कहते हैं वह इस मायने में सही है कि ग्रस्त भैंस का गला घुटने का लक्षण इतना तीव्र रहता है कि पशु को श्वास लेने के कष्ट से ऐसी आवाज करता है जिसे रूग्न पशु के घर के बाहर रहने वाले समझ जाते है कि किसी पशु का दम घुट रहा है। अंग्रेजी में उसे हमेरेजीक सेष्टीसिया इसलिये कहते हैं कि रूग्न पशु को तीव्र सेपटिसिमिया जीवपूत्ति रक्तता होता है साथ ही सभी श्लेष्माओं (Mucous membranes) चाहें वे आँखों की हो, मुँह की हों, पेट की हों या फेफड़े की हों, में रक्तस्राव होता है। लूई पास्चर (Louis Pasture) एक फ्रेंच वैज्ञानिक जिसने इसके विषाणु की अनुसंधान की थी के नाम पर पास्चुरेल्लोसीस कहते हैं। रोग होने के कारण एक जीवाणु है जिसे पास्चुरेला मल्टोसीडा टाइप 1 या B है।

यह रोग भारतीय उपमहाद्वीप, दक्षिणी और पूर्वी एशिया में प्रत्येक वर्ष नियमित रूप से मानसून बारिश होते ही होता है। यह भैंस गोधन जाति का अहम संक्रामक रोग है। आस्ट्रेलिया, उत्तरी अमेरिका, दक्षिणी अफ्रीका और जापान इस रोग से मुक्त है।

देखने में अच्छे सेहत वाले भैंस रोग के जीवाणु का वाहक (Carrier) का काम करता है। ऐसे पशुओं की संख्या लगभग 45 प्रतिशत है। रोग का जीवाणु इन पशुओं के टौंसिल एवं नासा ग्रसनी (Naso pharyxe) के श्लेष्माओं पर जमे रहते हैं (Persist) और जब इन पशुओं का प्रतिरोध थकावट, भूख, कुपोषण, गर्म तर मौसम, ठंढ आदि से घट जाता है ये पशु मौसमी बारिश होते ही रोग के शिकार होते है। साथ में रहने वाले दूसरे जानवरों को भी संक्रमित करते हैं। दुषित आहार खाने पीने ओर किलनी तथा कीट आदि के सहारे रोग फैलता है। रोगी पशु के लार (Saliva) में अधिक जीवाणु मौजूद रहता है।

सभी उम्र के पशु खासकर भैंस जाति वाले इस रोग के संक्रमण से संवेदनशील हैं, लेकिन 6 महीने से 2 वर्ष के उम्र वाले जानवर ज्यादा संवेदनशील हैं। भैंस जाति

में यह उग्र रूप धारण करती है। हमें याद है राँची कृषि महाविद्यालय में एक वर्ष करीब 20–25 भैसों को यह रोग एक सप्ताह के अंदर हुआ था, जिसमें करीब दस भैंसों की मृत्यु उपचार के बावजूद भी हो गया था। गोधन में भी यह रोग होता है, लेकिन उनमें रोग की तीव्रता कम रहती है। अतितीव्र सेप्टीसिमिया और उच्च मृत्युदर रोग की विशेषता है।

लक्षण

रोग का आक्रमण एकाएक तीव्र रूप में होता है। ज्वर 106 से 107°F के साथ अतिलार स्राव (Profuse salivation), अंतःश्लेष्मल रक्त स्राव (Submucosal haemonhage), सुस्ती, बेचैनी के साथ मृत्यु 12 से 24 घंटे के अंदर होती है। दर्द के साथ नरेटी, गला में सटका झालदार माँस (Dewlap) और हिक्का (Baisket) में सूजन कष्टकारी होता है। सूजनों को दबाने से गड्ढा नहीं बनता है, जो इस रोग के सूजन की विशेषता है। नरेटी में सूजन के कारण सांस लेने में भारी तकलीफ होती है। जिह्वा में सूजन रहता है, जिसके कारण लाल स्राव अधिक होता है और पशु पानी नहीं पी सकता है। नाकों से गाढ़ा म्यूकस निकलता है। पशु जमीन पर लेट जाता है और पुनः खड़ा नहीं हो पाता है। जीभ मुंह से बाहर निकल जाता है।

उपचार

- रूग्न पशु को सल्फामेजाथीन की सूई $33^1/_3\%$ 50 से 100 मिली॰ IV या SC दें, साथ ही 10 मिग्रा॰ प्रति किलो शरीरभार एक दिन में दो बार दें। सल्फामेजाथीन की सूई 8 घंटे पर दुबारा दे दें।
- कौर्टीजन या डेक्सामेथाजोन की सूई भी दें। इसे 1M या SC दें।
- हाइयर एंटिबायोटिक्स प्रभावकारी है।
- गर्म बालु के पोटली से सेंक फायदेमंद है परन्तु रोगग्रस्त पशु को धुआँ के प्रभाव में नहीं आना चाहिए।
- रोगग्रस्त पशु की चिकित्सा अथवा दवा देने में छेड़छाड़ नहीं की जानी चाहिए।

बचाव

प्रत्येक वर्ष मई–जून में गलघोंटू का टीका लगवायें। एचएस और बी क्यू का भैक्सीन साथ–साथ लगवायें। बिहार सरकार इन दिनों प्रत्येक वर्ष मई जून में पशुओं

को टीकाकरण अभियान चलाकर रोग से बचाव का उपाय कर रही है, जिसका फायदा किसान भाइयों को लेना चाहिये। मरे पशु को जमीन के अंदर गाड़ दें।

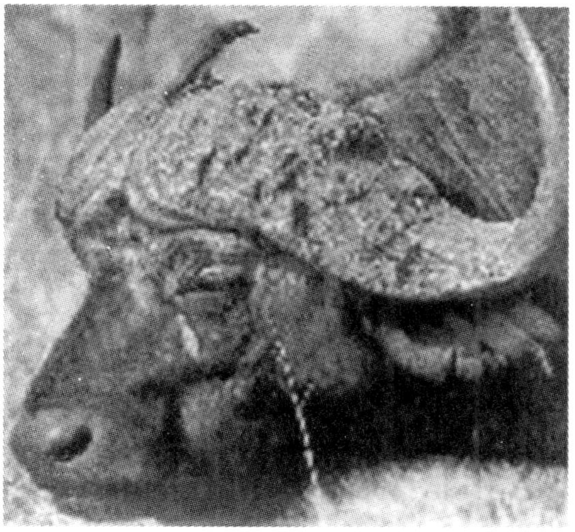

चित्र सं॰–25.4 : गलघोंटू रोग से ग्रसित भैंस के गले में सूजन के साथ आँखों से सपूय स्राव।

ब्रूसेला जीवाणु की व्याधियाँ

ब्रूसेलोसीस (Brucellosis)

ब्रूसेला जीवाणु के संक्रमण से गो जाति (*Br. abortus*), अजा (*Br. melitensis*), भेड़ (*Br. ovis*) और सूकर (*Br. suis*) से रोग होता है। व्याधि का प्रमुख लक्षण जनन का अभाव (Reproductive failure) मसलन मादा में गर्भपात या ऐश्वर्यहीन बच्चों का जन्म, नर में वृषण शोथ और अधिवृक्क शोथ और बांझपन की शिकायत होती है। यह पशुजन्य रोग (Zoonotic) है।

कारण

गो जाति में रोग का जीवाणु ब्रूसेला ऐबोर्टस है, जिसके कम से कम नौ समजीभी प्ररूप हैं।

इपीडेमियोलौजी

संक्रमण का प्राधान्य : विश्व भर में गो एवं मानव जाति में रोग होता है। संक्रमण का प्राधान्य पशुओं के झुण्ड, प्रक्षेत्र, विभिन्न देशों में विभिन्न है। विकासशील देशों में

जहाँ रोग रोकने का राष्ट्रीय योजना नहीं है, रोग अधिक होता है। कुछ देशों ने इसका निर्मूलन कर दिया है और कुछ निर्मूल करने में लगें है और कहीं इस रोग का संक्रमण अधिक है। अर्जेन्टीना में प्रायः 10 प्रतिशत गो जाति संक्रमित है और प्रत्येक वर्ष प्रायः 20,000 मानव इस रोग से सक्रंमित होते हैं। आमतौर पर पाँच माह के गभिना बछियों में गर्भपात होता है। सांढ़, वृषण (Testes) अधि–वृषण (Epididymis) और शुक्राशय (Seminal vesicle) शोथ से ग्रसित होता है। साथ ही व्याधि जंगली पशु मसलन एल्क, हरिण, सकून, भूज आदि, अश्व, सूकर, भेड़ और कुक्कुर में होता है। सामान्यतः पशु तीन बार संक्रमित होते हैं।

रोग संचारण

संक्रमित पशु के प्रसव के बाद सुग्राही जानवर संक्रमित होते हैं। रोग संचारण मुख्यतः तीन कारकों पर निर्भर है : स्रावित जीवाणुओं की संख्या, स्रावित जीवाणुओं का पर्यावरण में जीवित रहना और संवेदनशील पशुओं का संक्रमण में उघाड़ना। जन्म–जात संक्रमण भी रहता है। गर्भाशय स्राव, संक्रमित दूध, साँढ़ एवं शुक्र आदि रोग फैलने के साधन हैं।

रोक का खतरा

प्रक्षेत्र का आकार, कितने पशुओं को कृत्रिम गर्भाधान किया गया, तथा पशुओं को प्रक्षेत्र से हटाने की नीति आदि पर निर्भर करता है।

मनुष्यों में तरंगित (Intermiltent) ज्वर अथवा उपर नीचे होते रहना का लक्षण दीख पड़ता है।

रोग जनन

जीवाणु शरीर में प्रवेश कर सगर्भा गर्भाशय, थन, अंडकोष, नर लिंग सहकारी ग्रंथि अवयव जोड़ों के आवरण आदि में स्थिर हो जाता है। प्रारम्भ में आक्रमण के बाद लसिका ग्रंथि में जीवाणु घर कर लेता है, जहाँ से प्लीहा एवं अन्य लसिका ग्रंथियों में प्रवेश करता है।

लक्षण

बिना टीका लगे कोमल गाभिन बछियों का गर्भपात पाँच माह में ही होता है, लेकिन उसके बाद गर्भ रहने पर गर्भपात गर्भावस्था के अंतिम माह में होता है। जेर

का रूकना, गर्भाशय पेशी शोथ, गर्भपात के बाद होता है, जिससे बछिया जल्दी गर्भधारण नहीं कर पाती है। गर्भपात का उत्पात (Storm) प्रक्षेत्र में करीब वर्ष भर चलता है। रोग का पता लेने के लिये संक्रमित गाय का प्रक्षेत्र में प्रवेश के इतिहास को देखना है।

वृषण शोथ (Orchitis) और अधिवृषण शोथ (Epididymitis)

साँढ़ों में ये लक्षण कभी–कभी होता है। एक या दोनों वश्शणकोश का शोथ हो सकता है। अंडकोष परिगलित होकर नष्ट हो जाता है। शुक्राशय बड़ा होने पर मलाशयी परिस्पर्शन से पता ले सकते हैं। संक्रमित पशु के शुक्राणुओं से कृत्रिम गर्भाधान वर्जित है।

श्लेष्मकला शोथ (Synovitis)

गो जाति में एक या दोनों टेहुनों में सूजन और शोथ हो जाता है। उनमें भारी दर्द के कारण पशु को बैठने एवं चलने में लंगड़ापन रहता है।

नैदानिक विकृति

सिरमीय जाँच से ही रोग का निदान संभव है। जीवाणु का विलगन (Isolation) लसिका ग्रंथि या गर्भ से हो सकता है। यहाँ से पदार्थ लेकर जाँच करने से ही जीवाणु मिलते हैं।

चिकित्सा

लसिका ग्रंथि में जीवाणु अंतराकोशकीय विविक्तिकरण (Sequestration) के कारण चिकित्सा प्रभावकारी नहीं होता है। औषधि जहाँ जीवाणु रहते हैं कोष में घुस नहीं पाता है।

बचाव

ब्रसेला एवोर्टस का टीका उपलब्ध है। उसे प्रक्षेत्र के गायों में टीका 4 से 8 माह के उम्र में किया जाता है। सामान्यतया मादा पशु का ही टीकाकरण किया जाता है।

गो जाति में टुबरकुलोसिस (Tuberculosis in cattle)

गो जाति में टुबरकुलोसिस होने का कारण माइको बैक्टेरियम बोभीस का संक्रमण है।

इपीडेमियोलौजी

गो, अजा और सूकर माइको बैक्टेरियम बोभीस से ग्रहणशील हैं। मनुष्य को भी इससे रोग होता है। संक्रमित गो जाति दूसरे गायों में रोग पैदा करने का मुख्य कारण है। रोग के जीवाणु थूक, खखार, कफ, मल, मूत्र, दूध और योनि स्राव एवं गर्भाशय स्राव में मौजूद रहते हैं। रोग के प्रारंभिक अवस्था में रोग के जीवाणु नासिका और श्वास–प्रणाल के श्लेष्मल के साथ निकलते हैं। रोगी पशु के साथ स्वस्थ पशु को एक घर में रखने पर श्वास छोड़ने से स्वस्थ पशु रूग्न होता है। मनुष्य में ट्यूबरकुलोसिस होने का यह प्रमुख कारण है। कच्चे दूध का सेवन सर्वथा वर्जित है।

टुबरकुलोसीस संचरण के तरीके

- रोगी पशु के घर में दूसरे द्वारा श्वास लेने से
- रोगी पशु के जूठन खाने से
- घर से बाहर भी रूग्न पशु के मल मूत्र से दूषित पदार्थ के खाने से
- दुषित चारागाह से
- नाद में रखे दुषित पानी के पीने से
- रूग्ण पशु के दूध पीने से
- बछड़ों द्वारा वैसे पशु के दूध पीने से बछड़ों को रोग होता है।
- संक्रमित शुक्र से
- संक्रमित पशु के शव को सूकरों द्वारा खाने से सूकरों को
- रूग्न पशु के साथ बकरी को रखने से
- जीवाणु ताप, कीटनाशक एवं पदार्थों के सूखने से नष्ट नहीं होते हैं, परन्तु सूर्य की सीधी रोशनी से शीघ्र नष्ट होते हैं।

संचरण के तरीके

आमतौर पर रोगी के घर में श्वास लेने एवं दुषित खाद्य पदार्थ अर्थात् टुबरकुलोसिस से ग्रसित जानवर के जूठन खाने से रोग हो सकता है। घर में बंधे ग्रसित पशु द्वारा छोड़े गये श्वास का श्वसन करने से रोग शीघ्र दूसरे पशु को होता है। घर के बाहर भी रुग्न पशु के मल मूत्र से दुषित चारागाह चरने या खाने का अन्य पदार्थ को खाने से स्वस्थ पशु रोग का शिकार होता है। रोगी पशु के छोड़े हुये नाद का पानी पीने से अन्य पशु भी संक्रमित होता है। रुग्न गायों के दूध पीने से बछड़ों में भी रोग होता है। संक्रमित शुक्र के द्वारा कृत्रिम गर्भाधान कराने पर अन्य गायें संक्रमित होती हैं। ग्रसित पशु के मरने पर उसके शव को सूकरों द्वारा खाने पर सूकरों में अवश्य टुबरकुलोसीस होता है। रुग्न पशुओं के साथ स्वस्थ बकरियों को रखने से बकरियों में टुबरकुलोसिस होता है। जीवाणु, ताप और कीटनाशक से शीघ्र नहीं मरते हैं लेकिन सूर्य की सीधी रोशनी से वे शीघ्र नष्ट होते हैं।

रोगजनन

टुबरकुलोसीस शरीर में दो चरणों में फैलता है। पहले चरण में जीवाणु के प्रवेश करने पर नजदीक के लसिका ग्रंथि में विक्षति को होना। जब रोग श्वसन से होता है विक्षति वहाँ अवश्य होता है, जहाँ जीवाणु प्रवेश करता है। जब खाने से रोग होता है विक्षति या फाइरेंजियल और मेसेन्ट्रीक लसिका ग्रंथि में रहता है। 8 दिनों में प्राथमिक फोकस बनता है और दो सप्ताह के बाद कैलेसीफीकेसन प्रारम्भ होता है। परिगलन बिन्दु शीघ्र ही ग्रेनुलेशन तंतु में बदल जाता है और टुबरकिल बनता है। 90 प्रतिशत केस में गो जाति के फेफड़ा के सबसे पीछे वाला भाग (Caudal bobe) में विक्षति रहता है।

दूसरे चरण में प्राथमिक कम्पलेक्स के बाद प्रसार तीव्र मिलियरी टुबरकुलोसीस का रूप लेता है जिसमें विभिन्न अवयवों में अलग ग्रंथि बनाते हैं। चूँकि रोग बढ़ते ही जाता है, जिससे आविषरक्तता (Toxaemia) होता है।

लक्षण

यद्यपि कि टुबरकुलोसीस को एक अवयव में होने का आभास शीघ्र मिल जाता है, फिर भी कुछ सामान्य लक्षण भी स्पष्ट दीखते हैं। कुछ गाय जोरों का मिलीयरी टुबरकुलोसीस से ग्रसित होते हुये भी नैदानिक रूप से नार्मल दिखती है, लेकिन

अधिक केस में दुबलापन और अवसाद (Depression) बढ़ते ही जाता है। अनियमित भूख और घटते–बढ़ते शरीर ताप भी अक्सरहाँ रोग में रहता है। शरीर का बाल रूखड़ा और मलिन हो जाता है। ग्रसित पशु ज्यादा डोसाइल (सीधा) और सुस्त दीख पड़ता है, लेकिन आँखों में चमक और चौकस दीखता है। प्रसव के बाद ये आम लक्षण बढ़ जाता है।

फेफड़ा

ब्रोंकोनिमोनिया के कारण फेफड़ा ग्रस्त होने का पता जीर्ण खाँसी से होता है। खाँसी (कफ) कभी जोरों का लगातार नहीं लेकिन एक या दो बार और हल्की आवाज दबी हुई एवं नम (अर्थात थोड़ा बलगम) के साथ होता है। ग्रसनी को दबाने से शीघ्र खाँसी पैदा होता है। खाँसी ज्यादा प्रातःकाल और ठंढा मौसम में ही सुनाई पड़ता है। रोग के बढ़ने की अवस्था में जब फेफड़ा नष्ट हो जाता है, कष्टश्वास ज्यादा तेज गहरा श्वसन के साथ स्पष्ट नजर आता है। इस अवस्था में परिश्रवण एवं परिताड़न द्वारा फेफड़े की विषमता का शीघ्र पता होता है। आवाज विहिन फेफड़े के परिताड़न से मंद आवाज वाला फेफड़े के क्षेत्र का पता होता है। साथ ही वैसा क्षेत्र का भी पता होता है जहाँ कानों में कुड़कुड़ाहट की आवाज मिलती है। ऐसा क्षेत्र पीछे वाला भाग में सुनाई पड़ता है। टुबरकुलस यक्ष्मज फेफड़े का शोथ हो सकता है लेकिन लक्षणविहीन रहता है क्योंकि बहाव (Effusion) नहीं रहता है। ब्रोंकियल लसिका ग्रंथि के सूजन के कारण कष्ट श्वास (Dyspnoea) हवा मार्ग का संकुचन के कारण बढ़ता है।

आँत

शायद ही छोटी आँत का यक्ष्मज नासूर से दस्त होता है। ग्रसनी के पीछे वालों लसिका ग्रंथि के बड़ा हो जाने के फलस्वरूप खाये हुये पदार्थ को निगलने में तकलीफ होती है और ग्रसनी अवरोध के कारण श्वसन में धड़धड़ाहट होती है। ग्रसनी के परिस्पर्शन से ग्रसनी के उपर बड़ा गोलाकार सूजन का अनुभव होता है।

गर्भाशय

गाय में यक्ष्मा होने पर जनन विकृति नहीं होता है, लेकिन रोग की बढ़ती हुई अवस्था में जनन विकृति होती है। टुबरकुलस गर्भाशय मांसपेशी शोथ के कारण

अनुउर्वरता भी होती है। गर्भ धारण होने पर गर्भपात भी होता है। जिन गायों में गर्भधारण नहीं होता है उनमें गर्भाशय से पीव से भरा स्राव निकलता है। इस अवस्था में चिकित्सा संभव नहीं है।

ट्यूबरकुलस थनैल

टुबरकुलोसिस में थनैल की बीमारी बहुत अहम है क्योंकि ऐसी गायों का दूध पीने से लोगों में टुबरकुलोसीस होता है। इस प्रकार के थनैल में ज्यादातर पिछले थनों के उपरी भाग में कड़ापन होता है जो परिस्पर्शन से पता लगता है। थन के उपर लसिका ग्रंथि का परिस्पर्शन आवश्यक है क्योंकि यक्ष्मा रहने पर यह कड़ा एवं बढ़ा होता है। प्रारम्भ में दूध में विषमता नहीं दीखती है, लेकिन बाद में दूध में महीन दाना मिलता है। दूध को बर्त्तन में स्थिर रखने पर पेंदी में दाना जमा होता है। इसका रंग अम्बर रंग का होता है।

नैदानिक विकृति

टुबरकुलीन टेस्ट पोजीटिभ होने के बाद गायों की चिकित्सा नहीं की जाती है। उसे निर्जन वन में जैसे बरवाडीह या अन्य स्थान पर या गोशाला में दे देते हैं। यक्ष्मा से पीड़ित गायों की चिकित्सा बहुत खर्चीली लम्बी और जन स्वास्थ्य के लिये हानिकारक है। टुबरकुलिन टेस्ट के द्वारा जाँच किया जाता है। खखार का Acid Fast Staining से ग्राम निगेटीव टुबरकुलोसीस के जीवाणु देखे जा सकते हैं।

टुबरकुलीन टेस्ट

अन्तरा त्वचा में 0.05 मिली॰ टुबरकुलीन की सूई गले के स्थान में देते हैं। सूई देने के 48 और 96 घंटे बाद टुबरकुलीन की प्रतिक्रिया देखी जाती है और सूजन को स्लाइड कैलीपर से नापी जाती है। गले की त्वचा अन्य स्थानों से ज्यादा संवेदनशील होती है। **रोग के बिल्कुल प्रारंभिक और अंतिम अवस्था में टेस्ट निगेटीव होता है।**

चिकित्सा

मनुष्य में टुबरकुलोसीस की चिकित्सा आइसोनियाजाइड और स्ट्रेप्टोमाइसीन एवं पारा–एमीनो–सलासलीक से किया जाता है। पशुओं में इन दवाओं के साथ

इमुनोस्टीमूलेंट जैसे लेभामीजोल देकर किया जा सकता है, लेकिन चिकित्सा ज्यादा दिनों तक चलने एवं खर्चीली होने के साथ मनुष्यों के लिये खतरा बना रहता है। अतः टुबरकुलोसिस से ग्रसित गायों की चिकित्सा नहीं कर गोरक्षणी में भेजा जाना श्रेयस्कर है।

नियंत्रण

ट्यूबरकुलोसिस पोजीटीव केस का वध अनुसंशित है लेकिन इस देश यह लागू नहीं है। अतः पाजीटीव केस को जंगलों में चुने हुये स्थान पर भेज देते है जहाँ गायों को खाने–पीने की सुविधा दी जाती है।

पाराटुबरकुलोसिस या जोन्स की बीमारी
(Paratuberculosis or Johne's disease)

इस रोग का जीवाणु एसीडफास्ट है, जिसे माइकोबैक्टेरियम पाराटुबरकुलोसिस कहते हैं। यह जीवाणु गो जाति में बीमारी पैदा करता है। इस जीवाणु को मल (Feces) और तंतुओं (Tissues) से प्राप्त कर संवर्द्धन (Culture) कर सकते है। इसी जीवाणु का दूसरा वर्ग है जो अवि एवं अजा में रोग पैदा करता है किन्तु इस वर्ग के माइकोबैक्टेरियम पाराटुबरकुलोसीस को मल (Feces) से संवर्द्धन (Culture) टेढ़ी खीर है।

रोग विश्व भर के गो जाति एवं अवि तथा अजा में होता है, एक साथ पशु तथा अवि अजा को रखने से रोग अधिक होने का डर रहता है। रोगी पशुओं की संख्या शायद ही 5 प्रतिशत होती है और मृत्यु दर एक प्रतिशत, लेकिन अपवाद स्वरूप 5 से 10 प्रतिशत भी होता है। जोन की बीमारी कपटी (Insiduous) प्रकृति का है।

रोग का संचरण

(i) संक्रमित पशु के मल से दुषित चारा–दाना, जल और चारागाह के द्वारा रोग फैलता है।

(ii) उद्‌भवन अवधि लम्बी होने के कारण लक्षण प्रकट होने के पूर्व संक्रमित पशु जीवाणुओं को उत्सर्जित (Excrete) करता रहता है।

(iii) संक्रमित वातावरण में पलने वाले पशु स्थायी या अस्थायी रूप से संक्रमित रहते हैं।

(iv) संक्रमित साँढ़ के शुक्र और योनि से जीवाणु को निकाला (Isolate) गया है।

(v) लक्षण प्रकट करनेवालों गायों के मल से पता चला है कि 37 प्रतिशत गायें संक्रमित हैं।

(vi) सगर्भा गायों के मल में ज्यादा जीवाणु रहते हैं।

(vii) जीवाणु का संवर्द्धन खीस और दूध से क्रमशः 22 और 8 प्रतिशत पाया गया है जो प्रमाणित करता है कि बछड़े भी संक्रमित होते हैं।

लक्षण

गो जाति में रोग के लक्षणों को चार चरणों में दिखाया गया है।

पहला चरण : गुप्त संक्रमण इस अवस्था में बछड़े बछिया, 2 वर्ष के वयस्क गो जाति हैं इनमें न तो लक्षण मौजूद रहता है और न ही वजन पर प्रभाव दीखता है, लेकिन उनके मल से जिवाणु निकलते रहते हैं।

द्वितीय चरण : लक्षणहीन रोग (Sub clinical disease) रोग का लक्षण प्रकट नहीं रहता है, लेकिन दूसरी विकृति मसलन थनैल, अनउर्वरता रहता है। इस तरह के 25 प्रतिशत केस में मल पोजीटिभ पाया गया है।

तश्तीय चरण : लक्षण के साथ रोग (Clinical case) कुछ संक्रमित पशुओं में लक्षण के साथ रोग बहता हुआ हिमखंड (Ice-berg) के शिखर जैसा है। कहने का तात्पर्य यह है कि जो रोग दीखते हैं, उससे अधिक भयंकर स्थिति तो पशुओं के समुदाय में व्याप्त रहती है, जिसके बारे में विस्तृत जाँच से ही जानकारी मिलती है। रोग का लक्षण 2 वर्ष उम्र के पूर्व प्रकट नहीं होता है। 2 से 6 वर्ष की आयु में रोग का लक्षण दीखता है। शरीर के वजन का ह्रास तो होता है, लेकिन पशु को भूख अच्छा रहता है। घटती वजन के साथ कई सप्ताह में पतला दस्त (Diarrhoea) प्रारम्भ होता है। दूध उत्पादन में कमी आती है, जबकि शरीर का तापमान, श्वास और हृदय की गति सामान्य सीमा में रहता है। प्यास ज्यादा रहती है। मल पतला एवं मुलायम, लेकिन उसमें दुर्गन्ध नहीं रहता है। मल में न तो रक्त और न ही श्लेष्मा (Mucous) रहता है। दस्त लगातार या कभी रूक–रूक कर भी होता है। गर्भावस्था में दस्त रूका रहता है, लेकिन प्रसव के बाद दस्त पुनः चालू हो जाता है।

चौथा चरण : रूग्नावस्था की बढ़ी हुई स्थिति (Advanced stage) : दुबलापन बढ़ जाता है, अन्तर अधोहनु शोफ (Intermandibular oedema) प्रकट होता है,

लेकिन अधिक दस्त होने से वजन थोड़ा कम दीखता है। दस्त इतना पतला होता है मानो पाइप से पानी छोड़ा जाता है। रोग सप्ताह से महीनों तक चलता है, लेकिन रूग्नावस्था, निर्जलीकरण, दुबलापन और कमजोरी में आकर ठहरता है। अन्ततः रोगी पशु की मृत्यु होती है।

अवि एवं अजा में पाराटुबरकुलोसीस
(Paratuberculosis in Sheep and Goats)

रोगग्रस्त होने पर अवि और अजा धीरे–धीरे दुबला होते हैं। बालों का गिरना एवं ऊन का उड़ना भी देखा गया है। भूख में कमी आती है। मल तो पतला नहीं होता है, लेकिन भेड़ाड़ी (Pellets) मुलायम हो जाता है। बकरियों में अवसाद (Depression) और कष्टपूर्ण श्वास (Dyspnoea) रहता है।

नैदानिक विकृति

(i) गो जाति के मल (Feces) का संवर्द्धन कर माइकोबैक्टेरिया अलग करना आसान है, लेकिन अवि और अजा के मल संवर्द्धन कर जीवाणु को अलग करना कठिन है।

(ii) हालांकि दोनों जाति के मल को Slide पर लेप (Smear) बनाकर Acid-Fast अभिरंजन करने के बाद सूक्ष्मदर्शी के सहारे जीवाणु देखे जाते हैं।

(iii) अवि एवं अजा में जोन्स रोग की पहचान Single Intra Dermal (SID) Comparative Johnim से, Acid-Fast Staining और लक्षणों के आधार पर किया जाता है।

चिकित्सा

जमुना पारी, ब्लैक बंगाल, बारबरी, सानन और इनके संकरों में जोन्स रोग पाया गया था। लेखक के चिकित्सीय व्यावहारिक अवधि में 2 वर्ष 4 महीना से 3 वर्ष 8 महीना के बीच वाले 18 अजायें जोन्स रोग से पोजीटीभ पाये गए हैं।

इन रूग्न अजाओं को स्ट्रेप्टोमाइसीन सल्फेट 0.5 g IM, INH-PAS 25 mg और सोडियम एमीनो सलीसीलेट 850 mg के 2 गोली मुँह में प्रतिदिन 6 महीने तक दिया गया। चिकित्सा किये गये अजायों के मल से पारा टुबरकुलोसीस के जीवाणु एसीड–फास्ट अभिरंजन से देखने पर 120 दिनों के बाद लुप्त हो गये। उनके दूध से भी जीवाणु लुप्त हो गये। इन अजाओं में से कुछ को बलिदान कर देखा गया

तो पता चला कि रोग के जीवाणु आंत्र–योजनी लसिका ग्रंथियों (Mesenteric lymph nodes) से भी लुप्त हो गये। इस प्रकार स्ट्रेप्टोमायसीन, आइसोनायजीड और सोडियम एमीनोसैलीसेलेट से 6 महीने तक चिकित्सा करने से अजायें जोन्स रोग से पूर्णतः मुक्त हो गये।एन्टीटुबरकुलोसीस दवायों के प्रयोग से चिकित्सा तो की जा सकती है लेकिन चिकित्सा में लम्बा समय लगता है और खर्चीला भी है। (Zahinuddin, M. & Sinha, R.P., Ind Vet. Jour 61(7) : 574-577) **एन्टीटुबरकुलस दवायों का पारा टुबरकुलोसीस में असर देखने के लिये एक और प्रयोग किया गया।** खरगोशों के एक ग्रुप को जिन्हें मुँह से जोन्स के जीवाणुओं से संक्रमित किया था, उन्हें स्ट्रेप्टोमायसीन IM और लेभामीजोल हाइड्रोक्लोराइड दो महीना तक मुँह से दिया गया। स्ट्रेप्टोमायसीन 10 मिग्रा प्रति किशभा 12 घंटे के अन्तराल पर IM और लेभामीजोल 3 मिग्रा॰ प्रति किशभा तीन दिनों तक मुँह से दिया गया। दूसरे ग्रूप के संक्रमित खरगोशों को रीफांपसीन (Rifampcin) 10 मिग्रा॰ प्रति किशभा प्रतिदिन एक बार और लेभामीजोल प्रथम ग्रुप के जैसा दिया गया। दवा का सेवन दोनों ग्रुपों में दो महीनों तक चला। खरगोशों में संक्रमण मुँह से देने पर उनमें जोन्स की बीमारी हुई या नहीं की जाँच लक्षणों से स्पष्ट था। संक्रमण देने के 50 दिनों के बाद उनमें पतला पीला दस्त हुआ और वे काफी दुबले हो गये थे। इनके मल से एसीड फास्टस्टेनींग करने पर रोग के जीवाणु भी मिले। ऐसा देखा गया कि जिन खरगोशों को रीफांपसीन + लेभाभीजोल मुँह से दिया गया, उन खरगोशों जिन्हें स्ट्रेप्टोमायसीन + लेभामीजोल I/M दिया गया था, से स्वास्थ्य बेहतर था। **याद रहे लेभाभीजोल इमुनोस्टीमुलैंट हैं और इसे एन्टीटुबरकुलस दवाओं के साथ देने से उनकी गुणवत्ता बढ़ती है।** जोन्स की बीमारी से छुटकारा पाने में 8.50 रूपये प्रति किलो वजन के दर से खर्च आया। प्रयोग से निष्कर्ष निकला कि गो जाति, अवि और अजा में भी जोन्स रोग की सफल चिकित्सा संभव है। (D. Mondal, R.P.Sinha & M.K. Gupta, Indian Journal of Experimental Biology, 32(5), 1994 : 318-323)

पिंडिय जबड़ा (Lumpy jaw or Actinonycosis)

गो जाति में यह रोग जहाँ–तहाँ होता है, लेकिन यह आम बीमारी है। सभी देशों में इस रोग को देखा गया है। रोग का कारण एक्टीनोमाइसीस बोभीस है। रोग मुँह के श्लेष्मा में घाव के कारण होता है। दाँत के अलमियोलस में घाव होने से भी होता है। रोगजनन (Pathogenesis) जबड़ा के अस्थि विरल कर ओस्टीओमाइलाइटीस होता है। विक्षति कणिक गुलमीय प्रकार का होता है। केवल भौतिक क्षति होती है।

लक्षण

बिना दर्द वाला सूजन अस्थि में होता है। अस्थि में सूजन जबड़ा या मैक्जीला में होता है। सूजन एक स्थान पर और विसरित भी रहता है। एक स्थान वाला विक्षति अस्थि को बाहरी ओर स्थित रहने के कारण शीघ्र नजर में आता है। सूजन कभी धीरे–धीरे और कभी तेजी से बढ़ता है। सूजन कड़ा एवं अचल रहता है। ज्यादा समय होने पर सूजन दबाने पर पशु पीड़ा का अनुभव करता है। सूजन फटने पर स्राव मधु के सदृश्य लसलसा रहता है, ग्रसित हड्डी के दाँत में दर्द रहता है, जिससे पशु को चबाने में तकलीफ होती है। चीड़ा लगाने पर दानेदार पटा निकलता है। मुलायम तंत्र वाला एक्टीनोमाइकोसीस ग्रासनली की नलिका में होता है जो ग्रासनली की नीचली छोर और रेटीकुलम तक फैल जाता है। फलस्वरूप पाचन में तकलीफ होती है।

नैदानिक विकृति

रोग को ग्राम स्टेन से स्टेनींग करने पर जीवाणु का पता होता है।

चिकित्सा

सर्जरी के द्वारा सूजन को चीरकर रीम निकाल पीभीडीन आयोडिन से ड्रेस करना चाहिये साथ ही एन्टीमाइक्रोवीयल चिकित्सा करें। सहायक चिकित्सा के रूप में लूगोल सोल्यूशन तथा पौटैशियम आयोडाइड लाभकारी है।

काष्ठ जिह्वा (Wooden tongue)

रोग का बैक्टेरिया एक्टीनोवेसीलस लीगनीएरसाई (Actinobacillus ligniensis) है। गो जाति का यह रोग दुनियां भर में देखा गया है। रोग जहाँ–तहाँ प्रक्षेत्र में देखा जाता है। भेड़ में यह रोग आम रूप से होता है। मुँह के श्लेष्मा में घाव के कारण संक्रमण होता है। मनुष्य में यह रोग घोड़ा के काटने से देखा गया है।

रोग जनन

जीवाणु के संक्रमण से तीव्र सूजन या शोथ होता है जिससे पशु को पीड़ा होती है। विक्षति ग्रेनुलोमेटस होता है। सूजन में रीम भर जाता है और परिगलन (Necrosis) भी होता है। पशु को खाने और चारा चबाने में कठिनाई होती है। जीभ में सूजन से तकलीफ बढ़ती है।

लक्षण

जीभ में एक्टीनावेसोलोसीस तीव्र रूप में होता है। ग्रसित पशु खा नहीं पाता है। जोरों का लाला स्राव होता है। ग्रसित जीभ को दबाने पर कड़ा महसूस होता है। जीभ को पकड़ने से पशु को काफी तकलीफ होती है। जीभ के बगल में नासूर और छोटी ग्रंथि होती है। बाद में तीव्र सूजन के बाद जीभ कड़ा होकर सिकुड़ जाता है। लसिका ग्रंथियों में सूजन होता है जिससे खाने में पशु को तकलीफ होती है। कभी–कभी जीभ की विक्षति से अलग लिम्फएडिनाइटीस होती है। ये सूजन कभी फट जाता है। रीम में गंध नहीं रहता है। खाने निगलने कठिनाई होती है, सांस लेने में घर्राटे का आवाज सुनाई पड़ता है।

चिकित्सा

आयोडाइड्स एक्टीनोमाइकोसीस और एक्टीनो वेसीलोसीस दोनों में असरदार है। पोटासियम आयोडाइड 6 से 10 मि॰ग्रा॰ प्रति किशभा प्रतिदिन 7 से 10 दिनों तक असरदार है। सोडियम आयोडाइड एक ग्राम प्रति 12 किलो शरीर भार 10 प्रतिशत घोल के रूप में IV देने से लाभ मिलता है। स्ट्रेप्टोमाइसीन 5 ग्रा॰ प्रतिदिन 1M 5 दिनों तक दें देने से फायदा होता है।

बचाव

रोग का पता होने के बाद चिकित्सा शीघ्र होने से पशु ठीक हो जाता है।

लेप्टोस्पाइरता (Leptospirosis)

कारण

रोग जनक लेप्टोस्पाइरा इंटेरोगंस को 212 सिरमीय उपजातियों में वर्गीकृत किया गया है। एक सिरमीय जाति को दूसरे से क्रास एग्लूटीनेसन टेस्ट के द्वारा अलग किया जाता है। **पुनः 212 सिरोभार को 23 सिरो ग्रुप में विभक्त किया गया है, उसी में लेप्टो स्पाइरा पोमोना है।** लेप्टोस्पाइरिता को दो श्रेणी में बाँटा गया है। एक मेजबान अनुकूल और दूसरा बिना मेजमान अनुकूल। मेजमान अनुकूल जीवाणु धारक है। विशिष्ट लेप्टोस्पाइर को संक्षेप में L. pomona कहेंगे, इसी प्रकार L. canicola, L. icterohaemarrhagiae आदि हैं।

लेप्टोस्पाइरता प्रक्षेत्र के सभी जानवरों (All farm animals) को ग्रसित करता है।

गो जाति (Cattle) में लेप्टोस्पाइरता के L. pomona प्रमुख जीवाणु है। रोगी पशु के मूत्र, गर्भपात और गर्भाशय के स्राव से चारागाह, पीने का पानी, दाना, चारा आदि दुषित होता है। मूत्र ही दूषण का मुख स्रोत है। बीमारी ठीक होने के बाद भी काफी दिनों तक पेशाब से जीवाणु निकलते रहता है। जीवाणु शरीर में त्वचा या श्लेष्मा के छिलने पर प्रवेश करता है। **लेप्टोस्पाइरता मनुष्य में भी रोग पैदा करता है।**

रोग जनन एवं लक्षण

लेप्रोस्पाइरा जीवाणु मुलायम त्वचा तथा श्लेष्मा पर धावा करता है और इपीथेलियल सेल से शीघ्र मिल जाता है वे यकृत (Liver) और वृक्क (Kidney) में कोष्ठ के बाहर पाये जाते हैं। मोनोसाइट से लिम्फोकाइन निकलता है जो टूमर नेक्रोसीस फैक्टर (TNF) है। इन्डोथेलियल कोषों की हानि होने से रक्त स्राव होता है। पूतिजीव रक्तता के कारण रोग तीव्र और तीक्ष्ण (Acute and severe) रूप धारण करता है। जिससे यकृत शोथ, वृक्क शोथ और मस्तिष्कावरण शोथ भी होता है, इसमें गर्भपात, मृतजन्य और अनउर्वरता आदि होता है।

चिकित्सा

एन्टीमाइक्रोवियल से संक्रमण एवं रोग ठीक होता है। रक्त स्राव आदि से हुये हानि से मृत्यु भी होती है। बचाव के लिए एन्टीमाइक्रोवियल का व्यवहार करें।

माइकोप्लाजमा जनित रोग (Diseases caused by Mycoplasma)

माइकोप्लाजमा बैक्टेरियों में सबसे छोटा बैक्टेरिया है। रोग पैदा करने वाले माइकोप्लाजमा जीवाणु का श्वसन प्रणाली, मूत्र प्रजनन प्रणाली, दूध ग्रंथि और सिरमी कला का पूर्व स्नेह स्थान है। साधारण ढंग से माइकोप्लाजमा ज्यादा रोगजनक नहीं है, लेकिन चिरकारी रोग पैदा करता है। इससे ज्यादा रोग होता है लेकिन मौत उतनी नहीं होती है। ज्यादातर रोगजनक जीवाणु (Pathogens) Mycoides ग्रूप में हैं, इसी में Contagious bovine pleuropneumonia, Contagious caprine pleuropneumonia और निमोनिया, आर्थराइटीस, मस्टाइसीस आदि के पथोजेन हैं। दूसरे ग्रूप से Mycoplasma, M.agalatiae आदि हैं। माइकोप्लाजमा में Cell-wall नहीं होता है, इसीलिये B-lactam antimicrobial से यह resistant है, लेकिन दूसरे antimicrobial से संवेदनशील है।

श्वसन प्रणाली के रोग

भेड़ में माइकोप्लाजमा के संक्रमण से लक्षणहीन और मृदु निमोनिया होता है, किन्तु पास्चुरेला ग्रुप के साथ प्रफली निमोनिया (Proliferative pneumonia) होता है।

बकरी में कन्टाजियस कैपराइन निमोनिया होता है, इसमें मा॰ अगलेक्सीया, मा॰ माइकोडिस आदि का संक्रमण होता है। इस रोग से बकरी में पेरीरोनाइटीस, निमोनिया, आर्थराइटीस, मस्टाइटीस और गर्भपात भी होता है। गो जाति में माइकोप्लाजमा होने से इन्जूटीक निमोनिया होता है।

कन्टाजियस वोभाइन प्लूरोनिमोनिया (Contagious Bovine Pleunopneumonia)

कारण

माइकोप्लाजमा माइकोयाडिस सबस्पेसीस माइकोयाडिस। यह जीवाणु माइकोयाडिस समूह का है। माइकोप्लाज्मा से निमोनिया प्रायः सभी देशों में होता है। इससे 90 प्रतिशत तक गो जाति ग्रसित होते है और ग्रसित पशु में से करीब 50 प्रतिशत की मौत होती है।

रोग जनन

रोग में लोवार निमोनिया और प्लूरीसी होता है। वृक्क और मस्तिष्क भी ग्रसित होता है।

लक्षण

रोग अति तीक्ष्ण से तीक्ष्ण, दीर्घकालीन एवं लक्षणहीन रूप में होता है। तीन से 6 सप्ताह और कभी 6 महीना के इंक्यूवेसन अवधि के बाद एकाएक उच्च ज्वर 105 डिग्री, दूध में भारी कमी, क्षुधाहीनता एवं जुगाली बंद हो जाता है। जोरों का अवसाद होने से रोगग्रस्त पशु अन्य जानवरों से अलग खड़ा रहता है। चलने पर खाँसी और छाती में दर्द के लक्षण दीख पड़ता है। श्वसन गहरा एवं छोटा (Shallow) होता है। श्वास छोड़ने के साथ गुर्राने की आवाज होती है। परिस्पर्शन से छाती में कराहने जैसी आवाज आती है। परिश्रवण से फ्रीक्सन की आवाज, जो तीव्र शोथ का द्योतक है, मिलता है। परिताड़न से फेफड़ा में मंद स्थान का पता होता है। गला एवं गले

के नीचे का झालदार मांस का शोफ के वजह से सूजन होता है। करीब तीन सप्ताह में गाय की मौत होती है। अति तीक्ष्णावस्था में एक सप्ताह में मौत होती है। रोग की चिरकारी एवं लक्षणहीन स्थिति भी होती है।

नैदानिक विकृति

कारक जीवाणु से संवर्धन हेतु विशेष मिडिया की आवश्यकता होती है। पोली मिरंग चेन रियेक्सन जीवाणु की पहचान संभव है। कम्पलीमेंट फ्रिक्सेसन टेस्ट द्वारा संक्रमण पता करने का सबसे अच्छा तरीका है। टायलोसीन टारट्रेट और टेटरासाइक्लीन से रोग ठीक होता है।

—•—

अध्याय 26

विषाणु जनित रोग
(Viral Disease)

शूकर ज्वर अथवा शूकर हैजा
(Swine fever or Hog Cholera)

शूकर हैजा अत्यधिक विषाणु जनित संक्रामक व्याधि है। इसकी विशेषता है कि यह पूतिजीव रक्तता रोग (Septicaemic disease) शीघ्र फैलता है। मृत्यु दर अधिक एवं मरणोत्तर पूतिजीव रक्तता और रक्तस्राव के लक्षण मौजूद रहते हैं।

आघटन (Occurrence)

सर्वप्रथम रोग संयुक्त राज्य अमेरिका में देखा गया, लेकिन इन दिनों रोग सम्पूर्ण विश्व में व्याप्त है। कनाडा, आस्ट्रेलिया और न्यूजीलैंड में ग्रस्त शूकरों के बध एवं संग रोध (Quarantine) की कठोर नीति के कारण रोग नियंत्रण में है। रूग्न दर शत प्रतिशत के साथ मृत्युदर भी करीब उतना ही है। रोग से चंगा होने वाले शूकर भी 6–7 महीनों के बाद पुनः रोग के शिकार होते हैं। उनमें द्वितीयक निमोनिया भी होता है।

कारण

फ्लेमेरीडा वायरस जीनस की जाति (Strain) पेस्टी वायरस रोग का कारण है। इस विषाणु की केवल एक ही प्रतिजनी किस्म (Antigenic type) है। इस विषाणु का

प्रतिजनी संबंध बोभाइन वायरस डायरिया वायरस (BVDV) से है। इस विषाणु की कई उपजातियाँ हैं।

केवल शूकर जाति ही इस वायरस से ग्रस्त होते हैं। सभी उम्र के शूकर संवेदनशील हैं। रोग का प्रसार अतड़ी (Garbage) एवं कच्चा माँस खाने से होता है। श्वसन से भी रोग होता है।

पश्चिमी यूरोप के कई देशों में रोग स्थानिक (Endemic) है। उन देशों में जहाँ रोग नहीं है शूकरों के आवागमन, माँस आदि लाने से रोग का प्रवेश हुआ है।

इसके कुछ विषाणु अधिक उग्र हैं और कुछ उपजातियाँ कम उग्र हैं। इस कारण संक्रमित शूकर रोग के वाहक होते हैं। विषाणु सूर्य के प्रकाश, 5 प्रतिशत क्रीसोल और 3 प्रतिशत सोडियम हाइड्रोक्साइड से शीघ्र नष्ट होते हैं।

निष्प्रभावकारी प्रतिपिंड (Neutralising antibody) संक्रमण के बाद चंगा होने वाले शूकरों में 9 दिनों के बाद, लेकिन घातक संक्रमित (Fatally infected) शूकर में 15 दिनों के बाद पैदा होता है। सबसे ज्यादा प्रतिपिंड संक्रमण के तीन–चार सप्ताह बाद ही मौजूद रहता है। इस कारण रोग से प्रतिरक्षा 6 महीने तक होती है। शूकरों की सभी बीमारियों में से सबसे ज्यादा आर्थिक क्षति किसान को इसी व्याधि से होती है।

लक्षण

अति तीव्र एवं तीव्र अवस्था

लक्षण संक्रमण के 5 से 10 दिन बाद ही स्पष्ट दीखता है, लेकिन उद्भवन अवधि 35 दिन या अधिक भी देखा गया है। आउट ब्रेक होने पर शुरूआती दौर में युवा शूकर बिना लक्षण प्रकट किये मृत पाये जाते हैं। तीव्रावस्था में ग्रस्त शूकर में अवसाद (Depression) अधिक रहता है। वे खाना पीना छोड़ देते हैं। वे मुरझाये हुये अवस्था में चुपचाप खड़ा रहते हैं और उनकी पूँछे गिरी होती हैं। वे चलना नहीं चाहते हैं, चलाये जाने पर पिछले पैरों में लड़खड़ाहट रहता है एवं अनियमित ढंग से पीछे वाला पंजड़ा हिलता (Swaying) है। वे शीघ्र बैठ जाते हैं और अपने बिछावन में मांद बनाने का प्रयत्न करते हैं। शरीर तापमान 105 से 107°F रहता है। कब्ज रहने के बाद पतला दस्त एवं उल्टी होता है। उदर के त्वचा में बैंगनी रंग का दाग दीखता है। कभी–कभी कानों में परिगलन (Necrosis) के छोटे–छोटे दाग भी दिखाई पड़ते

हैं। इस प्रकार के दाग योनि एवं पूँछ में भी दीखता है। परिगलन के बाद असमंजन (Incoordination), चक्कर काटना, मांसपेशियों में आक्षेप शुरू होता है। रूग्न होने के 5–7 दिनों में उनकी मृत्यु होती है।

संक्रमण के बाद सालमोनेला कौलरास्यूस जीवाणु के संक्रमण की संभावना होती है। दोनों रोग होने पर मश्त्यु दर अधिक होती है।

तंत्रिका लक्षण (Nervous symptom)

इसी विषाणु की एक उपजाति के संक्रमण से तंत्रिका लक्षण प्रकट होता है। शूकर के पार्श्व अनुतानता में (In lateral incumbency) टेटनिक आक्षेप 10–15 सेकेंड होने के बाद 30–40 सेकेंड के लिये क्लोनीक आक्षेप होता है। इस प्रकार का लक्षण घंटो बाद प्रकट होता है और अंत में शूकर सन्यास (Coma) में चला जाता है।

चिरकारी अवस्था

कम उग्र वाला विषाणु के संक्रमण से उद्भवन अवधि लम्बी होती है। ग्रस्त शूकर में बेचैनी, भूख की कमी, हमेशा कुछ–न–कुछ ज्वर, ऐश्वर्यहीनता, त्वचा में अजनवी विक्षति, बालों का झरना, त्वचा शोथ, कानों की त्वचा में दिदोरा आदि दीखता है। ऐसे शूकर ठीक भी होते हैं लेकिन अधिकों की मृत्यु होती है।

जनन भंग (Reproductive failure)

सगर्भा शूकरी में गर्भपात अक्सरहाँ होता है। रोग से संक्रमण होने पर वे सगर्भा नहीं हो पाती है।

नैदानिक विकृति (Clinical Pathology)

प्रारम्भ में लियूकोपिनिया अर्थात् श्वेत रक्तकण 14,000–24,000 प्रति माइक्रोलीटर से घट कर4000–9000 हो जाता है। अंतिम अवस्था में द्वितीयक जीवाणु संक्रमण के कारण श्वेत रक्त कणों की वृद्धि (Leucocytosis) होती है।

नैदानिक परीक्षण (Diagnostic test)

प्रयोगशाला के जानवर (चूहा, खरगोश) में ग्रस्त शूकर के रक्त देने (Inoculation) पर रोग होने से है तो रोग की पहचान होती है।

चिकित्सा

किसी प्रकार की एन्टीबायोटिक कारगर नहीं है। अति प्रति रक्षी सीरम (Hyperimmune serum) 50 से 100 मिली लीटर त्वचा में या शिरा में देने से शूकर को बचाया जा सकता है।

नियंत्रण

टीकाकरण के द्वारा नियंत्रण किया जा सकता है, साथ ही ग्रस्त शूकर को वध (Slaughter) भी आवश्यक है। संग रोध (Quarantine) की कठोर नीति अपनाने से निर्मूलन (Eradication) संभव है।

अढ़ैया (Ephemeral fever)

यह एक विषाणु जनित रोग है। इस रोग में गोधन में ज्वर 105–107 डिग्री तक होता है साथ ही एक–एक करके चारों पैरों में लंगड़ापन होता है। बुखार प्रायः ढ़ाई दिनों तक रहता है। भैंस जाति में भी यह रोग होता है।

कारण

- यह रोग तन्दुरूस्त बैल, सॉढ़ एवं गायों एवं भैंस को बरसात के प्रारम्भ में और गर्मी के दिनों में जब कभी नमी होती है, रोग होता है।
- रोग का कारण एक डंसने वाला मक्खी है जिसे कुकुरमाच्छी (Sand fly) कहते है। उसी के प्रकोप से विषाणु पशुओं के शरीर में प्रवेश करता है।

लक्षण

- जोड़ों में दर्द स्पष्ट दीख पड़ता है इसके कारण पशु ठीक से खड़ा नहीं हो पाते है। कभी–कभी वे जमीन पर लेट जाते है और उठने का साहस नहीं कर पाते हैं।
- पशु खाँसता है तथा आँख से पानी चलता है।
- इसी समय शरीर तापमान बढ़ा होता है। वे खाना–पीना छोड़ देते हैं।
- गायों में दूध सूख जाता है।

- मांसपेशियों में सूजन, अकड़पन और कंपन रहता है।
- पशु के कभी दो पैर कार्य नहीं करते है तो कभी तीन पैर।

उपचार

- ज्वर कम करने की दवा नोभालजीन, बड़े पशु को 20–40 मिली॰ 1M या IV प्रतिदिन दो बार दें। या रीडालजीन बड़े पशु को 20–25 मिली॰ 1M दें।
- जोड़ों में प्रोस्टागैलेंडीन की मात्रा ज्यादा हो जाती है। इन औषधियों को देने से प्रोस्टाग्लैंडीन कम जाता है।
- एंटिहिस्टाभिनिक की सूई फायदेमंद है।
- एंटीबायोटिक की आवश्यकता नहीं होती है।
- प्रायः तीन दिनों में पशु खाना प्रारम्भ करता है। बीमारी के दिनों में कब्ज रहता है और गोबर भी सूखा होता है।

अफ्रीकन अश्व रोग (African Horse sickness)

यह संक्रामक (Infectitous) लेकिन संसर्गी (Contagious) रोग नहीं है। सहारा के नीचली देशों का यह Enzootic रोग है, जो अश्व, खच्चर, गदहा और कुक्कुर में रोग पैदा करता है। रोग ईरान, पाकिस्तान, भारत, तुर्की आदि देशों में कभी–कभी होता है। रोग क्यूलीकोयाइड कीटों (Culicoid insects) के काटने से होता है। मच्छरों, किलनी के द्वारा भी रोग फैलता है। सबसे ज्यादा रोग छोटा कीड़ा (Midges) से द्वारा फैलता है।

रोगजनन

विषाणु रक्त वाहिका के इन्डोथिलियम को ग्रसित करता है। संक्रमण के बाद विषाणु फेफड़ा और प्लीहा में बढ़ता है और लाल रक्त कण के साथ बंध जाता है। इसी समय ज्वर होता है।

लक्षण

इंक्यूवेसन अवधि 5–7 दिनों की होती है। रोग तीन तरह का होता है। तीक्ष्ण या फेफड़े वाला रोग, हृदय या लक्षणहीन और मश्दु रूप या अफ्रीकन अश्व रोग। इस रोग में इन्टरमीटेंट ज्वर होता है।

तीक्ष्ण (फेफड़ा) अश्व सीकनेस

यह आम व्यापक रोग है। ज्वर होने के बाद श्वसन कष्टपूर्ण होता है। खाँसी बार–बार होता है। जोरों से पसीना और बहुत कमजोरी होती है। चाल लड़खड़ाहट पूर्ण होता है और पशु गिर भी जाता है। ग्रस्त पशु की मौत 4–5 दिन में हो जाती है।

लक्षणहीन (कार्डियक) अश्व रोग

घोड़ों में यही सबसे आम रोग है। फेफड़े वाला रोग से यह बीमारी ज्यादा दिनों तक चलती है। कनपट्टी, आँखों की पलकें (Eyelids), ओढ़ों और छाती में शोफ (Oedema) होता है। परिश्रवण द्वारा (On auscultation) हृदयावरण में पानी (Hydropericardium) का पता होता है। बेचैनी, थोड़ा पेट दर्द और ग्रासनली का लकवा दीख पड़ता है। इसके कारण खाना निगलने में कठिनाई होती है। रोगी की मौत करीब दो सप्ताह में हो जाती है। फेफड़े और हृदय दोनों का मिश्रित रोग भी होता है।

अश्व ज्वर रोग

इस प्रकार की बीमारी उन इलाकों में ज्यादा होती है जहाँ रोग इनजूटीक है अर्थात् हमेशा रोग होता रहता है। ज्वर 105°F तक होता है जो तीन दिनों तक रहता है।

चिकित्सा

इस रोग की विशिष्ट दवा उपलब्ध नहीं है। लाक्षणिक चिकित्सा की जाती है।

नियंत्रण

रोग का टीका अपने देश में उपलब्ध है।

खुर–मुँह पक्का रोग (Foot and Mouth Disease)

तीव्र रूप से फैलना वाला खुर–मुँह पक्का रोग विषाणु जनित है। फटे खुर वाले प्रायः सभी पशुओं में इसका संक्रमण होता है। जापान, न्यूजीलैंड ओर आस्ट्रेलिया इस रोग से मुक्त हैं, अन्यथा प्रायः सभी देशों में यह रोग होता है। देशी गाय, भैंस एवं

बकरी में इस रोग से मृत्यु दर बहुत कम है, जबकि संकर नस्ल की गायों में दर अधिक है। किसान को इस रोग से आर्थिक हानि बहुत होती है। दुधारू गाय एवं भैंस की उत्पादकता कम जाती है और बैल, साँढ़ काम नहीं कर पाते है। उनमें शारीरिक दुर्बलता के साथ हँफनी होती है। संकर गायें गर्मी बर्दाश्त नहीं कर पाती है, उनका तापमान बढ़ा रहता है और अधिक लालास्राव होता है। रोगग्रस्त पशु का उत्पादन क्षमता वर्षों तक प्रभावित रहता है।

कारण

- पीकोरना नामक विषाणु इस रोग का कारण है, यह सबसे छोटा विषाणु है, इसकी सात प्रजातियाँ हैं और उनमें भी कई उपजातियाँ है। इनमें अन्योन्य प्रतिरक्षा (Cross-immunity) नहीं होती है अर्थात् एक प्रजाति से बीमार होने वाले पशु को दूसरे प्रजाति से रोग होता है। साथ ही विभिन्न प्रजाति की उग्रता के बीच प्रतिजनत्व (Antigenicity) में अधिक परिवर्त्तन एकाएक होते रहता है। इन कारणों से उन्मूलन के लिये ठोस टीकौषधि बनाने में कठिनाई होती है।
- रोग का प्राघान्य (Prevalence) सामान्यतः उद्वेग में होता है।

रोग कैसे फैलता है?

रूग्न पशु के संपर्क में आने से, दुषित चारा–दाना खाने एवं श्वसन से यह रोग फैलता है। उसके जीवाणु हवा में बहुत दिनों तक जीवित रहते हैं और हवा के साथ 250 किलोमीटर तक जाकर संवेदनशील पशुओं में रोग उत्पन्न करते हैं। इस प्रकार रोग हवा जनित भी है। रोग निर्जीव पदार्थों के सहारे भी एक स्थान से दूसरे स्थान में फैलता है। रोग का जीवाणु दूध तथा लार में भी रहता है।

इस जीवाणु का मुख्य स्थान शरीर में नासाग्रसनी (Naso-pharynx) है। इससे करीब दो वर्षों तक जीवाणुओं का स्राव होते रहता है। यह FMD Virus का भंडारण (reservoir) का काम करता है। शरीर का रोग प्रतिरोधात्मक क्षमता के घटते ही जीवाणु शरीर को रोगग्रस्त कर देता है। रोग मांस और दूध के सहारे भी एक देश से दूसरे देश में फैलता है।

लक्षण

प्रारंभ में शरीर तापमान 104 से 106°F चढ़ जाता है। दुग्ध उत्पादन में कमी के साथ पशु खाना छोड़ देता है। दो ही दिनों में जीभ के उपरी भाग में अनेक फफोले

हो जाते हैं, अन्ततः वे फूट जाते है, जिससे मुँह मे अत्यधिक पीड़ा होती है और लार चलना प्रारम्भ हो जाता है। चपचप की आवाज ग्रस्त पशु के मुँह से आती है। खुरों में भी फफोले हो जाते है। पशु लंगड़ाकर चलता है। खुरों में घाव हो जाता है। मक्खियों के लगने से घाव बड़ा हो जाता है, अगर सफाई नहीं हुई, खुर भी कटकर संकर गायों में गिर जाता है। गर्भवती गायों में गर्भपात भी होता है।

उपचार

- तापमान कम करने के लिये ज्वरनाशक दवा जैसे पारासीटामोल, नीमुसलाइड आदि दें।
- साथ ही द्वितीयक जीवाणु संक्रमण रोकने के लिये एन्टीबायोटिक जैसे एम्पीसिलीन 6–8 मिग्रा प्रति किशभा के दर से 3 से 5 दिन 1M दें। क्लौक्सासीलीन भी दें। इनको देने से मुँह तथा खुर के घाव को सूखने में मदद मिलती है।
- मुँह में फिटकिरी का 2 से 4 प्रतिशत घोल प्रतिदिन तीन बार दे, साथ ही बोरोग्लसरीन या खानेवाला सोडा मुँह में डालें।
- खुरवाले घावों पर फिनायल/लाल पोटाश का घोल दें जिससे मक्खी नहीं लगेगा। उन घावों पर लोरेक्सीन मलहम अवश्य लगायें। खुरों में रूई के साथ पट्टी भी बाँधे। पट्टी को प्रतिदिन बदलें।
- नीम की पत्ती/शेमल के छाल का काढ़ा बनाकर उससे भी खूरों के घाव को साफ किया जा सकता है।

बचाव

- रोगग्रस्त पशु को स्वस्थ पशु से अलग रखें।
- रोगी पशु का जूठा आहार अच्छे पशु को न दें।
- लोगों को आने–जाने पर रोक लगायें।
- खूँटा पर के सभी पशुओं को टीका अवश्य लगवायें। प्रथम टीका चार मास के उम्र में और उसके बाद साल में दो बार टीकाकरण हो। खुरहा का टीका बर्फ (थर्मस) में रखकर ही कार्य करें तथा उसे धूप में नहीं रखें। ऐसा नहीं करने से टीकौधि बर्बाद हो जायगी।

कैटल प्लेग या पोकनी या रींडरपेस्ट (Rinderpest)

यह छूत की बीमारी है, जो शीघ्र ही एक जानवर से दूसरे जानवर को लग जाती है। जुगाली करने वाला पशुधन का यह रोग कभी–कभी सूकर जाति में भी होती है। रोग पकड़ते ही उच्च ज्वर, आँख तथा नाक से स्राव, लाल स्राव, नासूरदार, मुखशोथ, पतला दस्त और निर्जलीकरण के साथ ग्रस्त पशुओं की मौत मुख्य लक्षण हैं।

भारत में रींडर पेस्ट बहुत होता था, लेकिन दूसरी पंचवर्षीय योजना के अंत तक गोट टीसू कल्चर वायरस मैक्सीन के सहरे सभी संवेदनशील पशुओं को टीकाकरण से रोग का उन्मूलन किया गया है। फिर भी रोग का उपद्रव 1980 के लगभग देश के कई हिस्सों में देखा गया, जिसे निगरानी एवं नियंत्रण की योजना बनाकर पुनः टीकाकरण के द्वारा इसका उन्मूलन किया गया है।

कारण

रोग वायरस के संक्रमण से होता है। इसके कई उपभेद है लेकिन सभी इमुनोलौजीक रूप से समान है। रींडर पेस्ट जीवाणु बिल्कुल नष्टीय (Fragile) है। यह दूसरे विषाणुओं से प्रतिजनीय आधार पर (Antigenically related) संबंधित हैं। इन संबंधित विषाणुओं में अवि और अजा में होने वाली व्याधि पेस्त द पती रूमीना (पी॰पी॰आर॰) का विषाणु कुक्कुर का डिस्टेम्पर का विषाणु, मनुष्य में होने वाला मिजल का विषाणु और सूकर में इंफ्लूऐंजा विषाणु हैं।

रोग का संचरण

- रोगी जानवर का संसर्ग (Contact) अर्थात् छूत से।
- रोगी जानवर के मूत्र, मल शरीर के स्रावों से दुषित चारा, दाना, पीने के पानी के खाने–पीने से।
- सूकर, बकरी, भेड़, ऊँट विषाणु के वाहक हैं, जो गाय, भैंस के लिये संक्रमण के साधन हैं।
- श्वास के सहारे जीवाणु श्वसन प्रणाली के उपरी भाग के श्लेष्मा में प्रवेश कर टौंसिल में आते हैं जहाँ उनकी वृद्धि होती है। यहीं से नजदीक वाले लसिका ग्रंथियों को ग्रसित करते हैं।

लक्षण

रोग अति तीक्ष्ण (Peracute) तीक्ष्ण (Acute), अनुतीव्र (Sub acute) और अस्पष्ट (Inapparent) रूप में होता है।

रोग का अति तीक्ष्ण रूप केवल परीक्षण रूप में (Experimental form) में ही देखा जाता है।

रोग का तीक्ष्ण रूप देशी पशुओं में देखा जाता है।

उद्भवन अवधि 6 से 9 दिनों का होता है।

प्रारंभ में ताप 105 से 107 डिग्री फा॰ कई दिनों तक रहता है। इस समय श्लेष्मल विक्षतियां (Mucosal lesions) ग्रस्त पशुओ में नहीं दिखता है, जिसके कारण स्राव नहीं रहता है। क्षुधा–हीनता, दुग्धोत्पादन में भारी कमी, ज्वर एवं कठोर रूक्ष चर्म (harsh staring coat) ज्वर के साथ दीखता है। इसी समय तंतुओं में सबसे अधिक विषाणु पैदा होते हैं।

उसके बाद ही रोग का श्लेष्मल पारी (Phase) शुरू होती है। इस अवस्था में मुँह, नाक एवं आँखों की श्लेष्मा में दर्द होता है, जिसके शीघ्र बाद आँखों, नाक एवं मुँह से स्राव प्रारम्भ होता है। मुँह से लाल बुलबुला के साथ रक्त निकलता है, जो बाद में सपूय (Purulant) हो जाता है। नाकों से भी उसी प्रकार का स्राव निकलता है।

सर्वप्रथम नीचला ओठ के भीतर अलग (Discrete) भूरापन लिये उठा हुआ गलित विक्षति 1–5 मि॰मी॰ ब्यास का दीखता है। उसके बाद मसूढ़ा, गाल की श्लेष्मा और जिहवा के नीचले तट पर दीख पड़ता है। बाद में ये विक्षतियां पूरे मुँह एवं जिह्वा पर दिखते हैं। मुँह खोल कर देखने से पता चलता है कि मानो भींगा हुआ चोकर मुँह में डाला गया हो। साथ ही नाक, योनि की श्लेष्माओं में भी होता है। गलित पदार्थ के गिरने पर व्रण लाल दीखते हैं लेकिन जल विस्फोट नहीं होते हैं। इसके शीघ्र बाद पतला दस्त रक्त मिला हुआ भी सपीड कुंचन के साथ शुरू होता है। दो तीन दिनों में तापमान गिर जाता है, लेकिन श्लैष्मिक विक्षतियों में दर्द बढ़ जाता है। निर्जलीकरण के कारण श्वसन में कष्ट, खाँसी और पेट में दर्द का लक्षण प्रकट होता है। कुछ ही पशु बच पाते हैं। उन इलाकों में जहाँ रोग अक्सर देखा जाता है रोग लक्षणविहीन रूप में भी होता है। इस अवस्था में संग्रहणी नहीं होता है तथा दैहिक लक्षण भी नहीं होता है।

नैदानिक विकृति

श्वेत रक्त कण की संख्या कम जाती है।

चिकित्सा

किसी प्रकार की चिकित्सा सफल नहीं हो पाता है।

नियंत्रण

इन्डेमिक क्षेत्र में जहाँ व्याधि अक्सर होता है रोग पर नियंत्रण टीकाकरण एवं निगरानी से पूर्ण संभव है। भारत तथा अपने राज्य बिहार में फिलहाल इस पशु रोग का निर्मूलन हो चुका है।

गो दुर्दम श्लेष्म स्राव ज्वर

(Bovine malignant Catarral Fever or Malignant Head Catarrh)

यह गो जाति की जानलेवा बीमारी है। इस रोग में गो जाति के मुँह, जठर, आँत, उपरी स्वांस नली, स्वच्छ–पटल, मस्तिष्क त्वचा आदि में प्रदाह एवं जलन होता है। सिर और आँखों में सूजन के साथ त्वचा एवं लसिका ग्रंथियों में सूजन रहता है।

कारण

मलीगनैंट कटारल फिवर (MCF) वास्तव में दो बीमारियाँ हैं, जो नैदानिक एवं विक्षतीय रूप से अभिन्न नहीं है। दोनों बीमारियाँ भिन्न–भिन्न एजेंट के कारण होते हैं :

(i) Alcelaphine herpes virus-1 (AHV-1) जो ब्लू बाइलडीबीस्ट (Wildebeest) से संचारित होता है और

(ii) Ovine Virus-2, जो भेड़ से संचारित होता है।

इन दोनों में से कोई सीधे एक पशु से दूसरे पशु में संचारित नहीं होता है।

संचारण (Transmission)

भेड़ से संचारित होने वाले जीवाणु से दुषित पदार्थों को खाने से रोग होता है।

वाइलडीबीस्ट से संचारित होने वाले जीवाणु श्वसन के द्वारा रोग पैदा करते हैं।

रोग ग्रसित गो जाति से सीधे अर्थात् छूत से दूसरे गो जाति में बीमारी नहीं होती है।

लक्षण

उद्भवन अवधि–3 से 8 सप्ताह का है। रोग के कई रूप हैं : अतितीक्षण, पोषणनली किस्म, सिर और आँख किस्म तथा मृदु किस्म।

अतितीक्षण एवं पोषण नली किस्म

इस तरह की बीमारी में रोग की अवधि एक से तीन दिनों की होती है। इस स्थिति में सिर और आँख वाली बीमारी के लक्षण नहीं दीखती है। उच्च ज्वर, श्वास लेने में कष्ट और जोरों का जठरांत्र रहता है। फलतः पतला दस्त कभी रक्त के साथ दीखता है। नेत्र श्लेष्मा शोथ का लक्षण मौजूद रहता है।

सिर और आँख किस्म

नीचे लिखे लक्षणों का प्रादुर्भाव (Onset) एकाएक होता है। इसमें अति उदासीपन (Extreme dejection) क्षुधाहीनता, दुग्धोत्पादन की समाप्ति, अति ज्वर (106 से 107 डिग्री फा॰), नाड़ी गति 100–120 प्र॰मि॰, नासिका से गाढ़ा स्राव, घरघराहट के साथ श्वास लेने में कष्ट, आँखों से स्राव, श्वेत पटल वाहिकाओं का रक्ताधिकय (Congestion) ब्लेफ्रोस्पाजम आदि दीख पड़ता है। नाक एवं मुँह के श्लेष्मा में परिगलन के लक्षण स्पष्ट दीख पड़ता है। ऐसा लक्षण श्लेष्मा के लाल होते ही प्रारम्भ होता है जो संक्रमण के 19 या 20 दिन में अवश्य दीख पड़ते हैं। हार्ड पैलेट पर परिगलन का अलग क्षेत्र (Discrete area) दीखता है। इस प्रकार का लक्षण मसूढ़ा पर भी रहता है। मुँह में काफी दर्द रहता है। मुँह और जिह्वा में चिकनाहट रहता है। श्लेष्मा शीघ्र उखड़ जाता है। नाशवान (Erosive) श्लेष्मल विक्षतियाँ (Mucosal lesions) स्थानीय या फैले हुये होते हैं और वे निम्न अवयवों पर रहते है। हार्ड पैलेट, जिह्वा के उपर दाँतों के मसूढ़े, ओठों के भीतर गालों के पपीले रक्त रंजित (Haemorhagic) दीख पड़ते हैं। इस समय ज्यादा लाला स्राव भी होता है। थूथन की त्वचा भी पूर्णतः ग्रस्त रहती है। अंत में पूरे थूथन पर पपड़ी पड़ जाता है। इसी प्रकार की विक्षति सींघ और त्वचा के जोडों पर तथा खुर और त्वचा के जोड़ों पर दीख पड़ता है। ये पपड़िया स्पर्श करने पर गिर जाती हैं।

तंत्रिका लक्षण

किसी एक पैर की कमजोरी के साथ लड़खड़ाहट, उदासी और मांसपेशियों में कम्पन और अक्षिदोलन (Nystagmus) रहता है। पशु सिर को किसी ठोस का सहारा जैसे दिवाल पर दबा कर रखता है। कुछ समय के बाद लकवा का लक्षण दीख पड़ता है। आँखों में धुंधलापन (Opacity) दीखता है। आक्षेप (Convulsion) होते ही पशु गिर जाता है।

मृदु (Mild) किस्म की बीमारी भी कभी–कभी देखी जाती है। इस स्थिति में ज्वर अस्थायी रूप से रहता है। मुँह तथा नाकों से श्लेष्माओं का थोड़ा नाश होता है।

नैदानिक विकृति

WBC की कुल संख्या निम्न स्तर पर आ जाती है। (3,000 प्रति माइक्रोलीटर)

चिकित्सा : एन्टीमाइक्रोवियल देने के बाद भी सफलता नहीं मिलती है।

बचाव : टीका उपलब्ध नहीं है।

गो विषाणु प्रवाहिका
(Bovine virus diarrhea, Mucosal disease)

यह रोग विश्व भर में देखा गया है। गो जाति ही ज्यादा ग्रस्त होते हैं। बार–बार ग्रसित बछड़े ही संक्रमण के स्रोत हैं। युवा एवं बिना टीका वाले गो जाति ही सबसे ज्यादा संवेदनशील होते हैं।

रोग का कारण पेस्टीवायरस हैं। इनमें दोनों हैं – नन साइटोपैथिक (Non-cytopathic) और साइटोपैथीक (Cytopathic) बायोटाइपस (Biotypes)। गो विषाणु प्रवाहिका का विषाणु इन तीनों पेस्टी वायरसों में एक हैं :

(i) हौग कौलरा वायरस या स्वाइन फीवर वायरस
(ii) बोभाइन वायरस डायरिया या म्यूकोजल रोग
(iii) भेड़ का बौर्डर रोग विषाणु

लक्षण

अस्पष्ट लक्षण विहिन विषाणु प्रवाहिका, तीव्र श्लेष्मल रोग, बार–बार संक्रमित 6 महीना से 2 वर्ष के पशुओं में होता है। ज्वर के साथ पतला दस्त, मुख को विक्षतियाँ भी रहती है। कुछ ही दिनों में उनकी मृत्यु अधिक होती है।

थ्रोम्बोसाइटोपीनिया और रक्त स्रावी बीमारी देखी गयी है। उनमें जनन अव्यवस्था, गर्भपात, मृत जन्म (Still birth) कमजोर बच्चे और सहज त्रुटियाँ (Congenital defects) अधिक देखने को मिलती हैं।

नैदानिक विकभति : ल्युकोपिनिया

विक्षतियाँ : अपरदनीय (Erosive) मुखशोथ, जठरांत्र शोथ, सहज त्रुटियां

नियंत्रण : संक्रमित पशुओं को फार्म से हटाना सर्वप्रथम विकल्प है। टीकाकरण उन सभी गायों में होना अनिवार्य है, जो जनन (Breeding) योग्य हैं।

नील जिह्वा (Blue Tongue)

नील जिह्वा रोग भेंड़ की बीमारी है, जो मच्छर और बालू मक्खी (Sand flies) के काँटने से होता है। रोग का कारण औरबी वायरस (Orbi virus) है। विषाणुजनित रोग है जिसमें श्लेष्मास्राव मुखशोथ, जिह्वा शोथ, नासा शोथ, आँत्र शोथ, और कोरोनाइटिस प्रमुख हैं। ये सभी लक्षण प्रदर्शित करते हैं कि प्राथमिक उपकला गलन और द्वितीयक सूजन का असर म्यूकोसा पर पड़ता है। बकरियों में सुस्ती, भूख की कमी, ज्वर (105°F) और मुख तथा नासिका के श्रेष्मा में लाली और ज्वर 3 से 4 दिन तक रहता है। त्वचा में वालनट आकार के विस्फोट (Eruption) होता है, जो प्रायः पूरे शरीर में दीख पड़ता है। भेड़ तथा बकरियों की मृत्यु भी होती है। टीकाकरण से रोग नियंत्रित होता है।

पलमोनरी एडिनोमेटोसीस (Pulmonary adenomatotis)

भेड़ में यह फेफड़े का रोग है जिसे Driving disease या खींचने वाला रोग कहते हैं क्योंकि जब उन्हें घसीटा जाता है तो लक्षण दीख पड़ता है। रोग का लक्षण वस्तुतः प्रगतिशील दीर्घकालीन निमोनिया का रहता है। यह संक्रमण रोग है जो फेफड़ा में ब्रोंकियोअलभियोलर एडिनो कार्शिनोमा (Bronchio-Alveolar carcinoma) से होता है।

कारण

रोग का पक्का कारण पता नहीं है, लेकिन पूरा प्रमाण है कि रोग का कारण एक रेटरो विषाणु (Retro virus) है। रोग पूरे दुनिया में होता है। रूग्न भेड़ के घर में स्वस्थ भेंड़ रखने से रोग होता है, जो दुषित हवा के श्वास लेने से होता है।

लक्षण

उद्भवन अवधि 1 से 3 वर्ष की है लेकिन 5 से 11 महीनों में भी बीमारी होती है। तीन वर्ष से छोटे उम्र के भेड़ में रोग नहीं होता है। जब तक फेफड़ा मे ट्यूमर नहीं होता है लक्षण प्रकट नहीं होता है। कभी–कभी प्रारंभिक अवस्था में खाँसी और हँफनी चलने के क्रम में देखा गया है। उसके बाद दुबलापन, कष्ट श्वास, आँखों में काँची एवं स्राव और नाकों से जोरों का पानी चलता है। इसके बाद भेड़ की मौत होती है। बोल–चाल में **भील बैरो टेस्ट प्रचलित है। इसमें भेड़ को पिछले पैरों को पकड़कर लटका दिया जाता है। रोग से ग्रसित भेड़ में नाक से करीब 200 मि॰ली॰ पानी निकलता है। कड़कड़ाहट की आवाज ग्रसित फेफड़ा के उपर सुनने से पता चलता है और ग्रसित भेड़ों के समूह में ध्यान से सुनने पर खौलते हुये हलवे की आवाज सुनाई पड़ती है।** शरीर तापमान नहीं बढ़ता है। चिकित्सा सफल नहीं होता है।

रेबीज अथवा पागल कुत्तों के काटने की बीमारी (Rabies)

मनुष्यों में इस रोग को हाइड्रोफोबिया कहते हैं। हमारे देश में प्रत्येक साल इस रोग से अनेक युवाओं समेत करीब 40 हजार लोग इसके शिकार होते हैं। रोग ग्रस्त व्यक्ति के व्यवहार में बदलाव, अत्यधिक उत्तेजना, पागलपन और अंत में मृत्यु अवश्य होती है। रोगी व्यक्ति पानी देखने से डरता है इसीलिये इसे हाइड्रोफोनिया कहते हैं

रोग का कारण

रोग का विषाणु बुलेट के आकार का लिस्सा वायरस है। कुत्ता इस वायरस का प्रमुख वाहक है और कुत्तों में रोग के लक्षण दीखते ही 5 से 7 दिनों में मृत्यु अवश्य होती है। रोग का विषाणु रूग्न कुत्ता के लार में मौजूद रहता है। इसीलिये कुत्ता के चाटने से भी रोग होने का भय रहता है। चमगादड़ दक्षिण मध्य अमेरिका और मैक्सिकों में पाया जाने वाला एक पक्षी है, जो सोते सोते ताजा रक्त चूसता है, यह रेबीज वायरस का वाहक है। रक्त चूसने से मनुष्य तथा पशु दोनों को बीमारी होती है।

कुत्तों में रेबीज के लक्षण

कुत्ते के व्यवहार में एकाएक बदलाव आना, ज्वर, लार गिरना, खाना–पीना बंद कर देना, बार–बार पेशाब करना आदि प्रारंभिक लक्षण हैं। शांत (Dumb) अवस्था में नीचले जबड़ों की मांसपेशियों में लकवा मार देता है ओर जबड़ा नीचे लटक जाता है। 24 घंटों में लार गिरना कम होजाता है ओर मुँह, जीभ और आसपास झाग दिखाई देने लगता है। गले की मांसपेशियाँ और स्वर ग्रंथियों में लकवा मार देने के कारण आवाज में बदलाव आता है। कुत्ता भौंकने और गूर्राने के बीच की विचित्र आवाज निकालते रहता है। अंत में अधिक लकवा ग्रसत हो जाने के कारण कुत्ता अपने शरीर को आगे की ओर घिसट–घिसट 4–5 दिनों में मर जाता है। कोपाकुल किस्म (Furious form) के रोग में कुत्ता आक्रामक रहता है और वह मनुष्य तथा अन्य पशु को पीछे से काटता है। कुत्ता प्रकाश से दूर अंधेरे में रहना ज्यादा पसंद करता है। इसलिए कुत्ता में इसे फोटोफोबिया भी कहते हैं।

रेबीज के बारे में कुछ खास बातें

- रेबीज के विषाणु केवल तंत्रिका उत्तकों, लार ग्रंथियों और लार में पाये जाते हैं, लेकिन कभी–कभी रोगी पशु के लिम्फ, दूध और मूत्र में भी मिला है।
- रेबीज के विषाणु रक्त में कभी नहीं पाये गये हैं।
- रेबीज विषाणु धूप लगने से नष्ट हो जाते हैं।
- पागल कुत्तों के काटने और लक्षण प्रकट होने के बीच की अवधि को इंकुबेसन पिरीयड कहते हैं, जो सामान्य तौर पर पशु एवं मनुष्य में 15 से 60 दिनों का होता है।
- लक्षण प्रकट होने की अवधि कुत्ता काटने के स्थान और मस्तिष्क की दूरी पर निर्भर करता है। पशु में सिर पर काटने से लक्षण शीघ्र और पूँछ में काटने से देर से होता है।
- ऐसा भी देखा गया है कि कुत्ता काटने के लगभग 20 वर्ष बाद लक्षण प्रकट हुआ है।
- डम्ब किस्म के रेबीज की अपेक्षा फ्यूरियस किस्म के रेबीज में विषाणु की संख्या अधिक रहती है।

- कुत्ता के लार में हायलुरोनिडेज नामक इंजाइम अधिक मात्रा में पाया जाता है, जो आक्रमण के समय और बढ़ जाता है। यह इंजाइम रेबीज विषाणु को शरीर में घुसने में अधिक मदद करता है।
- जिस कुत्ता में रेबीज होने का शक रहे, तो उसे बाँध कर कम से कम 10 दिनों तक निगरानी में रखने से अगर कुत्ता रेबीज से ग्रस्त है, तो अवश्य मर जाता है।
- रेबीज रोग का इलाज आज तक नहीं निकल सका और एक बार लक्षण आने पर रोगी पशु या मनुष्य की मृत्यु होना ही है।

रेबीज टीका और रेबीज की पहचान

फ्राँस के लुई पास्चर (Louis Pasteur, 1822-1895) ने अपने जीवन के अन्तिम दशक (1880) में रेबीज पर टीका बनाने का ठाना, जबकि वे 1868 में ही पक्षघात (hemiplegia) के शिकार हुये थे। पास्चर को विथा थी लोमड़ी (Fox) के काटने से रेबीज की बीमारी से कई लोगों को मरते देखना तथा काटे गये घावों पर तपे लोहों से दागने का इलाज लोगों द्वारा अपनाया जाना, फिर भी किसी को नहीं बचा पाना। उसने इस घटनाओं को अपने गाँव आरबाओ के इर्द–गिर्द बचपन में देखा था। कुत्तों के लिये टीका 1884 में बनकर तैयार हो गया और इसका प्रचार प्रसार सारे यूरोप में हो गया। वे रूके नहीं और 1885 में मानव के लिये टीका बनाया, जिसका पहला प्रयोग नौ वर्ष उम्र के लड़का जोसेफ मिस्टर, जिसे लोमड़ी ने दो दिन पहले गाँव में 9 जगहों पर काटा था, पर किया। यह टीका पास्चर ने अपने शिष्यों के साथ रात भर सोंच कर दिया कि बच्चे की जान तो जायेगी ही तो क्यों नहीं यह टीका दिया जाय और खासकर जब पेरिस के सभी डाक्टरों ने बच्चे का इलाज करने से अस्वीकार कर दिया है। फिर क्या था टीका दी गयी, जो 14 दिनों तक बच्चे के पेट में SC चलता रहा। टीका देने के कई वर्ष बाद तक बच्चा को कुछ नहीं हुआ और वह पूर्णरूपेण स्वस्थ हो गया। इसके बाद ही और लोगों को यही टीका दिया जाने लगा। पास्चर को आशातीत सफलता मिली। आज कल तो पास्चर के बनाये गये टीका का संशोधन कर नयी–नयी विधियों से टीका बनाया जा रहा है, जिसे वे अब 1M भी देते हैं। नेग्री ने 1903 में मस्तिष्क में रेबीज कोशिकाओं का पता लगाया, जिसे नेग्री बॉडीज कहते हैं। यही आज भी पोस्टमार्टम करने पर रेबीज ग्रस्त कुत्तों के मरने के बाद देखने पर मरे कुत्तों को रेबीज का पोजीटीभ केस कहा जाता है।

बचाव

- कुत्तों द्वारा काटे गये मनुष्यों या पशु को शीघ्र रेबीज की सूई लगे।
- रेबीज टीका का भंडारण हमेशा बर्फ के उपर करना आवश्यक है (2°-8°C) अन्यथा टीका बेकार हो जाता है।
- लावारिस कुत्तों पर नियंत्रण के लिये बार–बार कार्यक्रम चलाया गया, लेकिन कोई अधिक दिनों तक नहीं चला।
- नर कुत्तों का बन्ध्याकरण का भी प्रोग्राम अबतक सफल नहीं हो सका है।
- विश्व के अनेक देश इंगलैंड, न्यूजीलैंड, आस्ट्रेलिया, डेनमार्क से रेबीज का निर्मूलन हो चुका है।
- भारत से रेबीज का निर्मूलन असंभव है, क्योंकि यहाँ अनेक जंगली जानवर हैं जो रेबीज विषाणु के वाहक हैं।

कुट रेबीज (Pseudo-rabies Aujeszky's disease)

येजुस्की रोग विषाणु (स्युड हरपीस वायरस–1(SHV-I) रोग का कारण है।

आघटन

रोग विश्व भर में होता है। इसकी आर्थिक अहमियत शूकर पालन प्रक्षेत्रों में अधिक है। रोग का प्राधान्य (Prevalence) एक झुंड से दुसरे झुंड में होता है। गुप्त संक्रमण (Latent infection) से रोग का संचार होता है। संक्रमण और टीकाकरण से प्रतिरक्षा (Immunity) होती है।

लक्षण

शिशु शूकरों में ज्वर, असमंजन, अनुतानता और आक्षेप जिससे उनकी मृत्यु होती है। युवा शूकर में खाँसी, नाकों से स्राव, छींक एवं कष्टदायक श्वसन स्पष्ट रूप से दीखता है। रोग गोधन, भेड़ और अश्व में भी देखा गया है। रोगी पशु अपने शरीर को वहाँ काटते हैं जहाँ जोरों की खुजलाहट होती है। पशु चक्कर काटता है, आक्षेप भी उनमें होता है। ज्वर के साथ अनुतानता (Recumbency) एवं लकवा होता है। अंत में पशु की मृत्यु होती है।

नैदानिक विकृति

निष्प्रभावी प्रतिपिंड (Neutralising antibody) के लिये सिरमी जाँच (Serological test) करें या तंतु (Tissue) में विषाणु की पहचान करें।

विक्षति

मृत पशु में मस्तिष्क शोथ (Encephalitis) मौजूद रहता है।

विभेद निदान

अनेक रोग मसलन मस्तिष्क सुषुम्ना शोथ, स्ट्रेप्टोकोकल मेनीनजाइटीस, शूकर हैजा, ग्लासर्स रोग, पूतिजीवरक्तता, आँत्र शोफ, नमक विषाक्तता, तीव्र लेड विषाक्कता (Acute Lead Poisoning) आदि से इसका तुलनात्मक विश्लेषण करें।

चिकित्सा

कुछ नहीं।

नियंत्रण

टीकाकरण एवं रूग्न शूकरों का वध, संक्रमित शूकरों का अच्छे शूकरों से शीघ्र विलगाव (Isolation)।

भेंड़ में मस्तिष्क सुषुम्नाशोथ
(Ovine Encephalomyelitis or Louping ill)

यह भेंड़ की बीमारी है जो कभी दूसरे पशु धन और मनुष्य में भी होता है। रोग एक किलनी (Ixodes ricinus) के द्वारा संचारित होता है। रोग का कारण एक विषाणु फ्लैभी वायरस (Flavi virus) है। विषाणु, जो फ्लैभी वायरस से संबंधित है, उसी प्रकार की बीमारी दुनियां के दूसरे क्षेत्रों में पैदा करता है : रसीयन स्प्रींग समर इन्सेफलाइटीस वायरस, टर्कीसशीप इंसेफलाइटीस वायरस और स्पेनीश शीप ईंसेफलाइटीस वायरस हैं

लुपिंग इल वायरस अन्य पृष्ठवंशी (Vertebrate) में रोग पैदा करता है जिनमें मनुष्य और दूसरे भेड़ तथा रेड ग्राउज रोग सक्रंमित किलनी के काटने से होता है।

लक्षण

उद्भवन अवधि 2–4 दिनों की है। उच्च ज्वर (107°F) दो दिन तक रहने के बाद सामान्य हो जाता है। पशु जिनमें तंत्रिका रोग के लक्षण प्रकट होता है, पुनः ज्वर चढ़ता है, तब तंत्रिका रोग के लक्षण दिखाई पड़ते हैं। ग्रस्त पशु अकेले खड़ा रहता है अक्सरहाँ सिर उठाकर, ओंठ और नाकों में स्फूरण (Twitching) होता है। मांसपशियां खासकर गला और पैरों के मांसपेशियों में जोरों का कंपन होता है। जब यह प्रकट होता है झटका के साथ हठी गति और बंधी हुई चाल होती है। इसी कारण इसे Lonping ill से जाना जाता हैं। भेड़ जहां जाता है, सिर को किसी वस्तु में टेक कर खड़ा रहता है। आवाज और स्पर्श से पशु अतिसंवेदनशील हो जाता है। कुछ जानवर कुछ दिनों के बाद चंगा हो जाता है, फिर भी उनमें कुछ प्रभाव रह जाता है। कुछ जानवर में बार–बार गिरना और आक्षेप होता है, ऐसे भेड़ अंत में मर जाते हैं। गो जाति में भेंड़ जैसा ही लक्षण मिलता है।

बकरियों में रोग लक्षणविहीन रहता है और विषाणु दूध से निकल जाता है। मनुष्य में इंफ्लुएंजा सदृश्य रोग प्रकट होता है और बाद में तानिका मस्तिष्क मेरू रज्जू शोथ (Meningo encephalomyelitis) होता है। रोग से बाद में छुटकारा भी मिलता है, लेकिन रोग जानलेवा भी होता है।

चिकित्सा

रोग का एंटीसिरम तैयार किया गया है जिसे रोग होने पर 18 घंटा के भीतर देने से लाभ मिलता है। रोगी पशु को दवा देकर शांत (Sedate) करना तथा प्रकाश से दूर घर में रखने से अस्थायी लाभ होता है।

स्क्रैपी (Scrapie)

स्क्रैपी वयस्क भेड़ या बकरी की ज्वर रहित जानलेवा दीर्घकालीन बीमारी है, जिसमें खुजलाहट और चलने में विषमता होती है। रोग गो जाति के स्पंजरूपी मस्तिष्क विकार (Bovine Spongiform Encephalopathy) के समान है।

कारण

रोग संक्रामक वाहक के संक्रमण से होता है। कृत्रिम तरीके से दूसरे भेड़ एवं प्रयोगशाला के जानवरों में रोग पैदा कर अध्ययन में पाया गया है कि मस्तिष्क और

अन्य तंतु में संक्रमण से मस्तिष्क कोशिकाओं में एमीलोयाड फाइब्रील (Amyloid fibril) पैदा होता है, जिसे स्क्रैपी एसोसियेटेड फाइब्रील या प्रायोन रौड्स (Prion Rods) कहते हैं। इनमें विशिष्ट प्रोटियेज रेजीस्टैंट तंत्रिका झिल्ली ग्लाइको प्रोटिन है, जिसे प्रायोन प्रोटीन (Prion protein) कहते हैं। अब तक के प्रतिवेदन के अनुसार स्क्रैपी में संक्रामक वाहक प्रायोन प्रोटीन ही है।

लक्षण

उद्भवन अवधि लम्बी है जो कई महीनों से कई साल तक होते हैं। रोग ज्वर रहित और एकाएक होता है। जैसे ही रोग बढ़ता है लक्षण प्रकट होने लगता है। स्क्रैपी काफी दिनों तक चलता है (2 महीना से एक वर्ष) रोगग्रस्त जानवर का स्वभाव बदल जाता है, कम्पन, खुजलाहट और चलने में लड़खड़ाहट रहती है।

प्रारम्भ का लक्षण अस्थायी होता है। जब तनाव रहता है तंत्रिका लक्षण (Nervous symptoms) कई सप्ताह के बाद दिखाई पड़ता है। इस समय एकाएक शक्ति का ह्रास होता है। क्लीनीकल कोर्स दो महीना से वर्ष भर का हो सकता है। कभी–कभी व्यवहार में बदलाव आता है (जैसे बदन में कम्पन, खुजलाहट और चलने–फिरने में लड़खड़ाहट)।

नर्भस प्रणाली के लक्षण कभी शीघ्र और कभी काफी दिनों बाद दिखायी पड़ता है। इसमें कभी शक्ति का ह्रास होता है तो कभी चाल–ढ़ाल में परिवर्त्तन। बदन में खुजली जोरों की रहती है जो कभी पुट्ठे पर कभी गले में तो कभी पीठ पर होता है। पशु खुजलाहट वाले स्थान को काटता है।

रोग की बढ़ती अवस्था

खुजलाहट जबर्दस्त होता है। दुबलापन के साथ चाल–ढ़ाल में बदलाव दीख पड़ता है। लगातार पीठ और शरीर को रगड़ने से ऊन गिरता है। स्पर्श करने अथवा किसी पीन से उत्तेजित करने पर पशु सिर को उठाता है अर्थात् पशु को अच्छा लगता है। पशु दाँतों को और मुँह को चलाता है, लेकिन इस प्रकार की प्रकृति हमेशा नहीं रहती है। खुजलाहट गंभीर होने के समय पशु चलने फिरने से लाचार हो जाता है। इसी अवस्था में आक्षेप (Convulsion) भी कभी होता है, जिसके कारण पशु गिर जाता है।

नैदानिक विकृति

रक्त में कोई परिवर्त्तन नहीं रहता है। साथ–साथ सिरम के बायोकेमिस्ट्री में भी परिवर्त्तन नहीं दिखता है।

शव–परीक्षा

सुषुम्ना, मेडुला, पौंस और मीड ब्रेन के ग्रे मैटर में न्यूट्रोफील भैकुओलेशन होता है। डिजीनिरेसन भी व्रेन में रहता है। स्क्रैपी एसोसियेटेड फाइब्रील मस्तिष्क में रहता है।

चिकित्सा

किसी प्रकार की चिकित्सा से लाभ नहीं मिलता है।

बचाव

रोग के फैलाव को रोकने के लिए रोगग्रस्त पशु का बिनष्टीकरण किया जा सकता है।

गो स्पंजरूपी मस्तिष्क विकार
(Bovine Spongiform Encephalopathy)

गो स्पंज रूपी मस्तिष्क विकार ज्वर रहित तंत्रिका विकार है, जो वयस्क गो जाति को ही ग्रस्त करता है। यह अनुतीव्र (Subacute) संचारी (Transmissible) स्पंजरूपी मस्तिष्क का शोथ है। यह भेड़ में होने वाला रोग स्क्रैपी के समान है। कहा जाता है कि यह रोग पशु का प्रोटीन युक्त दाना जिसमें स्क्रैपी का एजेंट है, के खाने से होता है। रोग की महत्ता बहुत अहम है क्योंकि यह मनुष्य जाति को ग्रसित कर रहा है।

कारण

अभी इसका एजेंट वायरस है या नहीं पर विवाद चल रहा है। हालांकि लोग मानते हैं कि रोग का एजेंट ट्रांसमीसीबुल है। जीवाणु ट्रांसमीसीबुल नहीं होता है केवल विषाणु ही ट्रांसमीसीबुल होता है। लोग समझते हैं कि जो संचारी एजेंट है वह स्क्रैपी का एजेंट तो नहीं है या वही एजेंट गो जाति में रूप बदल (Modify) दिया हो।

यह बीमारी सर्वप्रथम ग्रेट–ब्रिटेन में 1985 में पाया गया। 1998 तक वहाँ, 1,70,000 केस पाये गये हैं। फ्रांस, पुर्तगाल, इटली, स्वीटजरलैंड समेत अन्य देशों में भी यह रोग पाया गया है। रोग व्यापक रूप से यूरोपियन देशों में फैला है। सक्रंमित गायों के मांस एवं हड्डी से रोग फैलने की बात है। रोग इंग्लैंड से लाये गये पशुओं के द्वारा ओमान, कनाडा, जर्मनी, डेनमार्क, वेलजीयम, इटली, फाकलैंड और ईंगलिश चैनेल के टापू वालों क्षेत्रों में भी फैला है। फ्रांस के अपने और इंग्लैंड से लाये गये दोनों में बीमारी देखा गया है। इस रोग का प्रकोप भारत में अब तक नहीं पाया गया है। अर्न्तराष्ट्रीय स्तर पर इस रोग के मैपिंग के लिए केन्द्र स्तर से इसके लिए संदेहास्पद पशु के ब्रेन की जाँच हेतु योजना चालित है। बिहार में भी इसके सर्वेक्षण का कार्य चल रहा है।

उम्र से संबंध

उद्भवन अवधि 2 से 8 वर्ष का है। रोग का लक्षण, 4 से 5 वर्ष के उम्र में ही देखा जाता है, लेकिन हो सकता है कि संक्रमण बचपन में हुआ हो। विदेशों में रोग 22 महीना से 15 वर्ष के उम्र तक में मिला है। रोगी की मृत्यु शतप्रतिशत होती है। रोग अश्व और बिल्ली में भी मिला है।

मनुष्य में रोग मांस और हड्डी चूर्ण खाने से होता है। पशुओं में ज्यादातर रोग सवंमित दाना खाने से ही हुआ है।

लक्षण

रोग कपट पूर्ण तरीके से (Insiduously) प्रकट होता है और इसकी प्रगति महीना से 6 महीना तक होते रहता है। रोगी की चाल ढाल, स्थिति, स्वभाव और घूमने टहलने में काफी परिवर्त्तन देखा जाता है।

प्रमुख तंत्रिका लक्षण

पशुओं के आचरण, अतिसंवेदनशीलता (Hyperaesthesia) गतिभ्रंश (Alaxia) आदि देखे जाते है। उनमें दुबलापन अधिक होता है और बताये मार्ग पर जाने से अनिक्षा प्रकट होता है। कान और शरीर के अन्य मांसपेशियों में स्फुरण (Twitching) दीख पड़ता है। पशु के स्वभाव में भारी बदलाव देखने को मिलता है। ग्रस्त पशु मालिक की बात नही मानता है। हृदय गति मंद, पिछले पैरों में लड़खड़ाहट, चलने

में गिरने की स्थिति रहती है। दिनों दिन ग्रस्त पशु की हालत कमजोर हो जाती है। इसके लक्षण सर्रा रोग के तंत्रिका लक्षण रूप से मिलता जुलता है।

नैदानिक विकृति

जीवितावस्था में रोग की पहचान के लिये कोई विशिष्ट जाँच नहीं है। रोगी के मस्तिष्क तरल (Cerebrospinal fluid) में एपोलीपो प्रोटीन ई (Apolipo protein E) और दो तरह के अन्य प्रोटीन पाया गया है, जो सामान्य गो जाति में नहीं रहता है।

शव परीक्षा

प्रत्यक्ष विकशति में (In gros pathology) कोई विषमता नहीं मिलता है। मस्तिष्क का उत्तक विकशति जाँच (Histopathological examination) से ज्ञात हुआ है कि स्क्रैपी रोगी की विक्षति इन रोगियों के समान है।

चिकित्सा

आजतक इस रोग की चिकित्सा संभव नहीं हुआ है।

नियंत्रण

ब्रिटेन में रोग का नियंत्रण दाना में बदलाव लाकर किया गया है। दाना से जुगाली करने वाले जानवरों के प्रोटीन को निकाल दिया जाता है और मनुष्यों के खाद्य पदार्थ से भी पशुओं के प्रोटीन को हटा दिया जाता है।

रोग नियंत्रण प्रोग्राम इस प्रकार का बनाया गया है :

- पशुओं में बीमारी दुषित दाना का विश्लेषण।
- दाना पर निषेध आदेश देकर हटाया जाना।
- जहाँ रोग का पता चलता है उस पशु को शीघ्र वधशाला भेज दिया जाता है और शव को जला कर नष्ट कर दिया जाता है।
- रोग के संक्रमण की जाँच की सहज जाँच का अभाव रोग नियंत्रण में बहुत बड़ी बाधा है जो वैज्ञानिकों के लिये चुनौती है।
- इसके लिए भारत सरकार की योजना चालित है।

भेड़ में प्रगतिशील निमोनिया (Ovine Progressive Pneumonia)

यह भेंड़ में दीर्घकालीन निमोनिया रोग है। Dyspnoea को ही आइसलैंड में Maedi or Maedi-visna कहते हैं। मेडी भीसना विषाणु भीषणा रोग है जिसमें तंत्रिका प्रणाली ग्रस्त होता है।

कारण

मेडी भीषना विषाणु और ओभाइन प्रोग्रेसीव निमोनिया विषाणु ओभाइन लेंटी विषाणु हैं। यह भेंड़ में दृढ़ता से (Persistently) संक्रमण करता है, जिसके कारण फेफड़ा, मस्तिष्क, जोड़ और थन में लिम्फो प्रोलिफिरेसन (Lympho proliferation) परिवर्त्तन होता है। रोग दक्षिणी अफ्रीका और यू॰एस॰ए॰ में तथा सभी भेड़ पोषक देशों में होता है।

लक्षण

रोग की अवधी लम्बी होती है। दो वर्ष के बाद ही रोग दिखाई पड़ता है। ज्यादा रोगी भेंड़ तीन वर्ष से ज्यादा उम्र के होते हैं। लक्षण छिपकर कपटी ढंग से प्रकट होता है और ज्यादा दिनों तक चलता है। सबसे शुरूआती लक्षण अनदेखे बीत जाता है और जब दुबलापन धीरे–धीरे बढ़ता है, तो भेड़ पालक रोग को समझ पाता है। रोग ग्रस्त भेड़ झुण्ड में चलते–चलते गिर जाता है। आराम की अवस्था में भी श्वास की गति 80–120 प्रति मिनट हो जाती है। कभी–कभी खाँसी और नाकों से स्राव आता है, लेकिन यह द्वितीयक बैक्टेरियल संक्रमण के बाद ही होता है। शरीर का तापमान सामान्य रहता है। रोग का लक्षण 3 से 10 महीनों तक रहता है। रोग हमेशा जानलेवा होता है।

थनों में कड़ापन हो जाता है इसीलिये इसे लोग कड़ा बैग (Hard bag) के नाम से भी पुकारते हैं। कुछ में जोड़ों का सूजन भी रहता है। किसी प्रकार की चिकित्सा से सफलता नहीं मिलती है।

बकरियों का प्लेग (Pestes des petits numinants : PPR)

यह विषाणु जनित रोग है जिसमें मुख्यतः पाचन एवं श्वसन नली ग्रसित होते हैं। इसके वजह से ज्वर, गलित (Necrotitis) मुखशोथ, अश्रुस्राव, आँत्रशोथ, निमोनिया तथा गंध के साथ दस्त होता है। रोगग्रस्त बकरियों का लगभग 90 प्रतिशत की मृत्यु होती है इसीलिये इसे प्लेग कहा जाता है।

यह बकरियों की सांसर्गिक (Contagious) बीमारी हे, जो मौरवीली विषाणु के संक्रमण से होती है। यह विषाणु रींडरपेस्ट, मीजल, कनाइन डिस्टेम्पर के विषाणुओं से एंटीजेनीकली संबंधित है।

युवा बकरियाँ अधिक और तेजी से ग्रसित होती है। उच्च तापमान 106°F, नाकों से गाढ़ा पोटा, निमोनिया और मुखशोथ रहता है। यह रोग भेंड़ में भी होता है, लेकिन उनमें यह उतना तीव्र नहीं होता है। अभी तक यह रोग भारत के करीब 15 राज्यों मे हो चुका है।

रोग का इलाज कठिन है, लेकिन इसका टीका उपलब्ध है। टीकाकरण 4 महीने के उम्र में किया जाता है। अतः रोग होते ही किसान शीघ्र इसकी सूचना पशुपालन विभाग को भेंजे।

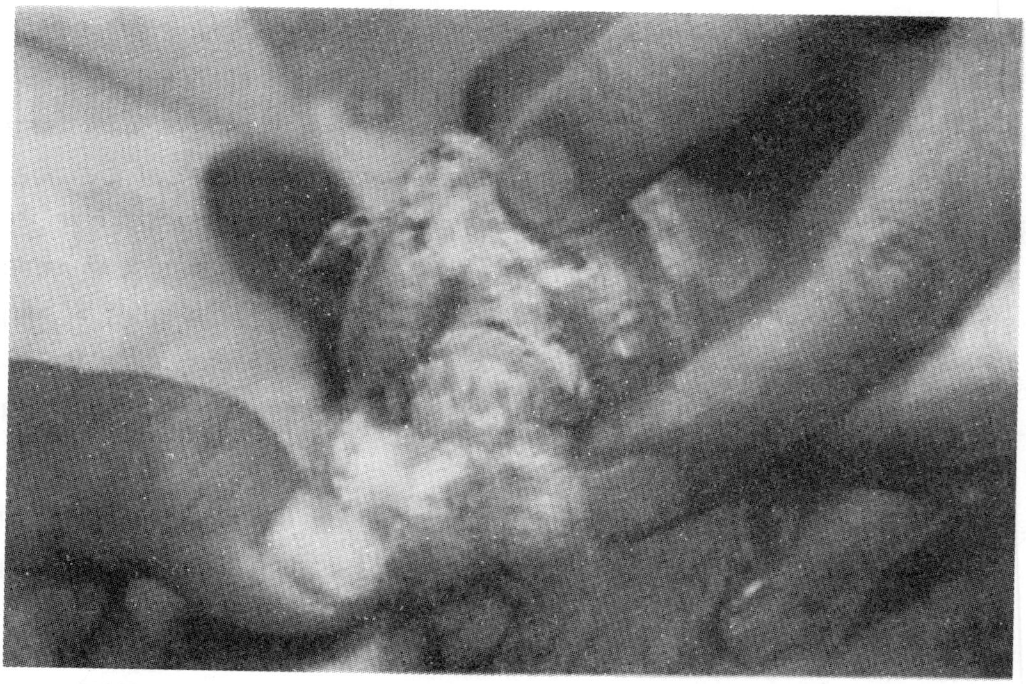

चित्र सं०–26.1 : बकरियों में प्लेग या काटा रोग। ग्रसित बकरी के मुँह में शोथ जिसके वजह से छाले दीख पड़ते हैं। फ्रेंच भाषा में इसे पेस्ट द पती रूमीना कहते है।

बर्ड फ्लू (Bird Flu)

बर्ड फ्लू की विभीषिका इतना भयानक है कि मुर्गी फार्म में इसका संक्रमण होते ही 48 घंटे के अंदर करीब शत प्रतिशत मुर्गियों की मौत हो जाती है और पशुपालक की सारी पूँजी डूब जाती है।

कारण

रोग का कारण एभियन इंफ्लूएजा विषाणु है। यह विषाणु दुनिया के जंगली पक्षियों के आँत में वास करता है, लेकिन उन्हें रोग नहीं होता है, जबकि इस विषाणु का संक्रमण सभी पालतु पक्षियों मसलन मुर्गियाँ, बत्तख और टर्की में तेजी से होता है। इससे होने वाली बीमारी अत्यंत सांसर्गिक (Highly contagious) है और संक्रमित पक्षियों की मृत्यु 48 घंटे के अंदर होता है।

इंफ्लूएंजा विषाणु तीन किस्म की हैं, A, B केवल C। केवल A type ही पक्षियों में रोग पैदा करता है। A विषाणु को सरफेस (Surface) ग्लाइकोप्राटिन्स के आधार पर हिमाग्लूटीनीन (HA) और न्यूरामीनीडेज (NA) में विभाजित किया गया है। विषाणु A के भी सब टाइप है, जिनमें आनुवंशिक विभिन्नतायें हैं। इन्हीं में से कुछ मनुष्य और पक्षी में बीमारी पैदा करते हैं।

आनुवांशिक रूप के आधार पर H6, H7 और H9 विषाणु विकारी (Pathogenic) हैं और इनमें से प्रत्येक 9 न्यूरामीनीडेज सरफेस प्रोटिन के आधार पर विभाजित होते हैं। इस प्रकार प्रत्येक में से 9 विभिन्न विषाणु के उपसमूह मसलन H5N1, H5N2, H5N3 .... H5N9 विषाणु उत्पन्न होते हैं।

इंफ्लूएंजा A विषाणु का पशु और मनुष्य में संचरण

- पक्षी या रूग्न पक्षी से संक्रमित वस्तुओं द्वारा मनुष्यों में रोग होता है।
- मध्यवर्त्ती पोषद् जैसे सूकर के द्वारा भी यह रोग मनुष्य में होता है।
- इंफ्लूएंजा विषाणु का संक्रमण अनूठा है मसलन अगर सूकर में मानव इंफ्लूएंजा विषाणु से संक्रमण हुआ और उसी समय एवियन इंफ्लूएंजा से भी सूकर में संक्रमण हुआ तो एक नया विषाणु तैयार होता है, जो मनुष्य में रोग पैदा करता है। फिर यही विषाणु मनुष्य से मनुष्य में रोग फैलाते रहता है।

- 1996 से अबतक एभियन इंफ्लूएंजा A का मानव में संक्रमण अनेक देशों में देखा गया है। जैसे यू॰के॰ 1996, हाँगकाँग 1997, चीन 1999, वर्जिनिया 2002, चीन 2003, नीदरलैंड 2003, हाँगकाँग 2003, न्यूयार्क 2003, कनाडा 2004, थाईलैंड और वियतनाम 2004, कम्बोडिया, इन्डोनेशिया 2005, अजरवैजान, चीन, जीवुती, इराक, टर्की 2006, म्यानमार, नाइजीरिया, पाकिस्तान 2007, यू॰के॰ 2007, चीन 2007, भारत 2009

वर्डफ्लू से बचाव

- फार्म में नया पक्षी को आने पर रोक लगायें।
- किसी मनुष्य, सामान आदि को फार्म में लाने पर विसंक्रमण (Disinfection) पर ध्यान रखें।
- फार्म के सभी कूड़ा–कर्कट को जमीन में गाड़ दे।
- किसी भी शंकायुक्त केस के बारे में पशुपालन विभाग के उच्चाधिकारी को खबर करें।
- अगर कोई रूग्न पक्षी मिले तो वहाँ से बिक्री आदि बंद कर देना चाहिये।
- अगर कही महामारी होता है तो तीन किलोमीटर के क्षेत्र के भी मूर्गीयों का विनष्टीकरण होना चाहिए तथा उसके बाद 3–7 किलोमीटर के क्षेत्र में सभी मूर्गियों Ring pattern पर vaccination होना चाहिये।
- भारत सरकार ने H5-H7 का टीका कापशेरा, इन्दिरा गाँधी हवाई अड्डा, नई दिल्ली के पास रखा है।
- ग्रसित फार्म के सभी कर्मचारी को भी टीका लेना चाहिये।

अंकुरकार्बुदता (Papillomatosis)

गो जाति, अश्व, भेड़ और बकरी में त्वचीय वार्ट सामान्य ट्युमर हैं जो पपीलोमा विषाणु के संक्रमण से होता है। इस विषाणु का संवर्धन (Culture) नहीं किया जा सकता है। गो जाति में पपीलोमा विषाणु 6 किस्मों का होता है :

- BPV1, BPV2 एवं BPV5 जो फारव्रोपपीलोमा का कारण है और BPV3, BPV4 और BPV6 इपीथेलियल पपीलोभा के कारण हैं।

- BPV1, छीमी की त्वचा एवं मर्द–योनि के त्वचा में फाइब्रोपपीलोमा के कारण है।
- BPV1 एवं BPV2 शरीर के अग्र नीचे अंग एवं ललाट, गला और पीठ के त्वचा में फाइब्रोपपीलोमा के कारण है।
- BPV2 फूलगोभी फूल के जैसा पपीलोभा के कारण हैं, जो मलद्वार एवं उदर के नीचे वाले भाग में दिखाई पड़ता है।
- BPV2 गो जाति में मूत्राशय में पपीलोमा
- BPV3 त्वचा पपीलोमा
- BPV4 ग्रासनली का पपीलोमा, ग्रासनली नलिका, रूमेन, रेटीकुलम, ओमेजन पपीलोमा
- BPV5 थन पर चावल की भांति पपीलोमा
- BPV6 गो जाति के थन और छीमी का इपीथेलियल पपीलोमा

पपीलोभा दुनियां भर में पशुओं में होता है। संक्रमण संसर्ग से होता है, लेकिन त्वचा के घर्षण या रगड़न का होना आवश्यक है।

लक्षण

वार्ट (Wart) वाह्य त्वचा (Epidermis) का ठोस बाहरी वृद्धि है, जो अवृंत (Sessile) या व्रंतकीय (Pedunculated) होते हैं। गो जाति में वार्ट शरीर के किसी अंग में होता है। जब एक वर्ग के पशुओं में यह देखा जाता है तो प्रायः सभी को उसी हिस्से में होता है जहाँ एक को होता है। दो वर्ष के नीचे गो जाति में यह रोग ज्यादा देखा गया है। छीमी पर वार्ट विभिन्न किस्म का होता है। दूध निकालने में दिक्कत होती है।

चिकित्सा

- शल्य चिकित्सा द्वारा छीमी पर के वार्ट को हटाते हैं।
- Autogenous टीका से भी चिकित्सा संभव है।
- एन्टीमोनी और विसमथ के योग से बने औषधि की सूई भी कारगर है।

बकरियों में चेचक (Goat pox)

शीघ्र संचारित होने के कारण इस रोग से किसानों को भारी आर्थिक क्षति होती है। यह अत्यधिक संक्रामक बीमारी है जिसके कारण फार्म में लगभग 90 प्रतिशत बकरियों की मृत्यु होते देखा गया है। गोट पोक्स का वायरस Host specific है और केवल गोट को ही बीमारी इस विषाणु से होता है। घुमंतु बकरियाँ रोग से अधिक ग्रसित होती है साथ ही बकरी के फार्म में रोग अधिक होता है, जब कि घर के बकरी में बहुत कम रोग होता है। अस्सी के दशक में छोटानागपुर के कई फार्म की 90 प्रतिशत बकरियों की मृत्यु गोट पोक्स से हुई थी। सभी उम्र की बकरियां को बीमारी होती है। संगर्भा बकरियों में गर्भपात बहुत होता है। अनेक बकरियों की आँखें रोग के कारण नष्ट हो जाती है। इस रोग में पोक्स की विक्षतियाँ शरीर के पूरे त्वचा एवं श्लेष्मा में दीख पड़ती है। ज्वर हमेशा रहता है और निमोनिया का लक्षण प्रधान रूप से रहता है। सुस्ती, आँखों में सूजन, नासाशोथ आम लक्षण हैं। चेचक की विक्षतियाँ उन स्थानों में ज्यादा रहती है जहाँ बाल नहीं हैं जैसे मलद्वार के नीचे, जंघा के भीतर, अंडकोष, थन, काँख और थूथन। रोगग्रस्त छोटे–छोटे बकरी के बच्चों में मृत्यु करीब शत प्रतिशत होती है। बचे हुये बकरियों में प्रतिरक्षा ठोस रहती है। रोग की कोई चिकित्सा नहीं है, फिर भी एंटीबायोटिक्स देने से थोड़ा लाभ अवश्य मिलता है।

यद्यपि माँ से बच्चों को प्राप्त प्रति पिंड टीकौषधि को निष्क्रिय करता है, 10 दिन से बड़े सभी बकरियों को टीकाकरण किया जाना चाहिये। जहाँ गोट पौक्स हमेशा होता है उस इलाके में गोल चक्कर में सभी बकरियों को टीका देना चाहिये।

—•—

अध्याय 27

परजीवी रोग
(Parasitic Diseases)

फैसियोलीओसीस या बोतल जॉ
(Liver fluke)

बरसात होते ही खेत, खलिहान, पोखर, तालाब आदि पानी से भर जाता है। घास के मैदानों में घोंघों की संख्या स्वतः बढ़ जाती है। लीवर फ्लूक का लार्वा इन घोंघों से निकलकर घासों पर चिपक जाते हैं। जब पशु उन घासों को खाते हैं, वे फ्लूक के शिकार हो जाते हैं अर्थात् यह घोंघा जनित रोग हैं। यह जानलेवा बीमारी है, जिसके कारण अच्छी भैसियों की मश्त्यु बरसात बाद होती है। यह रोग बिहार के उन भागों में अधिक होता है, जहाँ बरसात के मौसम में पानी तालाबों/गढ़ों में जमा होता है और जहाँ जानवर प्रतिदिन घास चरने जाता है।

कारण

लीवर फ्लूक परजीवी को फैसियोला कहते हैं। ये फ्लूक चपटे पत्ती के आकार के होते हैं और इनका रंग गहरा–भूरा होता है। ये करीब 25 मिलीमीटर लम्बे होते हैं।

लवीर फ्लूक का जीवन चक्र अनोखा है। परजीवी रूग्न पशु के शरीर में बड़ी तादाद में अण्डे देते है; जो गोबर के साथ बाहर निकल जाते हैं। अंडा को उपयुक्त नमी मिलने पर लार्वा निकलता है। ये लार्वा अपने शरणदाता (Host) की तलाश में रहते है; जिनमें घुसने के बाद इनका विकास होता है। घोंघा नहीं मिलने पर ये लार्वा शीघ्र भर जाते हैं। घोंघा के अंदर से लार्वा 5 सप्ताह में निकलकर पानी में तैरने लगते

हैं या घास पर चिपक जाते हैं और जब पशु इन घासों को खाता है, कृमि पेट में जाता है। वहाँ 5 दिनों तक रहने के बाद कृमि यकृत में प्रवेश करता है। वहाँ करीब पाँच सप्ताह रहने के बाद पित्तवाहिनी में जाकर परिपक्व हो जाते हैं। वहीं से रोग का लक्षण प्रारम्भ हो जाता है।

लक्षण

- कितनी संख्या में परजीवी पशु के शरीर में पहुँचे हैं पशु की उम्र तथा रोग विरोधी क्षमता पर लक्षण निर्भर करता है। लीवर का आकार बड़ा और जर्जर हो जाता है। पशु की मृत्यु के बाद पोस्टमार्टम करने के बाद लीवर को काटकर देखने से पत्तेनुमा लीवर फ्लूक खुली आँखों से दिखाई पड़ती है।
- रोग ग्रसित पशु में सुस्ती, कमजोरी, दुग्ध में कमी तथा एनिमिया पैदा करता है साथ ही आँखों की श्लेश्मा पीली हो जाती है। प्रारम्भ में कब्ज रहता है, लेकिन बाद में पानी जैसा प्रवाहिका होता है। पेट फूला दीख पड़ता है और गले के नीचे सूजन (बोतल जॉ) लक्षण दीख पड़ता है। गोबर जाँच करने पर लीवर फ्लूक परजीवी के अंडे दिखायी पड़ते हैं। गाय–भैंस में लक्षण उस समय दिखाई देता है जब परजीवी लीवर को पारकर काफी बड़े हो जाते हैं।

उपचार

- हेक्साक्लोरोथेन काफी उपयुक्त औषधि है। उन इलाकों में जहाँ यह बीमारी होती है वर्ष में चार बार इसे देते हैं। बरसात के शुरू में, बरसात के बीच में, बरसात के अंत में और बरसात समाप्त होने पर।
- छः माह के बच्चे एवं काड़ी को 15 ग्रा॰, डेढ़ साल वाले को 30 ग्रा॰ और वयस्क को 45 ग्रा॰ प्रति पशु मुँह से खिलाते है। इस दवा की बड़ी टिकिया आती है।
- पहले सीटीसी दवा का उपयोग होता रहा है, किन्तु यह दवा जहरीला भी है। रूग्न पशु दवा देने के बाद और बीमार हो जाता है। इसे 3 से 3.5 मिली लीटर एक ही बार देते है। दवा सस्ती है।
- आजकल ऑक्सीक्लोजानाइड दवा उपयोगी एवं आर्थिक रूप से ग्रहणीय है।
- सबसे अच्छी दवा ट्राइक्लाबेंडाजोल (Triclabendazole) है। Triclamar 12mg प्रति किशभा। अलबेंडाजोल (एलवोभार) भी कारगर है। इसे 2.5 मिग्रा॰ प्रति किशभा देते हैं।

- परोपजीवी के मिश्रित संक्रमण की स्थिति में टेटरामिजोल 150 मि॰ग्रा॰ + आक्सीक्लोनाजइड 150 मि॰ग्रा॰ (निलजान) लीभर फ्लूक रूमेन फ्लूक के साथ गोल कृमि का सफाया हो जाता है। इसे एक मि॰ली॰ प्रति 3 किशभा की दर से देते हैं।

बचाव

बारिश के मौसम में पशुओं को चरने के लिये वहाँ नहीं ले जायें जहाँ घोंघे अधिक हों। घोंघा मारने के लिये कॉपर सल्फेट 10 किलोग्राम प्रति एकड़ के दर से दवा का छिड़काव करें। सभी किसान मिलकर या पंचायत के सहारे इस कार्य को किया जा सकता है।

गोधन में नकड़ा या सुनसुना (Nasal systosomiasis)

गोधन में यह रोग अधिक, लेकिन भैंस, भेंड़ और बकरियों में भी यह रोग होता है। रोग का कारण एक परजीवी है, जिसे सिस्टोजोमा नेजलीस कहते हैं। यह परजीवी रूग्न पशु के नाक के अंदर शिरा में जाकर रहता है। इसकी लम्बाई करीब 10 मि॰मी॰ की होती है। इसे परजीवी जीवन चक्र का एक भाग घोंघे के पेट में रह कर पूरा होता है। घोंघे से सरकेरिया बाहर निकल कर घास पर चिपक जाता है। पशु के चरने के दौरान सरकेरिया पशु के त्वचा में प्रवेश कर जाता है। कहीं भी वे घुसते हों, लेकिन अंत में वे नाक के छिद्रों के शिरा में ही आकर वास करते हैं। वे रक्त वाहिका द्वारा नाक के शिरा में आते है। माइक्रोस्कोप के सहारे नेटा या गोबर जाँच में परजीवी के अंडे को देखे जा सकते हैं।

लक्षण

जुकाम, बार–बार छींक आना, नाक से नेटा मवाद के रूप में निकलता है। नाक के दीवारों में सूजन और छोटे–छोटे घाव दीख पड़ते हैं। दुग्ध में कमी होती है और एन्टीबायोटिक का असर जुकाम पर नहीं पड़ता है। सांस के समय सुनसुनाहट की आवाज दूर से सुनाई पड़ती है। पशु बार–बार जीभ से नाक को चाटता रहता है।

उपचार

- टारटार इमेटी की दवा कारगर एवं सस्ती है, लेकिन इसे शिरा में देना पड़ता है। केवल चतुर चिकित्सक ही इसे कर सकते हैं। 2–4 प्रतिशत टारइमेटीक 30 से 40 मि॰ली॰ प्रत्येक तीसरा दिन IV कम से कम 5 बार दें।

- अन्य दवा आइभरमेक्टीन (Ivermectin) है। एक बैल या गाय के लिये 7 मिली॰ SC प्रत्येक सप्ताह में तीन बार दें। दो सप्ताह तक दवा चलना चाहिये। आइभरमेक्टीका वी॰ 0.5 W/V भी आया है, इसे इन्डेक्टोसाइड नाम दिया गया है। बीरवैक कम्पनी ने इसका एक मिली प्रति 10 किशभा के दर से पशु के पीठ पर रीढ़ की हड्डी की लाइन से डील से पूँछ तक पतली धार के रूप में डालें। इससे अन्दरूनी एवं बाहरी परजीवियाँ सुविधाजनक उपयोग से मर जाते हैं। इसे हाइटेक पोर ऑन कहते हैं। उसी दवा का 0.08 W/V बेनजाइल अल्कोहल 2 W/V है जिसे हाइटेक ओरल लिक्वीड कहते हैं। इसका 2.5 मिली प्रति 10 किशभा दर से पिलाते हैं। पेट तथा आँत के गोल कृमि सब नष्ट हो जाते हैं। साथ ही सुनसुना के कीटाणु भी नष्ट होते हैं।
- एन्थियोमलीन की सूई 10 cc से प्रारम्भ कर बढ़ते डोज क्रम में 20 cc तक IM सप्ताह में दो बार दिया जाना प्रभावकारी है।
- नाक के फफोले पर कॉपर सल्फेट का क्रिस्टल रगड़ने से भी अस्थायी लाभ होता है।

भैंस और गाय के बच्चों में कृमि (Worms in Calves)

दो–चार मास के युवा भैंस और गाय के पाड़े एवं बछड़ों के आँत में 8 से 20 ईंच के लम्बे कृमि अक्सर रहते हैं। किसान इन्हें देखकर ही कहते हैं ये जोंका गयें हैं क्योंकि उनके मुँह में दुर्गंध रहता है।

कारण

मजे की बात है कि इनमें कृमि जन्तुबांधा जन्मजात होता है, जबकि सूकर में ऐसा नहीं होता है। कृमि का नाम है एसकरीस भिटुलोरम। इस कृमि के अंडे शरीर के बाहर 5 वर्षों तक जीवित रह सकते हैं, जबकि पशुओं के आँत में इन अंडो से शीघ्र लार्वा निकलता है, जो आँत के श्लेश्मा (Mucosa) में संताप (Irritation) पैदा करते हैं और बड़े कृमि आँत के दीवारों पर जमे रहते हैं। वे परजीवी, बनकर पशुओं के आहार पर जीते हैं। कृमि पित्त की नली में रूकावट करते हैं और कभी तो कृमियों के गुच्छों से आँत की नली बिल्कुल बंद हो जाती है। इस कारण बछड़े मरणासन्न हो जाते हैं।

लक्षण

बछड़ो के मुँह से दुर्गंध, अल्प वृद्धि, भूख की कमी, दूध पीने में अरूचि, सुस्ती, बेचैनी, त्वचा रूखड़ा, कभी बहुत ज्यादा कब्ज, पेट दर्द का लक्षण और कभी पतला गोबर होता है।

कृमि

जन्तु बाधा से पाचन में बाधा आम शिकायत रहती है। बछड़े की मृत्यु उस वक्त तो नहीं होती है जबतक कृमि के अप्रोढ़ (Immature) लार्वा आँत से यकृत एवं फेफड़ा में प्रवेश नहीं करते। बहुत बछड़े एवं पाड़ों की मृत्यु हो जाती है।

निदान

कभी–कभी तो इन युवाओं के गोबर में कृमि देखे जा सकते हैं। गोबर की जाँच पर कशमि के अण्डे आसानी से माइक्रोस्कोप से देखे जा सकते है।

उपचार

- पीपराजीन हेक्साहाइड्रेट / टेट्रभिजोल / मोरेन्टल टाटभेट / एलवेन्डाजोल आदि इसकी अचूक दवा है। यह 0.8 ग्रा॰ प्रति 5 मिली घोल में उपलब्ध है। युवा बछड़ा को 5 मिली प्रति 10 किशभा पर पिलायें। इसे 21 दिनों के बाद पुनः दें।
- कृमि से बेचैन बछड़ों को डी॰एन॰एस॰ तरल चिकित्सा के रूप में अवश्य दें। पीपराजीन पिलाने के पूर्व दें तो बेहतर है, क्योंकि पीपराजीन टौक्सीक भी है। इसे 10 मिली प्रति किशभा के दर से प्रति दिन तीन दिनों तक दें। साथ ही यकश्त टौनिक भी दें।
- पलास तथा इन्द्रज का बीज भी असरदार है। पलास बीज का डिकॉक्शन कृमिनाशक के अलावे हिमोग्लोबिन वर्द्धक भी है।

बचाव

- गाय भैंस के बछड़ों में कृमि जन्तु बाधा जन्मजात होता है, अतः पशु चिकित्सक की सलाह से उन्हें कृमिनाशक दवा नियमित रूप से दो बार पिलायें। साथ ही गर्भावस्था में भैंस एवं गाय को भी पीपराजीन से चिकित्सा करें।
- खटाल को फिनाइल से साफ करते रहें जिसमें कि कृमि के अंडे खटाल में न रहे।

—•—

अध्याय 28

बवेसियोसिस अथवा लालमूत्र ज्वर
(Babesiosis or Red Water Fever)

लाल मूत्र ज्वर रक्त चूसने वाला किलनी से संचरित होता है। इस किलनी का नाम बूफीलस (Boophilus) है। इसी किलनी द्वारा बवेसिया कीटाणु पशु के शरीर में प्रवेश करते हैं। रोग होने पर मूत्र में हिमोग्लोबिन आने से मूत्र का रंग कथई, रक्तहीनता, पीलिया, ज्वर और रोग की तीव्रता से पशुओं की मौत होती है।

कारण

- जब पशुओं के त्वचा पर किलनी रक्त चूसता है, वे अण्डे भी वहीं देते हैं। किलनी के अण्डों के सहारे बवेसिया कीटाणु पशु के शरीर में प्रवेश करते हैं। ये अण्डे रक्त में प्रवेश कर लाल रक्त में घुसते हैं, जहाँ उनकी वृद्धि होती है। लाल रक्त के अंदर (Intraerythrocytic) जीवन बिताते हैं। इसी समय पशुओं में ज्वर होता है, जिसके कारण तापमान बढ़ जाता है। लाल रक्त कण में ही उनका विभाजन होता है।
- संक्रमित सूई (Needle) एवं शल्य उपकरण द्वारा भौतिक रूप से भी पशु संक्रमित होते हैं। प्राकृतिक संक्रमण से रोग से पूरी प्रतिरक्षा मिलती है। शीघ्र चिकित्सा के बाद ये कीटाणु मरते हैं, तब प्रतिरक्षा नहीं रहती है। प्रतिरक्षा 6 महीने तक ही रहती है ओर पुनः बवेसिया हो सकता है।

- बवेसिया कीटाणु रंग विहीन, नासपाती के आकार के 6 μ तक के होते हैं। माइक्रोस्कोप के सहारे बवेसिया कीटाणु लाल रक्तकण के अंदर देखे जा सकते हैं। कुक्कुर में *B.canis,* गाय में *B. bigemina* और भेड़ में *B.motasi* इस परजीवी का बड़ा रूप है, जो उष्ण कटिबंध (45° अक्षांस के भीतर) पाया जाता है।
- अपने यहाँ के देशी पशु बवेसिया से उतना संवेदनशील नहीं है, जितना कि संकर गायें। कम उम्र की गायें ज्यादा संवेदनशील होती हैं। प्रसव के बाद, भूखा रहने तथा कुपोषण से संवेदनशीलता बढ़ती है, साथ ही जब पशुओं को ट्रेन या अन्य साधन द्वारा ढुलाई किया जाता है, संवेदनशीलता बढ़ जाती है। बारिश के समय अंठैल ज्यादा क्रियाशील रहता है। बवेसियोसिस की उद्भवन अवधि (Incubation period) 8–10 दिनों की होती है। इसीलिये स्थानान्तरण के एक सप्ताह बाद ही रोग का प्रकोप संकर गायों में देखा गया है।
- कीटाणु परिसरीय रक्त वाहिकाओं (Peripheral circulation) में ज्यादा सक्रिय होकर लाल रक्त कणों को नष्ट कर रक्तलायी (Hemolysis) करता है, फलस्वरूप परिसंचरण में हिमोग्लोबिन स्वतंत्र हो जाता है और मूत्र में निकलना शुरू करता है। मूत्र का रंग कथई हो जाता है। इसके बाद रक्तहीनता तथा कुछ दिनों के बाद पीलिया होता है।

लक्षण

- मूत्र का रंग कथई, तेज बुखार, भूख की कमी, सांस में तेजी, रक्तहीनता तथा सुस्ती होती है। दुग्ध उत्पादन में भारी कमी, आँखों की झिल्लियाँ ईंट की भांति लाल (Brick red) और गायों में गर्भपात होता है। रोग की तीव्रता से ग्रस्त गायों की मश्त्यु होती है, जो बच जाती हैं उनमें ज्वर एक सप्ताह तक रहता है और आँखों की श्लेष्मा पीली हो जाती है।
- रोग अनुतीव्र (Subacute) रूप में भी रहता है। इस हालात में लड़खड़ाहट, पिछले पैरों में लकवा और आक्षेप (Convulsion) तक होता है। इस प्रकार का लक्षण नये पशुओं में होता है। बाद में बेहद सुस्ती (Coma) और मृत्यु होती है। ऐसे रोगियों के रक्त जाँच पर बवेसिया मिलता है।

जाँच

- प्रयोगशाला में ग्रसित पशु के मूत्र को परखनली में रखकर बैठकी (Stand) में रखने पर परखनली का सम्पूर्ण मूत्र लाल ही रहता है, जबकि रक्त रहने पर

लाल रक्त कण परखनली की पेंदी (Bottom) में एकत्रित हो जाते है, उसके उपर वाला मूत्र का रंग प्लाज्मा का रंग अर्थात् सफेद रहता है। रक्त जाँच करने पर लाल रक्तकण के अंदर बवेसिया कीटाणु दीख पड़ते हैं।

उपचार

- बेरेनील इस रोग की अचूक दवा है। चिकित्सक की सहायता से 3 से 5 मिग्रा प्रति किशभा के दर से 1M एक बार दें। इसके देने के पूर्व DNS दो से चार बोतल पशु को IV चढ़ायें तो बेहतर होगा। इसे देने से बेरेनील पड़ने पर प्रतिक्रिया नहीं होती है। कभी–कभी बवेसिया कीटाणु मरने के फलस्वरूप मस्तिष्क की वाहिकायों में जमा हो जाती हैं और पशुओं में आक्षेप होते देखा गया है। DNS और एभील देने से कम्पन आदि ठीक हो जाता है। रक्त–हीनता से उबरने के लिये रक्तवर्द्धक दवायें आँत्रेतर एवं मुख दोनों से दें।

बचाव

- पशुओं को अंठैल से बचाने के लिये मानसून प्रारम्भ होने के पूर्व 25 से 30 दिनों पर मालाथिओन या सोमिथओन का 2 प्रतिशत घोल से खटालों में छिड़काव करें, साथ ही इसका 0.05 प्रतिशत घोल पूरे शरीर पर कपड़ा के सहारे रगड़ कर लगायें जिसमें कि त्वचा में सटे किलनियाँ को दूर किया जा सके।

सर्रा (Surra or Trypnosomiasis)

सर्रा या सड़ा हुआ रोग ट्रीपनोसोमियासीस बीमारी को कहा गया है, जो ट्रीपनोसोमा इभांसाइ (*Trypnosoma evanisi*) एक रक्त प्रोटोजोआ के द्वारा होता है। ग्रीफीथ इभांस एक पशु चिकित्सक ने 1880 में ट्रीपनोसोमा की पहचान उँटों में की थी। उन्हीं के नाम पर इस प्रोटोजोआ का नाम ट्रीपनोसोमा इभांसाइ पड़ा।

रोग होने पर रक्तहीनता (Anaemia), तेज ज्वर, उत्तरोत्तर (Progressive) कमजोरी तथा दुर्बलता है। मक्खियों के काटने से पशुओं के शरीर में यह प्रोटोजोआ प्रवेश करता है। इस रोग को गाय–भैंस में सर्रा, उँट में तिबरसा, अश्व में डोयूरीन कहते हैं। अफ्रीका में एक मक्खी सीसी (Tsetse) के काटने से मनुष्यों में नींद हराम हो जाती है। कुत्तों में यह रोग रोगी पशु के माँस खाने से होता है।

रोग फैलने का वजह

वर्षा ऋतु में काटने वाली मक्खियों की बेतहाशा वृद्धि होती है। इनके करीब 40 किस्में हैं – टेबेनस, स्टौमैक्सिस, हिमैटोपोटा आदि। जून से सितम्बर के बीच बारिश के बाद उमस वाली गर्मी और नमी के वजह से सर्रा का प्रकोप होता है। इन मक्खियों के काटने से ट्रीप्स पशुओं के शरीर में घुसता है, जो रक्त और लसिका के सहारे पूरे शरीर में जाता है, जिसके कारण ज्वर आता है। इसके बाद लाल रक्त कण टूटने लगते हैं और हिमोग्लोबिन स्वतंत्र हो जाते हैं, लेकिन पशु का पेशाब लाल नहीं होता हे, रक्तहीनता अवश्य होती है। ट्रीप्स मस्तिक में पहुँच जाता है, जिसके कारण पशुओं में कम्पन होता है और पशु चक्कर काटते काटते जमीन पर गिर जाता है। इलाज नहीं होने पर पशु की मौत हो जाती है।

सभी दुधारू पशुओं खासकर भैंस में यह रोग लक्षण विहिन अवस्था (Sub clinical stage) में कई महीनों तक रहता है। जब इन भैंसों की प्रतिरोधी क्षमता कम हो जाती है, रोग का लक्षण प्रकट होता है। इस प्रकार की स्थिति तनावग्रस्त अवस्था, कुपोषण और भूखे रहने पर अधिक होती है।

लक्षण

तीव्रावस्था में बुखार, कमजोरी, रक्तहीनता, आँखों की श्लेष्मा का फीका होना, अधिक लार का चलना, दाँत पीसना, बार बार पेशाब करना, लड़खड़ाहट, गोल चक्कर काटना, जबड़ों में सूजन तथा आँखों में कीचड़ दीख पड़ता है। रोग की चिरकारी अवस्था (Chronic stage) में पशु की उत्पादन क्षमता कम जाती है। भैंस में इस प्रकार के लक्षण को आसानी से किसान समझ नहीं पाते हैं।

उपचार

- रक्त की जाँच चिकित्सक से अवश्य करायें।
- क्वीनापायरामीन सल्फेट 1.5 ग्रा॰ + क्वीनापायरामीन क्लोराइड 1.0 ग्रा॰ (एन्ट्रीसाइड प्रोसाल्ट या ट्राइक्वीन) 2.5 ग्रा॰ दवा को 15 मि॰ली॰ जल में घोल कर 2 मि॰ली॰ प्रत्येक 45 किशभा के दर से SC एक ही बार सूई दें। इससे सर्रा रोग का नियंत्रण होगा।
- क्वीनापायरामीन सल्फेट की सूई (ट्राइक्वीन एस) 2 ग्रा॰ के भायल में 18 मि॰ली॰ जल डालकर दवा बनायें। इसका 3 मि॰ली॰ प्रति 100 किशभा के दर से SC एक ही बार सूई दें।

- DNS शिरा में देने से पशुओं को मस्तिष्क के लक्षणों से शांति मिलती है, अतः इसे ट्राइक्वीन एस देने के पूर्व देना चाहिये।

बचाव

कीटनाशक दवा का छिड़काव बारिश के प्रारम्भ होने के पूर्व से प्रत्येक 15 दिनों पर अपने खटाल में करवायें। रोग के निवारण के लिये एन्ट्रीसाइड प्रोसाल्ट की सूई संवेदनशील पशु को बारिश के पूर्व दिला दें।

थिलेरियासीस (Theileriasis)

चमोकन से संचरित (Transmitted) गोधन, भेड़ और बकरी में उत्पन्न थेलेरियासीस प्रोटोजोअन रोग है। रोग में तेज बुखार, लिम्फैटिक ग्रंथियों की वृद्धि से विकार, श्वेताणु न्यूनता (Leucopenia) एवं रक्तअल्पता (Anaemia) होता है। हमारे देश में इसे ट्रौपीकल थिलिरियासीस कहते है और इसके कीटाणु थिलेरिया एनुलेटा (Theileria annulata) लाल रक्तकण में रहते हैं। ये कीटाणु हाइलोमा नाम अंठैल के काटने से पशुओं के रक्त में प्रवेश करते हैं। मई से अक्टूबर तक जब बारिश का मौसम रहता है तो ये चमोकन काफी सक्रिय रहते हैं। इसी समय ये गाय, भैंस, भेड़, बकरी पर आक्रमण करते हैं। देशी गायें और भैंस पर ज्यादा प्रभाव नहीं पड़ता है लेकिन संकर नस्ल की गायें शीघ्र ही इसका शिकार हो जाती हैं।

लक्षण

प्रथम लक्षण लसिका ग्रंथियों का सूजन है। अधिकतर ग्रंथियों का सूजन वहीं ज्यादा होता हे, जहाँ अठैल चिपके होते हैं। इसके बाद तेज बुखार से तापमान 104 से 107 डिग्री तक जाता है। तापमान कमोबेश 8 से 10 दिनों तक रहता है, जो साधारण ज्वरनाशक दवा से नहीं घटता है। आँखों और नाक से पानी, सुस्ती, भूख की कमी तथा आँखों के झिल्लियों में पीलापन होता है। ज्वर हटने पर आँखों की झिल्लियाँ लाल रहनी चाहिये, जो नहीं होता है क्योंकि ग्रस्त जानवरों में रक्तअल्पता ज्यादा हो जाती है। पशु कुछ न कुछ खाते रहता है। दुग्ध उत्पादन में भारी कमी होती है। गायों में कमजोरी, रक्तहीनता एवं पीलिया के लक्षण प्रकट होते हैं। मूत्र का रंग पीला होता है, और गोबर कभी पतला होता है। अगला पंखी अर्थात् कंधे पर की हड्डी (Scapula) ओर जांघ की हड्डी (Femur) के आगे वाला लसिका ग्रंथियों में

सूजन इतना होता है कि वे बाहर से दीख पड़ती हैं। परिस्पर्शन (Palpaton) से ये ग्रंथियाँ स्पष्ट महसूस होती हैं। रोग निदान का यही सबसे अच्छा तरीका है। ऐसे तो ग्रंथियों से बायोप्सी कर सलाइड पर माइक्रोस्कोप में देखने पर साइजोंट दीख पड़ते है तथा लाल रक्त कणों में थिलेरिया के कीटाणु (Theileria organism) दीख पड़ते हैं। रूग्न पशु को सांस लेने में तकलीफ होती है। रोग की अन्तिम अवस्था में पैरों में कम्पन रहता है, पशु जमीन पर गिर जाता है और उसकी मृत्यु हो जाती है, रोग शुरू होने के बाद 8–10 दिनों में यह अवस्था होती है।

उपचार

इसकी सबसे अच्छी दवा बूटालेक्स (Buparvaquone) है। प्रत्येक मिली में दवा 50 मि॰ग्रा॰ रहता है। बछड़ो को 1 से 2 मि॰ली॰ 1M दें और बड़ों को 1 मिली प्रत्येक 20 किलो शरीर भार पर 1M एक ही बार दें। बड़े पशु को 15 मि॰ली॰ या उससे अधिक 20 मि॰ली॰ 1M दें। ज्वर तीन चार दिनों में अवश्य घट जायगा। इसके साथ खून बढ़ाने के लिये लीवर टॉनिक या रक्तबर्द्धक सूईयाँ भी दे सकते हैं। अगर बूटालेक्स नहीं मिले तो ऑक्सीटेटरासाइक्लीन पूरा खुराक अर्थात् 30 मि॰ली॰ 1M 5 दिनों तक दें, साथ ही बड़े पशु को इमुनोस्टीमुलैंट अर्थात् लेभामीजोल 6 मि॰ली॰ 1M प्रत्येक दूसरे दिन तीन दिनों तक दें।

बचाव

- थिलेरियासीस का टीका भी इन्डीयन इमुनोलोजीकल ने बनाया है जिसे प्रथम वियान के पूर्व दिया जाता है।
- लेकिन सबसे अहम मुद्दा है चमोकन को हटाना। इसके लिये वर्षा शुरू होने के पूर्व से ही खटालों में कीटनाशक दवा यथा मालाथियोन या सुमोथियोन का 2 प्रतिशत घोल से छिड़काव नियमित रूप से करें। साथ ही साथ कीमती पशुओं के शरीर पर बूटौक्स का घोल बनाकर 2 से 3 मि॰ली॰ एक लीटर जल में डालकर कपड़ा के सहारे रगड़ें, जिससे अंठैल मरेंगे। यह करना आवश्यक है। कमजोर और दुधारू पशुओं एवं कामकाजी पशुओं को अंठैल बहुत कमजोर कर देता है। बूटौक्स का घोल लगाकर ऐसे पशुओं को अंठैल से नियंत्रण करना चाहिये।

खूनी दस्त (Coccidiosis)

खूनी दस्त अथवा कौक्सीडिओसीस इमेरिया प्रोटोजोआ के संक्रमण से होने वाली घोड़े को छोड़कर सभी पशुओं एवं कुक्कुट का संक्रामक आँत्र शोथ (Contagious enteritis) है। दस्त, संग्रहनी, रक्त–हीनता तथा दुर्बलता रोग की पहचान है। रोग वहाँ विशेष होता है, जहाँ पशुओं तथा चूजों को छोटी घरों में एक साथ रखते हैं और जब चूजों के विछावन से पानी से भींगा रहता है। युवा पशुओं तथा चूजों में रोग विकराल रूप में होता है।

कारण

- रोग का कीटाणु कौक्सीडिया मेजमान विशष्टि (Host specific) है अर्थात् एक जाति के पशु की बीमारी दूसरी जाति के पशु में नहीं होती है। गोधन में *Emeria zurnii* और *E.bovis* 6 से 7 महीना के युवा को होता है, जबकि चूजों में *E.tenella* और *E. necatrix* प्रोटोजोआ से होता है।
- कीटाणु का डिम्बाणु कोशिका (Oocyst) मल या गोबर में निकलता है और जब नमी, ठंढी और गीली भूमि या गीला बिछावन रहता है, शीघ्र बीजाणुभवन (Sporulation) अर्थात् एक Oocyst से अनेक कीड़े बनते हैं, लेकिन जब जमीन सूखा और हवा गर्म रहती है। ये उसीस्ट शीघ्र मर जाते हैं। रोग चारा और पानी के सहारे फैलता है, दुषित चारा, दाना और पानी को खाने पीने से सबों की बीमारी होती है।
- कीटाणु शरीर में केवल आँत के विभिन्न हिस्सों मसलन सिकम, कोलोन, इलियम और आँत के उपरी हिस्से में भी संक्रमण होता है, लेकिन कीटाणु आँत के अलावे और भाग जैसे लीवर, पैंक्रीया तथा वृक्क में नहीं जाता है।
- प्रोटोजोआ आँत के कोशिकाओं का विदार (Rupture) करते है जिससे आँत के श्लेष्मा (Mucosa) का अपरदन (Denudation) होता है जिसे शीघ्र दस्त शुरू हो जाता है। अपरदन होते ही आँत में मरोड़ होता है जो बहुत ही दर्दनाक स्थिति वाली है। युवा बछड़ा जानवर या चूजे जल्दी जल्दी खूनी दस्त करते हैं।
- आँत की नली में रक्त स्राव अत्यधिक होता है, जिसे रक्त की कमी शीघ्र होती है। एकाएक श्लेष्मा का संक्रमण तेजी से होता है। शोथ, तकलीफ से बेचैनी होती है, जिससे बछड़ों, चूजों की मृत्यु शीघ्र होती है।

- बाहर से आने वाले लोगों के लिये फिनायल के घोल से होकर बाड़ा के अंदर जाने दें।

लक्षण

- मुर्गियां आँखे मूंद कर एक कोने में इक्कठी रहती है। उनमें सुस्ती, बेचैनी, पंख बिखरे, कलंगी और झालर का रंग पीला तथा भूख की कमी रहती है। बछड़े सुस्त तथा बार–बार खूनी दस्त से परेशान रहते हैं। प्रारम्भ में थोड़ा ज्वर रहता है लेकिन बाद में तापमान साधारण से नीचे चला जाता है। दस्त में दुर्गंध अधिक कहता है। गोबर में श्लेष्मा और रक्त दोनों ही रहते हैं। कभी–कभी मल में रक्त का थक्का भी रहता है। जोरों का पाखना करते समय ऐंठन (Tenesmus) इस रोग की विशेषता है। कभी–कभी ऐंठन के समय मल भी नहीं होता है। मामूली बीमारी में ऐंठन नहीं होता है। दस्त होता है लेकिन संग्रहणी अर्थात् मल के साथ खून नहीं रहता है।

निदान

- मुर्गियों का विस्टा और उसकी आँत से खुरचन लेकर पशु हॉस्पीटल या पशु उत्पादन एवं स्वास्थ्य संस्थान, पटना ले जाकर बछड़े के गोबर की जाँच करा लें।

उपचार

- सल्फाडिमिडीन, सल्फामेराजीन या नाइट्रोफ्यूराजोन या फ्यूराजोलीडोन का उचित मात्रा में पिलाने से लाभ मिलता है।
- बछड़ों में सल्फा का खुराक एक ग्राम प्रति 15 पौंड शरीर भार पर प्रतिदिन तीन से चार रोज खिलायें।
- चूजों के लिये एमप्रोसोल (एम्प्रोलियम) 30 ग्रा॰ 25 लीटर जल में घोल कर 5 से 7 दिनों तक पीने के पानी में दें।
- बछड़े को फ्यूराजोलीडोन की 2 से 3 गोली प्रतिदिन 5 दिनों तक खिलायें।
- बछड़ों में मरोड़ को कम करने के लिये वालथेमाइड ब्रोमाइड (Valthemide bromide) या स्पाजमोभेट (Spasmovet) या बारालगन प्रतिदिन तीन बार दो से तीन दिनों तक खिलायें।

बचाव

- मुर्गीयों के घर को हमेशा सूखा रखें, पूरी सफाई, पीने के पानी से उनके बिछावन को भींगने नहीं दें।
- बीमारी होने पर नौसादर के 10 प्रतिशत घोल का छिड़काव उनके दरबे में करे।
- चूजों की भीड़ बनाकर न रखें।

—•—

अध्याय 29

कवकीय रोग
(Fungal Disease)

भैंस और गाय में डेगनाला रोग
(Fungal disease (Degnala Disease) in Buffalo and Cattle))

जाड़े के मौसम में लगातार कवक संक्रमित (Fungal infested) धान के पोवाल (Straw) खाने से भैंस और गौ के पैर, कान एवं पूँछ की त्वचा में गलन (Necrosis) और कोथ (Gangrene) उत्पन्न होता है। रोग की समुचित चिकित्सा नहीं होने की स्थिति में पशु की मृत्यु डेगनाला रोग की विशेशता है। गंगा के मैदानी भाग में इस रोग का प्रकोप अधिक देखा गया है शायद इसीलिये कि इस क्षेत्र में नवम्बर से फरवरी तक अधिक ठंड रहता है। किसान इस रोग को कहीं गलित, कोढ़वा, गदहिया आदि नाम से पुकारते है। उत्तर प्रदेश, पंजाब, हरियाणा में क्लिनीकल गैंगरीनस सिंड्रोम कहते हैं। 1939 में एक अंग्रेज वैज्ञानिक सरलाव (J. E. Sirlaw) ने शेखपूरा जिला जो अब पाकिस्तान में है के मुरीक गाँव में एक छोटा–सा नाला ''डेग'' के इर्द–गिर्द के गाँवों में इस रोग का प्रकोप देखा था। उसने इसी नाला के नाम पर इस रोग को डेगनाला रोग से पुकारा। बरसात के बाद जाड़े के मौसम में इस बीमारी का प्रकोप बहुतायत में होता है।

कारण

- कवक संक्रमित धान के पोवाल से कुल 22 किस्मों के कवक निकाले गये हैं। उनमें प्रमुख हैं – फुसारियम, म्यूकर, क्लैंडोस्पोरियम और एसपरजिलस। जाड़े के मौसम में धान के पोवाल पर अनेक काले धब्बे उग आते हैं। इन्हें कोई भी

आँखों से देख सकता है। किसान जानकारी के अभाव में ऐसे कवक संक्रमित पोवाल को पशु धन को खिलाते है। गर्म वातावरण होने पर ये कवक पोवाल पर नजर नहीं आते हैं।

- ये कवक (Saprophytic Fungi), जो आविश (Toxin) का निर्माण करते हैं, जिसे माइकोटौक्सीन कहते हैं। ये माइकोटौक्सीन परिसरीय रक्त वाहिका में संकीर्णन (Vasoconstriction) उत्पन्न करते हैं, जिसके कारण कान, पूँछ, पैरों के नीचला भाग में नासूरदार गलन (Ulcerative necrosis) होता है। भैंस इस रोग से ज्यादा संवेदनशील हैं।
- इस रोग के कारकों में सेलेनियम आविशलुता (Selenium toxicity) की संलिप्तता भी कही जाती है क्योंकि जींक का साल्ट दवा में देने से रोगियों में सुधार देखा गया है। सेलेनियम आविशलुता का रोग में कारण होना संदेहात्मक है।

लक्षण

- आम रूप में रोग युवा भैंस एवं गोधन में देखा गया है, यद्यपि कि बड़े और बूढ़े भैंसो में भी रोग होता है। रोग नवम्बर से फरवरी के बीच फैलता है।
- रोग ग्रस्त पशु धीरे–धीरे अधिक कमजोर और निर्बल हो जाते हैं। वे खा नहीं पाते हैं। प्रांरभिक अवस्था में पशु के खूरों के उपर हल्का सूजन के साथ लंगड़ापन के लक्षण दिखायी पड़ता है बाद में नासूरदार घाव (Ulcerative wound) और कोथ (Gangrene) पैरों और शरीर के नीचली भागों में उग आता है। घाव के कारण पूँछ कट कर गिर जाता है। पूँछ स्पर्श करने पर ठंडा रहता है और चिपटा भी हो जाता है। कानों में भी सूखा कोंथ (Dry gangrene) होता है। थूथन, होंठ तथा जीभ पर भी घाव होता है। ग्रस्त पशुओं में लंगड़ापन अवश्य रहता है। कभी–कभी खूर भी कट कर गिर जाता है। अगर समय पर चिकित्सा नहीं हुई तो रूग्ण पशु की मृत्यु 15 से 20 दिनों में अवश्य होती है।

उपचार

- पेन्टासल्फ का मिक्सचर : फेरस सल्फेट–166 ग्रा॰, कॉपर सल्फेट–24 ग्रा॰, जींक सल्फेट–75 ग्रा॰, कोबाल्ट सल्फेट–15 ग्रा॰ और मैगनेसियम सल्फेट–100 ग्रा॰। इस मिक्सचर का 60 ग्रा॰ पहला दिन, उसके बाद प्रतिदिन 30 ग्रा॰ 10 दिनों तक गुड़ या तीसी चूर्ण के साथ खिलायें।

- घावों पर 2 प्रतिशत नाइट्रोग्लसरीन का मलहम प्रति दिन दो बार घाव को साफ कर लगायें।
- DNS प्रतिदिन दो चार बोतल शिरा में IV चढ़ायें। इस प्रकार की चिकित्सा के बाद लगभग 90 प्रतिशत रोगी चंगा हो जाता है।
- आयोडिन से चिकित्सा भी लाभकारी देखे गए हैं।

बचाव

- धान के पोवाल को 4 प्रतिशत सोडियम हाइड्रोक्साइड से साफ (Treat) कर पोवाल खिलाने से बीमारी नहीं होती है।
- पोवाल को धूप में एक घंटा सूखाने से कवक नष्ट हो जाता है और जिसके खाने से बीमारी नहीं होती है।
- किसानों में जागरूकता पैदा करने की आवश्यकता है, जिसमें कि वे कवक बाधित पोवाल अपने पशुओं को न खिलायें।
- जाड़े के मौसम में ओस से भींगे घास भरे मैदान में पशु को ले जाने से परहेज करें।
- ठंढ हवा के झोकों से पशु का बचाव करें।

दाद (Ringworm)

त्वचा का विकार दाद विभिन्न डरमायफाइटस मसलन ट्राइकोफायटन, इपीडर्मोफायटन ओर माइक्रोस्पोरम कवक (Fungi) के संक्रमण से होता है। इस विकार में बहुत खुजली होती है। बारीक–बारीक फुंसियाँ होकर यह गोलाकार फैलता है। इन कवकों के कारण बालों के जड़ और इपीथेलियस परतों का केराटनायजेसन होता है। इस विकार के फंगस उपरी तवचा तथा बालों के जड़ में अधिक बढ़ते हैं। सभी प्रकार के जानवरों में इसका प्रादुर्भाव होता है। तंग जगह अधिक संख्या में बांधकर रखे हुए जानवरों में इसका विस्तार अधिक होता है। मनुष्यों को भी पशुओं से संक्रमण होता है। इसका संचरण सीधे संसर्ग से होता है। कवक के स्पोर से खटाल, अस्तबल, केनल आदि अधिक दिनों तक संक्रमित रहते हैं। दाद के कवक वायुजीवी (Aerobic) होते हैं इसीलिये वे विक्षतियों के केन्द्र में छिलका (Crust) के

अंदर मर जाते हैं, जिससे विक्षति के मध्य वाला भाग चिकना दिखाई पड़ता है। व्याधिग्रस्त पशु के प्रत्यक्ष संपर्क में आने से इसका प्रसार जल्दी होता है। रिंगवर्म की विक्षति को चाटने से इसकी वृद्धि तेजी से होती है। 3 सेमी॰ गोलाकर व्रण होते हैं इसीलिये इसे रिंगवर्म कहते हैं। गोलाकार वर्ण के केन्द्रक वाला भाग स्वस्थ दीखता है।

प्रथमावस्था में चर्म का निचला हिस्सा कच्चा होता है, जो कुछ दिनों बाद सूखता है। सफेद विक्षतियाँ, गर्दन, पीठ आदि पर गोचर होती है। पेरेनियम भाग पर अधिक दीखते हैं। कुछ केस में पूरे शरीर पर फैलते हैं।

उपचार

- बालों को काटकर सेभलोन से साफ करें।
- विक्षतियों पर पीभोडीन आयोडिन लगायें।
- नीचे लिखे किसी एक मलहम को लगायें।
  (i) सलीसलीक एसीड, वेनजोइक एसीड प्रत्येक 2 ग्रा॰ भेसलीन 30 ग्रा॰।
  (ii) मिकोनाजोल, इकोनाजोल, थाया वेंडा जोल मलहम।
- कवीकीय प्रति औशधि यथा ग्रीसियोफलविन 10 मिग्रा॰ प्रति किशभा के दर से खाना के बाद प्रतिदिन दो बार चार सप्ताह तक दें।
- प्रतिरोधी (Resistant) केस में किटोकोनाजोल 200 मि॰ग्रा॰ प्रतिदिन दो बार 15 दिनों तक खिलायें।
- हरवेक्स, हिमैक्स ओर मिलकीट जड़ी बूटीवाली दवायें भी लगायें।
- एंटिहिस्टामिनिक दवा भी सपोर्टिव दवा के रूप में फायदेमंद है।

— • —

अध्याय 30

भेषज चिकित्सार्थ
(Pharmaco-Therapeutic)

हम यहाँ विभिन्न कम्पनियों द्वारा निर्मित उन औषधियों का अध्ययन करेंगे जो आमतौर पर पशुओं की विभिन्न व्याधियों में उपचार के लिये प्रयोग में लाये जाते हैं। ऐसी दवाओं के नाम, तथा उनके ट्रेडनाम को देने का प्रयास किया गया है। उनके खुराक, सेवन के तरीके एवं संकेत भी दिया गया है। आशा है चिकित्सक इसका उपयोग कर लाभ उठायेंगे।

1. वाह्य परजीवी नाशक (Acaricides)

- **अमीत राज – एक्टोडेक्स, प्रीभेन्टीक एन्टी कौलर (आर॰वी॰), टैक्टीक (आई एन)**

  खुराक एवं लगाने का तरीका – किलनी के लिये एक लीटर जल में 6 मिली, खुजली वास्ते एक लीटर पानी में 10 मिली सप्ताह में एक बार लगायें।

  संकेत – किलनी, चीचड़ी, जूं, फ्ली और डेमोडेक्टीकमेंज में असरदार, सभी प्रजातियों के कीटाणु पर प्रभावकारी।

- **बेनजाइल बेन्जोऐट** – एसकेवियोल (एम एवं बी)

  खुराक एवं लगाने का तरीका – प्रतिदिन एक बार बाहर से तेल जैसा लगायें।

  संकेत – कुक्कुर में डिमोडेक्स मेंज में

- **बेनजाइल पेरोक्साइड** – पेरोक्सीबेन – आर॰बी॰
  लगाने का तरीका – बाहर से लगायें।
  संकेत – मेंज में

- **क्लोसेंटल** – जाइक्लोज
  खुराक एवं लगाने का तरीका – एक मि॰ली॰ प्रति 10 किशभा, एकगोली प्रति 80 किशभा
  संकेत – वाह्य एवं अंतः परजीवी के सभी प्रजातियों से जन्तु बाधा (Infestation) में

- **टौपीक्यूर** स्प्रे और जेल (ने॰रे॰)
  संकेत – सभी प्रकार के घाव, खुरहा, फंगस द्वारा घाव, सर्जरी का घाव आदि में बाहर से लगाये या स्प्रे करें।

- **साइपरमेथ्रीन – क्यूरोज, क्लीनार, (Virbac), सीसाफलक्स (आर॰बी॰) पेक्टोसाइड (सा॰जा॰), एक्टीमीन (एन आई एल) साइप्रोल (आर॰पी॰एल॰)**
  खुराक एवं लगाने का तरीका – एक लीटर पानी में 3 मिली दवा डालकर बाहर से लगाये।
  संकेत – किलनी, चीचड़ी, पिसु, जूं सभी जानवरों में।

- सायरोमाजीन – फलाईसीड (ए॰ जेड)
  तरीका – एक टन दाना में 500 ग्रा॰ मिला दें 4 से 6 सप्ताह मुर्गियों को दें।
  संकेत – सभी प्रकार के मक्खियों के अंडे नष्ट हो जायेंगे।

- **डेल्टामेथ्रीन** – बूटौक्स (आई एन)
  खुराक एवं तरीका – 2 से 3 मि॰ली॰ एक लीटर पानी में डाल कर पशुओं के बदन में कपड़ा के सहारे लगायें। इसे स्प्रे भी कर सकते हैं।
  संकेत – कीलनी, चीचड़ी, पिसु, खुजली, चीचड़ी सभी जानवरों में

- **फेनवलेरेट** – टीकोमाक्स (आर॰बी॰)
  तरीका – जूं के लिये 2 मि॰ली॰ एक लीटर जल में, पिसु के लिये 4 मि॰ली॰ प्रति लीटर जल, किलनी के लिये 6 मि॰ली॰ प्रति लीटर जल – कुक्कुर मे बाहर से लगायें लेकिन बिल्ली को इस दवा को नहीं दें।

- **गामा बेन्जीन हेक्साक्लोराइड+सेट्रीमाइड—लोरेक्सेन, मैगोसाइट** (सी॰आर॰), **डी मैग (आई॰पी॰एल॰)**

तरीका — कीड़ा संक्रमित घाव में प्रतिदिन दो बार लगायें।

संकेत — कीटाणु वाला घाव पर मक्खी बैठने से रोकता है।

- **जड़ी—बूटी, क्रीम एवं मलहम**

कैनीसेप (एच॰ए॰एच॰), डरमानोल (आई॰एच॰), डरमोसेप्ट (सी॰पी॰एल॰), ड्रेसऑयल (सी॰आर॰) इक्टोसेप (एस॰जेड॰), हरवेक्स (बी॰बी॰बी॰), रीमैक्स (आई॰एच॰), स्कावान (एच॰ए॰एच॰), स्कीन हील (आई॰एच॰), टौपीक्यूर (एन॰आर॰), भेटोमाक्स (आर॰पी॰एल॰) मेगासाइट, स्कील हील, स्कीलहीन क्रीम (आई॰एच॰)

खुराक — घाव एवं विक्षति को साफ कर प्रतिदिन दो बार लगायें।

संकेत — कीट से संक्रमित घाव, घाव को चंगा करने हेतु, खुजली रोकने वास्ते, कवक नाशक, मक्खी को दूर रखने एवं प्रतिजीव नाशक

- **कूमाफौस, कूमाटोल (PCL)**

खुराक — मुर्गियों को धूलिकरण हेतु

संकेत — किलनी, चीचड़ी, जूं एवं पिसु जन्तु बाधा

- **आइवरमेक्टीन, हाईटेक पोर ऑन (Virbac)**

खुराक — पशु की पीठ पर रीढ़ की हड्डी की लाइन में डील से पूँछ तक पतली धार के रूप में डालें। एक मि॰ली॰ दवा 10 किशभा के लिए।

संकेत — आँत एवं फेफड़े की कृमि, आँख की कृमि नाशक।

- **आइभरमेक्टीन**

खुराक — एक मि॰ली॰ प्रति 50 किशभा SC एक ही बार, इसे 21 दिनों पर पुनः दें।

संकेत — यह दवा फेफड़े की कृमि, ह्रदय एवं आँखों की कृमि, आँत की कृमि, नकड़े की कृमि आदि के लिये। यह दवा वाह्य कृमि में भी प्रभावकारी है।

- **सेलेनियम सल्फाइड** — सेलसन 2.5%

लगाने का तरीका — बालों के लिये बेहतरीन सैम्पू

संकेत – कुक्कुर में सोरोप्टीक मेंज की बेहतरीन औषधि, मनुष्यों में भी रूसी के लिये बहुत असरदार दवा है।

2. एलर्जी के लिये दवा (Antiallergic)

- **क्लोरफिनरामीन मैलियेट**, एनीस्टामिन, जीट

  खुराक – बड़े जानवर 5–10 मि०ली० आंतत्रेतर (IP)

  संकेत – खुजली, नोचनी, त्वचा प्रदाह, जलपुत्ती, उकवत (Eczema)

- **डेक्सामेथाजोन, डेक्सोना, प्रीडनीसोलोन, वाइसोलोन**

  खुराक – बड़े जानवर 2.5 मि०ली० IP

  संकेत – एनाफाइलैक्टीक शॉक, पेट फूलना, गर्भाशय प्रदाह, थनैला, वैक्सीन आदि देने पर शॉक में।

- **जड़ी–बूटी की दवा** – स्टीनौट (NR)

  खुराक – बड़ा जानवर 1 से 2 गोली प्रतिदिन, छोटा जानवर 1/2 से 1 गोली, तरल – 30–50 मि०ली०, छोटा जानवर 15–20 मि०ली०

  संकेत – बीमारी में दवा की ताकत को बढ़ाने वास्ते, टीकाकरण एवं तनाव में दें।

- **फिनरामीन** – मैलिएट, एभील

  खुराक – बड़ा जानवर 10 मि०ली०, छोटा जानवर 1 मि०ली० IP

  संकेत – एलर्जी

- **पेरोमेथाजीन, फिनरगन**

  खुराक – बड़ा जानवर 10 मि०ली०, IM या SC

  संकेत – एन्टीहीस्टामिनिक, उकवत, एलर्जी, जलपूती, सर्दी, पेट फूलना, पैरों में दर्द आदि।

- **ट्राइमेपराजीन टार्टरेट,** भेलारगन, गोली, बोलस और सूई

  खुराक – बड़ा जानवर 1–2 गोली 10 दिनों तक, छोटा जानवर 1/2 गोली

  संकेत – 3 कवज, खुजली, विभिन्न चर्म रोग, जलपुत्ती

- **एडरीनलीन की सूई**

  संकेत – एनाफाइलेक्टीक शौक

- **क्लोरपरोमाजीन हाइड्रोक्लोराइड लारगैक्टील**

  खुराक – 10, 25, 50 और 100 मि॰ग्रा॰ की गोलियाँ और सूइयाँ भी एक मि॰ली॰ प्रति 20 किशभा।

  संकेत – तनाव, उत्तेजना, एलर्जी, कीटाणु के काटने, पेट फूलना एवं दर्दनाशक, बड़े पशु को षांत करने तथा कड़े मसल को ढ़ीला करने के लिये

- **ट्राइमेपराजीन** – सिक्वील

  खुराक – इसका गोली एवं सूई भी, एक मि॰ली॰ में 20 मि॰ग्रा॰। छोटा जानवर 1 मि॰ली॰, बड़ा जानवर 2.5 मि॰ली॰। 10 मि॰ग्रा॰ प्रति 100 किशभा, IV, IM या SC और मुख से भी

  संकेत – उत्तेजना, बदमाश पशु को नियंत्रण के लिये, ऑपरेशन के बाद दर्दनाशक, कुथने को रोकने के लिए आदि।

3. रक्तहीनता की दवा (Anaemia)

- **फरसोलेट की गोली**

  खुराक – बड़ा जानवर 5 से 10 गोली। मुख से प्रतिदिन छोटा जानवर 1 से 2 गोली खाना के बाद।

  संकेत – रक्तहीनता

- **आयरन डेक्ट्रान काम्पलेक्स** – इमफेरोन, 2 मि॰ली॰ में 50 मि॰ग्रा॰

  खुराक – बड़ा जानवर 10 मि॰ली॰, छोटा जानवर 1–2 मि॰ली॰, IM, IV जब तक चंगा न हो देते रहें।

  संकेत – खून की कमी, रक्तस्राव, आँत में या बाहर

- **लीवर सत्व + कैलसियम + विटामीन बी काम्पलेक्स, विटामीन सी, लीभोफिरोल, बोरोन (Virbac),** 120 और 500 मि॰ली॰ की बोतलें, लीभोडेक्स फोर्ट बड़ा जानवर 50 मि॰ली॰, छोटा जानवर 1–2 मि॰ली॰ प्रतिदिन दो बार 5 दिनों तक।

  संकेत – भूख की कमी, रक्त की कमी, कमजोरी, दुग्ध उत्पादन आदि टॉनिक के रूप में।

- विटामिन B_1+ विटामिन B_2+ विटामिन B_6+ विटामिन B_{12}+ नायसीनामाइड + क्लोरीन + लीवर सत्व : बेलामील, वाइमिलान, बीनौक एल, ली मोजन, न्यूट्रीलीम, न्यूट्रोफी डी॰एस॰ (न्यूट्रीमेंट), लीभजाइम फोर्ट (न्यूट्रीमेट)

  खुराक – बड़ा जानवर 10 मि॰ली॰, छोटा जानवर 1 से 2 मि॰ली॰ IM, प्रतिदिन 5 दिनों तक, 20–30 ग्रा॰ प्रतिदिन, 50 मि॰ली॰ प्रतिदिन पिलायें।

  संकेत – भूख की कमी, कमजोरी, अवसाद, रक्तहीनता, यकृत शोथ, गर्भावस्था, उकवत, बछड़ों की वृद्धि हेतु।

  फेरिटास की सूई, बोलस

4. दर्दनाशक (Analgesic, Anti inflammatory)

- **एनालजीन** – नोभालजीन, भालजीन, रोनालजीन

  खुराक – बड़ा जानवर 10–20 मि॰ली॰, छोटा जानवर 2.5 मि॰ली॰ IM

  संकेत – ज्वर, अढ़ैया, शरीर दर्द, लू लगना, ज्वरनाशक

- कीटो प्राफेन – नियोप्राफेन – गोली एवं सूई

  खुराक – 2 से 4 मि॰ग्रा॰ प्रति किशभा, IM या IV

  संकेत – ज्वर, प्रदाह, निमोनिया, गर्भाशय शोथ, जोड़ों का दर्द, लंगड़ापन, थनैला प्लूरीसी।

- **नीमुसलाइड + पारासीटामोल + सिराटियोपेप्टोडेज + मैगनेसिम ट्राइसीलेकेट, पैन ऑफ न्यूट्रीलीम**

  खुराक – बड़ा जानवर 1 से 2 गोली प्रति दिन 3–5 दिनों तक। छोटा जानवर 1/2 गोली प्रति 3–5 दिनों तक।

  संकेत – ओस्टी ओ ओर्थराइटीस, प्रदाह, अधिक जवर, गर्भाशय का बाहर आना, थनैल से ज्वर।

- **नीमुसलाइड 10% नीमोभेट**

  खुराक – बड़ा जानवर 15 मि॰ली॰, छोटा जानवर 1 मि॰ली॰

  संकेत – अधिक तापमान, ज्वर, दर्द

- **जड़ी बूटी** – कैट गाल, रूमालय भेट, विस्पेरेक (ने॰रे॰)। बाहर से रगड़ कर लगायें।

  संकेत – जोड़ों का सूजन, दर्द, थनैला प्रदाह के साथ

- **मेलोक्सीकम (VC) मेलोनेक्स**

  यह COX-2 को दबाता है, इन्डोटौक्सीन के असर को शीघ्र नियंत्रित करता है, जो थनैला और दस्त में पैदा होता है। प्रदाह से पैदा होनेवाला प्रोस्टाग्लैंडिन के उत्पादन को कम करता है।

  खुराक – एक मि॰ली॰ प्रति 25 किशभा, IM, IV या SC

  संकेत – थनैला, लू लगना, ज्वर, माँसपेशी एवं अस्थियों में दर्द, श्वसन, प्रदाह, गर्भाशय, शोथ।

- **फिनायल बूटाजोन + सोडियम सलीसिलेट – आर्टिजोन–एस**

  खुराक – बड़ा जानवर 15 मि॰ली॰ IM, छोटा जानवर 25 मि॰ली॰

  संकेत – लंगड़ापन, जोड़ों का दर्द, गौट, लेमीनाइटीस, गठिया।

5. असंवेदी (Anaesthetics)

- **किटामिन हाइड्रोक्लोराइड** – किटामीन 100 मि॰ग्रा॰ प्रति मि॰ली॰

  खुराक – छोटा जानवर – 2 मि॰ली॰

  संकेत – संज्ञाहरण, असंवेदी, जहाँ ऑपरेशन करना है, वहाँ इसे लगाये।

- **जाईक्लोन 2% स्थानिक असंवेदी**

- **जाइलैक्सीन** 100 मि॰ग्रा॰ प्रति एम॰एल॰, ब॰ जा॰ 0.25 मि॰ली॰/50 किशभा। यह छोआ जानवर की अच्छी दवा है।

6. अमद–अवस्था (Anoestrus)

दुधारू पशुओं के गर्म नहीं होने के कारणों में कुपोषण, धातु एवं विटामिन की कमी, कृमि, संक्रमण, हार्मोन का असंतुलन प्रमुख हैं। चिकित्सा करने के पूर्व अतीत की घटनाओं की जानकारी एवं उनका उचित निदान कर लें।

जुगाली करने वाले पशुओं, लुगौल आयोडीन से योनि का पेंट कम से कम पाँच बार प्रत्येक दूसरे या तीसरे दिन करायें। आयोडिन पूतिरोधी (Antiseptic) का कार्य करती है और अवशोषण के बाद थाइरोआइड ग्रंथि को उत्तेजित करता है। स्वाब (Swab) के सहारे योनि का पेंट सप्ताह में तीन बार 4–6 बार।

संकेत – अमद अवस्था, गर्म नहीं होना।

क्ला प्रोस्टीनोल – भेटभेट (VC)

खुराक – 250 mcg, 2ml की सूई IM एक ही बार

संकेत रोग – इन्डोमेट्रराटीस, मेट्राइटीस, पायोमेट्रा, लुटियल सीस्ट के कारण अमद

गाय का चुप्पी रहना

- सेफालोस्प्रीन 4g. फरटीनौल VCI

  खुराक – एक ही खुराक 60 मि॰ली॰ IV 3 दिनों के लिये

  संकेत – मेट्रराइटीस, इन्डोमेटराइटीस, पायोमेट्रा, पलासेन्टा का सड़ जाना

- एलोज कम्पाउन्ड – दो गोली प्रति दिन दो बार 3–4 महीना

  संकेत – साइलेंट हीट, कार्पसलुटियम के बने रहने पर

- सजनी (एस जेड) – तीन कैप्सुल प्रति दिन दो दिनों तक, पुनः 11वाँ और 12वाँ दें।

- स्टीनौट – 2 गोली प्रति दिन 10 दिनों तक, तनाव को कम कर गाय की हीट में लाता है।

- पोभीडोन आयोडीन + मेट्रोनाइडाजोल – रेनभीजोन 30 से 60 मि॰ली॰ IV बच्चेदानी में तीन दिनों तक दें।

- न्यूट्रीफीड डी॰एस॰, बड़ा जानवर 25–30 ग्रा॰ प्रतिदिन

  संकेत – अमद, बार–बार गर्म होना, तनाव में, प्रतिरोध शक्ति बढ़ाने वास्ते

- इन्टाविटा (Intavita) विटा A, विटा D_3, विटा E,, विटा H (बायोटिन)।

  खुराक – 5 मि॰ली॰ भायल प्रति 300 किशभा IM

  संकेत – बियान के बाद गर्म नहीं होना, देर से प्रौढ़ता आना, गाभिन होने पर।

- प्रोस्टागलैंडीन – लूटालाइज (नेचुरल प्रोस्टाग्लैंडीन), जूराभेट

  खुराक – 5 मि॰ली॰ (25 मि॰ग्रा॰) IM एक ही खुराक, बच्चा होने के लिये खुराक की मात्रा 35 मि॰ग्रा॰, 12 दिनों के बाद पुनः दे; अगर गाय गर्म नहीं हुई तो। गर्म होने पर सूई देने के 80 घंटा बाद पाल दें या 72 से 90 घंटे के बीच।

संकेत – कार्पस लुटियम के कायम रहने पर, पुराना मेट्राइटीस, बच्चा होने के लिये

- विटामिन A + विटामिन D_3+ विटामिन E+ विटामिन के + विटामिन एच + नायसीन + फौलिक एसीड एस्ट्रोलैक्ट (VPL)

  संकेत – गर्म नहीं होने पर 20 ग्रा॰ प्रतिदिन 10 दिनों तक खिलायें।

- फामीटोन (रैनबैक्सी) तनाव की स्थिति में बड़े जानवर को 10–15 मि॰ली॰ IM प्रतिदिन 7 दिनों तक

- Zn + Cu + Mn + Co + Sc वायोप्लौक्स – हाईफाइव

  खुराक – एक गोली प्रतिदिन 15 दिनों तक

  संकेत – अमद अवस्था + चुप्पी + अन उर्वरता

- Co + I + Zn + Mn + Cu + Fe + Se साइक्लोमोन 7

  खुराक एवं खुराक प्रतिदिन एक बार 7 दिनों तक

  रोग – प्रजनन शक्ति को बढ़ाता है और साइलेंट हीट को ठीक करता है।

- 7 विटामिन + 10 धातु, 2 प्रोवामेटिक, 6 एमीनो एसीड, रैनमिक्स टोटल (रैनवैक्सी)

  खुराक – 30–35 ग्रा॰ प्रति दिन दो सप्ताह तक दें।

  संकेत – अन उर्वरता, अमद अवस्था और सेहत ठीक करने के लिये।

7. कृमि नाशक (Anthelmintics)

- **फीता कृमि नाशक** – अलवेन्डाजोल और प्राजीक्वेंटल बहुत कार्य करती है।

- **अलवेंडाजोल** – अलवोयार या हेलमीगार्ड, वार्माटल, हेलमीगार्ड (VC)

  खुराक – बड़ा जानवर 2.5 मि॰ग्रा॰ प्रति किशभा

  संकेत – मोनाजियाका मैच्युर और लारभल स्टेज, नेमाटोड, सेसटोड और ट्रेमाटोड के लिये

- **डाइक्लोफेन** – सेस्टोफेन 500 मि॰ग्रा॰ गोली

खुराक – 0.12 ग्रा॰ प्रति किशभा छोटा जानवर के लिये

संकेत – फीताकृमि के लिये

- **फेनबेन्डाजोल, पानाक्यूर** – गोली और ससपेन्सन दोनों

  खुराक – बड़ा जानवर 5 मि॰ग्रा॰ प्रति किशभा, छोटा जानवर 20 मि॰ग्रा॰ प्रति किशभा

  संकेत – सभी बड़े गोल कृमि + लार्वा + फेफड़े के कृमि और फीता कृमि, हेमांकस और जुगाली वाले पशु के लिये हुक वार्म के लिये

फैसिओला कृमिनाशक

- **ट्राइक्लाबेंडाजोल** – ट्राइकलामार, फासोनेक्स

  खुराक – बड़ा जानवर 12 मि॰ग्रा॰ प्रति किशभा, भेड़ और बकरी 10 मि॰ग्रा॰ प्रति किशभा

  संकेत – युवा और प्रौढ़ दोनों फ्लूक के लिये

- **ऑक्सीक्लोजानाइड** – लिवर फ्लूक तथा एम्फिस्टोम के लिए 1 ग्रा॰ 100 किशभा।

- **औक्सीक्लोनाजाइड + टेटरामीजोल** – नीलजान गोली और सस्पेंशन दोनों, नीलवर्म (VC) फासनील, फासमीन

  खुराक – गोधन 1 बड़ा गोली प्रति 66.5 किशभा, 5 मि॰ली॰ प्रत्येक 10 किशभा

  छोटा जानवर 1/2 गोली प्रति 33 किशभा, 1 मि॰ली॰ प्रति 2 किशभा

  संकेत – नेमाटोड, सेसटोड और फ्लूक के लिये

- **नोराल – अलवेन्डाजोल**

  खुराक – बड़ा जानवर 60.90 मि॰ली॰ एक बार में पिलायें।

  रोग – प्रौढ़ और लार्भा कृमि में सभी तरह के कृमि में दें।

- **पाराम्फीस्टोमीआसीस (आमाशय में रहने वाले फ्लूक)** : इसके लिए अचूक दवा ऑक्सीक्लोनाजाइड है – हेक्सानाइड टोलजान, इराजन या जानील

खुराक – एक बड़ी टिकिया प्रत्येक 66 किशभा दें। इसका घोल एक मि॰ली॰ प्रत्येक 10 किशभा पर।

संकेत – पाराम्फीस्टोमियासीस

- परजीवी जठरांत्र शोथ (Parasitic gastro enteitis) : इस रोग में आइमरमैक्टीन उपर बताये तरीके से दें।
- **एसकैरियासीस (Ascariasis)** : आइमर मैक्टीन दें।
- **गाइलोसिस** – घोड़ों में आइमर मैक्टीन दें।

फेफड़े के कृमि – आइमर मैक्टीन दें।

डाइरोफाइलारीयेसीस – कुकुट की ह्रदय की कृमि

डाईथाइजामाइड आयोडाइड मुख से 4 मि॰ग्रा॰ प्रति किशभा सात दिनों तक आइमर मेक्टीन भी सप्ताह में एक बार

- **स्टेफेनोम्यूरीयसीस** (कीडनी की कृमि) इसके लिये भी आइमर मेक्टीन

टब्रोनिमोयेसीन – आइमर मैक्टीन

ओंकोसरसोयासीन – आइमर मेक्टीन

- **स्टेफनो फाइलेरियासीस** – गोधन में हम्पसोर
- **सेरेब्रोस्पाइनलनेमाटोडियासीस** – आइमर मेक्टीन उपर देखें।

संकेत – कुमरी, लम्बर पारालाइसोस

- **सीस्टोजोमानेजलीस** – टारटार इमेटीक 4%, आइमर मेक्टीन
- नियोस्केरीस भीटुलोरम – पीपराजीन हेक्सा हाइड्रेट 0.8 ग्रा॰ प्रत्येक 5 मि॰ली॰ में

खुराक – बड़े जानवर 15–30 मि॰ली॰ प्रत्येक 50 किशभा (10 ग्रा॰ प्रति 45 किशभा)

बछड़ों को काड़ी से 5 मि॰ली॰ प्रति 10 किशभा पिलायें।

8. एन्टीबायोटिक्स या प्रति सूक्ष्मजीवी (Antimicrobial or Antibiotics)

- **एम्पीसीलीन** – एम्पीलीन या ब्रान्डोसिलीन या स्टानसीलीन या सोलाम्पी

  खुराक – बड़ा जानवर 3–5 मि॰ग्रा॰ प्रति किशभा 6 दिनों तक IM

  रोग – आम जीवाणु संक्रमण, घाव, निमोनिया, ब्रोंकोनिमोनिया

- एम्पीसीलीन + क्लोक्सालीन – एसी भेट, एसी भेट फोर्ट, बीटा लैक्टीन, क्लॉकसासिलीन।

  खुराक : 6–8 मि॰ग्रा॰ प्रति किशभा 3–5 दिनों तक IM

  संकेत – ब्रोंकोनिमोनिया, खुरों का घाव, लेमीनाइटीस, थनैला, मूत्राश शोथ

- एमौक्सीसिलिन + क्लौक्सासिलीन – एमौक्सीया, इन्टा मौक्स, कॉकसेल, डोसमौक्स

  खुराक : 8–10 मि॰ग्रा॰ प्रति किशभा IM या IV

  रोग – थनैला, गर्भाशय शोथ, जथराँत्र शोथ, निमोनिया, कान में शोथ

- एमौक्सीलीन ट्राइहाड्रेट – एमौक्सीरम 1.5 ग्रा॰ वोलस

  खुराक – 1 गोली प्रति 200 किशभा

  संकेत – बैक्ट्रीयल दस्त, बुखार, श्वसन प्रणाली का संक्रमण।

- एमौक्सीसीलीन – सब लैक्टम सोडियम – एमौक्सीरम बौक्टम फोर्ट या 10–15 मि॰ली॰ 3 ग्रा॰ भायल IM or IV दें।

  खुराक : 7–10 मि॰ग्रा॰ प्रति किशभा, भेड़ बकरी 4–5 मि॰ग्रा॰ प्रति किशभा

  संकेत – श्वसन प्रणाली के रोग, थनैला, इन्डोकार्डाइटीस, खुर–मुँह पक्का रोग

- सीपरोफलोक्सासीन + टीनीडाजोल – सीफ्लौक टी जेड

  बड़ा जानवर 2 गोली प्रतिदिन 2–3 दिनों तक

  संकेत : बार–बार गर्म होना, गर्भाशय में रीम

- सीपरोफ्लोक्सासीन लीक्यूड

  खुराक–बड़ा जानवर 50 मि॰ली॰ गर्भाशय में डाले प्रत्येक दिन 4–5 दिनों तक

  संकेत – बच्चे दानी में रीम, बच्चेदानी का सूजन

- सेफोटौक्साइम सोडियम – लीफोभेट

  खुराक बड़ा जानवर 1 से 2 ग्रा॰ IM or IV,

  भेड़ और बकरी में 500 मि॰ग्रा॰

  छोटा जानवर 200 मि॰ग्रा॰

  संकेत – पूतिजीवरक्कता (सेप्टीसीमिया), थनैला, मेट्राइटीस, मेनीनजाइटीस, मूत्रनली का शोथ

- सेफटीओपयूर सोडियम एक्ससेफट 1 ग्रा॰

  खुराक – एक ग्रा॰ भायल IM दो दिनों तक

  संकेत – ह्रदयावरण का शोथ, ब्रोंकोनिमोनिया, अंतह्रदय शोथ

- अंतगर्भाशय शोथ

- सेफट्रायक्सोन सोलुसन – इनटासेफ, भेटासेफ

  खुराक – बड़ा जानवर 5–10 मि॰ग्रा॰ प्रति किशभा, छोटा जानवर 15–25 किशभा

  संकेत – गलघोंटू, ब्रोंकोनिमोनिया, वृक्क शोथ, मूत्राशय शोथ, अंतह्रदय शोथ, मेनीनजाइटीस, पूतिजीवरक्तता

- फलूरोक्वीनोलोन – कवीन्टास, इनरोसीन, इनरोसीन, इनरोसीन मुख से, इनरोडाक, भेरीक्वीन

  खुराक – 1 मि॰ली॰ प्रति 20 किशभा प्रतिदिन 5 दिनों तक Im, IV or SC

  रोग – श्वसन नली का संक्रमण, माइकोप्लाज्मा, बछड़ों में डायरिया, गलघोंटू

- जेन्टामाइसीन – सालमेनेलोसीस, जेन्टाभेट

  खुराक – बड़ा जानवर 1–2 मि॰ली॰ प्रति 25–50 किशभा

  रोग – जीवाणु के संक्रमण को दूर करता है, माइकोप्लाज्मा, आविशरक्तता, पूतिजीवरक्तता, पेरीटोनाइटीस, इन्डोमेट्राइटीस, थनैला

- ऑक्सीटेटरासायकलिन 1 मि॰ली॰ 50 मि॰ग्रा॰ – ब्रायोक्सी, इन्टामासीन ऑक्सी, औक्सीटेटरासाइकलिन, वौलीयासकलिन

खुराक – 4–10 मि॰ग्रा॰ किशभा

रोग – जहरवाद (BQ) गलघोंटू (HS)

- ऑक्सीटेटरासायकिलीन एक मि॰ली॰ = 200 मि॰ग्रा॰ इन्टामायसीन, टेरामायसीन

  खुराक – एक मि॰ली॰ प्रति 10 किशभा एक खुराक IM

  रोग – गलघोंटू, जहरबाद, निमोनिया, बनेसियोसीस, थेलेरीयासीस, टीक फीवर

- पे फ्लोक्सासीन – पेलवीन, पेलवीन डीएस

  खुराक – 1 गोली प्रति 80 किशभा 3–5 दिनों तक, बछड़ों, घोड़ो और कुक्कुर के लिये

  रोग – पाचननली, श्वसन नली और मूत्रनली के संक्रमण हेतु ओर माइकोप्लाज्मा

- पेनीसीलीन, फोर्टीफाइड प्रोकेन पेनीसीलीन–20 लाख, 40 लाख

  खुराक – बड़ा जानवर 4000 से 8000 यूनीट प्रति किशभा 3–5 दिनों तक IM

  रोग – ऐंथ्रक्स, टेटनस, निमोनिया, ब्रोंकाइटिस, घाव एक्टिनोमाइकोसिस, ऐक्टिनोबेसिलेसीस आदि में

- पेनीसीलीन बेनजापेन, बेंजाथीन – 24 लाख, IM

  खुराक – बड़ा जानवर 11,000 से 22,000 यूनीट प्रति किशभा IM

- प्रोकेन पेनीसीलीन आल्मोस्टीयरेट PAM की सूई प्रत्येक मिली में तीन लाख। इस दवा का असर तीन दिनों तक रहता है।

  खुराक – बड़ा जानवर 8000 यूनिट प्रति किशभा

  रोग – थनैला, गर्भाशय शोथ, घाव, ऐन्थ्रेक्स, गलघोंटू, जहरवाद, स्टैंगील, बधिया के बाद

- स्ट्रेपटोमायसीन पेन्सवायोटीक

- स्टूप्टोमायसीन सल्फेट + पेनीसीलीन सोडियम डाइक्रीस्टीसीन

  खुराक – बड़ा जानवर 2 मि॰ली॰ प्रति 50 किशभा

  छोटा जानवर 1 मि॰ली॰ प्रति 5 किशभा

- टेटरासाइक्लीन–स्टेकलीन, नियोसाइक्लीन, टेटरा बोलस

  खुराक – बड़ा जानवर 2–4 बड़ी गोली प्रति दिन मुख से

  बछड़ा 1/2 से 1 गोली

  रोग – बछड़ा में दस्त, आँत्रा शोथ, निमोनिया, मुखशोथ

- क्लोरम फेनीकौल, नियोक्लोर

  खुराक – बड़ा जानवर 10 से 15 मि॰ली॰ प्रति दिन एंक बार IM, छोटा जानवर 1–2 मि॰ली॰

  रोग – आँत्र ज्वर, थनैल, नेत्र–संक्रमण

  नोट – प्रत्येक मुख्य दवा के बाद विभिन्न कम्पनियों द्वारा दिया पेटेन्ट नाम है।

9. ब्लोट अथवा पेट फूलना (Antibloat)

- इमरजेंसी में बांया परिकोटि खाता में तेज चाकू से चीरा लगायें, जिससे पेट का गैस निकल सके, अगर ट्रोकर और कैनुला हो तो बेहतर है चाकू लगाने के पूर्व त्वचा पर पोवीडोन आयोडिन लगायें जो एन्टीसेप्टीक है।

- ब्लाटीनेक्स – बड़ा जानवर 100 मि॰ली॰ पिलायें, जरूरत पर इसे पुनः 12 घंटे पर दें।

  रोग – पेट फूलना, दाना खाने या चारा खाने से पेट फूलना।

- रूमीकेयर का एक पैकेट 1/2 से 1 लीटर पानी में घोल कर पिलायें।

- ब्लोटोसील 50 से 100 मि॰ली॰ प्रतिदिन दो बार दो दिनों तक दें।

- जड़ी बूटी वाली दवा – टिम्पौल, एफ्रोन, हाइरेल 100 ग्रा॰ टीम्पौल या एफ्रोन एक बार में दो दिनों तक। 100 मि॰ली॰ टाइरेल दो दिनों तक।

- गैस ऑफ (न्यूट्रीमेट) सीमीथायोकेन + बादाम तेल + मैगनेसियम हाइड्रौक्साइड + मैगनेसियम ट्राइसिलीकेट + एल्मुनियम हाइड्रोक्साइड

  खुराक – बड़ा जानवर 100 मि॰ली॰ प्रतिदिन दो बार, छोटा जानवर 20 से 30 मि॰ली॰

  संकेत – टीमपैनी, फ्रोथी

10. आक्षेप (Convulsion)

- क्लोरपोमाजीन : लारगैक्टील

  खुराक – बड़ा जानवर 10 मि॰ग्रा॰ प्रति किशभा, गोली हो तो खिलाये, तरल हो तो सूई दें, छोटा जानवर 5 मि॰ग्रा॰ प्रति किशभा

  संकेत – उत्तेजना, टेटनस, उल्टी, पैरों का कड़ा होना

- फेनोवावीहोन – गार्डिनल, लुमीनाल 30–1100 मि॰ग्रा॰ गोली

  खुराक – छोटा जानवर 30 मि॰ग्रा॰ प्रति किशभा, बड़ा जानवर–1 ग्रा॰ प्रति 90 किशभा। 22.5 से 5 प्रतिशत घोल भी, मिरगी में दवा 3–4 महीनों तक दें और धीरे–धीरे दवा कम कर बंद करें।

  संकेत – मिरगी

- ट्राईफ्लू प्रोमेराजीन – सिक्वील एन्टी हिस्टामिनिक देंखे।

11. उल्टी रोकने की दवा (Antiemetics)

- सीसा प्राइड – मोती केयर, नार्मो केयर, रेगलान

  खुराक – बड़े जानवर को 10 मि॰ग्रा॰ प्रतिदिन तीन बार खाने के पूर्व

  संकेत – अपच, ग्रासनली का शोथ

- डोमपेरीडोन – इमेटीन, नार्मोगट

  खुराक – 20 मि॰ग्रा॰ प्रतयेक 4–8 घंटे पर दें।

  संकेत – कब्ज, पेट जल्दी खाली होने पर

- भेटक्लोपोमाइड – रेगलान, मैकसीरोन गोली और सूई भी

  खुराक – IM या IV खाने के पूर्व सूई या एक गोली

- रानीटीडीन – जोन्टेक, एसीलौक, रैनटेक गोली और सूई

  खुराक – एक गोली या सूई

12. पेट दर्द की दवा (Antispasmodics)

- फ्लूनीकसीन मेग्लूमाइन सूई–फ्लूनीक्सीन

  खुराक : 0.25–1.0 मि०ग्रा० प्रति किशभा IM या IV प्रत्येक 8–24 घंटे पर

  संकेत – दर्द रहने पर

- कीटोप्राफेन : नियोप्रोफेन

  खुराक : 0.22 मिग्र्रां प्रति किशभा प्रत्येक 12 घंटे पर

  संकेत – दर्द शोथ, मांसपेशियों में दर्द

- फिनाइल बूटाजोन + सोडियम सलीसलेट – आर्टीजोन–एस उपर देंखे।

- एट्रोपीन सल्फेट

  खुराक : 0.01–0.04 मि०ग्रा० प्रति किशभा

  संकेत – पेट दर्द

- **डाईसाइक्लोमीन**

13. दस्त अवरोधक दवा (Anti dirrhoeal)

- सीप्रोफ्लोसासीन + टीनीडाजोल – सीपलौक्स – टीजेड, नौरफ्लौकस

  खुराक – एक गोली प्रति 70 किशभा प्रतिदिन दो बार

  रोग – बच्चा कुक्कुर में दस्त होने पर

- फ्यूराजोलीडोन – फ्यूरोक्सीन

  खुराक : 1 से 2 गोली, 2–4 गोली कुत्ते के बच्चों को

  संकेत – दस्त

- सल्फा केवलीन और पेक्टीन के साथ–स्वीफ्टा

  खुराक – बड़ा जानवर 4–8 बड़ा गोली, छोटा जानवर 1 गोली

  रोग – दस्त, संग्रहरणी

- जड़ी बूटी से निर्मित दवा, बेकनौर, नेवलोन, कीवारेकस, डायडीन, फ्लाजील, नेफ्रटीन

  खुराक – बड़ा जानवर 30 ग्रा॰ प्रति दिन दो बार, भेड़ और बकरी 10–15 ग्रा॰, छोटा जानवर 2.5 ग्रा॰

- मेट्रोनिडाजोल + फ्यूराजोलीडोन – एस्टोजील, फलैजील, फाजोल, मेट्रोजील

  खुराक – 100 मि॰ग्रा॰ प्रत्येक दिन चार बार, बच्चों को 5 मि॰ग्रा॰ प्रति किशभा चार खुराक में बांट कर दें।

  रोग – ई॰कोलाई, जिआर्डिया और एमोबिक डिसेन्ट्री में।

- सीपरोफ्लॉक्सासीन + टीनीडाजोल – डी ऑफ

  खुराक : 1 से 2 बड़ा गोली प्रतिदिन 3–5 दिनों तक

  रोग – दस्त, संग्रहणी, तीव्र आँत्र शोथ
  औक्सीरम टेवलेट – 2 गोली प्रत्येक दिन तीन दिनों तक बड़ी गायों को दें।

14. खुजली निवारण दवा (Antipruritics)

- कालाड्रील लोसन – रोग ग्रसित स्थान पर रगड़ कर लगायें, कुक्कुर की मुँह बाँध दें।
- सैंकल मेट, कोवाकैल डी, कैलसिय सैन्डोज 10 प्रतिशत

  खुराक – बड़ा जानवर 5–10 मि॰ली॰ IM छोटा जानवर 1/2 मि॰ली॰
- क्लोर फिनोईरामीन मैलियेट – अनीस्टामीन एलर्जी देंखे।

15. एन्टीसेप्टीक (Antiseptics)

- जड़ी बूटी वाला – डरमोसेप्ट, डरमोनौल, टिमैक्स, टौपीक्योर, वीसपरेक, स्कीन हील

  संक्रमण से घाव, त्वचा शोथ, तवचा की विक्षति, घावों को ड्रेस करने के लिये
- पोभीडोन आयोडीन – बीटाडीन, वोकाडीन, रैनवीडोन बाहर से लगायें।
- सेवलाने, डिटॉल

16. रक्त स्राव अवरोधक दवा (Antihaemorrhagics)

- जड़ी–बूटी – स्टीपलोन, आयापान एक गोली प्रतिदिन तीन बार
- फेरोलीव – बड़ा जानवर 30 मि॰ली॰ मुख से दें

  रोग – रक्तहीनता और भूख की कमी में
- आयरन डेक्ट्रान – इनफेरोन 50 मि॰ग्रा॰ प्रति 1.5 मि॰ली॰

  खुराक – बड़ा जानवर 5 एम॰एल॰ IM, छोटा जानवर 1 मि॰ली॰
- शक्कर का सेवन करायें।

  संकेत – रक्तहीनता, क्षुधाहीनता, जलोदर, कमजोरी

17. क्षुद्धा वृद्धि की दवा (Indigestion)

- बोभीरम, रूमेनटौन, रूमेनटास

  बड़ा जानवर – दो गोली प्रतिदिन दो बार 6 दिनों तक, गाभिन गाय को न दें।
- एनोटेक्सोन वोलस, फ्लोराटोन, फीड ऑन वोलस, कैडफीड वोलस

  बड़ा जानवर – 1 से 2 गोली प्रति दिन 10 दिनों तक

  संकेत – भूख जगाने वास्ते
- जड़ी बूटी वाला – हिमालयन बतीसा, एच बी स्ट्रौंग, रूमिबीओन, जीगबो, सुरूची, कैटोन, रूचामैक्स, पशु पाचन आदि।

  बड़ा जानवर – 1 गोली प्रति दिन दो बार 30 ग्रा॰ 10 दिनों तक

  संकेत – भूख का न लगना, तनाव, अपच, गैस
- फलोरावूस्ट, बायोटिक, वायोवूस्ट, वायोटोन, वूस्ट अप
- ब्रोटोन, कीटोनेक्स, लैक्टोनेक्स

  एक से 2 गोली प्रतिदिन दो बार 10 दिनों तक
- लीभोजाइम फोर्ट (नयूट्रीभेट)

  खुराक – बड़ा जानवर 50 मि॰ली॰ प्रतिदिन तीन दिनों तक

  संकेत – भूख की कमी, अपच, रक्तहीनता, शीघ्र ठीक करने वाला

18. लाल मूत्र रोग अथवा बवेसीयोसिस की दवा (Babesiosis)

- ब्रीफटो – खुराक 3.5 से 7 मि॰ग्रा॰ प्रति किशभा IM or SC या एक मि॰ली॰ प्रत्येक 10 से 20 किशभा
- बेरेनील, पराजामीन, डाईमेज

  खुराक – बड़ा जानवर 0.8 से 1.6 ग्रा॰ (1 से 2 चम्मच) प्रति 100 किशभा 5 मि॰ली॰ डिस्टील्ड जल के साथ IM, छोटा जानवर 1 मि॰ली॰ प्र॰ 10–20 किशभा

  संकेत – बैवेसीओसीस, ट्रीपनोसोमीयेसीस

19. रक्त की राशि बढ़ाने की दवा (Blood volume expanders)

- डेक्ट्रोज नार्मल सलाइन (डी॰एन॰एस॰)
  खुराक : 10–20 मि॰ली॰ प्रति किश्भा IV
  संकेत – पतला दस्त, जलने पर, रक्त स्राव
- डेक्सट्रोज का विभिन्न सान्द्रता वाला घोल 5%, 10%, 25%
  खुराक : 10–20 मि॰ली॰ प्रति किशभा IV शॉक, कीटोसीस
- हिमासील – शॉक की स्थिति पर निर्भर है।
  संकेत – रक्त की कमी से शॉक, सर्जरी, जलने और दस्त में प्लाज्मा की क्षति
- रींगर लैक्टेट – खुराक 10 से 20 मि॰ली॰ निर्जलीकरण की स्थिति के अनुसार उल्टी में

20. खूनी दस्त कौक्सीडियोसीस की दवा (Coccidiostats)

- एमप्रोलियम – एमरोसेल, कौडरीनाम, एम्प्रोस

  खुराक – 30 ग्रा॰ प्रति लीटर पीने वाला पानी में कुक्कुट के लिये

  संकेत – खूनी दस्त
- फयूराजोलीडोन, मार्कोजील, अस्ट्रोजील

  खुराक – बड़ा जानवर 2 से 3 गोली प्रतिदिन दो बर 5–7 दिनों के लिये

  संकेत – गोधन और भैंस में खूनी दस्त

- सल्फाडायजीन + ट्राइमेथोप्रीम, सल्प्रीम, वाकट्रीन
  बड़ा जानवर 1 मि॰ली॰ प्रति 16 किशभा, कुक्कुर 1 मि॰ली॰ प्रत्येक 8 किशभा

21. पेशाब होने की दवा (Diuretics)

- फ्रूसामाइड, लैसीक्स, रेडिमा की सूई 10 मि॰ग्रा॰ प्रति मि॰ली॰ 500 मि॰ग्रा॰ की गोली
  बड़ा जानवर और कुक्कुर 0.25 से 1 मि॰ग्रा॰ प्रति किशभा IM प्रति दिन दो बार
- जड़ी बूटी – सीस्टोन, स्टोनील
  खुराक – 2.5 से 5 मि॰ग्रा॰ प्रति किशभा
- मैनीटोल – 10% और 20%
  खुराक – 1 से 3 मि॰ग्रा॰ प्रति किशभा
  संकेत – मस्तिश्क में पानी, आँखों का बाहर निकालना
- स्पाइरोनो लैक्टोन – पोटासियम को बचाने के साथ मूत्र होने की दवा
  खुराक – 100 से 200 मि॰ग्रा॰ प्रति दिन जलोदर में
- फ्रूसामाइड + स्पाइरोनो लैक्टोन – एक्वामाइड, लासीलैक्टोन
  खुराक – 1 से 4 गोली प्रतिदिन दो बार
  रोग – हार्ट ट्रोबुल में इडीमा में, लीवर के सोरोसीस में

22. गर्भाशय से जड़ निकालने की दवा (Ecbolics)

- **क्लोमीफेन साइट्रेट** 300 मि॰ग्रा॰ (सीस 120 मि॰ग्रा॰ + ट्रांस 180 मि॰ग्रा॰ – इसरोभेट
  बड़ा जानवर 6 गोली सुबह शाम, छोटा जानवर 1 गोली सुबह शाम
  गर्भ से बच्चा निकालने हेतु
- **जड़ी बूटी** – रिपलैंटा, आयोराने, इनभोलोन, यूटेरोभेट, यूटेरोटोन
  खुराक – गाय, भैंस – 50 से 60 ग्रा॰ प्रतिदिन दो बार तीन दिनों तक
  भेड़ी एवं बकरी 4 से 12 ग्रा॰, बड़ा जानवर एक बड़ी गोली 3 दिनों तक
  रोग – जड़ का नहीं निकलना, गर्भाशय का शोथ, गर्भ में संक्रमण पा पीव

23. उक्वत (Eczema)

- **क्लोरोटेक्सीडीन ग्लूकोनेट + 2% मीकीनाजोल – मीकोडीन**

  खुराक – प्रति सप्ताह 2–3 बार 4 सप्ताह तक बाहर से लगायें और तब धीरे–धीरे उसे लगाना कम कर दें।

- **क्लोबेस्टासोल प्रोपामानेट + जेन्टामायसीन + मिकोनाजोल – कीस्कीन**

  खुराक – साफ करने प्रतिदिन 3–4 बार लगायें, 20 ग्रा॰ टयूब और 30–100 मिली

  रोग – उक्वत, एलर्जिक, त्वचा पर रीम आ जाना

24. कफ नाशक (Expectorants)

खाँसी को कम करने के लिये दो तरह की दवा है। वह खाँसी जिसमें बलगम आता है। ऐसी हालत में बलगम को आने देते रहना चाहिये और उसे तभी दबाना चाहिये जब वह अत्यन्त थकाने वाला हो या खतरनाक हो। वैसा कफ जिसमें केवल खाँसी होती है बलगम नहीं आता है उसकी चिकित्सा होनी चाहिये।

- **परिसरीय एन्टीटयूसीम** – साधारण लींकटस और लोजेंजेज जो ग्रसनी पर परत डालता है (डिमलसेंट) जब खाँसी स्वर यंत्र के नीचे से आता हो तो ऐरोमेटीक इनहेलेसन लें मसलन यूकेलीटप्टस ऑयल या टीक्चर बेंजोइन और गर्म वातारवरण में रखें।

- **केन्द्रीय एन्टीटयूसीभ** – डायमोरफीन मेथाडोन और मौरफीन – इसे अन्तिम घड़ी में दें जब खाँस बहुत तंग कर रहा हो।

- **जड़ी बूटी** – कैटकफ, कैफलोन, कफगो

  बड़ा जानवर 25–30 ग्रा॰ खिलायें, छोटा जानवर 5–10 ग्रा॰

25. कान में देने की दवा (Ear drops)

- **ओटीरोल**

  खुराक : 8–10 बूंद प्रति दो बार 7 दिनों तक, कानों को साफ करने के बाद

  रोग – तीव्र और क्रोनीक कान का संक्रमण

26. आँख में डालने की दवा (Eye drops)

- सीपरोफ्लोक्सासीन ड्रौप – सीपलौक्स आई ड्रोप
- सीपरोफ्लोक्सासीन + डेक्सामेथाजोन – जोकसालो आईड्रोप
- फरायामाइसेटीन – सोफरामायसीन आईड्रोप
- गारामाइसीन आई ड्रोप
- बेटनीसोल आई ड्रोप
- सल्फासेटामाइड – लोकुला 10%, 20% आई ड्रोप

  एक से दो बूंद प्रतिदिन दो बार 5 दिनों तक

  रोग – आँख आना, स्वच्छ पटल शोथ (कौर्निया का सूजन) कौर्निया का विदार, पलक शोथ (Blepheitis), रोहर (Trachoma)

27. कवक नाशक (Fungicides)

- **जड़ी बूटी** की दवा – हरवेकस, हीमैक्स, मिलकीट

  त्वचा पर जहाँ पर शोथ है लगायें

  रोग – कवक (Fungus) को मारने वाला, खुजली
- क्लोट्रीमाजोल 1% माइकोनील

  खुराक – संक्रमित झाग को प्रतिदिन दो तीन बार धूलीकरण (Dust) करें।

  रोग – दाद, पैरों में घाव
- माइकोस्टैंटीन – नीस्टैंटीन एक से 5 लाख यूनीट
- जोनि में संक्रमण होने पर लगायें।
- पोभीडीन आयोडीन – त्वचा शोथ, जोनि शोथ प्रतिदिन दो बार 5 दिनों तक

28. दूध बढ़ाने की दवा (Galatagogues)

- **वीटाब्लेंड AD** बड़ा जानवर 5–7 ग्रा॰ प्रतिदिन एक महीने तक फिर 2.5 ग्रा॰ प्रतिदिन

- **बूस्ट अप**

  एक कीलो दवा को एक टन दाना में मिलाकर 10–15 ग्रा॰ प्रतिदिन दो बार।

- **कैडीसोल घोल**

  बड़ा जानवर 50 मि॰ली॰ प्रतिदिन दो बार।

  ज्यादा दूध के लिये दें।

- **हाईमील्कर फोर्ट (न्यूट्रीभेट)** एक लीटर और 5 लीटर का

  बड़ा जानवर 100 मि॰ली॰ प्रति दिन

- **जड़ी बूटी** – गैलोग, लेप्टाडेन, जीग वो वोलस

  खुराक 50 ग्रा॰ प्रतिदिन खिलायें, जीवगो – दो गोली प्रतिदिन

- **मील्कभेट**

  बड़ा जानवर 10 से 20 गोली प्रतिदिन 15 दिनों तक

  रोग दुग्ध देने में दूध का लेट डाउन में अनियमितता

- **मैक्सीमील्क** – स्किम दूध निकालने के पहले दो तीन गोली एक सप्ताह तक साइकोलौजीकल स्थिति को सुधारता है।

- **डोसकल, कैलसोजोल, कैलसीकेयर**

  बड़ा जानवर 100 मि॰ली॰ प्रतिदिन पिलायें 10 दिनों तक

- **लैक्टोटोन, रिकोविट, भाइभीराल, सोफोडील**

  बड़ा जानवर – दो चम्मच प्रतिदिन एक महीने तक

29. कीटोसीस की दवा (Ketosis)

- **डेक्ट्रोज** घोल 40% या 50% धीरे–धीरे IV

- **ट्राइएमसीनोलोन एसीटोनाइड – भेटालौग**

  बड़ा जानवर – 2.5 मि॰ली॰ IM, जोड़ों के दर्द में, इन्ट्रा आर्टीकुलर

  रोग – कीटोसीस, जोड़ो का दर्द, एलर्जी, त्वचा शोथ, नोचीनी

30. कब्ज की दवा (Constipation)

- **जुलाकस** – एक गोली सोने के समय
- **क्रिमाफीन पिंक** – इससे दस्त होता है।

31. यकृत टौनिक (Liver tonics)

- **जड़ी बूटी**

  टेफरौली, हेपासीन, लीभोल, लीमौमा, हेपासेफ, जीगवो, लीभर अप

  खुराक – बड़ा जानवर 50 मि॰ली॰ प्रतिदिन दो बार

  रोग – यकृत को बचाने हेतु

- **लीवोवेकस, बी कौक एल, लीमोडेक्स, लीभोजेन, वेलामील, वाइमीनाल फोर्ट**

  बड़ा जानवर – 10 मि॰ली॰ IM, भेड़ एवं बकरी 2–4 मि॰ली॰

  रोग – भूख की कमी, सुस्ती, रक्तहीनता, पीलिया, चर्म रोग एवं एंटीबायोटीक दवा में सहायता प्रदान करने में

- **लिमीरूवरा**

  बड़ा जानवर 5–10 मि॰ली॰ IM

  रोग भूख की कमी, स्नायु तंत्र की अव्यवस्था

- **हापीड वोलस**

  खुराक : 2–4 वोलस प्रतिदिन 15 दिनों तक

  रोग – क्षुधाहीनता, रक्तहीनता, यकृत शोथ, पीलिया

32. थनैला की दवा (Mastitis)

- नयूट्रीफीड डीएस – बड़ा जानवर 20–30 ग्राम प्रतिदिन
- वैक्टमफोर्ट – 3 ग्राम या एमौक्सीरम भायल में 15 मि॰ली॰ जल डाकर IM या IV दें। 12 घंटे के बाद पुनः दें।

रोग – थनैला, निमोनिया, पाइलोनेफराइटीस

थनैला की चिकित्सा रोग पहचान के बाद 12 घंटे के अंदर अवश्य प्रारम्भ करें। चिकित्सा कम से कम 7 दिनों तक चले।

- **आर॰सी॰ फोर्ट** 4 ग्रा॰ भायल IM or IV
- **ममीटेल** – छीमी में दोनों शाम

रोग – स्टाकऔउरियस, स्ट्रेपटो – डोरीमेवैकटरीयम, इ॰ कोलाई

- **क्लौक्सासीलीन + एम्पीसीलीन – भेटक्लौस प्लस** छीमी में डालें।
- **भेटीमास्ट** – एक टयूब प्रत्येक छीमी में
- **मोकोसोमास्ट** – छीमी में डालने के लिये
- **मैमीडियम** – यह लक्षणहीन थनैला की दवा है। इसे 50 ग्राम मीठा के साथ पिलायें और उसके बाद चिकित्सा करें।
- **जड़ी बूटी** – मस्टीलेप, कैटगाल, वीसप्रेक, भेटओमाक्स। इसे थनों पर प्रतिदिन दो बार लगाये।
- **सेफट्रायाक्सोन + नियोमायसीन** छीमी में डालें।

33. मेटाबोलीक रोग और मील्क फीवर की दवा (Milk fever)

- **सैंक्लवेट, कोवाकैल डी** गाभिन गाय, भैंस को

15 मिली IM सप्ताह में तीन बार एक से 2 महीना दें। दुग्धज्वर नहीं होगा और ज्यादा दूध होने की संभावना रहेगी।

- **भेटकल बी 12 और कैलसीजोल**

खुराक – बड़ा जानवर 10 से 20 मि॰ली॰ प्रतिदिन दो बार

संकेत – मेटाबोलीक रोग नहीं होने की संभावना, रीकेट्स, ओस्टियोमेलेसिया, कलुशित भूख और गर्भाक्षेपक

- कैलसियम बोरोग्लूकोनेट – कैलवोराल, कैलभीट

बड़ा जानवर 200 से 450 मि॰ली॰ धीरे–धीरे IV

संकेत – अल्प कैलसियम रक्तता (Hypocalcemia), दुग्ध ज्वर, यकृत क्षति

- **माइफेक्स, थाइकल, ब्रोमैग** – इसे उपर लिखे दवा के तरह दें।
- **मेटावोलाइट** 50 ग्राम प्रतिदिन दो बार बच्चा देने के 20 दिन पूर्व दें।

34. कैलसियम की सूई आसाधारण (Calcium injection with a difference)

- कैलसियम ग्लूकोनेट 1.375 ग्रा॰ कैलसियम ग्लूकोनेट घोल 10%

  10 मिली सूई कैलसियम सेन्ड्रोज [illegible]

  खुराक – छोटा जानवर 10 मि॰ली॰ [illegible] न या [illegible]प्ताह में तीन बार

  संकेत – अल्प कैलसियम रक्तता जब टेटनी (अपतानिका) रहे लीड एवं फलूराइड विशाक्तता

- कैलसियम बोरो ग्लकोनेट – उपर देंखे

35. फोस्फोरस की सूई आसाधारण (Phosphorus injection with a difference)

- **टी॰ फोस, फरटीफोस, टोनोफोस्फन, टोनोरीसीन**

  खुराक – बड़ा जानवर तीव्रता की हालात में 10 से 25 मि॰ली॰ 1/2 IV और आधा IM क्रोनिक केस में बड़ा जानवर 2.5 से 5 मि॰ली॰ SC या IM प्रत्येक दूसरे दिन

  संकेत – मेटाबोलिक अव्यवस्था, दुग्ध ज्वर, दूध की क्षति, प्रजनन अव्यवस्था, गर्म नहीं होना, देर से गाय तैयार होना और बार–बार गर्म होना।

- **सोडियम एसीड फोस्फेट 40.3 प्रतिशत यूरीमीन**

  बड़ा जानवर 5 से 10 मि॰ली॰ SC या IV

- **पोस्टपार्चुरीऐंट हेमोग्लोबीन्यूलीया**

  संकेत – पाइका, अनउर्वरता अपच, कीटोसीस, दुग्ध ज्वर

  खुराक – बड़ा जानवर 5 से 10 मि॰ली॰ IM, IV or SC, बछड़ा 1 से 3 मि॰ली॰ उर्वरता हेतु बड़ा जानवर 10 मि॰ली॰ तीन दिनों तक।

36. गर्भाशय पेशीशोथ की दवा (Metritis)

- **कोट्राईमोक्साजोल** – सलकोप्रीम, वोकट्रीन, इन्ट्रीमफोर्ट, डुयाप्रीम

  खुराक – 2 गोली प्रतिदिन मुख से या बच्चेदानी में

- **कोट्राइमोक्साजोल यूरिया** के साथ – ओरीप्रीम यू
- **जड़ी–बूटी** – मायोरान टैब
- **नाइट्रो फुराजोन + मेट्रोनाइडाजोल – क्लीनेक्स**

  खुराक – बड़ा जानवर 2 वोलस प्रतिदिन तीन दिनों तक

- **भालथेभेट ब्रोमाइड, इपीडोसीन, मालजिनेट**

  खुराक – बड़ा जानवर 5 मि॰ली॰ IM

  रोग – मेटराइटीस, फीटस (गर्भ) को निकालने के लिये साथ ही डेब्रीस और गंदगी को निकालने वास्ते।

- **नेचुरल प्रोस्टाग्लैडीन (लुटालाइज)**

  खुराक – बड़ा जानवर 5 मि॰ली॰ IM

  रोग – क्रोनिक मेटराइटीस और गर्भ को निकालने के लिये पोभीडोन, आयोडीन, विटाडीन 10 से 40 मि॰ली॰ प्रतिदिन तीन दिनों तक बच्चादानी में डालें।

37. अयोग्य वैवाहिक संबंध की दवा (Misalliance)

- लिभो नौरजिस्टिरेल 0.25 ग्रा॰ + इथीनील इस्टाडायल 0.05 मि॰ग्रा॰ : ओभराल

  गोली – एक गोली प्रतिदिन ब्लीडिंग के पाँचवा दिन से दें

38. माइकोप्लाज्मा की दवा (Mycoplasmosis)

- **क्वीन्टास, इनरोसीन, इनरोजक**

  खुराक – एक मि॰ली॰ में 200 मिग्रा॰ एक मि॰ली॰ प्रति 20 किशभा एक सप्ताह तक IM or IV

  रोग – CCPP या CBPP

- **टायमुलीन** – टायमुलीन 10%

  खुराक – 14 मि॰ली॰ IM प्रतिदिन एक बार 6 दिनों तक

  थनैला में छीमियों में एक मि॰ली॰ दवा डालें।

39. घात और आंशिक घात (Paralysis & Paresis)

- **न्यूरोभेट, ट्रीबीभेट, न्यूरोक्सीन**

  बड़ा जानवर – 5 से 10 मि॰ली॰ IM, छोटा जानवर 0.5–1 मि॰ली॰ प्रतिदिन 6 दिनों तक

  रोग – स्नायु शोथ, तंत्रिका अव्यवस्था, आंशिक घात, घात

- **न्यूरोवियोन** बड़ा जानवर 5 मि॰ली॰ IM 5 दिनों तक

  रोग – परिसरीय तनिका शोथ, घात

- **थायामिन – बेरीन**

  खुराक – 10 मि॰ली॰ IM 5 दिनों तक, इसे IV भी दे सकते हैं।

40. रीकेट्स की दवा (Rickets)

युवा गोधन में यह रोग फोस्फोरस की कमी से और कुक्कुर में कैलसियम की कमी से। विटामिन डी की कमी से यह वेग से बढ़ जाता है।

बछड़ा

- **टी॰ फोस** – टोनोरासीन, टोनोफोस्फेन

  खुराक – 2.5 से 5 मि॰ली॰ SC या IM प्रत्येक तीसरे दिन 6 बार

- **वीटा ब्लेंड** – 5 ग्रा॰ प्रतिदिन एक महीने तक

  कुक्कुर के बच्चा

- **कोवाकल डी॰ सैंकलभेट** 3 मि॰ली॰ IM या SC

41. ओस्टीमैलेशिया अथवा सीना कस्सी की दवा (Osteomalacia)

गोधन या भैंस में यह फोस्फोरस की कमी से होता है। मिट्टी में फोस्फोरस की कमी से वहाँ उपजने वाला पौधा, घास में इसकी कमी रहती है।

- **टीफौस, टोनोफोस्फेन, टोनोरीसीन**

  खुराक – बड़ा जानवर 15 से 20 मि॰ली॰ IM or IV प्रतिदिन सात दिनों तक
- विटा ब्लेड, ओसोपान, दाना, भिटासेप्ट, इन्टाविटा, आदि
- मरे पशुओं के हड्डी (Bone) को जला कर उसके राख को प्रतिदिन दो बार 30–30 ग्राम सीना कस्सी वाली पशु को 10 दिनों तक दें। यह अत्यन्त असरदार दवा है। जली हड्डी के राख में फोस्फोरस की मात्रा अधिक रहती है जो इस रोग की दवा है।

42. रूमेनोटोरीक (Rumenotoric)

गाय एवं भैंस में रोमंथिका की गति बैठ जाती है। यह आमाशय का 80 प्रतिशत भाग है, इसके बिना खाना बंद और अपच होता है। जुगाली करने वाले पशुओं का रोमंथिका की अहमियत बहुत ज्यादा है। अतः सक्रिय करने हेतु दवा देना पड़ता है। किसान इसे अवश्य समझें।

- **रूमन्टोन, रूमेंटो** – इसे गाय के गाभिन रहने पर नहीं दें।

  खुराक – 2 बड़ा गोली प्रतिदिन दो बार दो दिनों तक दें।
- **किटोनेक्स** – इसके बारे में उपर लिखा गया है।

43. त्वचा पोषक की दवा (Skin tonics)

- **एसीटीलारसन**

  बड़ा जानवर 10 मि॰ली॰ IM or SC पुनः 48 घंटे पर दूसरा सूई दें।
- जड़ी – बूटी – लौरेल

44. ट्रीप्नोजोमीयासीस (सर्रा) की दवा (Trypnosomiasis)

- **ट्राईक्वीन क्वीनपाइरामीन सल्फेट एण्ड क्लोराइड**

  खुराक – 2.5 ग्राम को 15 मि॰ली॰ डिस्टील्ड जल में घोलकर SC एक ही खुराके दे। इस दवा से चिकित्सा एवं नियंत्रण दोनों होता है।

- **सर्रा**
- **ट्राइक्वीन**–एस कीवानामीन सल्फेट और कवीनामीन क्लोराइड 2 ग्राम के एक भायल में 18 मिली जल डालकर SC दें। रोग हो जाने पर यही दवा ज्यादा कारगर है।
- **एन्ट्रिसाइड प्रोसाल्ट**
- **बेरेनिल**

45. थिलीरीयासीस की दवा (Theileriasis)

- **बूटालेंक्स**

खुराक – एक मि॰ली॰ प्रति किशभा IM एक ही बार 300 किलो वजन के लिए 15 मि॰ली॰। अगर तापमान 5 दिनों के बाद नहीं नीचे उतरता है तो पुनः 5 मिली IM दें।

संकेत – थेलीरीयासीस

46. गर्भपात की आंशका (Threatened abortion)

- **हाईड्रौक्सी प्रोजेस्टीरोन कैपरोमेट इंजेक्शन – पी॰ डौपौट, 1 मिली = 250 मिग्रा॰, डयूराप्रोजन**

(i) 2 मि॰ली॰ IM सगर्भता के 1½ महीना बाद

(ii) सगर्भता के अंत में 2 मि॰ली॰ IM तीन दिनों तक दें।

(iii) वैसी गाय जो बार–बार गर्म होती है उनमें गर्भाधान के बाद एक मि॰ली॰ पुनः तीन सप्ताह के बाद एक मिली दें।

(iv) अगर कुछ भैंस या गाय में भ्रंश (Prolapse) की आशंका हो तो 2 मि॰ली॰ प्रत्येक तीसरा या चौथा दिन दें।

(v) बच्चा देने के बाद अगर भ्रंश होता है तो 2 मि॰ली॰ एक दिन छोड़ कर तीन बार दें।

(vi) बच्चा देने के पहले भ्रंश होता है तो इसे 2 मि॰ली॰ प्रत्येक तीसरे दिन तीन बार दें।

विटामिन द्वारा चिकित्सा

केवल एक विटामिन से चिकित्सा

- **विटामिन बी–1** थायामीन–बेरीन ग्लैक्सो–100 मि॰ग्रा॰ प्रति मि॰ली॰, 50 मि॰ग्रा॰ और 100 मि॰ग्रा॰ की गोली।

  खुराक – बड़ा जानवर 10 मि॰ली॰ IM 5 दिनों तक, सी॰सी॰एन॰ में बछड़ों के लिये 5 मि॰ली॰ IV छोटा जानवर IM या 1 गोली प्रतिदिन दो बार 5 दिनों तक।

  संकेत – विटामिन बी–1 की कमी, सी॰सी॰एन, तंत्रिका शोथ, अंश घात, घात

- **विटामिन बी–6** पाइरीडौक्सीन, वेनाडोन–100 मि॰ग्रा॰ गोली, 40 मि॰ग्रा॰ गोली

  खुराक – छोटा जानवर एक गोली प्रतिदिन दो बार एक सप्ताह तक

  संकेत – बालों में रूखड़ापन, त्वचा शोथ, काला जीभ, कुक्कुर में तंत्रिका शोथ के लक्षण।

- **विटामिन बी–12 (सायनाकोवालामीन)** : मैकराबीन 1000 mcg/मि॰ली॰, ग्लैक्सो, न्यूरोवियोन एच, इमर्क–5 मि॰ली॰ भायल

  खुराक – बड़ा जानवर 5 मि॰ली॰ प्रति दिन एक सप्ताह तक IM, छोटा जानवर 1–2 मि॰ली॰

  संकेत – मैकरोसाइटिक एनिमिया, पेरोसीस, लीभर में चर्बी, परीसरीय तंत्रिका ह्रास (न्यूरोपैथी)

- **विटामिन–सी एसकौर्बीक एसीड**, सेलीन 100 मि॰ग्रा॰ गोली

  खुराक – बड़ा जानवर 1 से 2 एम्पूल IM, छोटा जानवर 1 ग्रा॰ प्रतिदिन दो बार 5 दिनों तक

  संकेत – स्कर्वी, हड्डी का टूटना, घाव, सर्दी आदि में

- **विटामिन–ए रेटीनॉल** एक मि॰ली॰में तीन लाख यूनीट, भीटा ए प्रीपलीन फोर्ट

  खुराक – अनउर्वरता बड़ा जानवर, बड़ा जानवर 6 मि॰ली॰ प्रथम और तीसरा दिन IM, छोटा जानवर 1–2 मि॰ली॰

- **विटामिन–ए** की कमी बड़ा जानवर 12 मि॰ली॰ IM प्रति सप्ताह एक बार।

  संगर्भता – बड़ा जानवर 12 मि॰ली॰ प्रत्येक माह

- **विटाब्लेड WM फोर्ट** – विटामिन ए॰ 1 लाख यूनिट प्रति मि॰ली॰

  खुराक – 2 मि॰ली॰ प्रति 100 चूजों को दस दिनों तक

  5 मि॰ली॰ प्रति 100 बड़े मुर्गियों के लिये

  10 मि॰ली॰ प्रति 100 अंडे देने वाली मुर्गियों के लिये

- **विटामिन डी3 कोली कैलसीफिरोल**, एराकीटोल की सूई तीन लाख और 6 लाख यूनीट प्रति मि॰ली॰ में

  खुराक – रीकेट्स 5 हजार यूनीट प्रतिदिन तीन दिनों तक या एक ही खुराक 1 लाख यूनीट

  संकेत – रीकेट्स, ओस्टोमैलेसिया

- **कैल्सीट्रीओल (1, 25 DHCC Vit. D)** कैल्सीट्रौल, एक कैप्सुल में 0.25 mcg

  खुराक – 0.25 mcg प्रतिदिन

  संकेत – कैलसियम की कमी

- **विटामिन ई॰ (अल्फाटोकोफिरौल)** – एभीयोन

  खुराक – बड़ा जानवर 200 से 600 मि॰ग्रा॰ बाँझपन, माँस में कमजोरी, ह्रदय की कमजोरी।

वैसी औषधियाँ जिनमें दो विटामिन एक साथ

- **एडिक्सोलीन** (विटामिन ए और विटामिन डी)

  खुराक – एक गोली रोग एक महीने तक

  संकेत – रीकेट्स चलने में लड़खड़ाहट

- **विटाब्लेंड AD3**

  खुराक – बड़ा जानवर 5 ग्रा॰ प्रतिदिन एक महीने तक इसके बाद 2.5 ग्रा॰ प्रतिदिन

  संकेत – दूध में क्रीम वास्ते, दूध ज्यादा होने वास्ते

वैसी औषधियाँ जिसमें तीन विटामिन एक साथ

- **विटामिन बी$_1$ + विटामिन बी$_2$ + विटामिन बी$_{12}$** – ट्रीविवेट, न्यूरोक्सीन – न्यूरोभेट

  खुराक – बड़ा जानवर 5 मि॰ली॰ और छोटा जानवर 0.5 मि॰ली॰ प्रतिदिन 5 दिनों तक

  संकेत – भूख की कमी, एनिमिया, कमजोरी, तंत्रिका अल्पवस्था, घात आदि।

- **विटामिन ए + डी3 + इ – विटाड, विटासेप्ट, इन्टा विटा.**

  खुराक – बछड़ा 2–4 मि॰ली॰ गाय 6–10 मि॰ली॰ IM

  संकेत – अनउर्वरता, रतौंधी, ओस्टियो मैलेसिया, आर्न

  विटामिन बी काम्पलेक्स

- **वाइविलेन, कौन्सीप्लेक्स, पीकोजेट, बी कॉम्पलेक्स की सूइयां**

  खुराक – बड़ा जानवर 5 मि॰ली॰ IM, छोटा जानवर 2 मि॰ली॰ IM

  संकेत – भूख की कमी, कमजोरी

—•—

अध्याय 31

विविध
(Miscellaneous)

(अ) विषाक्तता (Poisoning) की चिकित्सा के सिद्धांत

इसके मुख्यतः दो सिद्धांत हैं : पाचन नली एवं त्वचा से विष के अवशेष (Residue) को हटाना (Removal) तथा विष प्रतिकारक (Antidote) का व्यवहार।

जुगाली करने वाले पशुओं के लिये (For ruminants)

जठर–धावन (Gastric lavage) और वमन कराने वाली औषधियाँ इन पशुओं के लिये उपयोग में नहीं लाया जाता है। अधिशोषक (Adsorbants) और दस्तावर दवायें (Purgatives) इसके उपचार में सहायक होते हैं। सक्रियित लकड़ी का कोयला (Activated Charcoal) प्रभावकारी अधिशोषक हैं। इसका खुराक 1 से 3 ग्राम प्रति किशभा है। इसे बार–बार दें तो ज्यादा अच्छा है। यह क्लोरीनेटेड हाइड्रोकार्बन, आर्गनोफोस्फोरस विष, माइक्रोटौक्सीन और पौधों के एलकोलाइड, जीवाणु आविश (Bacterial toxins) आदि को अधिशोषत करता है। यह भारी धातु (Heavy metals) एवं अन्य पदार्थ मसलन हैलोजन (क्लोरीन, फलोरीन, आयोडीन, नाइट्राइट्स, अल्कोहल, कास्टीक और सोडियम क्लोराइड को अधिशोषित नहीं करता है। अधिशोषक से संयुक्त पदार्थों को और विष के अवशेष को निकालने के लिये दस्तावर औषधियाँ दी जाती हैं। तेलीय (Oily) दस्तावर उत्तम है। साइनोजीनेटिक ग्लाइकोसाइड्स के लिये सलाइन जुलाब ज्यादा उपयोगी होता है।

पाचन नली में विष का अप्रभावीकरण (Neutralisation)

टैनिक एसीड वाली औषधियाँ एलकोलाइड को अवक्षेपण (Percipitate) करती हैं। दूध और अंडा वैसे विषों का रसायनिक प्रतिकारक हैं, जो प्रोटीन को जमाने में सहायक होते हैं। सल्फेट के प्रयोग से लीड (Lead) अवक्षेपित होता है। सोडियम नाइट्राइट और सोडियम थायोसल्फेट हाइड्रोसायनीक एसीड (HCN) का प्रतिकारक है और कैलसियम बर्सेनेट लीड का।

छोटे पशुओं के लिये (For small animals)

वमन कारक दवा और जठर–धावन प्रभावकारी हैं। 20 प्रतिशत सोडियम बाई कार्बोनेट 40–50 मिली॰ प्रतिदिन तीन बार एक कुक्कुर में जठर धावन के लिए देते हैं। एक अश्व और बछड़ा के लिये इस घोल का 200 से 300 मिली॰ पिला सकते हैं।

विषाक्तता की चिकित्सा में प्रतिकारकों के सेवन जैसे, मैगनेसियम साल्ट की अधिकता में कैलसियम की सूई दी जाती है। दस्त होने पर तरल चिकित्सा (Fluid therapy) प्रभावकारी होता है। शांति देने वाली औषधियाँ (Demulcents) आमाशय एवं आँत के प्रदाह में, शान्ति देने वाला (Sedative) उत्तेजना में, प्रोत्साहन (Stimulants) करने वाली दवा अवसाद (Depression) में उपयोग में लाते हैं।

(ब) विषाक्तता का प्रबंधन (Management of Poisonings)

विषाक्तता	प्रबंधन
तेज अम्ल (Strong acids)	खल्ली 0.3 से 0.5 ग्रा॰ प्रति किशभा, मैग कार्व 15 से 30 मिग्रा॰ प्रति किशभा, सोडियम बाई कार्बोनेट 50–100 मिग्रा॰ प्रति किशभा, पोटाशियम कार्बोनेट और चूना का पानी। औक्जलीक अम्ल के लिये कैलसियम की सूई देते हैं।
एकोनाइट	टैनीन, डिजीटलीस, एट्रोपिन 0.25 से 0.5 मिग्रा॰ प्रति किशभा IM स्ट्रीकनीन, दस्तावर और पशु को गर्म रखें।
अफलाटौक्सीकोसिस	दस्त होने की दवा, सलाइन और लीवर टौनिक
क्षार (Alkalies)	हाइड्रोक्लोरीक अम्ल (0.5 से 1 प्रतिशत), सिरका, अण्डा, दूध, तीसी तेल और अरंडी तेल
संज्ञाहरण (Anaesthesia)	कृत्रिम श्वसन, ऑक्सीजन, श्वसन एवं केन्द्रीय तंत्रिका प्रणाली उत्तेजक औषधि का प्रयोग करें। रोगी को बंद घर अर्थात् काली कोठरी में रखें।

एन्टीमोनी	शान्ति प्रदान करने वाली दवा (Demulcents), टैनीन, मार्फिन, डाइमरकैपरोल (BAL) 3 मिग्रा प्रति किशभा के दर से प्रत्येक 4 घंटे पर दो दिनों तक दें। तीसरा दिन 8 घंटे पर और 12 घंटे पर 10 दिनों तक दें। मैगनेसियम ऑक्साइड भी खिलायें।
आर्सेनिक	सोडियम थायोसल्फेट 20 से 30 ग्राम खिलायें और 10 ग्राम (10%) IV प्रत्येक 6 घंटे पर, अण्डा, दूध, दस्तावर दवा, उत्प्रेरक और BAL की सूई।
बार्व बार्बीचुरेट	उल्टी करने की दवा, कृत्रिम श्वसन, नीकेथामाइड (गौ – 10 से 25 मिग्रा या 1–3 मिली IM) स्ट्रीकनीन (गौ 15–160 मिग्रा०, कुक्कुर 0.3 से 1 मिग्रा०) SC या मुख से दें।
बेरियम	उल्टी करने की दवा (एपोमौरफीन 0.3 से 0.6 मिग्रा प्रति किशभा SC, सोडियम और मैगनेसियम सल्फेट, उत्तेजक दवा का प्रयोग।
ब्रेकनफर्न	उल्टी करने की दवा, कृत्रिम श्वसन, नीकेथामाइड (गौ– 10.25 मिग्रा० या 1–3 मिली IM) स्ट्रीक्लीन (गौ 15–60 मिग्रा प्रतिदिन 0. 3–1 मिग्रा० मुख से या SC)
कार्बन मोनोक्साइड	नीकेथामाइड, ऑक्सीजन (5–10%)
कार्बन टेटराक्लोराइड	कैलसियम और ग्लूकोज IV चढ़ायें, लीवर टौनिक
क्लोरीनेटेड हाइड्रोकार्बन (BHC, DDT, गैमेक्सीन, अल्ड्रीन, लीन्डेन, टौक्साफेन, आदि)	बार्वचुरेट, क्लोरपरामाजीन (लारगैक्टील) 0.5–2 मिग्रा० प्रति किशभा IM सलाइन दस्त कारक, कैलसियम बोरोग्लूकोनेट IV-500 मिली बड़े जानवर के लिये।
साइनाइड	सोडियम नाइट्राइट (3 ग्रा०) और सोडियम थाओसल्फेट (15 ग्रा०) 300 मिली डिस्टील्ड जल में IV गौ एवं भैंस के लिये और 30 ग्रा० मुख से, 1/2 घंटे पर पुनः दे सकते हैं।
कोडिन एवं मौर्फीन	नेलोरफीन 2 से 3 मिग्रा० प्रति किशभा SC, IM या IV
अरगौट	गर्म एवं शान्त स्थान पर रोगी को रखें, शान्तिकारक (Sedative) दें उत्तेजना (Excitement) को संज्ञाहरण (Anaesthesia) दवा देकर शांत करें।
गौ एवं भैंस में पेट डफना	5 प्रतिशत सोडियम बाइकार्बोनेट 2 मिली प्रति किशभा IV शीघ्र दें, इसके बाद 1.3 प्रतिशत सोडियम बाइकार्बोनेट घोल 2–3 मिली प्रति किशभा IV और डेक्ट्रोज घोल 5 मिली प्रति किशभा IV। इसके अलावे मैगकार्व एल्मुनियम हाइड्रौक्साइड मुख से दें। एन्टी हिस्टामीनिक और विटामिन B_1 की सूइयां दें।

आयोडिन	दूध जितना हो सके पिलायें, उल्टी कराने की दवा, रोगी को गर्म रखें, नीकेथामाइड की सूई दें।
केल (ब्रासिका ओलीरासिया) गांठकोबी विषाक्तता	एन्टीएलर्जीक दवायें तथा रक्तवर्द्धक औषधियों का प्रयोग
पुटुस (लैनटाना कैमारा)	दस्तकारक दवा दें और छाया में रखें, लीवर टौनिक, कैलसियम बोरोग्लूकोनेट IV दें।
लीड (सीसा, नागधातु)	इडीटीये (EDTA) 12.5% IV, मैगनेशियम और सोडियम सल्फेट, कैलसियम ग्लूकोनेट, दूध, अंडा का उजला भाग और शांति कारक दवायें (Sedatives) दें।
तीसी ऑटा या चूर्ण या बिना पूर्ण फूले तीसी को खिलाने से जैसा कि वर्षा पड़ने से तीसी के पेड़ में बीज नहीं हो पाता है।	सोडियम या थाओसल्फेट और सोडियम नाइट्राइट IV जैसा कि सायनाइड और ज्वर विषाक्तता में देते हैं।
पारा (Mercury)	अंडा, मैगनेसियम सल्फेट, पोटैसियम आयोडाइड, और BAL का प्रयोग
नाइट्राइट / नाईट्रेट	मेथलीन ब्लू 40 मिग्रा प्रति किशभा के दर से 1 प्रतिशत घोल में और विटामिन सी (5 मिग्रा प्रति किशभा IV, रक्त चढ़ाये, ऑक्सीजन
नक्सभौमिका (स्ट्रीक्नीन)	टैनिक एसीड और क्लोरल हाइड्रेट, पोटासियम ब्रोमाइड लार गैक्टील IM
आर्गनोफोस्फेरिक मिश्रिम पदार्थ	एट्रोपीन सल्फेट (0.5 प्रतिशत मिग्रा) प्रति किशभा IM, 2 PAM (15–30 मिग्रा॰ प्रति किशभा IV, इन्हें प्रत्येक आधा घंटा पर दुहरायें।
सेलेनियम	एसकार्बनिक एसीड अर्थात् विटामिन सी, मुख से कॉपर सल्फेट का घोल (0.5 प्रतिशत)
सर्प दंश	काटे स्थान के उपर बंध दें। त्वचा को ब्लेड से चीर कर रक्त निकलने दें और कटे स्थान पर पोटास परमैंगनेट अर्थात लाल पोटास के बुरादें को डालें या टींक्चर आयोडीन डालें। एन्टीभेनम 1–5 यूनीट 30–50 ग्रा॰ शरीर भार से दें। एटीएस 1500–3000 यूनीट IV या SC दें ब॰जा॰ के लिये कार्टिजोन 50 मिग्रा॰ IM दें।
स्वीट क्लोभर	विटामिन की सूई दें, रक्त चढ़ायें।

तारपीन तेल	उल्टी कराये, इसके लिए दवा दें, मैगसल्फ घोल बनाकर दें। शान्ति प्रदान करने वाली दवा दें। मूत्र जलन के लिये मूत्र शान्ति कारक दवा दें।
यूरिया	2.5 प्रतिशत एसीटीक एसीड तीन से चार बार मुख से दें। सिरका भी पिलायें।
जींक मिश्रित पदार्थ	कैलसियम और मैगनेसियम को IV दें। इसकी चिकित्सा लक्षण के आधार पर (Symptomatic) करें।

(स) तौल एवं माप

(i) **मैट्रीक–इम्पेरियल के बराबर** माप

1 ग्रेन = 0.6479 ग्रा॰

1 औस = 31.1034 ग्रा॰

1 पौंड = 453.59 ग्रा॰

1 पाइंट = 568.25 मि॰ली॰

1 मिनिम = 0.059193 मि॰ली॰

1 फ्लूड ड्राम = 3.551 मि॰ली॰

1 फ्लूड औंस = 28.41 मि॰ली॰

(ii) **इम्पेरियल–मैट्रीक के बराबर**

1 माइक्रोग्राम (μg) = 15.432 $\times 10^6$ ग्रेन

1 मिग्रा॰ = 0.01532 ग्रेन

1 ग्रा॰ = 5.432 ग्रेन

1 किग्रा॰ = 2.2046 पौंड

1 मि॰ली॰ = 16.894 मिनिम = 15 बूंद

1 लीटर = 35.196 फ्लूड औंस

1 गैलन = 4.545 लीटर

व्यवाहारिक माप

1 चाय चम्मच = 4 मि॰ली॰ = 1 ड्राम

1 टेबुल चम्मच = 15 मि॰ली॰ = 4 ड्राम

1 गैलन = 4.5 लीटर

1 क्यूबीक फूट = 7.8 गैलन

(iii) पशुओं में स्त्रीमद (Oestrus) समय एवं डिम्बक्षरण (Ovulation)

पशु	स्त्रीमद का समय	डिम्बक्षरण का समय एवं प्रजनन का उचित समय	स्त्रीमद का पुनः होना
गाय	4 से 20 घंटे	स्त्रीमद में आने के 14 घंटे बाद	21 दिन
भैंसी	36 घंटे	स्त्रीमद में आने के प्रायः 30 घंटे बाद	21 दिन
घोड़ी	2 से 6 दिन	स्त्रीमद समाप्त होने के 24–48 घंटे पूर्व	21 दिन
भेंड़ी एवं बकरी	36 घंटे	स्त्रीमद प्रारम्भ होने के 24–48 घंटे बाद	21 दिन
सूकरी	2–3 दिन	स्त्रीमद प्रारम्भ होने के 35 घंटे बाद	21 दिन
कुतिया	9–18 दिन	पक्का स्त्रीमद प्रारम्भ होने के दो दिन बाद या 10–14 स्त्रीमद प्रारम्भ होने के बाद	ऋतु प्रायः एक ही बार

औसतन सगर्भता (Gestation) अवधि

गाय	282 दिन
भैंसी	310 दिन
सूकरी	116 दिन
भंड़ी एवं बकरी	148 दिन
घोड़ी	340 दिन
कुतिया	60 दिन
बिल्ली	55 दिन

(iv) रूधिर विज्ञान (Haematology)

भिन्न भाग		गौ	अश्व	अजा	कुक्कुर	मनुष्य
हिमोग्लोबीन	(g/dl)	8–11	12–13	11	15	12–16
पीसीभी	(%)	24–36	30–36	35	45	40–54
आरबीसी	(m/cmm)	5–10	9.8	15	6.8	4.2–5.6
इएसआर	(mm/hr)	0	2–12			
	10 मि॰ में	0	5–25	3.7		

डब्लूवीसी	$(10^3/cmm)$	4–12	5.5–12.5	4–13	6–15	4–10
थ्राम्बोसाइट्स	$(x10^3/\mu l)$	100–800	100–350	300–600	100–350	
न्यूट्रोफील मैचुयोर	(%)	28	52	36	62	60–70
न्यूट्रोफील, बैंड	(%)	0–2	—	0.4	—	—
इओसीनोफील	(%)	9–11	3.5	5	7	2–6
बेसोफील	(%)	0–1	0.5	0.5	0	0–2
लिम्फोसाइट	(%)	58	39	58	25	20–30
मोनोसाइट्स	(%)	4	4	2–5	5–5	2–9
प्लेटलेट्स	$(10^3/mm)$	350	176	2500	155	130–550
जमने का समय	(min.)	5	6.75	—	8.6	3–7

(v) निर्जलीकरण का नैदानिक आकलन, तदनुसार तरल की आवश्यकता (Clinical assessment of the degree of dehydration)

शरीर भार का ह्रास	त्वचा परत का खुलना	पी.सी.भी.	ह्रास की पूर्त्ति हेतु तरल की आवश्यकता
प्रतिशत	सेकेण्ड	प्रतिशत	मिली प्रति किशभा
4–6	—	40–45	10–15
6–8	2–4	50	10–15
8–10	6–10	55	50
10–12	20–45	60	80–100

(vi) पशुओं के मुँह में डालने की आम औषधि

सभी औषधियों को शुद्ध जल में बनायें।

फिटकरी 1%, सुहागा 2–5%, बोरीक एसीड 2–5%, तूतीया 0.5%, लाल पोटाश (1:2000), टैनिक एसीड (0.5–2%), सल्फानीलामाइड 1%

(vii) त्वचा में लगाने वास्ते औषधि

मैगनेसियम सल्फेट 2–4%

सोडियम कार्बोनेट 2.5%

लुगौल आयोडिन

पोभीडीन आयोडिन

जेंसियन भायलेट

(vii) बिसंक्रमक (Disinfectants)

एल्कोहल 70%, ब्लीचींग पावडर, करीसोल 0.5–1%, फार्मलीन 5%, सोडियम कार्बोनेट 4%, सोडियम हाइपोक्लोराइड 5%

दुधारू पशुओं की देखभाल कैसे करें
(Care and management of milch animals)

दुधारू पशुओं में मुख्यतः गाय एवं भैंस हैं। देशी नस्ल की दुधारू गायों में साहीवाल, रेड सिन्धी तथा गिर तथा भैंस में मुर्रा प्रमुख हैं। ठंडे मुल्क की विदेशी नस्ल की गायों में जर्सी, होल्सटीन, फ्रिजीयन और ब्राउन स्वीस हैं। विदेश नस्ल के सॉढ़ों के शुक्र (Semen) और देशी नसल की गायों से उत्पन्न संतति को संकर नस्ल कहते हैं। संकर गायों में दूध देने की क्षमता देशी गायों की उपेक्षा अधिक होती है। अतः किसान इसकी चाह अधिक करते हैं। देशी गाय और भैंस यहाँ के उष्ण गर्म और तर वातावरण के आदी हो गयी हैं। उनमें रोग–प्रतिरोध ज्यादा है, जबकि संकर गायें गर्म आवोहवा को बर्दाश्त नहीं कर पाती हैं। उनमें तनाव बना रहता है और धूप में हॉफती हैं। संकर गाय यहाँ के रोग पैदा करने वाले जीवाणु, विषाणु एवं कीटाणु से ज्यादा उन्मुख हैं। इन्हीं कारणों से उनके रख–रखाव, खान–पान, देख–भाल पर ज्यादा ध्यान देने की जरूरत है। थोड़ी ढिलाई होने पर जितना उत्पादन चाहिये, नहीं मिल पाता है।

दुधारू पशुओं का कैसा हो खटाल?

इनका खटाल सूखा, हवादार एवं उँचे स्थान पर, जहाँ पानी का जमाव नहीं हो, होना चाहिये। खटाल की छावनी 10–11 फीट की उँचाई पर कर्कट से न कर फूस अथवा छत से करें। दिन में डनहें मिट्टी वाले जमीन पर अवश्य रखें। गर्मी के दिनों में प्रति दिन एक बार धोयें और शीतलहरी में दरवाजा एवं खिड़की को बोड़ा या चटाई से ढक दें। इस प्रकार उनमें तनाव नहीं रहेगा और उत्पादकता बढ़ेगी।

मच्छर एवं कीटाणु से बचाने के लिये कया करें?

कीट, मक्खी, मच्छर, किलनी एवं चीचड़ी से बचाव वास्ते खटाल में कीटनाशक मसलन सोमिथिओन या मालाथियोन का 2 प्रतिशत घोल का छिड़काव उन दिनों प्रति दिन करें, जब इसका प्रकोप ज्यादा होता है। साथ ही किलनी या अठैल, चीचड़ी, पिस्सु और खाज के कीटाणु को नष्ट करने के लिए डेल्टामेथरीन अर्थात बूटौक्स, साइपरमेथरीन अथवा पेकटोंसाइड या एक्टोमीन का 0.2 से 0.3 प्रतिशत घोल कपड़ा के सहारे ग्रस्त पशुओं के शरीर पर रगड़ कर लगायें, जिसमें कि ये कीटाणु जो शरीर पर सटे रहते हैं और रक्त चूसते हैं, नष्ट हों सकें। ये सभी कीटाणुनाशक बाजार में उपलब्ध हैं।

आहार में चारा–दाना कितना हो?

पशु प्रबंधन में चारा–दाना की अहमियत अहम है। उत्पादन का 75 प्रतिशत खर्च इसी मद में होना चाहिये। संतुलित आहार से उनकी सेहत, पोषण और उत्पादकता बनी रहेगी। दस लीटर दूध देने वाली गाय को एक किलो दाना मिश्रण प्रति तीन लीटर दूध के हिसाबह से दें। दाना मिश्रण में एक तिहाई भाग गेहूँ का चोकर, एक तिहाइ पीला मक्का का दर्रा और एक तिहाई बादाम या तीसी की खल्ली दें। पीला मक्का और सोयाबीन में विटामिन A का पूर्वगामी कैरोटीन है। हरा चारा से भी कैरोटीन उन्हें प्राप्त होता है। भैंस को एक किलो दाना मिश्रण ढाई लीटर दूध के दर से दें। प्रत्येक दिन 30 ग्राम मिनिरल मिक्शचर दाना के साथ भी दें। 5–6 किलो सूखा चारा काटकर और 16–20 किलो हरा चारा मसलन बरसीम, लुसर्न, गुआर, पारा, ज्वार, जई, एम॰पी॰ चारा में से समयानुसार एक या दो काट कर प्रति दिन देना चाहिये। अगर हरा चारा नहीं मिले तो दाना मिश्रण की मात्रा दो किलो प्रति दिन बढ़ा दें और मिनिरल मिक्शचर 60 ग्राम कर दें। इसके अलावे खुले मेदान में चरने या घूमने के लिये प्रति दिन एक दो घंटे छोड़ें, तो सोने पे सुहागा होगा। लेखक ने देखा है ऐसा करने से दूध की मात्रा प्रति दिन दो–तीन लीटर बढ़ जाती है।

प्रजनन की व्यवस्था कैसा हो?

गाय/बाछी को गर्म होने के लगभग 14 से 18 घंटे बाद पाल दिलायें। भैंस को 24 से 30 घंटे बाद पाल दिलायें। संकर गाय/बाछी को संकर साँढ़ों या उपर लिखें देशी साँढ़ों के शुक्र से पाल दिलायें, शुद्ध विदेशी नस्ल के साँढ़ के शुक्र से कभी

नहीं। हाँ, देशी गाय को शुद्ध विदेश नस्ल या संकर साँढ़ के शुक्र से पाल दे सकते हैं। उसका बच्चा संकर नस्ल का होगा। सदैव कृत्रिम गर्भाधान द्वारा ही पाल दिलायें। शहर या देहात का छूटा साँढ़ में कुपोषण है और संक्रमण भी। उनसे गाय गाभिन नहीं होगी और उन्हें रोग भी होगा। इसी कारण अनउर्वरता और बॉझपन होता है।

अगर बच्चा जन्म लेने के 12 घंटे बाद तक गाय या भैंस जड़ नहीं गिराती है तो पशु चिकित्सक की सहायता लें। इसके ढ़ाई तीन महीना बाद ही गाय को पाल दिलायें। पाल दिलाने के ढ़ाई महीना पर ही गाय या भैंस को गाभिन होने की जाँच करायें। बच्चा जन्म देने के तीन महीने तक अगर गाय गर्म नहीं होती है, तो इलाज करवायें।

जानलेवा रोग/कृमि एवं थनैला से पशुओं को महफूज कैसे रखें?

खुरहा से बचाव वास्ते खूँटा पर के सभी पशुधन को सर्वप्रथम 4 महीने के उम्र में और उसके बाद साल में दो बार टीकाकरण अवश्य हो। मई महीना में छूआछूत की बीमारी तड़का, डकहा और लंगड़ी से महफूज रखने के लिये प्रति वर्ष टीकाकरण अवश्य हो।

दुधारू गाय–भैंस के गोबर की जाँच साल में दो बार करायें और चिकित्सक के परामर्श से कृमि नाशक दवा दें। गाय और भैंस से प्रति दिन हाथ से चमोकन निकाल कर पानी में जमा करें और इन्हें मिट्‌टी में गाड़ दें। दूध की जाँच बच्चा देने के प्रारम्भ में और अंत में अवश्य करायें। ऐसा करना आवश्यक है क्योंकि कुछ दुधारू पशुओं में थनैला लक्षणहीन रहता है, जिसका इलाज शीघ्र आवश्यक है। ऐसा नहीं करने से थनैला का लक्षण प्रकट होने पर दुधारू पशु कौड़ी के मोल की हो जाती है। दूसरी बात थनैला हो जाने पर 12 घंटे के अंदर ही सुयोग्य चिकित्सक से दवा करायें, न कि झोला छाप डॉक्टर से।

प्रजनन अव्यवस्था दुधारू पशुओं में क्यों हो रहा है?

इन दिनों पशुओं में अमद की अवस्था, अनउर्वरता और बॉझपन की शिकायत ज्यादा हो रही है। इनका मूल कारण है नियमित प्रजनन प्रोग्राम का अभाव, संतुलित आहार में हरा चारा का न मिलना, पशुचिकित्सा के सुविधाओं का अभाव, संक्रमित एवं कुपोषित साँढ़ों की भरमार, दोषपूर्ण कृत्रिम गर्भाधान : एक ही बार पाल देकर छोड़ देना, कुछ गाय या भैंस में दोबारा पाल उसी दिन देना चाहिये, जो नहीं हो पाता है

और संकर गायों में तनाव कम करने के लिये उपयुक्त खटाल का अभाव। संकर गाय तो खूँटा पर ले आते हैं, लेकिन उसके लिये सुव्यवस्था नहीं कर पाते हैं। इससे तो अच्छा है, देशी ही गाय रखना।

संकर गायों को तकलीफ से आराम मिलने पर कमाल

करीब 15 लीटर दूध देने वाली गाय को एक वर्ष पूर्व खुरहा हुआ था। दूसरी बियान उसकी गृष्म काल में हुई। जोरों की हँफनी, तापमान 106 से 107°F, लंगड़ापन, टेहुनों में सूजन और खुरों में घाव से वह परेशान थी। दूध सूख कर 3 से 4 किलो, खाना कम कर दी थी, हाँफते–हाँफते परेशान थी, मुँह से ढेर सारा झाग और चलने में भारी कष्ट इन सब विकारों की चिकित्सा हुई। टेहुनों का सूजन समाप्त हुआ। छावनी से कर्कट हटा कर फूस की छावनी दी गयी, पक्का फर्श तोड़कर मिट्टी दिया गया और नाल बंध से चारों पैरों में नाल लगा। 15 दिनों में गाय की सेहत बदल गयी। इसके पूर्व वह काफी दुबली हो गयी थी। तंदुरूस्ती आ गयी। दूध उत्पादन करीब 10 लीटर पर आ गया। अब उसे चलने–फिरने और खाने–पीने में कोई तकलीफ नहीं रही, तो संकर गाय में देखने को मिला, तकलीफ से आराम का कमाल।

भरपूर संतुलित आहार तथा व्यवस्थित प्रबंधन से 13–14 महीने में एक बच्च अवश्य मिलेगा। धीरे–धीरे दूध दुहना कम कर बच्चा देने के दो महीना पूर्व ही गाय–भैंस को बेसूखी कर दें। दस लीटर दूध देने वाली एक गाय से प्रति मास तीन हजार का शुद्ध लाभ किसान को मिलेगा। इसके अलावे बीमा की आधी राशि सरकार देती है। इस योजना का लाभ उठाने का प्रयत्न करें। बछिया 13–14 मास में पाल दिलाने लायक हो जायगी।

जानकारी की कुछ अहम बातें

- ऐसे तो एक गाय का शरीर भार करीब 300 से 400 किलोग्राम और भैंस का करीब 400 से 600 किलोग्राम रहता है, लेकिन इसकी जानकारी चिकित्सा में अति आवश्यक है क्योंकि दवा की मात्रा की गणना प्रति किशभा (किलोग्राम शरीर भार) के आधार पर किया जाता है। नीचे लिखे सूत्र से किसान अपने पशुधन का वजन की गणना कर सकते हैं :

$$\text{पशु का वजन पौंड में} = \frac{\text{लम्बाई} \times (\text{गर्थ})^2}{300}$$

- टेप द्वारा दोनों केहुनुओं के पीछे से छाती की परिधि की माप ही गर्थ है; कंधा के बिन्दु से पीन हड्डी बिन्दु की दूरी छड़ी से लें जो पशु की लम्बाई है। दोनों मापों को ईंच में करें।
- संकर गाय/बाछी को संकर साँढ़ या देशी साँढ़ (साहीवाल, गीर आदि) के शुक्र से कृत्रिम गर्भाधान करायें, न कि शुद्ध विदेशी नस्ल के साँढ़ (जर्सी, फ्रिजियन आदि) के शुक्र से। देशी गाय/बाछी को शुद्ध विदेशी नस्ल के साँढ़ या संकर साँढ़ के शुक्र से कृत्रिम गर्भाधान करा सकते हैं। देशी नस्ल की अच्छी गाय वरन साहीवाल या जर्सी गाय को उसी नस्ल के साँढ़ के शुक्र से पाल खिलायें, जिससे कि देशी नस्ल को लुप्त होने से बचाया जा सके।
- सदैव कृत्रिम गर्भाधान से ही पाल खिलायें।
- शहर या देहात का छूठा साँढ़ में कुपोषण और संक्रमण भी होता है, इससे गाय गाभिन नहीं होगी और रोग भी होगा। अनउर्वता और बाँझपन का यह मुख्य कारण है।
- गाय का दूध देने की अवधि दस माह, जबकि भैंस का 9½ माह का होना चाहिये। शेष अवधि को सूखा अवधि कहते हैं।
- बयान के करीब 30 दिन बाद दूध बढ़ता है जो 45 से 55 दिनों तक बढ़ते जाता है, जो प्रायः तीन से चार सप्ताह तक रहता है, पुनः 55 से 120 दिनों तक दूध इसी स्तर पर रहता है। इसके बाद दूध की मात्रा घटने लगती है।
- गाय और भैंस पागुर करने वाले पशुधन हैं। उनमें अनेक विशेषतायें हैं, जिससे किसान को अवगत होना चाहिये।
- गाय 8 घंटा खाती है, उतनी ही देर सोती है और उतनी देर पागुर करती है। एक गाय आमतौर पर 42,000 बार पागुर करती है।
- गाय–भैंस में आमाशय के चार भाग हैं, जो एक दूसरे से जुड़े हैं। सबसे प्रथम भाग रोमंथिका है, जो करीब 80 प्रतिशत भाग छेंकता है, दूसरा भाग रेटीकुलम है, जो 5 प्रतिशत भाग छेंकता है, तीसरा भाग ओमेजम है, जो 7 प्रतिशत भाग

में फैला है और चौथा भाग वास्तविक आमाशय या एबोमेजम है, जो प्रायः 8 प्रतिशत भाग छेंकता हैं।

- एक वयस्क गाय प्रतिदिन करीब 150 से 200 लीटर लार उत्पन्न करती है।
- एक गाय में लगभग शरीर भार का 7.7 प्रतिशत रक्त रहता है, इस प्रकार 400 किलोग्राम की गाय में 30.8 लीटर रक्त रहता है।
- एक पशु को पशु भार का 2.5 प्रशित सूखी मात्रा देनी चाहिए जिसमें एक चौथाई भाग सूखा तथा तीन चौथाई भाग हरा चारा होना चाहिए।
- पाँच लीटर प्रति दिन दूध देनेवाली गाय/भैंस को सिर्फ सुखा तथा हरा चारा पर आसानी से रखा जा सकता है।
- अधिक दूध देने वाली गाय/भैंस में भरण पोषण के लिए 1.5–2 किलोग्राम दाना मिश्रण देना आवश्यक है।
- दूध देने की अवस्था में भरण पोषण के अलावे प्रति तीन लीटर दूध के लिए एक किलोग्राम दाना मिश्रण देना आवश्यक है।
- यदि पशु गर्भवती हो तो 5 महीना के गर्भावस्था के बाद डेढ़ किलो अतिरिक्त तथा 7 माह के बाद ढ़ाई किलो दाना मिश्रण दिया जाना चाहिए।
- ब्याने के संभावित समय से करीब दो माह पहले दूध लेना बंद कर देना चाहिए।
- यूरिया–मोलासेज से उपचारित सूखा चारा के प्रयोग से पशु आहार पर होने वाले खर्च को काफी कम किया जा सकता है।
- ऐसी व्यवस्था की जाय कि पशु को सालोभर हरा चारा मिल सके।
- पशुओं का रख–रखाव की अच्छी व्यवस्था करें।
- याद रखें :

  अच्छा घर और पौष्टिक भोजन

  फिर दवा का क्या प्रयोजन

—•—

आत्म परिचय

बिहार पशु चिकित्सा महाविद्यालय, पटना से 1957 में स्नातक की उपाधि प्राप्त कर बिहार सरकार के अधीन विभिन्न मंडलों में पशु पालन एवं पशु चिकित्सा पर्यवेक्षक के रूप में लगभग पाँच वर्षों तक गाँवों की समस्याओं से जुड़ा रहा। मद्रास पशु चिकित्सा महाविद्यालय, चेन्नई से 1965 में एम॰भी॰एस॰सी॰ की उपाधि औषधि शास्त्र में हासिल की। भारत तथा फ्रांस सरकार द्वारा प्रदत्त फेलोशीप के अन्तर्गत 1967 में उच्च अध्ययन के लिये फ्रांस गया।

फ्रांस में लगभग तीन वर्षों तक Ecolde Nationale Vétérinaire de TouLouse में अध्ययन एवं अनुसंधान में संलग्न रहने के उपरांत Université Paul Sabatier, TOULOUSE ने मुझे डी॰एस॰सी॰ (D.Sc) की उपाधि से 1971 में विभूषित किया। तूलूस (फ्रांस) विश्वविद्यालय के विद्वत पर्षद ने विशेष कथन (Remark) : Tre's Honorable avec felicitation du jury के साथ उपाधि प्रदान की। इस कथन का अर्थ होता है कि इस अनुसंधान के कार्य को किसी और उच्च उपाधि के लिये भी उपस्थापित किया जा सकता था।

1971 में स्वदेश लौटने के बाद पुनः बिहार पशु चिकित्सा महाविद्यालय में अध्यापन में संलग्न हो गया। इसी बीच राजेन्द्र कृषि विश्वविद्यालय ने मुझे प्रोन्नत कर राँची पशु चिकित्सा महाविद्यालय में प्राध्यापक के पद पर 1974 में भेजा। यहाँ मेरे कार्यों एवं अध्यापन एवं अनुसंधान से संतुष्ट होकर बिरसा कृषि विश्वविद्यलय झारखण्ड, राँची ने 1986 में मुझे विश्वविद्यालय प्राध्यापक एवं मुख्य वैज्ञानिक के पद पर पदस्थापित किया। इस प्रकार मैं प्रायः 33 वर्षों तक औषधि शास्त्र मे अध्यापन एवं अनुसंधान किया तथा पाँच वर्षों तक गाँवों की समस्यायों से रूबरू होते रहा।

अध्यापन काल में मुझे अनुसंधान के एक पेपर के प्रकाशन पर The Indian Veterinary Journal ने 1984 में स्वर्ण पदक प्रदान किया। मैंने प्रायः 103 शोध पत्र एवं पोपुलर लेख देश तथा विदेश के पत्रिकाओं (Journals) में प्रकाशित किया। उसी बीच पशु चिकित्सा शास्त्र में तीन पुस्तकों को लिखा जो विद्यार्थियों कि लिये उपयोगी बना। सेवा निवृत्ति के बाद मैंने दो पुस्तकें Veterinarians Companion और Veterinary Internal Medicine लिखा। इन पुस्तकों का उपयोग व्यवसाय से जुड़े पशु चिकित्सक तथा महाविद्यालयों में पढ़ने वाले छात्र एवं छात्रायें लाभ उठा रहे हैं।